U0283496

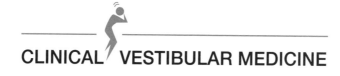

CLINICAL VESTIBULAR MEDICINE

临床前庭医学

主编｜吴子明 刘 博 韩军良

人民卫生出版社
·北京·

编者及其单位

（以姓氏拼音为序）

毕国荣　中国医科大学附属盛京医院

陈　静　天津市武清区中医医院

陈　曦　福建中医药大学附属人民医院

崇　奕　深圳市宝安区人民医院

邓安春　陆军军医大学新桥医院

杜　一　中国人民解放军总医院耳鼻咽喉头颈外科医学部

方哲明　福建医科大学附属第一医院

付　蓉　贵阳市第二人民医院

付　炜　空军军医大学西京医院

韩军良　空军军医大学西京医院

何伟平　广州中医药大学第一附属医院

胡荣义　甘肃省白银市第二人民医院

贾宏博　中国人民解放军空军特色医学中心

姜荣环　中国人民解放军总医院耳鼻咽喉头颈外科医学部

蒋子栋　北京协和医院

鞠　奕　首都医科大学附属北京天坛医院

冷　辉　辽宁中医药大学附属医院

李　文　潍坊市人民医院

李中实　中日友好医院

林　颖　空军军医大学西京医院

刘　波　华中科技大学同济医学院附属协和医院

刘　博　首都医科大学附属北京同仁医院

刘　鹏　陕西省人民医院

刘兴健　中国人民解放军总医院耳鼻咽喉头颈外科医学部

刘永胜　浙江省杭州市临安区第一人民医院

卢　伟　郑州大学附属第一医院

区永康　中山大学孙逸仙纪念医院

秦　琼　云南省中医院

任丽丽　中国人民解放军总医院耳鼻咽喉头颈外科医学部

施天明　浙江省人民医院

史夙铭　复旦大学附属眼耳鼻喉科医院

汤　勇　长春中医药大学临床医学院

汪　芹　中南大学湘雅二医院

王海霞　福建中医药大学附属人民医院

王利一　北京医院

王武庆　复旦大学附属眼耳鼻喉科医院

王圆圆　空军军医大学西京医院

魏　东　空军军医大学西京医院

吴子明　中国人民解放军总医院耳鼻咽喉头颈外科医学部

谢　慧　成都中医药大学附属医院

邢　岩　航空总医院

徐开旭　天津市第一中心医院

薛　慧　包头市中心医院

尹时华　广西医科大学第二附属医院

于　刚　山东省立医院

于立民　哈尔滨医科大学附属第二医院

曾祥丽　中山大学附属第三医院

张　劲　博鳌超级医院

张红鸭　深圳大学总医院

张建英　云南中医药大学基础医学院

赵　永　西安市第三医院

赵桂萍　北京大学第一医院

赵性泉　首都医科大学附属北京天坛医院

庄建华　上海长征医院

编写秘书　刘兴健　王圆圆　张　祎　杜　一

EDITOR
主编简介

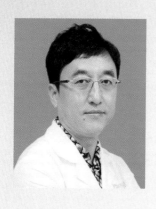

吴子明

主任医师，医学博士

中央保健委员会会诊专家

中国人民解放军总医院耳鼻咽喉头颈外科眩晕诊疗中心主任

社会兼职：中国医药教育协会眩晕专业委员会主任委员，中西医结合学会眩晕病专业委员会副主任委员，中国康复医学会眩晕康复专业委员会副主任委员。

在国内率先开展椭圆囊（主观垂直视觉）和球囊（前庭诱发的肌源性电位检查）功能临床检查。在国内较早开展良性阵发性位置性眩晕、前庭性偏头痛的诊治研究，及梅尼埃病的规范化内科治疗。

先后主译《前庭康复》（第2版，2003）和（第4版，2018），编写数字出版物《前庭康复操》（2005），主编《实用眩晕诊疗手册》（第1版，2009）和（第2版，2017），副主编专著3部。以第一作者及通讯作者身份发表学术论文50余篇。获得中华医学科技奖一等奖、教育部科技进步奖二等奖和军队科技进步奖二等奖各1项。

EDITOR
主编简介

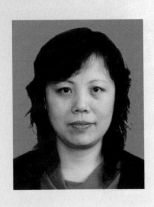

刘　博

主任医师, 教授, 博士研究生导师
中央保健委员会会诊专家
原北京市耳鼻咽喉科研究所副所长, 原首都医科大学附属北京同
仁医院耳鼻咽喉科教研室主任、耳鼻咽喉头颈外科中心行政部主
任、老年医学科主任

社会兼职: 国家卫生健康委员会全国防聋治聋技术指导组副组长兼办公室主任, 北京住院医师
规范化培训耳鼻咽喉科专家委员会主任委员, 中国医疗保健国际交流促进会听力学分会主任委
员, 中国康复医学会眩晕康复专业委员会主任委员及中国医药教育协会眩晕专业委员会副主任
委员, 中国卒中学会卒中与眩晕分会副主任委员等。担任《中华耳鼻咽喉头颈外科杂志》等 5 种
期刊的编委。

毕业于首都医科大学。曾在澳大利亚 Bionic Ear 研究所、奥地利 Innsbruck 大学、美国 Ohio 大学
短期进修和学习人工耳蜗技术等。师从我国著名内耳病专家刘铤教授。
擅长眩晕和听力损失等内耳疾病的临床诊疗及相关研究工作。在国内率先报道了大前庭水管综
合征并对其进行了长期随访, 研究其病程规律及诊疗。在梅尼埃病、良性阵发性位置性眩晕等
外周性眩晕疾病的诊断、治疗、基础研究等方面开展了大量工作、积累了丰富经验。近十年进一
步开展了对糖尿病合并内耳病变的系列研究。是国内最早开展耳声发射的基础研究并将其推向
临床应用的学者之一。
先后主持国家自然科学基金项目、北京市优秀人才项目、首都医学发展科研基金重点项目、首都
十大危险疾病科技成果推广专项项目等课题。主持"863"课题和"十五""十一五""十二五"等
规划重点研究课题子课题研究。获国家科学技术进步奖二等奖及省市级科学技术进步奖多次。
以第一作者和通讯作者发表学术论文 180 篇, 主编、副主编、参编图书 28 部。

EDITOR
主编简介

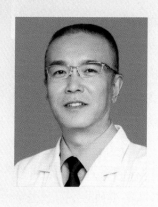

韩军良

医学博士，副教授

空军军医大学西京医院眩晕中心副主任

社会兼职：中国医药教育协会眩晕专业委员会副主任委员，中国卒中学会卒中与眩晕分会副主任委员，中国医师协会神经科学分会眩晕专业委员会副主任委员。

在国内率先开展眩晕的床边查体并于 2012 年开始在国内宣讲普及该项工作。主译《眩晕和头晕：实用入门手册》。于 2010 年与 2017 年先后两次执笔由中华医学会神经病学分会组织制订的《眩晕诊治专家共识》和《眩晕诊治多学科专家共识》。

PREFACE
前 言

眩晕发病率高，严重影响患者的生活质量，且病因复杂（多为耳鼻咽喉科和神经内科疾病），其诊疗常涉及心理科、骨科和眼科等多个学科。但我国临床医学的本科教育尚缺乏针对眩晕领域的深入教育，且目前关于眩晕诊疗的毕业后继续教育也缺乏系统性。虽然近10年来，眩晕在国内受到空前的关注，但市面上仍缺少能透彻解析眩晕的高级参考书。

本书的构思始于4年前，经过参编专家的多次研讨，我们最终确定了本书目前的框架结构。更值得一提的是，书名的确定也颇费周折。虽然国内有学者曾提过"前庭医学"的概念，但在英文专著中却一直没有看到类似的书名。直到不久前，我们看到西班牙神经耳科专家Jose A. Lopez-Escamez的论述——为了提高前庭疾病诊断的准确性，前庭医学（vestibular medicine）正在成为一门公认的学科。基于这一论述，我们一致同意拟定书名为《临床前庭医学》。

前庭医学作为一门交叉学科，涉及耳科学、神经科学、骨科学、身心医学等多个学科领域。多学科融合是前庭医学最为鲜明的特色，且随着前庭医学的迅速发展，这样的融合也在不断深入，并迸发出新的热点。学习前庭医学，需要充分认识相关的基本理论、临床表现、诊治规范通过深入学习可以简化诊治流程，减少医疗资源浪费，通过减少误诊误治来减轻患者的负担。

在前庭医学领域，眩晕的病因诊断尤为关键，同时也是最具挑战性的环节。为了应对这一挑战，早在1960年国际上就成立了Bárány学会，至今该学会仍是眩晕领域最重要的专业学会。它既推动了眩晕的前沿探索和研究，又普及了眩晕的基础知识，规范了眩晕疾病的诊疗。目前Bárány学会已经完成了前庭症状和疾病分类的国际共识、前庭性偏头痛、良性阵发性位置性眩晕、梅尼埃病、慢性双侧前庭病等疾病的临床诊断标准。除了不断完善和规范其他眩晕疾病个体的诊断标准之外，Bárány学会还在持续推动眩晕基础和临床研究的深入与进步。

本书的编写就是在这样一个时代背景下完成的。全书内容聚焦于临床应用，并尽可能全面反映临床前庭医学的面貌。本书结合前庭疾病国际分类的基本原则与我国眩晕诊疗的临床现状，全面、系统地介绍了前庭系统疾病的临床诊断与治疗。全书内容分为基础篇、临床总论篇、临床各论篇、前庭康复篇四篇。

- 基础篇就平衡与前庭系统发育、前庭应用解剖与生理、姿势－步态与平衡及中医药眩晕诊治概论四部分进行了阐述。
- 临床总论篇就前庭疾病的流行病学、前庭症状与疾病分类、病史采集、前庭功能及相关检查、影像学检查五部分进行了论述。
- 临床各论篇分项对急性前庭综合征、发作性前庭综合征、慢性前庭综合征以及眩晕相关综合征的流行病学、病因、临床表现、并发症、前庭功能检查、诊断、鉴别诊断、治疗进行阐述，涵盖了前庭神经炎、良性阵发性位置性眩晕、前庭性偏头痛、梅尼埃病、慢性双侧前庭病、运动病、颈性眩晕等病种。
- 康复篇论述了前庭康复的基础理论和临床实践。

　　本书编写深入浅出，图文并茂，紧随临床前庭医学领域的最新成果。可供耳鼻咽喉头颈外科、神经内/外科医师及其他对前庭系统疾病有兴趣的人员参考。本书可用于指导前庭医学的临床实践，也可以作为前庭医学的教科书。

　　由于前庭医学发展迅速，本书未来仍需不断更新。本书参编作者较多，恐存在诸多不足，恳请各位读者不吝赐教，提出宝贵意见，以便在下一版修订时完善。

吴子明　刘　博　韩军良

2022 年 8 月于北京、西安

CONTENTS
目　录

第二篇 临床总论篇 111

第四篇　前庭康复篇　441

附录　459

第一篇

基础篇

第一章
平衡与前庭系统发育

从我们出生到步入老年，我们都深深地依赖平衡感，以保持健康、支持生存。从结构上讲，与平衡有关的感觉系统自出生起就得到了充分的发展。从婴儿期开始，头部的控制、坐姿、站立和行走相继习得，平衡功能不断成熟，通过经验学习和适应继续发展到青春期。在婴幼儿及学龄前期，平衡能力会发生快速而显著的变化，这段时期里，我们会发现姿势控制、动作协调都得到了发展。

第一节　概述

前庭系统是负责感知地心引力和自身位置的感觉神经系统，它包含感受器、前庭神经核，以及与中枢神经系统其他部位（大脑、小脑和脊髓）联系的神经束。感受器位于内耳的半规管与耳石器官中，其作用为感知头与地平面的关系，以保持身体平衡，免于跌倒，或在跌倒的瞬间，及时调整头与地面的角度以避免撞击，使伤害降到最低。两个耳石器官（球囊和椭圆囊），主要感知直线加速度（即重力和水平运动），三个相互垂直的半规管，主要感知角加速度。感觉毛细胞位于耳石器官的囊斑和半规管的壶腹嵴。内淋巴流动引起毛细胞兴奋并产生冲动，冲动传递到前庭神经节内的双极细胞。双极细胞的轴突穿过内耳道，与蜗神经一起到达髓质。在内耳道，前庭神经纤维被分成两个不同的束，形成前庭神经的上支和下支。前庭上神经支配前半规管、外半规管以及椭圆囊，前庭下神经支配后半规管和球囊。前庭上神经和前庭下神经交汇处形成一个共同束，进入脑干。这些一级神经元终止于第四脑室底部的前庭神经核，不越过中线。前庭神经核包括上核、外侧核、内侧核、下核 4 个亚核团。前庭神经核分别投射到小脑、眼外肌的运动核、拮抗肌和对侧前庭神经核。前庭系统的皮层联系主要在皮层的顶叶和岛叶区域。

人体保持平衡，是前庭系统、本体感觉系统与视觉系统三者共同作用的结果，这也是我们常听说的"平衡三联"。除了平卧时，前庭系统几乎都在执行任务。前庭系统与许多神经系统的运行息息相关。

前庭系统与视觉系统的关系：为了保持清晰的视觉，凝视时头颈需稳定不动；注视移动的目标时，头颈需稳定地移动，来捕捉影像。前庭系统将感受到地心引力的信息，提供给视觉系统，形成远近、高低、前后、左右等方位概念，即"空间视知觉"。

前庭系统与本体感觉系统的关系：前庭刺激可提高肌肉张力，协调肌腱、韧带、骨骼与关节以保持平衡，并维持姿势。前庭平衡觉与本体运动觉的信息整合，可以获得四肢在三维空间里的位置信息,形成有意义的身体知觉。

前庭功能的成熟,对平衡功能发展的影响是不可忽略的。前庭系统(vestibular system)是所有感觉神经系统中最早发育的。前庭系统中内耳的半规管先形成神经纤维连接并且其中一部分开始发挥作用,随后神经髓鞘生长,此为神经逐渐成熟的标志。当半规管发育至与成人相似时,前庭神经核也开始与小脑连接。出生时,前庭系统对脊髓已有一定的影响,之后快速发展。对发育中的婴幼儿,前庭系统在其整体发展上扮演着十分重要且不容忽视的角色。比如婴儿反复地抬头看、侧头听、踢腿、挥手、摇晃身躯等活动,前庭系统在其中都扮演了最基本的角色,发挥了关键性的作用。

第二节 胚胎发育

一、内耳的胚胎发育

不断深入的研究提高了对人类前庭迷路细胞分化和形态发生的认识。胚胎(菱脑)后脑两侧表面的外胚层弥漫性增厚是内耳发育的最初阶段。此后,在胚胎期第 3 周,开放的神经板两侧的胚盘外层细胞增厚形成听板。在胚胎期第 4 周左右,听板被增殖的中胚层包围,并且内陷形成听窝。随后,听窝闭合,形成囊状的听泡。听泡进一步分化为上部和下部,分别形成前庭器官和蜗管。在不同的内耳道、前庭水管、前庭窗、蜗窗和耳蜗之间观察到不同的生长速度,这表明内耳的每一部分都有不同的发育轨迹。前庭器官位于耳蜗上方,发育较早,生长速度比耳蜗快。听泡伸长并分化形成背侧囊部和腹侧囊部。其中背侧囊部形成半规管和椭圆囊:前半规管先形成,其次是后半规管,最后是外半规管;腹侧囊部变成了球囊和蜗管。球囊和蜗管之间的沟通变窄,形成连合管。围绕膜迷路的骨包膜在胎儿期第 19 ～23 周由中胚层迅速形成,耗时约为 5 周。大约在胎儿期第 19 周,听囊的骨化发生在耳蜗和前半规管区域,发育是向外进行的,从前庭周围区域到根管顶点,最后一个封闭区域是外半规管后外侧区域。目前学界的共识是,在胎儿期第 25 周时,前庭的形状和大小与成人相似。然而,近期研究表明,迷路的某些部分是在出生后才达到最终大小的,如前庭水管内径在胎儿期第 39 周时仍比成人小。

二、前庭感受器的胚胎发育

在胚胎期第 3 周左右,感觉上皮从外胚层中出现,在嵴中形成半规管,在囊斑中形成耳石器官。胚胎期第 7 周时,椭圆囊内有少量耳石。此后,前庭感受器的发育非常迅速,1 周内在椭圆囊和球囊中都出现更多的耳石,囊斑神经基质的细胞分化也很明显。第 7 ～ 12 周时,椭圆囊和球囊内耳石的钙含量均显著升高。然而,通过对整个囊斑发育连续性的比较发现,椭圆囊内的耳石似乎比球囊的耳石更成熟,在大小和形状上也更多样。前庭毛细胞最早出现于胚胎期第 7 周左右。虽然没有完全分化,但在人类胎儿大约在胎儿期第 9 ～ 10周就已经可以观察到前庭毛细胞突触开始形成。Ⅰ型和Ⅱ型前庭毛细胞的分化开始于胎儿期第 11～13 周。从形态学上来说,发展顺序是从壶腹嵴的顶点到基底,从囊斑的中心到边缘。在胚胎期第 20 周时观察到大量发育完全的神经末梢。成熟的壶腹嵴早在胚胎期第 8 周或胎儿期第 9 周就开始有功能。前庭感受器在第 32 周时开始有功能,发育成熟时可以引出拥抱反射。这些观察结果表明,前庭传入神经在人类发育的早期阶段就已经是成熟的和具有功能的了。

三、前庭通路的胚胎发育

胎儿期第 21 周,前庭神经节细胞的形态各异。胎儿期第 24 周,当内耳发育成熟时,它就变成了均匀的形状。形态学测量研究表明,神经节细胞生长持续到第 39 周,在出生的时候发育成熟。迷路和脑干动眼神经核之间的神经连接发生在胎儿期第 12～24 周。前庭神经的髓鞘形成于胎儿期第 20 周左右,它是第一个完成髓鞘形成的脑神经。前庭神经核复合体在胎儿期第 21 周时开始有功能。

第三节　前庭反射的发育

一、原始反射

随着生理过程和解剖结构的成熟,某些反射可以在出生时或出生后不久引出。这些反射本质上是原始的,通常随着儿童的生长发育而逐渐消失,主要反映前庭系统的完整性和脑干、脊髓的平衡功能。原始反射的持续时间超过了通常预期的消失年龄,表明神经系统功能发育延迟成熟或受损。这些反射的不对称性表明了中枢神经系统紊乱,或周围神经系统紊乱。

1. 拥抱反射　当婴儿仰卧并且头部后仰与躯干呈 30° 夹角的情况下,正常可见两上肢外展并伸直,手指张开,然后上肢屈曲回缩,即拥抱反射被引出。这种反射通常在 5～6 月龄时消失。

2. 强直性颈部反射　测试方法是仰卧,肩膀固定,将头转向一侧。该侧的胳膊和腿会伸展,而对侧的胳膊和腿会弯曲。这种反射通常在 6 月龄时消失。

3. 头部翻正反射　在 4～6 月龄时形成。当婴儿的躯干与垂直方向保持 30° 时,正常情况下,婴儿会倾斜头部以保持躯干垂直。在约 5 月龄时,婴儿还会将下肢从倾斜的一侧移开。从而反映视觉、前庭和本体感觉刺激时的功能整合。

4. 降落伞反射　它是在 5 月龄以后引出的,当垂直抱着的婴幼儿突然向下移动,导致下肢伸展和外展。这种反射被认为是视觉 - 前庭相互作用的表现,耳石可能也参与其中。

5. 前庭 - 眼反射　它又称为玩偶眼反射,通常在足月婴儿出生后两周内被发现。当婴儿(面向测试者)被保持在手臂长度,并围绕测试者的一个方向旋转时,眼球和头部会产生与旋转方向相反的偏差,代表前庭活动。由于这一阶段的扫视系统不成熟,正常的快相眼震很难被观察到。然而,在旋转方向上的快相眼震明显。

二、前庭诱发反射的发育

平衡和动态平衡是通过感官刺激所触发的一系列事件来维持的。来自前庭、视觉和本体感觉系统的感觉信息传入前庭神经核和小脑进行处理和校准。作为对传入信息的反应，前庭神经核复合体与控制眼、颈部和四肢肌肉的脊髓前角建立了直接且非常迅速的传出连接。这些运动传出产生了三种前庭反射（前庭 - 眼反射、前庭 - 颈反射和前庭 - 脊髓反射），使人体能够保持平衡。正是通过对这些反射的检查，为我们发现前庭功能障碍提供了一个窗口。了解前庭反应在婴儿、幼儿、学龄前和学龄儿童、青少年和成人之间的差异对了解前庭发育、评估和诊断前庭疾病至关重要。

（一）前庭 - 眼反射

前庭 - 眼反射（vestibulo-ocular reflex，VOR）的作用是在身体或头部运动时稳定注视，保持清晰的视觉。所注视的物体通过半规管和耳石器的输入维持在视网膜中央凹。

在历史上，关于婴儿和儿童的 VOR 数据是有限的，技术难点主要是如何实现依从性和获得准确的记录。VOR 受多种非前庭因素影响，包括受试者的注意力和觉醒状态、由于漏光导致的无意识眼球固定、校准不足以及测试期间头部稳定性不足。既往几十年的儿童相关研究使用了各种技术方法来探索和记录儿童 VOR。这些方法包括冷热刺激、旋转刺激（扭转摆动）以及被动全身（整体）旋转技术。根据所采用的技术，记录了眼震慢相的速度（以每秒眼球运动的程度表示）、眼震的振幅，以及反应的潜伏期和持续时间等参数。

VOR 在出生时就存在。然而，在出生 24～120 小时的新生儿中，其时间常数大约是正常成人值的一半，直到 2 月龄时才接近成年人。这些差异可能是出生时视觉通路不成熟的反映，说明视觉通路的成熟是 VOR 足够准确的必要前提。由前庭刺激产生的 VOR 反射性慢相眼震在出生时就可以观察到。中枢介导的快相眼震是变化的，能使眼保持在特定的范围内。婴儿表现出不准确的扫视，常常需要多次扫视才能达到目标。扫视系统在出生时是不成熟的，其发展将持续到 2 岁。慢相眼震的速度和频率随年龄的增长而增加，直到 6～12 月龄后达到稳定。由于这个年龄段中央凹未发育成熟，平稳跟踪也只有在非常低的频率下才可能发生。与成人相比，儿童对正弦谐波加速试验的 VOR 增益较高，但由于视觉 - 前庭相互作用不成熟，VOR 反应的抑制较差。从 2 月龄～11 岁，随着年龄的增长，VOR 的时间常数有所增加，而 VOR 的增益有小幅下降。然而最近的一项大型纵向研究发现，3～9 岁儿童在正弦谐波加速试验中，尽管相位差似乎保持稳定，但 VOR 增益随年龄的增长呈线性增长。

综上所述，VOR 经历了几个发育阶段，婴儿出生后数月才会出现健康反应。10 月龄前无 VOR 应视为异常发现。在儿童 VOR 的所有研究中，儿童和成人的 VOR 功能都存在质的差异，而且这些差异可能会持续到青春期前。

（二）前庭 - 颈反射

前庭 - 颈反射（vestibulocollic reflex，VCR）通过补偿身体运动时的头部运动，在维持视觉清晰方面发挥重要作用。通过颈部肌肉的规律收缩，VCR 将走路和跑步时因鞋跟撞击地面产生的震动而造成的头部摆动降至最低。因此，VCR 有助于稳定头部在颈部和保持头部静止和水平,特别是在身体移动时。在行走过程中,由线性平移引起的前庭信号会刺激球囊的神经受体,随即沿着前庭下神经和交感神经节向脑干前庭神经核复合体传递传入信号。从前庭神经核发出的传出信号通过内侧前庭脊髓束和脊髓副神经传递到颈部肌肉,如胸锁乳突肌等。

（三）前庭 - 脊髓反射

无论身体是静止的还是运动的,来自视觉和前庭觉连续的传入信号都能反映身体的方向及其与重力的关系。这些传入信号与皮肤上的触觉感受器以及足底、手、关节和躯干上的本体感受器共同感知人体与环境关系。这些传入信息的总和提供了产生前庭 - 脊髓反射（vestibulospinal reflex, VSR）所需的信息,该反射使身体稳定并维持姿势控制。VSR 传出信号沿 3 条主要路径传输,包括外侧前庭脊髓束、内侧前庭脊髓束和网状脊髓束。当这些束支被激活时,它们会影响脊髓前角细胞,并在四肢和躯干的拮抗肌中产生深肌腱反射。与VOR 相比,VSR 有更多复杂的神经支配,但就像 VOR 作用于收缩和放松成对的眼部肌肉一样,VSR 也同样作用于在相应的主动肌和拮抗肌上。探索 VSR 功能方面的各种诊断测试已经开发出来,可用于儿童和成人。一般情况下,在比较儿童和成人的 VSR 功能时,发现儿童及成人姿势控制有显著差异。如本文后面所述,前庭神经系统对体位控制作用的发展将持续到 15 岁以后。

在过去的十年中,通过记录前庭诱发肌源性电位（vestibular evoked myogenic potential, VEMP）,已成为 VCR 功能常规评估手段。VEMP 与其他前庭功能检测不同,它提供的是有关囊斑和前庭下神经功能的信息。此外,VEMP 测试是一种客观的测量方法,可以将各种各样的患者（包括婴幼儿）的表面电极可靠地记录下来。VEMP 是由强声刺激引起听骨链的剧烈震动以刺激临近的球囊。沿 VEMP 神经通路传导神经冲动刺激产生 VCR,在紧张性收缩的同侧胸锁乳突肌上可记录到的短潜伏期双向肌电反应,其由一个正波或抑制波（p13）和其后的负波或兴奋波（n23）构成。记录早产儿、婴儿和幼儿 VEMP 的研究证实了儿童群体中 VEMP 反应的存在。这些研究指出了儿童和成人 VEMP 反应具有差异,该反应从学龄前到青春期逐渐成熟。

第四节　平衡系统的发育

保持姿势平衡需要本体感觉系统、视觉系统和前庭系统的协同发展。成人各个感觉系统协调良好,并以特定的方式起作用。姿势控制需要感觉反馈和视觉和本体感觉传入信息的整合。虽然儿童感觉系统的解剖结构在生命早期就已经成熟,但未发育完全。本体感觉系统、视觉系统和前庭系统的发展比儿童早期成熟的自主运动过程要慢。视觉信息在维持静止姿势方面的重要性已得到充分证明。在静态和动态条件下,认知功能对于组织和整合可用的感官信息也很重要,这一点也得到了很好的证明。因此,选择合适的平衡策略不仅取决于环境的需要,中枢神经系统的成熟和经验的获取也非常重要。

在正常发育的儿童中,姿势稳定性的发育是以自上而下的方式进行,婴儿先控制头部,然后控制躯干,最后控制站立时的姿势稳定性。新生儿还不能完成抬头的动作。在6周龄时,婴儿可以使头部与身体保持在同一平面上,12周龄时可以完成抬头动作。控制头部在一个水平的平面上环顾四周是在16周龄时实现的,到36周龄时婴儿可以在没有支撑的情况下坐几分钟。到1岁时,幼儿能手脚并用地爬行,还能扶着家具站起来。儿童大约在15~16月龄时就能走路了。

姿势的协调性发展一般到10~15岁才能完成。在维持平衡的过程中成人更加依赖躯体感觉信息的输入,而儿童在获得姿势平衡时更加依赖视觉信息输入而不是前庭信息。婴幼儿(4月龄~2岁)是依靠视觉系统来维持平衡。在3~6岁时,儿童开始恰当地使用躯体感觉信息,有研究表明其发育持续到9~11岁。在多种感觉冲突的情况下,前庭系统通过抑制与前庭信息不一致的输入信息来发挥参考功能。由于前庭功能成熟,当视觉信息具有误导性时,成人会进行姿势调节以保持姿势稳定,而12岁的儿童仍然不能选择和处理具有误导性的视觉信息。在儿童的3种感官输入中,前庭系统在姿势控制方面似乎是最弱的,10~15岁时前庭系统仍在发育中。几种视觉功能的发育(如扫视潜伏期、对比敏感度和色觉敏感度)直到12岁左右才逐渐达到成人的水平。有报道认为,视觉对站立稳定性的影响是在15岁左右建立起来的。因此,15岁左右的青少年可认为3种感觉系统完全成熟,已达到的成人姿势稳定水平,并具有解决感觉间冲突的能力。

综上所述,前庭功能在出生时就存在,并持续发育成熟,在6~12月龄时反应最为灵敏。随后,通过发展中枢抑制影响、小脑控制和中枢前庭适应,逐渐调节前庭反应,15岁左右达到成人水平。

(刘 博)

参考文献

1. O'REILLY R, GRINDLE C, ZWICKY E F, et al. Development of the vestibular system and balance function: differential diagnosis in the pediatric population. Otolaryngol Clinics of North America, 2011, 44(2): 251-271

2. PETER S. Balance through the ages of man. Journal of Laryngology & Otology, 1988, 102(03): 203-208

3. BRANDT T, GLASAUER S, STEPHAN T, et al. Visual-vestibular and visuovisual cortical interaction: new insights from fMRI and PET. Annals of the New York Academy of Sciences, 2010, 956: 230-241

4. 邹育如. 认识前庭系统. 家庭教育(幼儿版), 2005, 04: 24-25

5. JEFFERY N, SPOOR F. Prenatal growth and development of the modern human labyrinth. Journal of Anatomy, 2004, 204(2): 71-92

6. RICHARD C, LAROCHE N, MALAVAL L, et al. New insight into the bony labyrinth: a microcomputed tomography study. Auris Nasus Larynx, 2010, 37(2): 155-161

7. BLAYNEY A W. Vestibular disorders. 6th ed. Oxford (UK): Butterworth-Heinemann; 1997

8. EVIATAR L, EVIATAR A. The normal nystagmic response of infants to caloric and perrotatory stimulation. Laryngoscope, 1979, 89(1): 1036-1045

9. WEISSMAN B M, DISEENNA A O, LEIGH R J. Maturation of the vestibulo-ocular reflex in normal infants during the first 2 months of life. Neurology, 1989, 39(4): 534-538

10. COHEN B. Origin of quick phases of nystagmus. Amsterdam: Elsevier; 1972

11. ORNITZ E M, ATWELL C W, WALTER D O 1, et al. The maturation of vestibular nystagmus in infancy and childhood. Acta Otolaryngologica, 1979, 88(1-6): 244-256

12. ORNITZ E M, KAPLAN A R, WESTLAKE J R. Development of the vestibulo-ocular reflex from infancy to adulthood. Acta Otolaryngologica, 1985, 100(3-4): 180-193

13. CASSELBRANT M L, MANDEL E M, SPARTO P J,

et al. Longitudinal posturography and rotational testing in children three to nine years of age: normative data. Otolaryngology-Head and Neck Surgery, 2010, 142(5): 708-714

14. RINE R M. Management of the pediatric patient with vestibular hypofunction. 3rd ed. Philadelphia: F.A. Davis Co, 2007

15. SHINJO Y, JIN Y, KAGA K. Assessment of vestibular function of infants and children with congenital and acquired deafness using ice-water caloric test, rotational chair test and vestibular-evoked myogenic potential recording. Acta Otolaryngolica, 2007, 127(7): 736-747

16. KELSCH T A, SCHAEFER L A, ESQUIVEL C R. Vestibular evoked myogenic potentials in young children: test parameters and normative data. The Laryngoscope, 2006, 116(6): 895-900

17. HATZITAKI V, ZISI V, KOLLIAS I, et al. Perceptual-motor contributions to static and dynamic balance control in children. Journal of Motor Behavior, 2002, 34(2): 161-170

18. FOUDRIAT B A, DI FABIO R P D, ANDERSON J H. Sensory organization of balance responses in children 3-6 years of age: a normative study with diagnosis implication. Int J Pediatr Otorhinolaryngol, 1993, 27 (3): 255-271

19. STEINDL R, KUNZ K, SCHROTT-FISCHER A, et al. Effect of age and sex on maturation of sensory systems and balance control. Developmental Medicine & Child Neurology, 2006, 48(6): 477-482

20. CHARPIOT A, TRINGALI S, IONESCU E, et al. Vestibulo-ocular reflex and balance maturation in healthy children aged from six to twelve years. Audiology & neuro-otology, 2010, 15(4): 203-210

第二章
前庭应用解剖与生理

第一节　外周前庭应用解剖与生理

前庭系统(vestibular system)可分为前庭外周和前庭中枢两部分。前庭外周(the peripheral vestibular system)部分包括前庭感受器(由三对半规管和椭圆囊、球囊组成)和前庭神经。前庭中枢(the central vestibular system)指前庭神经核及其上行投射纤维和大脑皮层前庭中枢。

前庭感受器与耳蜗一起构成了内耳迷路,位于颞骨岩部(图1-2-1)。其主要作用是通过感受各种运动中的加速度,并将其转换为神经生物电信号,通过前庭神经传入中枢,产生特定生理反射和感觉,以维持运动时清晰视觉、保持身体平衡和空间定向。

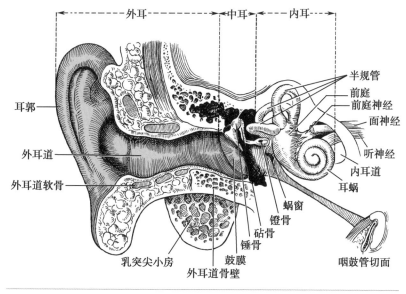

图 1-2-1　**右耳外周前庭与听觉器官示意图**
(引自:田勇泉. 耳鼻咽喉头颈外科学. 8版. 北京:人民卫生出版社,2013)

一、外周前庭应用解剖

从组织学角度看,内耳迷路分为骨迷路和位于其内的膜迷路,二者之间为外淋巴间隙,充满外淋巴,膜迷路内为内淋巴(图1-2-2)。

（一）骨迷路

骨迷路（bony labyrinth）包括前庭、骨半规管和耳蜗三部分，骨壁厚约 2~3mm。骨迷路内充满外淋巴，化学成分与脑脊液相似，外淋巴经蜗水管在蛛网膜下腔与脑脊液相通。此处重点介绍前庭和半规管部分。

1. 前庭 前庭（vestibule）为位于耳蜗和半规管之间的不规则椭圆形空腔，有 3 个半规管的 5 个开口、分别容纳椭圆囊和球囊的椭圆囊隐窝和球囊隐窝，以及前庭窗、蜗窗，前庭水管开口等。

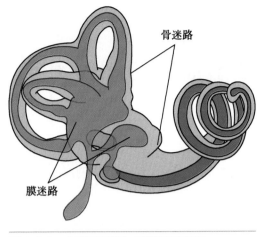

图 1-2-2　**右耳膜迷路与骨迷路示意图**

2. 骨半规管 骨半规管（bony semicircular canals）为 3 个相互垂直小骨管，分别称为外半规管、前半规管、后半规管，每个半规管两端均开口于前庭，其中各半规管的一端膨大形成壶腹，另外一端外半规管为单脚，前半规管和后半规管单脚联合形成总脚，所以 3 个半规管共有 5 孔与前庭相通。

各半规管分别位于头的 3 个轴向的平面内，颅骨矢状线的两侧，在空间位置上对称性排列。人体各半规管皆形成直径 6.5mm 的 ⅔ 周的弧形管。外半规管位于横轴平面内，头前倾 25~30° 时其与水平面平行。前半规管位于与矢状线约呈 45° 的矢状平面内，后半规管位于与冠状线呈 45° 的冠状平面内。两侧的 6 个（3 对）半规管在空间位置排列上具有如下特点：①每侧的 3 个半规管所形成的平面互相垂直，即其间互成 90°；②两侧的外半规管在同一平面内，一侧前半规管与对侧后半规管互相平行；③半规管平面与眼外肌平面相近，这在前庭眼动反射、保持视觉清晰方面具有重要意义（图 1-2-3）。

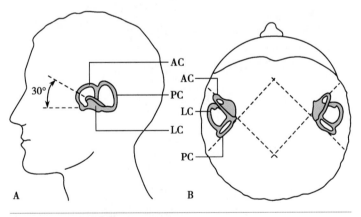

图 1-2-3　**半规管空间位置示意图**
A. 右侧观　B. 上面观

（二）膜迷路

膜迷路（membranous labyrinth）借纤维固定于骨迷路内，悬浮于外淋巴中，膜迷路内充满内淋巴，其成分与外淋巴不同，正常情况下内、外淋巴之间没有直接的联通。膜迷路包括椭圆囊、球囊、膜半规管及膜蜗管，各部分相互沟通，其中与前庭部分有关的主要是5个感受器——3个膜性半规管和2个耳石器（椭圆囊和球囊）。

膜半规管附着于骨半规管外侧壁，借5孔与椭圆囊相通，约占骨半规管腔隙的1/4，内径约0.4mm，管腔内充满内淋巴。膜壶腹几乎充满骨壶腹的大部空间，膜壶腹内有一横位的镰状隆起名为壶腹嵴，由感觉细胞（毛细胞）与支持细胞、神经纤维等集中形成，是半规管核心感受器，其下分布有前庭神经壶腹支纤维。

椭圆囊前外侧有椭圆形、较厚的感觉上皮区形成椭圆囊斑，分布有前庭神经椭圆囊支纤维，3个半规管的5个孔开口于椭圆囊后壁。前壁内侧有椭圆囊球囊管连接球囊与内淋巴管，后者经前庭水管止于硬脑膜内的内淋巴囊。内淋巴管离椭圆囊处有瓣膜可防止逆流。球囊前壁有球囊斑，有前庭神经球囊支的分布。后下部接内淋巴管及椭圆囊球囊管，球囊下端经联合管与蜗管相通（图1-2-4）。

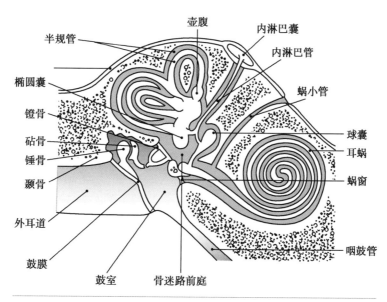

图1-2-4　内淋巴系统示意图

（三）感受器

前庭外周的核心感受器分别为3个半规管的壶腹嵴和耳石器的椭圆囊斑、球囊斑。

1. 壶腹嵴　壶腹嵴上有高度分化的感觉上皮，主要由毛细胞和支持细胞组成，毛细胞的纤毛较长，常相互黏集成束，插入圆顶形的胶体层，后者称终顶或嵴帽。嵴帽为覆盖在壶腹嵴上的胶质状物质，又称为终顶，内含酸性黏多糖，将壶腹嵴完全封闭，使之与邻近的前庭区域隔离。壶腹嵴帽基底与壶腹嵴上皮之间有一微细的腔隙，称为壶腹帽下间隙，该间隙宽约2~10μm，感觉细胞的纤毛穿过其间。壶腹嵴帽的作用是随着内淋巴的流动而发生倾斜，把半规管内淋巴的流动传给感觉细胞的纤毛，使感觉细胞受到适宜刺激。每个毛细胞由一个与壶腹邻近的前庭神经节的传入神经元连接，在人体3个壶腹嵴约有毛细胞23 000个（Ⅰ、Ⅱ型），连接3个壶腹嵴的神经元约有57 000个（图1-2-5）。3个半规管壶腹嵴毛细胞位置极性有所不同,前后(垂直)半规管壶腹嵴毛细胞的动纤毛均位于半规管一侧,而外(水平)半规管则位于椭圆囊斑一侧,这种极性位置与其兴奋性有密切关系。

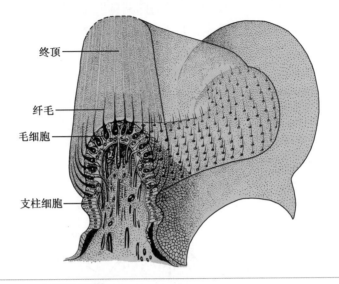

图 1-2-5　壶腹嵴示意图

(引自:田勇泉. 耳鼻咽喉头颈外科学. 8 版. 北京:人民卫生出版社,2013)

2. 囊斑　椭圆囊斑和球囊斑为椭圆囊和球囊神经的终器,椭圆囊斑位于椭圆囊的外侧壁,球囊斑位于球囊的前壁,二斑位置互相垂直,形成 70°～110° 夹角。当头部处于直立位时,椭圆囊斑前部弧形上翘,而该囊斑大部分呈近似水平位,约向后下倾斜 25°～30°,向外上倾斜约 10°,球囊斑几乎与矢状面平行而呈垂直位,它的前下部向外下弯曲约 18°(图 1-2-6)。二者构造相同,均由支持细胞和毛细胞组成,人椭圆囊斑的面积约 $3.5～4.5mm^2$,球囊斑面积约 $2.2mm^2$,20～40 岁的人的椭圆囊斑感觉细胞数约为 33 100 个,球囊斑 18 800 个,这些感觉细胞分别由 5 952 和 4 050 根神经纤维支配。在椭圆囊斑每根神经纤维支配 5～6 个感觉细胞,在球囊斑每根支配 4～5 个感觉细胞。

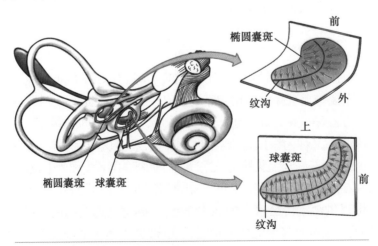

图 1-2-6　椭圆囊斑与球囊斑空间位置

囊斑毛细胞的排列极性较壶腹嵴复杂，在每一囊斑表面有一条弧形带状区，称为微纹（striola），微纹两侧的毛细胞排列极性相反。在椭圆囊斑，毛细胞动纤毛都沿着靠近微纹侧排列，而在球囊斑则相反，毛细胞都沿着离开微纹侧排列。由于微纹本身呈弧形，故囊斑毛细胞这种沿着弧形微纹排列的极性呈多向性。在椭圆囊斑微纹区耳石层最薄，而在球囊斑微纹区耳石层最厚。微纹区最易受到耳毒性药物影响。

毛细胞的纤毛上方覆盖有一层胶体膜名为耳石膜（otolithic membrane），平均厚度约50μm。哺乳动物的耳石器膜由耳石层（otoconial layer）、胶质层（gelatinous layer）和顶下网状层（subcupular meshwork）组成（图 1-2-7）。

耳石的形状、大小、化学成分、组成方式和来源等在不同种类的动物有很大差别。豚鼠耳石的长度在 0.1～25μm，人的可达 30μm 左右。大多数动物的耳石呈柱体形状，两端为具有 3 个面的棱体形状。耳石主要由碳酸钙晶体和有机质组成，密度是 $2.71～2.93kg/m^3$，耳石膜的密度是 $1.9～2.2kg/m^3$，内淋巴密度为 $1.02～1.04kg/m^3$，这决定了其感受重力的高度敏感性。

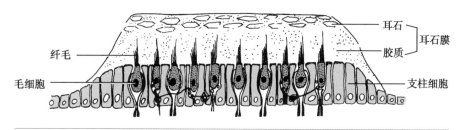

图 1-2-7　耳石器囊斑示意图
（引自：田勇泉. 耳鼻咽喉头颈外科学. 8 版. 北京：人民卫生出版社，2013）

耳石的形状、大小和分布的密度等在耳石膜的不同部位具有较大差异。小的耳石一般分布在耳石膜的表面和周边部位，在耳石膜的中心部位即微纹区耳石分布较多，厚度较周围明显增大，堆积形成所谓雪堆样耳石层（snow drift）。这种独特的分布特性在大多数动物基本一致，但这种分布的机理和作用目前还不十分清楚，可能与微纹区对刺激反应的高敏感性有关。另外，这个部位在细胞和耳石水平上最易发生变性。

在扫描电镜下看到的表面光滑、呈棱柱体结构的耳石以及耳石与耳石之间具有更复杂的结构。每个耳石都由整齐排列的锭（纺锤）形的方解石晶体构成。在中心有机核位置，少量的锭（纺锤）形晶体与耳石长轴平行排列，但也有无定形排列的情况。另外，耳石的不同部位有机质和无机质的构成分布也不同。在柱体部分锭（纺锤）形晶体一般沿与表面平行的方向排列，而两端部位则与表面垂直排列。耳石之间以及耳石与其下层的胶质层之间是通过纤维联系在一起的，这种纤维至少存在两种类型：①直径在 8nm 左右，分布在耳石的表面；②直径在 15nm 左右，呈串珠状，包绕着耳石。

在哺乳动物，耳石一般是内源性的，在内淋巴环境中通过有机质和无机质之间的复杂的相互作用产生。钙和碳酸盐离子是脊椎动物耳石形成的基本条件，由于内淋巴中这些离子活性太低，不能发生自然结晶，所以，需要一种"主动"机制来使这些反应物质在局部聚集,目前认为耳石中的有机质,即在其他碳酸盐矿化系统中起关键作用的酸性糖蛋白类物质在耳石的"主动"发生中起非常重要的作用。

关于耳石的来源,目前的主要观点是:①有机物质(可能是中性多糖和酸性蛋白多糖)形成核心"种子"(nucleation site);②以核心"种子"为中心,引起随机的碳酸钙结晶化并与有机质融合;③在形状上从球型向菱形体和柱体逐渐转化;④一旦内淋巴达到临界未饱和状态并形成适当大小的耳石膜腔,就发生耳石晶体的抑制。

3. 毛细胞 囊斑及壶腹嵴的毛细胞(hair cell)有两型:Ⅰ型毛细胞形状似烧瓶或杯状,毛细胞胞体被神经盏样传入神经末梢所包绕,与耳蜗的内毛细胞相似;Ⅱ型毛细胞近似圆柱形,许多呈纽扣状传入及传出神经末梢直接与其形成突触,与耳蜗的外毛细胞相似。一般认为Ⅱ型毛细胞比Ⅰ型毛细胞进化要早(图1-2-8)。

毛细胞通常在顶部有60~100条纤毛,按一定的形式排列,其中有一条最长,位于细胞顶端的一侧边缘处,称为动纤毛,其余的纤毛较短,占据了细胞顶端的大部分区域,称为静纤毛,静纤毛以动纤毛为排头,按长短排列,距动纤毛愈远则愈短,占据了细胞顶端的大部分区域。动纤毛比静纤毛稍粗,其内部构成由1组中心纤维和9组外周纤维组成。

在壶腹嵴毛细胞上的实验显示,当动纤毛和静纤毛都处于自然状态时,细胞膜内外存在着约 −80mV 的静息电位,同时在与此毛细胞相接触的神经纤维上有中等频率的持续放电。此时如果用外力使毛细胞顶部的纤毛由静纤毛所在一侧倒向动纤毛一侧,可看到细胞的静息电位去极化到约 −60mV 的水平,同时有神经

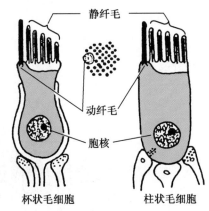

图 1-2-8 **两种类型毛细胞示意图**
(引自:田勇泉. 耳鼻咽喉头颈外科学.
8版. 北京:人民卫生出版社,2013)

纤维冲动发放频率的增加。与此相反,当外力使纤毛弯曲的方向由动纤毛一侧向静纤毛一侧时,可看到细胞静息电位向超极化的方向转变,而神经纤维上的冲动发放频率也变得比纤毛处于自然不受力状态时为小,这是迷路器官中所有毛细胞感受外界刺激时的一般规律。即与毛细胞顶部表面平行的外力作用可有效地刺激毛细胞,引起毛细胞纤毛束弯曲,而垂直于毛细胞表面的外力难以对毛细胞构成有效刺激。当纤毛朝动纤毛方向弯曲倾斜时,毛细胞去极化而兴奋,前庭神经的放电频率增加,为兴奋性刺激,反之朝向静纤毛为抑制性状态,毛细胞超极化,前庭神经的放电频率减小。其换能机制与耳蜗毛细胞类似,与细胞对不同离子的通透选择性有关,这种选择性是通过膜离子通道的开放与关闭来实现。

前后半规管壶腹嵴的动纤毛均位于半规管一侧,而外半规管则位于椭圆囊斑一侧。椭圆囊斑的动纤毛位置朝向微纹区,球囊斑则背离微纹区。动纤毛的这种排列规律与电生理的兴奋和极性有着密切关系。由于各前庭器官中毛细胞的所在位置和附属结构的不同,使得不同形式的运动都能以特定的方式改变毛细胞纤毛的倒向,使相应的神经纤维的冲动发放频率发生改变,把机体运动状态和头在空间位置的信息传送到中枢,引起特殊的运动觉和位置觉,并引起各种躯体和内脏功能的反射性改变。

4. 外淋巴与内淋巴

（1）外淋巴（perilymph）：从某种程度上讲，是脑脊液的滤过液，也是内耳血液的滤过液。脑脊液与外淋巴通过开口于蜗阶底部的蜗水管相通。外淋巴可能通过外淋巴空间血管血液滤过产生。

（2）内淋巴（endolymph）：其最可能的产生部位是耳蜗血管纹的巨细胞和前庭迷路的暗细胞，此外，内淋巴空间的各种上皮细胞都有可能参与其生成。内淋巴位于两端均为盲端的膜蜗管中，成分与细胞内液相似，具有高浓度钾离子和低浓度钠离子。

内淋巴囊位于颞骨岩部后面的骨龛内，即在由颅后窝两层硬脑膜所形成的腔隙中。内淋巴囊通过内淋巴管与前庭的内淋巴系统相通，连接椭圆囊和球囊。内淋巴囊的上皮为鳞状和立方上皮。内淋巴囊是内淋巴的主要吸收部位。

5. 血管和神经　内耳的血液供应主要由迷路动脉（内听动脉）所供给，间有耳后动脉的茎突动脉分支分布于半规管。迷路动脉的起始部位变异较大，多数情况下从小脑前下动脉分支，基底动脉直接分支，偶有从小脑下后动脉分支（图 1-2-9）。

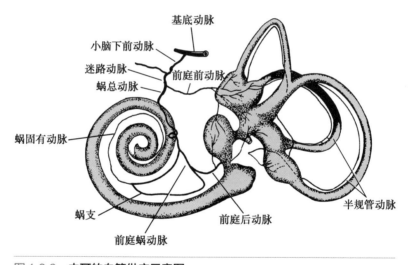

图 1-2-9　内耳的血管供应示意图
（引自：田勇泉. 耳鼻咽喉头颈外科学. 8 版. 北京：人民卫生出版社，2013）

迷路动脉随第Ⅶ/Ⅷ对脑神经进入内耳动脉后分为 3 支：即前庭支、前庭蜗支和蜗支。前庭支供应椭圆囊、球囊、前半规管及外半规管的一部分和前庭神经。前庭蜗支供应后半规管、外半规管及前半规管的一部分、椭圆囊及球囊的大部分和耳蜗的底转。蜗支供应鼓阶骨壁、螺旋神经节、骨螺旋板、基底膜和螺旋韧带。这些动脉皆为终末动脉，无侧支循环，发生阻塞时，不能由其他动脉供血补偿。

内耳的静脉与动脉分布不同，由三路引出：①迷路静脉或称内听静脉，汇集耳蜗中转或顶转的血流，注入岩上窦或乙状窦；②蜗水管静脉，汇集耳蜗底周、球囊和一部分椭圆囊的血液，注入岩下窦；③前庭水管静脉，汇集半规管和一部分椭圆囊的血液，注入岩上窦，三路皆回流至颈内静脉。

前庭神经纤维是前庭神经节（vestibular ganglion）内双极神经元的传入部分。前庭神经之神经元胞体在内耳道底部形成前庭神经节。内耳道内还包括蜗神经（听神经）、面神经、中间神经（面神经分支，传递面部感觉信息）和迷路动脉。前庭神经节主要由传导前庭末梢器官毛细胞之兴奋冲动的双极神经元构成，分为上前庭神经节和下前庭神经节两部分。两个神经节之间有神经分支相联系。前庭上神经穿过内耳道底之前庭上区的小孔分支分布于前半规管壶腹嵴、外半规管壶腹嵴、椭圆囊斑，另有一小分支分布于球囊斑前上部。前庭下神经穿过内耳道底之前庭下区分布于球囊斑（球囊神经）和后半规管壶腹嵴（后壶腹神经）。来自听觉器官的神经纤维在前庭神经前下方组成一个独立的神经支连接 Corti 器。两支共同组成第八对脑神经，在其中也有来自中枢的纤维构成传出神经，调节外周器官活动。上下前庭神经之间、前庭神经与蜗神经以及前庭神经与面神经之间有细小分支相吻合。

前庭神经在绳状体前内侧、蜗神经内上方进入脑桥及延髓，入颅后投射至前庭神经核和小脑。

二、外周前庭生理

（一）半规管生理

半规管主要感受旋转运动，其主要作用原理是：①骨半规管处于静止状态时，内淋巴无相对运动，壶腹嵴胶顶处于直立位；②骨半规管向某方向做加速运动时，内淋巴由于惰性向相反方向流动，胶顶向内淋巴流动的方向偏移；③骨半规管做恒速旋转时，内淋巴经过一定时间后，由于管壁的摩擦作用，发生与骨半规管恒速旋转一致的方向流动，胶顶恢复直立位；④当半规管突然停止或减速旋转时，内淋巴因惯性关系继续向骨半规管原恒速旋转方向流动，胶顶也向该方向偏移，内淋巴经过一定时间过程停止流动，胶顶借其弹性恢复到原来直立位。壶腹嵴的偏移使埋于其内的毛细胞纤毛倾斜，受到机械性的牵拉刺激，受刺激的毛细胞将这种机械性能通过机械 - 电转换，释放化学递质作用于与毛细胞连接的神经末梢，前庭传入神经纤维形成神经冲动传入中枢，形成前庭知觉和产生各种反射。可以看出，半规管感受的是角加速度，而不是角速度，也就是说其不一定能准确感受旋转的方向，但能准确感受旋转变化的方向（图 1-2-10）。

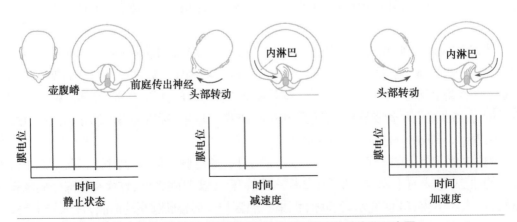

图 1-2-10　头部在静止与转动过程中壶腹嵴胶顶的位置及膜电位的变化示意图

从上述半规管感受旋转运动的作用机理不难看出，当半规管处于旋转运动平面时，对该半规管的刺激最大，此即所谓 Ewald 第一定律：即绕垂直于半规管平面的旋转轴旋转时壶腹嵴偏移最大、半规管所受刺激最大，反之绕平行于半规管平面的旋转轴旋转时壶腹嵴偏移最小、半规管所受刺激最小，且半规管兴奋后引起的眼球运动与该半规管的空间位置关系一致。由于三维空间中任意一个旋转矢量都可分解到互相垂直的 3 个平面（坐标轴），而每侧的 3 个半规管所形成的平面互相垂直，因此人体的任意一个旋转运动都可分解到 3 个半规管所在平面上，这样 3 个半规管就可感受人体的任何旋转运动。

需要注意的是，由于外半规管和前后半规管壶腹嵴顶毛细胞排列反向不同，因此内淋巴流向引起的反应也不同。对于外半规管，毛细胞动纤毛位于椭圆囊斑一侧，壶腹嵴终帽朝向壶腹偏移是兴奋性的，前后半规管则相反，壶腹嵴的动纤毛均位于半规管一侧，壶腹嵴终帽偏离壶腹偏移是兴奋性的。此外，外半规管内淋巴向壶腹流动引起的反应大于离壶腹流动引起的刺激反应，前后半规管内淋巴离壶腹流动引起的反应大于向壶腹流动引起的反应，即兴奋性反应强于抑制性反应（两者强度之比为 2：1）。

由于半规管所特有的空间解剖特性，半规管的反应总是呈现出成对共平面和推拉模式的反应特征。当头部在某平面运动时，处于该平面的两个成对半规管中的内淋巴分别向壶腹位置相反的方向流动，即一侧半规管内淋巴向壶腹方向流动，另一侧半规管内淋巴则向背离壶腹方向流动，这样导致一侧前庭神经的神经元放电频率增加，对侧的放电频率降低，即一侧被激发兴奋，另一侧则被抑制，呈现出成对推拉反应的模式特征。但是同样强度刺激，其引起的一侧兴奋性反应与对侧的抑制性反应在反应程度上并不对称，旋转对于半规管的兴奋刺激反应要比其对于半规管的抑制反应强得多，此即所谓 Ewald 第二定律。这种半规管共平面成对的推拉式反应具有下列特点和优势：①成对半规管提供了"过剩"的感觉传入信息，当疾病累及共平面内一侧半规管的感觉传入时（如前庭神经炎），中枢神经系统仍可接收来自该共平面内对侧半规管的传入信息感受运动刺激；②这种成对的半规管可使大脑"忽略"两侧神经元的同时放电，即双侧半规管静止状态下的放电不会被大脑"翻译"为运动；③推拉式的构型有助于"超载"时进行补偿，即由于半规管的兴奋性反应大于抑制性反应（Ewald 第二定律），在较大运动刺激下，被抑制一侧放电可能处于"零"位被阻断状态，此时前庭系统需要依赖于被兴奋侧感受此时的运动刺激，这也是临床上头脉冲试验（head impulse test，HIT）检测单侧半规管功能的重要生理基础。

（二）半规管反应的钟摆模型

对于半规管对旋转加速度的定量反应关系，常用基于生物控制理论基础上建立的钟摆模型解释，该模型是目前解释半规管生理反应特性和 VOR 反射最有用的模型，其主要观点如下。

半规管是头部所受加速度与毛细胞之间连接的主要耦合器（将机械刺激能量转换为生物信息能量），产生传入神经的动作电位。由于半规管解剖特性，内淋巴只能向一个方向流动。根据牛顿第三定律：当头部施加一个加速度或力 $[M\ddot{\theta}_h(t)]$ 刺激时，壶腹嵴位移由下列三个因素决定：①由于壶腹嵴内淋巴系统弹簧样特性引起的弹性力 $[K\theta_c(t)]$（与其位移大小成比例）；②壶腹嵴内淋巴系统黏滞力 $[C\dot{\theta}_c(t)]$（与其位移速度成正比）；③由于流体特性引起的惯性力[$M\ddot{\theta}_C(t)$]，与其加速度有关。壶腹嵴位移可由下列方程描述：

$$M\ddot{\theta}_C(t)+C\dot{\theta}_C(t)+K\theta_C(t)=M\ddot{\theta}_h(t) \tag{1-2-1}$$

θ_C 是壶腹内淋巴相对于管壁的角位移，$\dot{\theta}_C$ 和 $\ddot{\theta}_C$ 则分别是其一阶和二阶微分，即角速度和角加速度，$\ddot{\theta}_h$ 是头部角加速度。M 是转动惯量，C 是黏滞摩擦惯量，K 是弹性惯量。如果这些系数能够确定，则壶腹内淋巴的动力学特性就很清楚了。

对于日常生活中的自然头动，弹性和惯性力可以忽略不计，上述公式可以简化为：

$$C\dot{\theta}_C(t)\approx M\ddot{\theta}_h(t) \tag{1-2-2}$$

在角加速度运动时施加于壶腹内淋巴系统的力主要对抗于壶腹嵴的黏滞拖拽。对上述公式进行进一步积分得到：

$$\theta_C(t)\approx\frac{M}{C}\dot{\theta}_h(t) \tag{1-2-3}$$

这样，自然头动条件下壶腹嵴系统的位移就与头动的速度成正比，而不是头部的角加速度，实际记录也表明前庭神经放电与运动速度成比例。基于半规管和内淋巴的物理特性，这个比例常数 M/C 即壶腹嵴的角偏移幅度（单位为°）与头动速度（单位为°/s）之比约为 0.003s。在快速头动情况下（如 800°/s 时），壶腹嵴的角偏移不超过 1°。

临床上常用恒角加速度、脉冲角加速度和正弦速度三种旋转模式检查前庭功能，根据钟摆模型可以推算头加速度、头速度、和壶腹嵴偏移之间的时间过程关系（图 1-2-11）。

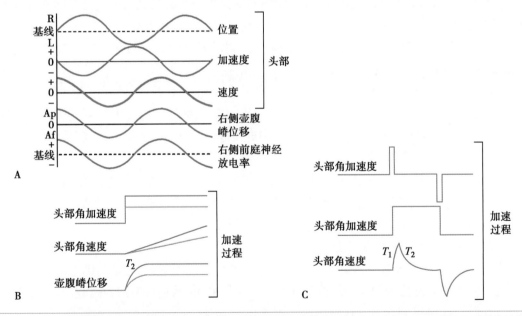

图 1-2-11　**正弦速度、恒角加速度和脉冲角加速度三种模式旋转时加速度、速度与壶腹嵴偏移之间的关系**

在恒角加速度旋转模式下，壶腹嵴的偏移可用式（1-2-1）得出。头部加速开始时，内淋巴滞后于头部和半规管管壁位移。数秒后，在施加力和对抗力之间达到平衡，内淋巴与半规管同步运行，此时内淋巴的运行和壶腹嵴的位置 $\theta_C(t)$ 与初始时是不一样的，由于运动方向施加的力的作用其已发生了偏移。这种偏移量可很容易计算出来。在内淋巴静止时，壶

腹嵴相对于管壁的速度和加速度为零,方程中的束缚力——黏滞力和惯性力为零不计,此时方程(1-2-1)可表示为:

$$K\theta_C(t)=M\ddot{\theta}_h(t)$$

或

$$\theta_C(t)=\frac{M}{K}\ddot{\theta}_h(t)$$

（1-2-4）

也就是说壶腹嵴的偏移与比例常数和恒角加速度的大小有关。

方程(1-2-3)和方程(1-2-4)是壶腹嵴功能的两个基本概念。即:在自然头动条件下,壶腹嵴的最大偏移与正弦头动的速度大小成正比,在恒角加速度模式下,与头部的加速度成正比。

在恒角加速度刺激下壶腹嵴偏移变化(随时间变化)遵循指数规律,其由式(1-2-1)推导得出。不管其最终偏移量多大,其偏移量的63%总是在一个固定的时间达到,此即所谓的时间常数(T_1),后续的偏移量也是遵循同样的规律,即总是在T_1时间达到其余偏移量63%,这样在$3T_1$时间内达到最终总的偏移量的95%。T_1是取决于黏滞性和弹性的常数:$T_1=C/K$。也就是说,壶腹达到最大偏移量的时间与内淋巴黏滞性成正比,与壶腹嵴的弹性成反比。T_1在恒河猴约为7s。

根据钟摆模型,不仅恒角加速度作用开始时壶腹嵴的偏移量变化(随时间变化)遵循指数规律,在刺激结束时,其偏移恢复到原位也遵循同样的指数规律。

脉冲加速度作用模式(急停梯形速度模式)虽然日常生活中不常见,但是在临床上前庭功能检查则是很有意义的。脉冲角加速度是通过施加头部最大速度变化实现的。壶腹嵴最大偏移量几乎立即达到,并且与头部速度的瞬时变化成比例。需要注意的是,之后的壶腹嵴偏移量也以指数规律衰减,在1个时间常数内衰减掉偏移量的63%。

正弦模式与自然条件头动最为接近。日常生活中许多头动都可分解为若干频率和幅度的正弦运动模式。根据方程(1-2-3),壶腹嵴的偏移量$\theta_C(t)$为$\omega A\cos\omega t$(头部位移$A\sin\omega t$的微分),ω为头动的频率,A为头的角位移。某一时刻的头速度与该时刻运动的cosine方程成比例。因为cosine在+1和−1之间摆动变化,所以头部的速度在+ωA和−ωA之间变化。这些关系在0.1~4.0Hz正弦运动时适用,涵盖了多数日常头动范围。

实际上,传入神经活动也遵循钟摆定律的预测,即传入神经的动作电位频率变化与壶腹嵴偏移量成比例。比如,正弦旋转模式下,放电频率随时间变化遵循壶腹嵴偏移变化。放电频率的正弦变化叠加在基础放电之上(70~90spik/s)。放电峰值发生在头动速度峰值之时。对于幅度较小的正弦旋转,调制总是在基础放电频率基础上对称进行。较大幅度的刺激,则逐步表现为不对称。对一定强度刺激,兴奋性反应可随刺激增加而增加到350~400spik/s,而抑制性反应则使自发性基础放电消失。即刺激足够大时一侧半规管发生抑制,这时反应就只与该半规管共轭成对的另外一个半规管的反应有关,这也是头脉冲试验可以检测单个半规管功能的生理基础。

（三）耳石器感受线加速度的作用原理

在线加速度作用下,由于耳石膜中耳石的比重远重于内淋巴的比重,其惰性引起耳石膜发生逆作用力方向的位移,通过在耳石膜与囊斑毛细胞表皮板之间产生的剪切力而牵拉毛细胞纤毛,受刺激的毛细胞通过与半规管壶腹嵴毛细胞相似的机械 - 电能转换,最后将冲动传入中枢产生各种反应(图 1-2-12)。

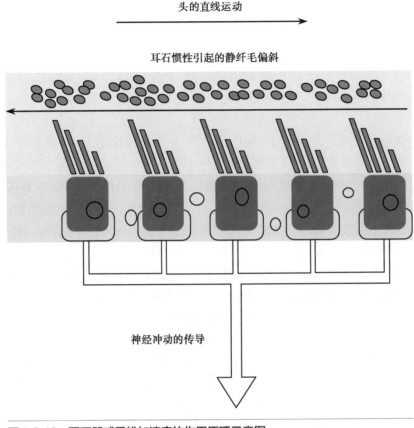

图 1-2-12　耳石器感受线加速度的作用原理示意图

　　耳石器感知线性头部运动以及相对于重力轴的静态倾斜。耳石器和半规管的主要差别存在以下两方面:①耳石器主要感受线性运动,而非角运动;②耳石器的输出与加速度成比例关系,而非速度。

　　耳石器发挥功能较半规管简单。与半规管通过流体力学摩擦可将头部运动速度转化为终帽的位移不同,耳石器工作时不需要特别的流体力学系统。由于在耳石膜中存在比重较大的碳酸钙结晶——耳石,可实现对重力和线性加速的精确感知。由于压力等于质量与加速度的乘积,耳石质量较大,给定的加速度能够产生足够的剪切力(剪切力是指垂直于毛细胞纤毛方向的力),使得耳石器变得相当灵敏。

　　与半规管类似,耳石器可对所有三维空间中的运动产生反应。与一只耳中的半规管在角运动的三维轴线上均有一个感受器不同,耳石器在线性运动的三维轴线上只有两个感受器。在人体直立时,球囊处于垂直位置(矢状面),椭圆囊处于水平位置(接近外侧半规管平面)。球囊可感知矢状面的直线加速度,例如头向前倾。椭圆囊主要感知水平面的加速度,例如头向外侧倾斜。这两种感受器可以编码线性加速的所有模式。

耳石器也是推拉式排列的感受器。在每个耳石器囊斑内,有一条弧形带状区——微纹,其两侧毛细胞的极化方向不同。因此,头部倾斜导致囊斑一部分区域毛细胞传入放电增加,而另一部分区域毛细胞的传入放电减少。这些"过剩"的传入信息可能使耳石器功能不易受到单侧损伤的影响。

（贾宏博）

参考文献

1. BRONSTEIN A M. Oxford textbook of vertigo and imbalance. Oxford: Oxford University Press, 2013
2. BALOH R W, HONRUBIA V. Clinical neurophysiology of the vestibular system. 4rd ed. New York: Oxford University Press, 2011
3. HERDMAN S J, CLENDANIEL R A. Vestibular Rehabilitation. 4th ed. Philadelphia: F.A. Davis Company, 2014
4. ANGELAKI D E. The physiology of the peripheral vestibular system: The birth of a field. Journal of Neurophysiology, 2005, 93(6): 3032-3033
5. WILSON V, JONES M. Mammalian Vestibular Physiology. New York, NY: Plenum, 1979

第二节 中枢前庭应用解剖与生理

头部运动或头部倾斜刺激前庭末梢感受器产生的神经冲动,经前庭神经传输,在脑桥、延脑交界处进入中枢神经系统,多数传入纤维终止于前庭神经核,少数终止于绒球。在前庭核更换二级神经元后,前庭信号分别被投射到脑干、小脑和脊髓中控制眼球运动和姿势反射的结构,参与皮层下反射性运动的调控,部分前庭信号经丘脑到达前庭皮层,与本体觉和视觉进行信息整合,形成空间位置觉和运动知觉,参与意识性眼球运动和躯体姿势运动的调节。

一、中枢前庭应用解剖

（一）脑干水平

支配眼外肌活动的眼动神经核团分别位于脑桥和中脑,调控眼动神经电活动的运动前神经元,则广泛分布于延髓、脑桥和中脑(图 1-2-13),这些运动前神经元广泛接受来自大脑皮层和前庭核、视束核、绒球小结和顶核等结构的传入投射,调控各种眼球运动。

1. 前庭神经核及其联系 来自前半规管、外半规管及椭圆囊和一小部分球囊的传入神经纤维共同组成前庭上神经,来自后半规管及大部分球囊的传入神经纤维共同组成了前庭下神经,上下前庭神经共同构成前庭神经,与听神经相伴随经内耳孔进入颅后窝,在脑桥小脑角处进入脑干,行于小脑下脚与三叉神经脊束核之间到达第四脑室底,大部分前庭神经纤维止于同侧的前庭神经核,少量前庭神经纤维通过小脑下脚进入小脑,止于同侧的小脑绒球、小结和蚓部。

前庭神经核(vestibular nucleus)主要由四个亚核组成,分别为内侧核、外侧核、上核及下

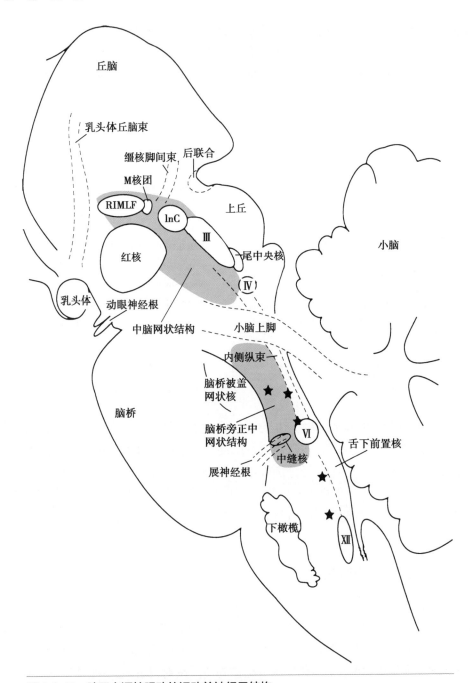

图 1-2-13　脑干内调控眼动的运动前神经元结构

中脑网状结构中包含内侧纵束头端间质核、Cajal 间质核和 M 核团，调控动眼神经核与滑车神经核的活动。脑桥旁中央网状结构包含调控水平扫视的兴奋性爆发神经元和抑制性爆发神经元以及位于中缝核中的全熄神经元。舌下前置核位于舌下神经核和展神经核之间。星号表示旁中央束，主要向绒球发出投射

RIMLF. 内侧纵束头端间质核；InC. Cajal 间质核；Ⅲ. 动眼神经核；Ⅳ. 滑车神经核；Ⅵ. 展神经核；Ⅻ. 舌下神经核。

核,此外还有一些小的细胞群,如Y组细胞群和X组细胞群等。前庭内侧核的体积最大,位于延髓上部及脑桥下部,上至展神经核平面,下至薄束核上端,腹侧临近孤束核,背侧邻近第四脑室底。前庭外侧核上至展神经核平面,下至前庭下核,内侧临近前庭内侧核,外侧临近小脑下脚。前庭上核位于前庭外侧核的头侧与背侧,第四脑室的底部和侧壁相移行处,背侧邻近小脑上脚。前庭下核位于小脑下脚内侧,前庭内侧核外侧,下至薄束核,上至小脑脑桥三角(图1-2-14)。

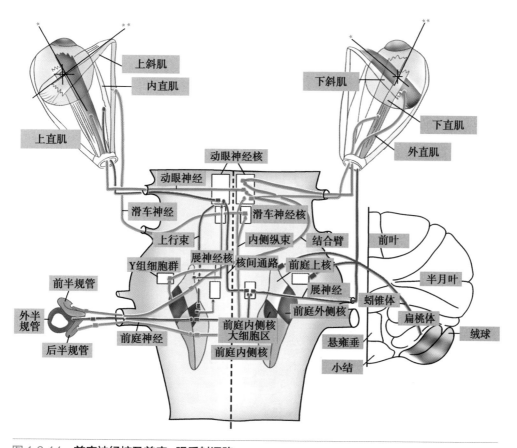

图 1-2-14 前庭神经核及前庭-眼反射通路
来自前半规管的信号主要经前庭上核和Y组细胞群,通过结合臂,部分经前庭内侧核由内侧纵束,调控支配同侧上直肌与对侧下斜肌的动眼神经亚核(无箭头的蓝色连线,同侧的红色箭头连线是抑制性纤维);来自外半规管的信号经前庭内侧核中的大细胞神经元,投射到对侧展神经核病并通过内侧纵束和Deiters上行束(图中标记为上行束),调控支配对侧外直肌和同侧内直肌的神经元核团(红色连线);来自后半规管的信号经前庭内侧核,通过内侧纵束,调控支配同侧上斜肌的滑车神经核和对侧下直肌的动眼神经亚核(橘色连线)。绒球 F_1 和 F_3 区(蓝条区)抑制前庭内侧核大细胞活动,绒球 F_2 和 F_4(紫条区)抑制前庭上核的活动。

来自前半规管与外半规管的信息主要投射至前庭上核与内侧核,后半规管来源的信息主要投射至前庭内侧核、上核与下核,椭圆囊来源的信息主要投射至前庭外侧核与下核,球囊来源的信息则主要投射至前庭外侧核、下核与Y组细胞群(图1-2-14)。前庭神经核还接受来自小脑绒球小结叶和顶核的投射以及来自其他脑干核团的少量视觉和本体觉信息。此外，双侧前庭神经核之间存在纤维联系，一侧前庭上核投射至对侧的前庭上核、下核及内侧核，一侧前庭内侧核投射至对侧的前庭内侧核、上核及下核，一侧前庭下核投射至对侧的前庭下核、内侧核，前庭外侧核之间的联系纤维目前还未完全清楚。核间联系纤维的作用是调节双侧前庭神经核的电活动，以确保它们之间的反应互相协调。前庭神经核发出的纤维投射较为广泛，向上经丘脑投射到大脑前庭皮层，向下经前庭 - 脊髓束投射到脊髓中间带与网状结构，更多的则是横向投射到脑干的运动前神经元和眼动神经核团以及小脑绒球、小结和蚓部（图 1-2-15）。与其他经典的脑神经核团相比，前庭神经核的结构与功能较为复杂，既是前庭信息上传下达的枢纽，又是皮层下整合感觉信息并调控眼动与姿势反射的重要中枢。

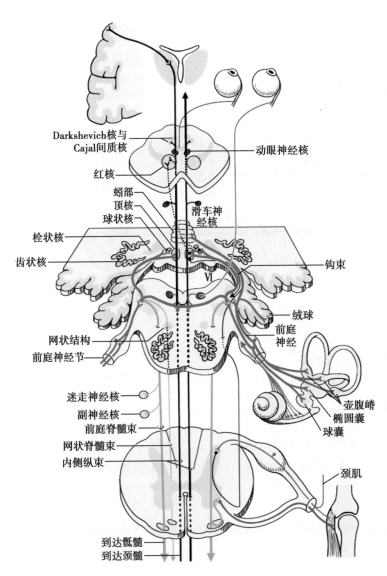

图 1-2-15　前庭信息的投射及部分中枢联系

多数前庭神经纤维直接进入前庭核团，部分纤维通过毗邻小脑下脚的附绳状体进入到绒球小结叶，绒球小结叶向顶核发出投射。前庭神经核通过内侧纵束投射到支配眼外肌的神经核团，一些上行纤维投射到丘脑。前庭神经核发出前庭脊髓束下行到达脊髓。

2.舌下前置核复合体　舌下前置核位于延髓,向上与展神经核相邻,向下与舌神经核相邻,向外与前庭内侧核相邻,向内向前与内侧纵束相邻(图1-2-16),紧邻下内侧和下外侧分别有较小的Roller核和闰核。舌下前置核与Roller核和闰核构成复合体,发挥调控眼动的作用。舌下前置核复合体的传入信息来源广泛,分别接收来自前庭神经核、动眼神经核、内侧纵束头端间质核、Cajal间质核、网状结构、上丘与前额叶皮质及小脑等发出的纤维投射。其传出信息主要投射至前庭神经核、下橄榄核、延髓网状结构、小脑绒球、小结、蚓部、眼动核团和丘脑。舌下前置核复合体主要参与水平方向凝视的维持。

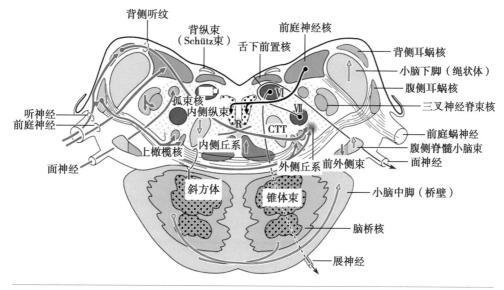

图1-2-16　舌下前置核及比邻结构
Ⅵ. 展神经核；Ⅶ. 面神经核；CTT. 中央被盖束；R. 中缝核

3.下橄榄核　下橄榄核复合体位于延髓的腹外侧和锥体的背外侧,由橄榄主核及其背侧和内侧的橄榄副核组成。主要传入信息来自前庭神经核、Y细胞群、脊髓、红核、Darkschewitch核、脑干被盖部和上丘,参与基于错误信号的运动学习和适应等神经活动,除少量的GABA能神经元之外,所有的下橄榄神经元均投射到小脑,橄榄小脑纤维跨越延髓中线后,多数经绳状体投射到相应的小脑皮层或深部核团(图1-2-17)。来自下橄榄主核的攀爬纤维主要投射到小脑半球,来自背侧橄榄副核的纤维主要投射到旁蚓部,而来自内侧副橄榄核的信号则投射到绒球、蚓部和顶核。下橄榄核病变后,运动学习能力受损,下橄榄核肥大,可导致摆动性眼震、肢体共济失调与腭肌阵挛。

4.PPRF与NRTP及DLPN

(1)脑桥旁正中网状结构(paramedian pontine reticular formation,PPRF):位于展神经核水平之上,滑车神经核水平之下,脑桥被盖部中线的两侧。PPRF主要接受来自上丘和额叶眼动区等部位传入的扫视信息,其传出信息主要投射至展神经核和动眼神经核,启动水平扫视运动。此外,PPRF还接受来自前庭神经核的信息传入,病损后可产生水平眼震的快相。

PPRF包含三种脉冲神经元,即爆发性神经元、抑制性神经元和全熄神经元。爆发性神

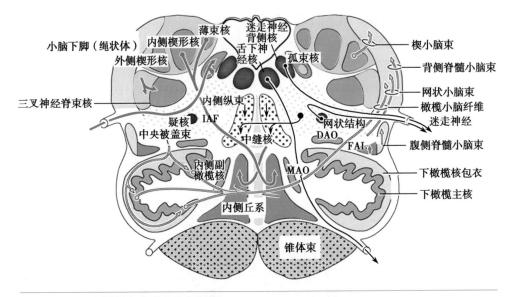

图 1-2-17　下橄榄核复合体及比邻结构

DAO. 背侧橄榄副核；MAO. 内侧橄榄副核；FAL. 前外侧束；IAF. 内弓状纤维

经元发放的兴奋性冲动直接投射至同侧的展神经核,同时还向同侧的抑制性神经元发出投射,后者发放抑制性冲动至对侧的展神经核团,从而产生朝向同侧的扫视。爆发性神经元与抑制性神经元均接受位于脑桥中缝核内的全熄神经元的抑制,从而终止扫视运动(图 1-2-18)。

(2)脑桥被盖网状核(nucleus reticularis tegmenti pontis, NRTP):位于脑桥网状核腹侧,滑车神经核与展神经核之间,接收来自额叶眼区、辅助眼区、上丘、中脑网状结构、顶核、前庭神经核等部位眼动信号的传入,主要投向小脑背蚓部、绒球和副绒球、顶核、球状核和齿状核,部分纤维投射到展神经核,参与扫视、视追踪和聚散运动。

(3)背外侧脑桥核(dorsolateral pontine nucleus, DLPN):位于展神经核头端,外侧丘系的外侧方,接受来自枕叶、颞中回、颞上回内侧和顶叶眼区与视追踪相关的信号以及来自视束核、上丘和小脑核团的视觉信号,传出纤维投向扁桃体和悬雍垂,参与视追踪和扫视等视动性眼球运动。

5. 旁正中束细胞群和 Y 细胞群　旁正中束细胞群(cell groups of the paramedian tracts, PMT)散在分布于尾侧脑桥和延髓中线附近(图 1-2-13),接受所有投向眼动核团信息的副本,传出信息投向绒球、旁绒球和蚓部,可能主要为小脑优化凝视的调控和眼动的长时程适应提供反馈信号。PMT 损害可出现凝视性眼震、上跳性或下跳性眼震。

Y 细胞群(Y group)指覆盖小脑下脚的一组细胞,其背侧部分接受绒球的传入投射,传出信号经小脑上脚和腹侧被盖束投向对侧动眼神经核与滑车神经核,参与垂直性视追踪和 VOR 抑制,腹侧部分接受球囊信号及部分半规管信号并投向绒球。

6. 内侧纵束头端间质核与 Cajal 间质核

(1)内侧纵束头端间质核(rostral interstital nucleus of the medial longitudinal fascicle, riMLF):属于中脑的网状结构,位于内侧纵束顶端,第三脑室的腹内侧。riMLF 接受来自上丘和额叶

图 1-2-18　扫视系统及脑桥旁中央网状结构

水平凝视中枢包括兴奋性和抑制性爆发神经元，均与展神经核相连。凝视维持是通过整合兴奋性爆发细胞和舌下前置核神经元的信号来实现的。垂直和旋转性扫视的兴奋性和抑制性爆发细胞均分别位于内侧纵束头端核和 Cajal 间质核；兴奋性爆发神经元和内侧纵束头端核与动眼神经核的兴奋性联系是同侧的，抑制性爆发神经元和 Cajal 间质核的抑制性投射是对侧交叉的，信号整合位于 Cajal 间质核。位于脑桥中缝间核（RI）的全熄神经元可抑制水平和垂直凝视中枢中的兴奋性爆发神经元。皮质眼区、上丘和小脑顶核调节扫视的产生。图中抑制性连接为蓝色标记。IC. Cajal 间质核；riMLF. 内侧纵束头端核；in. 核间通路。

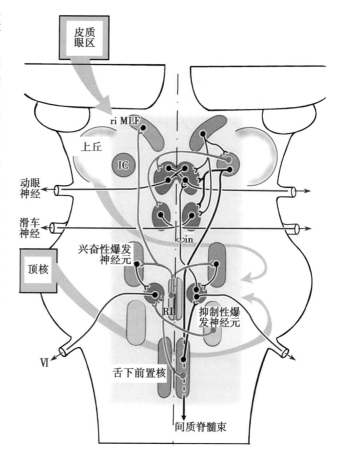

眼动区等眼动信息的传入，其脉冲神经元大部分以单突触形式投射到同侧的支配垂直性眼动的动眼神经核，是垂直性扫视的启动中枢。除此之外，riMLF 还接受前庭神经核的信息传入，产生垂直性眼震和扭转性眼震的快相。在内侧纵束头端间质核中，支配向上扫视的爆发性神经元发放的兴奋性冲动投射至双侧动眼神经外侧亚核，支配向下扫视的爆发性神经元发放的兴奋性冲动投射至同侧动眼神经外侧亚核。向上及向下扫视过程均可被来自全熄神经元的冲动所终止（图 1-2-13、图 1-2-18）。

（2）Cajal 间质核（interstitial nucleus of Cajal, INC）：位于中脑网状结构内，riMLF 与动眼神经核之间，接受同侧 riMLF 和前庭神经核等发出的纤维投射，传出信息通过后联合投射至对侧的动眼神经核和滑车神经核。Cajal 间质核主要参与垂直方向凝视的维持（图 1-2-13、图 1-2-18）。

7. 上丘和后联合

（1）上丘（superior colliculus）：位于中脑背侧，主要接受来自额叶眼区和顶叶眼区的传入信息，少量接受视觉和听觉信息，传出信息主要投射到对侧 PPRF 和同侧 riMLF，参与启动水平与垂直扫视（图 1-2-19）。根据纤维联系和功能，上丘可分为浅层区和深层区，浅层区由 1～3 层组成，主要接受视觉传入，并发出上行投射；深层区包括 4～7 层，接收视觉和前庭觉等多模态输入，并发出上行和下行纤维到丘脑、脑干和脊髓。

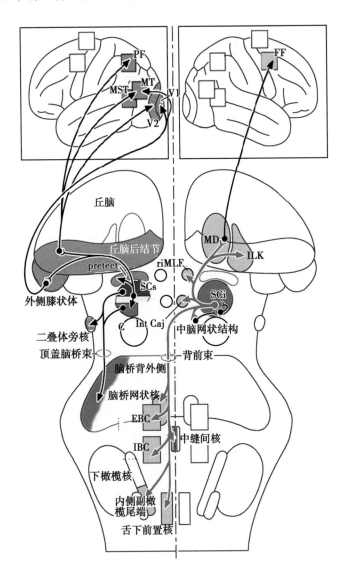

图 1-2-19 上丘及其联系

左侧黑色上行联系起源于上丘的浅层，投射到丘脑并继而到达中央沟后的皮层眼区，侧支下降进入上丘的中间层。顶盖脑桥束起自上丘深层与中间层。右侧蓝色交叉到对侧下行的背前束及同侧上行的腹侧支均起源于上丘中间层，前者投射到脑桥旁正中网状结构及舌下前置核和下橄榄核，后者终止于丘脑内侧核并继而投射到额叶眼区。中脑网状结构向上丘发出反馈投射。EBC. 兴奋性爆发神经元；IBC. 抑制性爆发神经元；Int Caj. Cajal 间质核；MD. 丘脑背内侧核；MT. 颞中回视区；MST. 颞上回内侧视区；PF. 顶叶视区；FF. 额叶眼区；pretect. 顶盖；riMLF. 内侧纵束头端间质核；SCi. 上丘中间层；SCs. 上丘表层；V. 视觉皮层；ILK. 丘脑髓板内核。

（2）后联合核（nucleus of the posterior commissure，NPC）：位于上丘腹侧导水管周围灰质。后联合则位于上丘前上方和松果体下方，横跨第三脑室移行至导水管处，包含从 Cajal 间质核投射到对侧动眼神经核、滑车神经核和对侧 INC 的纤维，还包括从后联合核投射到对侧 RIMLF 和 INC 纤维，参与调控垂直扫视和凝视。

8. 视束核与副视系统

（1）视束核（nucleus of the optic tract）：位于上丘臂，主要接受同侧视网膜的传入并投射到下橄榄核，尤其是来自中心凹周边的大背景视觉信息，还接受枕叶和颞枕视觉皮层的投射。视束核主要向同侧下橄榄核、脑桥核、中脑网状结构和丘脑发出投射，在平滑追踪及视动性反射中发挥作用。视束核病变后视动性眼震慢相朝向病灶侧。

（2）副视系统：由背侧、外侧和内侧终末核组成，位于中脑头端的外侧区，主要接受来自对侧视野内大背景物体整体运动的速度和方向信号，并将此视觉信息通过下橄榄核传递到小脑,同时向 Cajal 间质核、Darkschewitch 核、舌下前置核以及前庭核发出投射,发挥对于视追踪和视动性反射以及 VOR 的视觉适应的调节作用。

9. 眼动神经核团 展神经核、动眼神经核、滑车神经核等直接支配眼外肌的活动,它们除了接受来自额叶眼区的信号之外,还接受来自脑干和小脑内参与调控凝视、视追踪、扫视、VOR 和辐辏运动的相关结构的广泛投射。

(1)动眼神经核:位于中脑上丘水平,分布在导水管周围灰质腹侧中线的两侧,靠近内侧纵束的背侧。动眼神经核分为外侧核、正中核、缩瞳核及睫状核,外侧核支配同侧内直肌、下斜肌与下直肌以及对侧上直肌,正中核发出的神经纤维到达双眼的内直肌,参与双眼聚散运动,缩瞳核及睫状核支配瞳孔括约肌及睫状肌,参与缩瞳与调节反射。

(2)滑车神经核:位于中脑动眼神经核下端,中脑下丘水平,导水管周围灰质的腹侧,支配对侧上斜肌。

(3)展神经核:位于脑桥被盖中线的两侧,内侧纵束的外侧,支配同侧外直肌。

(二)小脑水平

小脑包括位于其表面的皮质和皮质下白质及深部的核团,前两者又可分为绒球小结叶、蚓部和小脑半球,后者包括顶核、中间核和齿状核。小脑通过上中下三只脚与脑干相连。

1. 绒球与小结 小脑绒球位于小脑半球的尾部,左右各一,影像学上在脑桥延脑交界平面比较明显;小结位于双侧绒球之间,小脑蚓部紧邻下髓帆处,影像学上在桥臂平面突出到第四脑室(图 1-2-20,图 1-2-21)。它们的传入神经纤维主要来自同侧的前庭神经、前庭神经核、舌下前置核、中缝核、旁正中束细胞群和对侧下橄榄核等,传出神经纤维发挥抑制性作用,主要投向同侧顶核或经副绳状体直接投射到同侧前庭神经内侧核与上核以及 Y 细胞群,在调控凝视和 VOR 抑制以及 VOR 的代偿适应方面发挥较大的作用。人类的扁桃体相当于猴子的旁绒球结构,接受 NRTP 和 DLPN 的投射,在调控同侧视追踪方面发挥较大的作用,受损后同侧视追踪受损。小脑小结和悬雍垂是速度储存机制的主要中枢,它们还参与整合来自耳石器的重力和线加速信号,对速度储存机制和前庭适应等发挥重要作用。

2. 背蚓部 背蚓部主要包括蚓部的 Ⅵ 和 Ⅶ 小叶(图 1-2-20),接受来自 PPRF、NRTP、DLPN、前庭神经核、舌下前置核与下橄榄核的传入信息,主要投向顶核尾侧,调控扫视和视追踪。背蚓部病变后一般导致朝向同侧的扫视欠冲,同侧视追踪启动缓慢,聚散运动受损。半月叶在视追踪时抑制背景活动,病变后视追踪启动和适应均异常。

3. 顶核及球状核 小脑顶核位于蚓部中线两侧邻近第四脑室顶部,传入信息来自同侧绒球、前庭神经核、小脑蚓部和对侧下橄榄核。传出纤维主要经钩束投射到对侧 PPRF 扫视神经元,中脑的 riMLF 和 Cajal 间质核,上丘和后联合核及丘脑等结构,部分纤维投向前庭神经核、舌下前置核、脑桥被盖网状核与背外侧脑桥核以及导水管周围灰质,参与调控扫视和视追踪(图 1-2-21)。顶核病变后,同侧扫视过冲,同侧视追踪加速启动而对侧减慢,各方向视追踪维持均受损但对侧更为明显。球状核病变后可能导致向上扫视过冲。

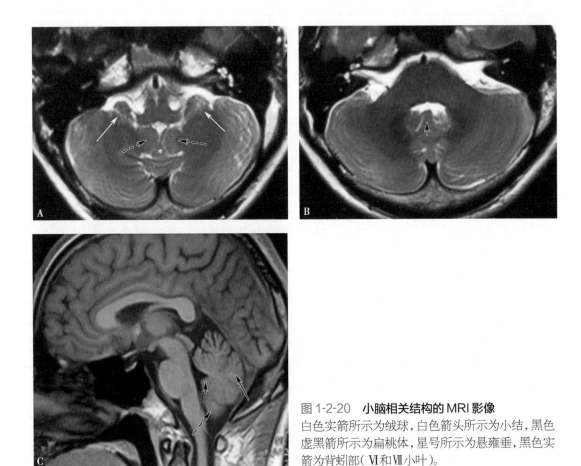

图 1-2-20　小脑相关结构的 MRI 影像

白色实箭所示为绒球，白色箭头所示为小结，黑色虚黑箭所示为扁桃体，星号所示为悬雍垂，黑色实箭为背蚓部（Ⅵ和Ⅶ小叶）。

4. 小脑下脚、小脑中脚和小脑上脚

（1）小脑下脚（inferior cerebellar peduncle）：包括绳状体和副绳状体，前者是来自脊髓和下橄榄核的传入纤维，构成下脚的主要成分，后者位于绳状体内侧，包含前庭核与顶核和绒球小结叶之间的双向联系纤维。

（2）小脑中脚（middle cerebellar peduncle）：来自桥核的传入纤维构成了小脑中脚，是小脑最大的传入系统，主要转达来自大脑半球的传入信号。

（3）小脑上脚（superior cerebellar peduncle）：是小脑的主要传出结构，主要由来自齿状核、中间核以及少量的来自顶核的传出纤维构成，部分脊髓信号经上脚传入小脑。

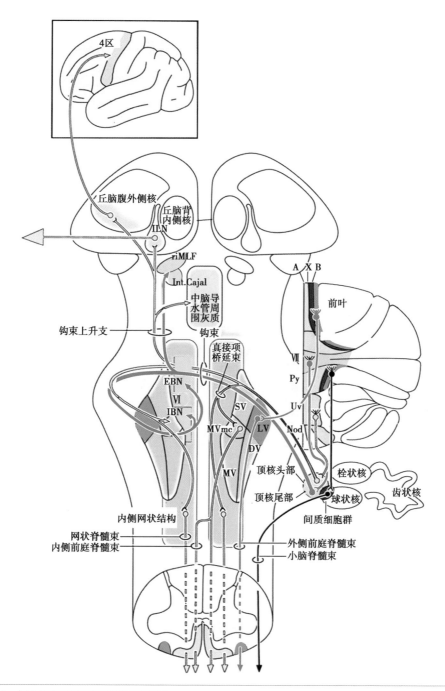

图 1-2-21　蚓部和顶核的传出联系示意图

蚓部内侧 A 区向顶核发出传出投射，蚓部Ⅶ区（视蚓部）向顶核尾部发出传出投射。嘴侧顶核通过钩束和顶核桥延束投射向双侧前庭神经核和内侧网状结构，后两者发出投射形成前庭脊髓束和网织脊髓束。钩束的上升支终止于中脑导水管周围灰质、丘脑髓板内核和腹外侧核。顶核尾侧向对侧脑桥旁中央网状结构的兴奋性和抑制性爆发神经元、中脑的内侧纵束头端间质核和 Cajal 间质核发出投射。蚓部 X 区投射到间质细胞群，后者形成小脑脊髓束。蚓部外侧 B 区向外侧前庭核投射，后者向脊髓发出投射形成外侧前庭 - 脊髓束。DV. 前庭下核；ILN. 丘脑髓板内核；Int. Cajal. Cajal 间质核；EBN. 兴奋性爆发神经元；IBN. 抑制性爆发神经元；LV. 前庭外侧核；MV. 前庭内侧核；MVmc. 前庭内侧核大细胞区；riMLF. 内侧纵束头端间质核；SV. 前庭上核；Ⅵ. 展神经核；Ⅶ. 视蚓部；Py. 蚓锥；Uv. 悬雍垂；Nod. 小结。

（三）丘脑

前庭末梢器官感知的头部运动和位置信息通过前庭神经核经 Deiters 上行束传入到丘脑背侧核、腹后外侧核和腹后内侧核，更换第三级神经元后投射至顶 - 岛叶前庭皮层及颞上回内侧区等部位，形成运动和空间知觉。

（四）大脑水平

1. 前庭皮层　与视觉、听觉或躯体感觉系统不同，前庭系统没有单一的初级皮质区，大多数接受前庭信号的皮层区域同时也接受视觉或本体觉的传入信号，所以前庭皮层具有处理多模态感觉信号的性质。接受前庭信号的区域包括：顶内沟 2v 区、中央沟 3a 区、顶叶腹内侧区、颞上回内侧区和顶 - 岛前庭皮质（parietoinsular vestibular cortex，PIVC）。其中，PIVC 通常被认为是形成自我运动和空间定向的最关键区域。颞上回内侧皮质除了参与视追踪外，在感知头部位置的过程中也扮演重要的作用（图 1-2-22）。前庭皮质区域还向内嗅和外嗅皮层以及海马等区域发出投射，在空间认知和导航中发挥关键作用。

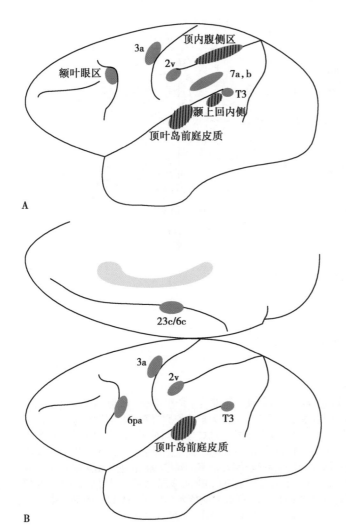

图 1-2-22　**前庭皮质示意图**
A. 接受前庭核传入投射的皮质区域。
B. 向前庭核发出投射的皮质区。数字是指大脑皮层的 Brodmann 分区，条纹区是深部皮质。B 图中的灰色阴影区表示胼胝体。

　　一侧外周前庭信息虽然同时向双侧的 PIVC 等前庭皮层发出投射,但同侧投射具有优势,右利手的人,右侧 PIVC 更加发达,而左利手的人则相反。同侧投射的神经纤维直接或经过丘脑到达前庭皮层,对侧投射的神经纤维在前庭神经核、脑桥和中脑水平分别发生交叉,最后经丘脑投射到前庭皮层。双侧 PIVC 通过胼胝体进行相互联系,整合前庭信息并产生前庭知觉。研究表明,头动速度感受神经元主要位于外周和延髓,在脑干上部的含量较少,而方向感觉神经元则主要位于脑桥以上,前庭小脑主要与延髓和外周前庭相互联系,这是脑桥以下病变时,患者眩晕感明显重于脑桥以上病变的主要原因(图1-2-23)。

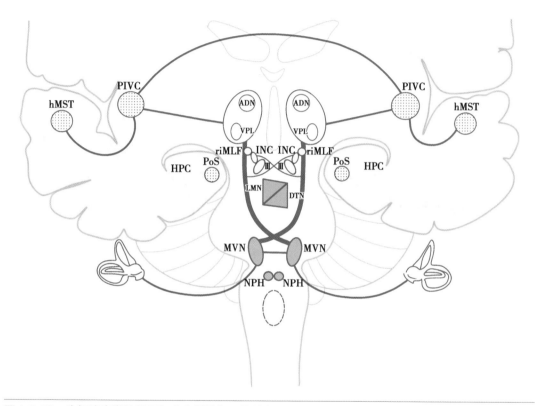

图 1-2-23　头部速度觉神经元与方向觉神经元的分布示意图
感受头动速度(图中深蓝色部分)的神经元主要位于前庭内侧核、舌下前置核、膝上核和巨细胞旁网状背侧核,在脑干上部的含量较少。感受头部方向的神经元(图中浅蓝色)主要分布在中脑上部、前背丘脑和前庭皮层。位置觉神经元(图中白底深蓝网格)主要位于海马,网格细胞位于后下托。小脑绒球和小脑蚓部主要投射到延髓。NPH. 舌下前置核,MVN 前庭内侧核,DTN. 被盖核,LMN. 外侧乳头体核,Ⅲ动眼神经核,INC. Cajal 间质核,riMLF. 内侧纵束的头端间质核,ADN. 前背丘脑,VPL. 丘脑腹外侧核,HPC. 海马,PoS. 后下托,hMST 人类颞上回内侧区,PIVC. 顶-岛前庭皮层。

　　2. 额叶与顶叶眼区　额叶(frontal lobe)有三个支配眼球运动的区域,其中最重要的额叶眼区(frontal eye field, FEF)位于中央前沟的前壁,额上沟的尾端,处在 Brodmann 6 区和 8 区的过渡区域。在 FEF 中,扫视相关区域与视追踪相关区域相比,更靠近背侧。FEF 与纹状体、屏状核、丘脑、上丘、脑干扫视中枢、舌下前置核、脑桥被盖网状核和脑桥核等均存在联系。辅助额眼区位于额叶背内侧,前额叶眼区位于 46 区(图1-2-24)。FEF 主要启动扫视和

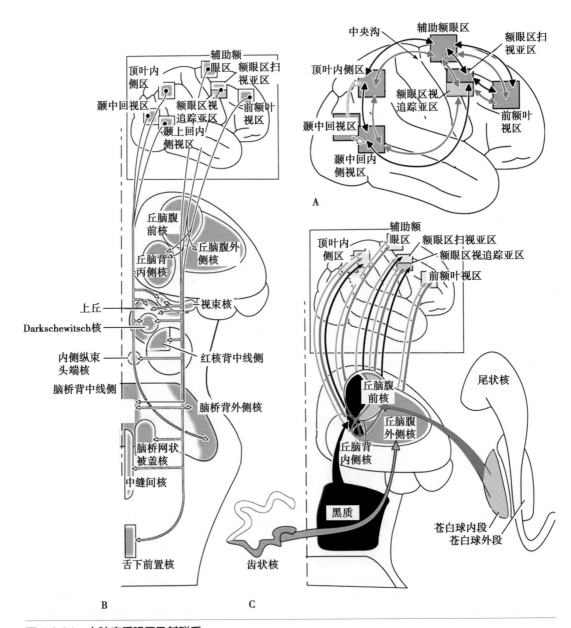

图 1-2-24　**大脑皮质眼区及其联系**

A. 大脑皮层各眼区通过联合纤维相互连接。每一个眼区都包含扫视与视追踪亚区，额眼区的亚区已得到确认，追踪用蓝色表示，扫视用黑色表示。顶叶眼区对应于顶叶内侧区。B. 皮质眼区的传出联系。C. 皮质眼区传入联系。黑质（黑色）、齿状核（灰色）和苍白球内段（淡蓝色）的传入联系，在丘脑的背内侧核、腹外侧核和腹前核中基本上保持分离，但在这些核的结合区重叠交叉，并向不同的皮质眼区觉发出投射。

视追踪，病变后会导致朝向对侧的共轭性凝视麻痹，眼球和头部向病变侧扭转偏斜，同侧扫视及视追踪均异常。辅助眼区的病变仅轻度影响眼球活动，前额叶眼区对非主动性的眼动发挥抑制作用。

顶叶眼区（parietal eye fields，PEF）位于顶内沟外侧区（lateral intraparietal area，LIP），除了与 FEF 存在密切的双向联系之外，PEF 还与颞中回视区（middle temporal visual area，MT）、颞上回内侧视区（medial superior temporal visual area，MST）之间存在紧密的双向联系，还与视觉区 V2、V3 和 V4 存在直接联系（图 1-2-24）。PEF 编码关注对象位置与中心凹的对应关系，引导眼球追踪，PEF 还产生扫视前信号。顶叶内沟包含几个具有不同功能和联系的亚区，这一区域的损伤可导致同侧视追踪维持异常，对侧视空间忽视、凝视失用、空间认知障碍和结构性失用。

脑桥核和脑桥网状被盖核以及红核背内侧小红细胞神经元，接受来自 FEF 和 LIP 以及 MST 和 MT 的投射。FEF 及辅助额眼区还投射到 riMLF 和全熄神经元以及丘脑底核，视束核和舌下前置核可能也接受 FEF 的投射。

（五）重要的纤维束

1. 内侧纵束与 Deiters 上行束　内侧纵束（medial longitudinal fasciculus，MLF）位于脑干被盖部中线的两侧，上至中脑内侧纵束头端间质核，下至颈髓上端，主要由来自前庭神经核发出的有髓纤维构成，部分纤维来自中脑 Cajal 间质核、riMLF、后联合核、Darkschewitsch 核和脑干网状核。前庭神经上核发出的投射进入同侧内侧纵束，而前庭神经内侧核、外侧核及下核发出的投射交叉进入到对侧的内侧纵束，同侧上行纤维发挥抑制性作用而对侧上行纤维则为兴奋作用，在对侧下行的内侧前庭脊髓束则发挥兴奋性作用。MLF 投射至动眼神经核、滑车神经核、展神经核及颈髓前角，调控眼球共轭运动和前庭 - 眼反射以及颈部的姿势反射（图 1-2-25）。

前庭神经内侧核发出 Deiters 纤维束在同侧上行，发出分支投射到动眼神经核，支配同侧的内直肌，之后继续上行至于丘脑（图 1-2-25）。

腹侧被盖束由前庭上核发出的纤维构成。前庭上核发出的信息经腹侧被盖束交叉投射至对侧的动眼神经核，支配对侧的下斜肌，参与前半规管介导的前庭 - 眼反射。此外，Y 组细胞群发出的信息经腹侧被盖束交叉投射至对侧的动眼神经核，参与垂直方向上的视跟踪运动。

2. 前庭小脑束及前庭脊髓束　多数前庭神经纤维投射到前庭神经核，由后者发出次级投射到达小脑，少量前庭神经纤维经小脑下脚直接进入小脑。前庭神经纤维主要投射到同侧绒球、小结、背蚓部及顶核，构成前庭小脑束。绒球小结叶及小脑顶核的传出纤维经小脑下脚到达前庭神经核，由前庭核再发出投射经内侧纵束与脑干眼动核团相联系，调节眼球活动，前庭核还发出下行投射构成前庭脊髓束，至脊髓调节姿势反射（图 1-2-15）。

前庭脊髓内侧束起自前庭神经内侧核，多数纤维交叉到对侧走行于内侧纵束中，至于对侧高颈髓。前庭脊髓外侧束主要起自前庭神经外侧核，走行于同侧脊髓外侧索的前部，在脊髓各层面均发出侧枝支配脊髓中间神经元和运动神经元（图 1-2-25）。

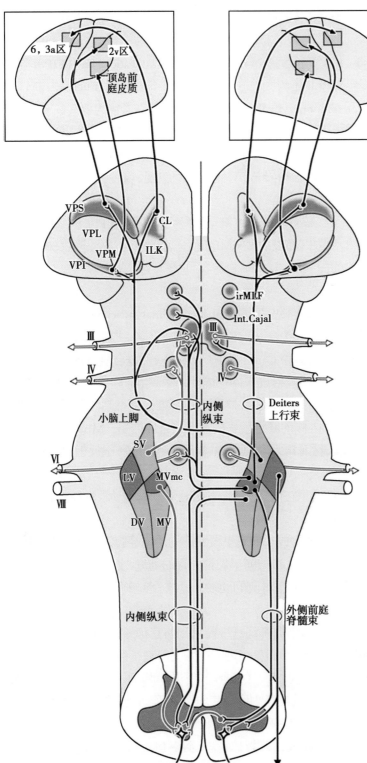

图 1-2-25　内侧纵束和 Deiters 上行束示意图

黑色连线为兴奋性投射, 自前庭核发出后多数交叉投射到对侧, Deiters 上行束和外侧前庭 - 脊髓走行于同侧, 均为兴奋性投射, 红色连线为抑制性投射, 均走行在同侧。前庭 - 眼动通路终止于展神经核、动眼神经核、滑车神经核、Cajal 间质核和内侧纵束头端间质核。外侧前庭 - 脊髓束起源于前庭外侧核, 颈部分支兴奋同侧而抑制对侧的运动神经元, 其他主要成分下行至腰髓水平, 兴奋肢体伸肌。结合臂和 Deiters 上行束投射到相关眼动核团后继续上行至丘脑, 换元后投射到大脑皮质多感觉皮质区。Ⅲ. 动眼神经核; DV. 前庭下核; Ⅳ. 滑车神经核; irMLF. 内侧纵束头端间质核; Int. Cajal. Cajal 间质核; LV. 前庭外侧核; MV. 前庭内侧核; MVmc. 前庭内侧核大细胞区; SV. 前庭上核; Ⅵ. 展神经核; Ⅷ. 前庭蜗神经; VPI. 丘脑腹后下核; VPL. 丘脑腹后外侧核; VPM. 丘脑腹后内侧核; VPS. 丘脑腹后上核; ILK. 丘脑髓板内核; CL. 丘脑中央外侧核。

二、中枢前庭生理

（一）前庭-眼反射机制

头部运动时，为了保证视网膜成像的清晰，眼球需要做出与头动方向相反的代偿运动，前庭-眼反射即是这生理活动的基础。前庭-眼反射又分为直接通路与间接通路，前者指的是兴奋信号经过三突触神经元（Scarp 神经元-前庭神经核-眼动神经核）直接到达眼外肌，后者指的是加入直接通路中、来自脑干和小脑调节眼动的相关投射。直接前庭-眼反射的潜伏期通常非常短暂，半规管介导的角前庭-眼反射潜伏期 5～7ms，耳石器管介导的线前庭-眼反射则为 20～25ms。

以外半规管介导的直接前庭-眼反射为例，当头在水平方向左右旋转时，位于转向侧的外半规管内淋巴向壶腹侧流动，导致壶腹嵴胶顶向椭圆囊侧偏移，使得动纤毛离开静纤毛，产生兴奋性冲动；对侧外半规管内淋巴向背离壶腹流动，壶腹嵴胶顶向背离椭圆囊的方向偏移，使得动纤毛靠向静纤毛，产生抑制性冲动。兴奋性冲动传到同侧的前庭内侧核大细胞区，后者再发出兴奋投射至对侧展神经核，经展神经支配对侧外直肌强直性收缩。同时，展神经间核发出投射再次交叉通过内侧纵束至同侧的动眼神经核，支配同侧眼球的内直肌强直性收缩。值得注意的是，在发出兴奋投射的同时，前庭内侧核还发出抑制性投射至同侧展神经核并经对侧内侧纵束到对侧动眼神经核，抑制拮抗肌（同侧外展肌和对侧内直肌）的收缩。与此同时，对侧外半规管产生抑制性冲动，最终抑制同侧眼球外直肌和对侧眼球内直肌的收缩。此外，兴奋的前庭内侧核还发出部分投射经 Deiters 上行束到达同侧的动眼神经核，支配同侧眼球的内直肌。上述结果产生了与头部转动速度相同但方向相反的眼球转动（图 1-2-26）。

与外半规管介导的前庭-眼反射类似，前、后半规管介导的前庭-眼反射直接通路，也是由兴奋性通路与抑制性通路构成。与外半规管不同的是前后半规管是由一侧前半规管与对侧后半规管组成配对关系，如左前半规管与右后半规管，其中一只兴奋，则另一只抑制。当左侧前半规管内淋巴背离壶腹侧流动时，壶腹嵴胶顶向背离椭圆囊侧偏移，使得动纤毛偏离静纤毛，产生兴奋性冲动。与此同时，右侧后半规管内淋巴向壶腹流动，壶腹嵴胶顶向椭圆囊侧偏移，使得动纤毛靠近静纤毛，产生抑制性冲动。当头部向左前下转动时，左侧前半规管产生兴奋性的信息主要进入左侧前庭神经上核、部分进入前庭内侧核头侧区，次级投射分别经结合臂、内侧纵束和腹侧被盖束交叉至对侧（右侧）动眼神经核，支配左眼上直肌和右眼下斜肌收缩，使眼球向上运动；同时，左侧前庭上核经同侧内侧纵束向同侧滑车神经核与动眼神经核发出抑制性支配，抑制拮抗肌（左侧下直肌和右侧上斜肌）的收缩。右侧后半规管产生抑制性的信息进入右侧前庭内侧核，后者的次级传出纤维经同侧内侧纵束投射到右侧滑车神经核与动眼神经核，分别抑制左眼上斜肌核右眼下直肌的收缩，结果使得双眼向上转动。当头向右后扬起时，右后半规管毛细胞兴奋，左前半规管毛细胞抑制，兴奋信号经同侧前庭内侧核换元后交叉到内侧纵束投射到左侧滑车神经核与动眼神经核，分别支配右眼上斜肌和左眼下直肌收缩（图 1-2-26～图 1-2-28）。

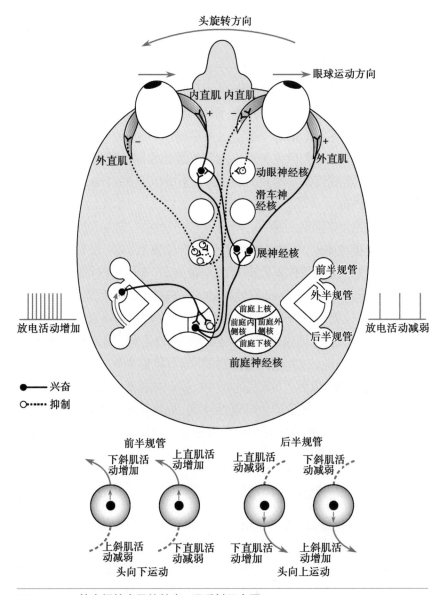

图 1-2-26　外半规管介导的前庭 - 眼反射示意图

耳石器管介导的前庭眼动反射与上述现象类似,当头向左加速平移时,左侧椭圆囊外侧区域毛细胞激活,兴奋信息经多突触联系(推测经过小脑)到达左侧前庭神经外侧核,后者发出次级兴奋投射至右侧展神经核,支配右侧外直肌强直性收缩,展神经间核发出投射再次交叉经同侧(左侧)内侧纵束至左侧的动眼神经核,支配左侧内直肌收缩。与此同时,右侧椭圆囊外侧区域毛细胞受到抑制,使得右侧内直肌及左侧外直肌得到抑制,结果产生了与头部水平平移速度相同但方向相反的代偿性眼球运动(图 1-2-29)。

椭圆囊除感受平移加速运动外,还能感受头倾斜运动。例如当头保持向左侧的倾斜(相当于头在冠状面维持逆时针旋转状态),左侧椭圆囊内侧区域的毛细胞激活,兴奋冲动经多突触联系到达左侧前庭神经外侧核,次级兴奋信号投射至右侧滑车神经核及动眼神经核,分别

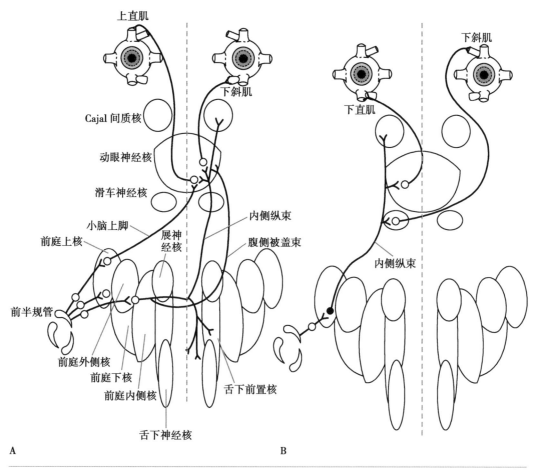

图 1-2-27　**前半规管介导的前庭 - 眼反射通路示意图**
A. 兴奋性通路　B. 抑制性通路

支配左侧上斜肌和上直肌以及右侧下直肌与下斜肌收缩,产生与头倾斜方向相反的眼球转动(在冠状面静态性顺时针转动)(图 1-2-30)。目前球囊介导的前庭 - 眼反射还未得到证实。

　　舌下前置核、Cajal 间质核、内侧纵束头端间质核、桥延脑网状结构和绒球小结等中枢结构,均与前庭神经核有着密切的联系,参与多种眼球运动,包括凝视、扫视、视追踪、辐辏运动和前庭 - 眼反射等。当其中一些环节发生病变后,某些眼球活动即出现异常,例如小脑小结梗死可导致离地性眼震,即属于前庭 - 眼反射间接通路病变的表现。

　　(二)速度储存机制

　　头部持续匀速旋转的启动阶段和突然停顿时,加速或减速运动通过神经元三突触连接而启动前庭 - 眼反射,出现相应的眼球震颤。由于加减速运动导致壶腹嵴毛细胞偏斜的时间仅持续 3 ～ 6s,理论推测眼球震颤的持续时间应该与此一致,但事实上眼震的持续时间却达到了 15 ～ 20s,这种 VOR 被延长的现象发生在前庭中枢,被称为速度存储机制(velocity storage mechanism)。速度储存机制由一些分散的中枢前庭结构所介导,主要包括前庭上核及内侧核、前庭核间联系纤维核小脑小节与悬雍垂。破坏前庭内侧核及核间联系纤维则速

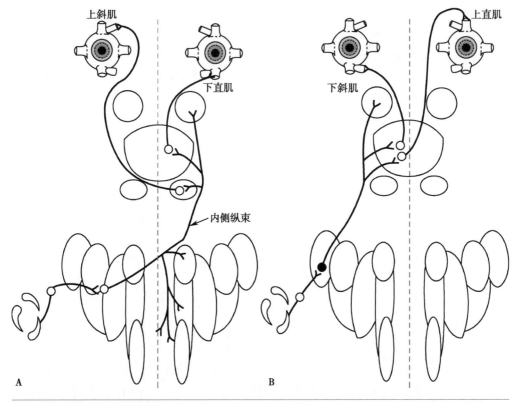

图 1-2-28　后半规管介导的前庭 - 眼反射通路示意图

A. 兴奋性通路　B. 抑制性通路

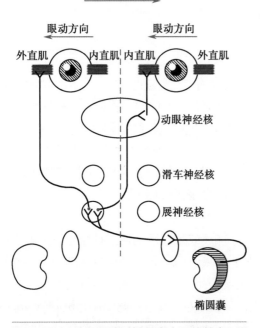

图 1-2-29　头部平移时椭圆囊介导的前庭 - 眼
反射通路示意图

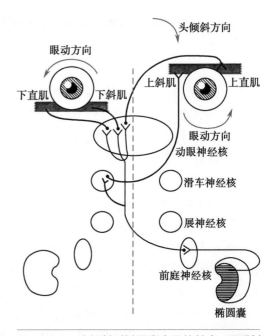

图 1-2-30　头倾斜时椭圆囊介导的前庭 - 眼反射
通路示意图

度储存机制消失,破坏小脑小节及悬雍垂却可显著延长速度储存机制的作用。速度储存机制的作用,除了能够增加0.05Hz以下低频角加速度的感知敏感性,还能帮助鉴别头部倾斜与平移运动。速度储存机制能够整合视觉和前庭觉,维持视动后眼震。有报道,速度储存机制还与颈部本体觉整合有关。

（三）眼偏斜反应机制

眼偏斜(ocular tilt reaction,OTR)反应主要反映椭圆囊通路的功能。经典的眼偏斜反应包含眼球旋转、头部倾斜及偏斜视。眼旋转即一侧眼球外旋,另一侧眼球内旋;头部斜指头向一侧歪斜;偏斜视指一侧眼高斜视,另一侧眼低斜视。生理状况下,当头部向某一侧倾斜时,同侧眼球向上偏斜并向内旋转,对侧眼球则共轭性向下偏斜并外旋。在病理情况下,脑桥与延髓交界之下的耳石器信号通路发生病变(尚未交叉到对侧走行),产生朝向病灶同侧的眼偏斜反应,即头倾斜向患侧,患侧眼球低斜视并外旋;脑桥与延髓交界之上的病变,产生对侧的眼偏斜反应。丘脑病变的眼偏斜反应多朝向病灶侧,前庭皮质的病变有时产生眼偏斜反应,但方向不定(图1-2-31)。

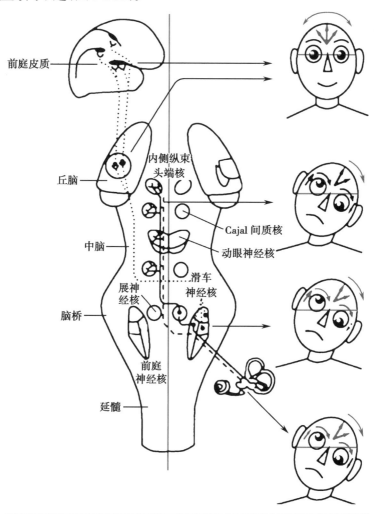

图1-2-31 耳石器通路病变导致的眼偏斜反应示意图

（四）视动性眼动机制

人们要想看清楚外界物体，无论靶标静止还是移动，视网中心凹的成像必须保持相对的稳定，对于静止目标，眼球需要维持凝视眼位不变；对于移动目标，眼球则需相应运动以维持靶标的视网膜成像稳定；如果成像来回移动则会导致振动幻视。视觉介导的眼球运动包括五种类型，调控它们的中枢结构既有一定区别，又存在有许多重叠。

1. 凝视 当眼球离开中心眼位转向第二或第三眼位时，会压迫眼眶内的软组织，同时必然受到弹性反向力的作用，迫使眼球回归中心眼位。正常人的眼外肌能够进行强直性收缩以克服软组织的反作用力，维持眼球在离心位置保持稳定，称之为凝视（gaze）稳定。脑干内维持眼外肌水平强直性收缩的中枢位于舌下前置核-前庭内侧核复合体（图 1-2-32），垂直凝视中枢位于 Cajal 间质核（见图 1-2-13），小脑绒球扁桃体参与调节凝视功能。当凝视中枢病变后，可导致凝视性眼震。

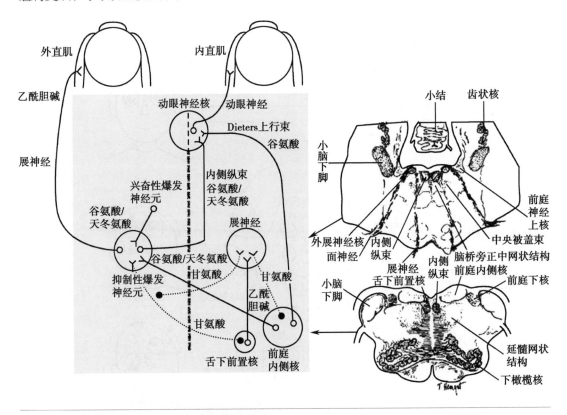

图 1-2-32 调控眼球水平运动的脑干结构示意图

维持眼球水平离心位置的兴奋冲动从舌下前置核兴奋发出并到达同侧展神经核，同时由展神经间核发出的冲动信号交叉经内侧纵束投射到对侧动眼神经核，支配同侧外直肌和对侧内直肌产生强直性收缩；受到临近的舌下前置核核抑制的同侧前庭内侧核（图中未标记）向对侧展神经核和同侧动眼神经核发出抑制性投射，抑制眼球向对侧凝视。

2. 视追踪 视追踪又称平滑跟踪（smooth pursuit）是一种慢速的眼球跟踪运动，通过追踪缓慢移动的目标，使目标映像始终处于视网膜中央凹，目标速度一般低于 50°/s，视跟踪的潜伏期为 100～130ms。当目标缓慢运动时，视觉信息投射到外侧膝状体和枕叶初级视觉中枢,在次级视觉区并经进一步的整合后,投射到颞中回和颞上回内侧视觉区以及顶叶和额叶眼区,并发出下行投射至脑干和小脑的相关结构:①额叶眼区发出的下行纤维经同侧的内囊及大脑脚的前部投射至脑桥被盖网状核,顶叶和经小脑中脚交叉到达对侧背蚓部,最后经顶核再次交叉投射至同侧脑干与眼动相关的核群,该通路与视跟踪启动密切相关;②颞中回和颞上回内侧视觉区发出的投射经同侧的内囊及大脑脚的后部投射至脑桥背外侧核,部分信号经小脑中脚交叉到达对侧扁桃体和副绒球,最后由该部发出投射到前庭神经核、舌下前置核及 Y 组细胞群。该通路与视跟踪的维持关系密切(图 1-2-33)。此外,副视系统参与皮质下视跟踪的传导通路,它们将视觉信息经下橄榄核传入小脑皮质,小部分神经纤维经脑桥背外侧核、舌下前置核与前庭内侧核投射到眼动神经核团。这些通路相互协调配合,共同完成眼球跟踪运动。

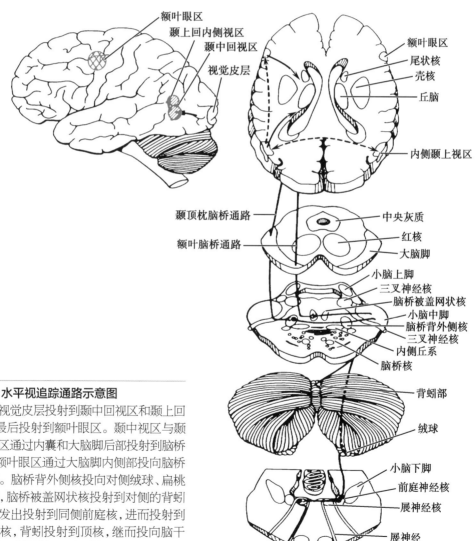

图 1-2-33 水平视追踪通路示意图
视觉信号由视觉皮层投射到颞中回视区和颞上回内侧视区,最后投射到额叶眼区。颞中视区与颞上回内侧视区通过内囊和大脑脚后部投射到脑桥背外侧核,额叶眼区通过大脑脚内侧部投向脑桥被盖网状核。脑桥背外侧核投向对侧绒球、扁桃体和悬雍垂,脑桥被盖网状核投射到对侧的背蚓部。扁桃体发出投射到同侧前庭核,进而投射到对侧展神经核,背蚓投射到顶核,继而投向脑干相关的眼球运动前神经元,调节视跟踪。

3. 扫视 扫视(saccade)是一种快速的眼球注视运动,速度可达 700°/s,扫视启动的潜伏期为 150~250ms。扫视运动会确保一个新出现的关注目标在视网膜上能够清晰成像。扫视可分为主动性扫视、反射性扫视、自发性扫视、特快扫视和扫描性扫视等。例如当视野中闪现一模糊线索,而人们又想看清该目标时,视网膜感知的信息通过视交叉及外侧膝状体和视放射投射到枕叶视皮质,经次级视觉皮层整理后再投向颞中回、颞上回内侧和顶叶眼区以及额叶眼区,最后由额顶叶扫视中枢向下发出投射到同侧上丘进而到达对侧脑干扫视中枢,激活扫视爆发神经元向同侧的展神经核与对侧动眼神经核发出兴奋冲动,支配同侧的外直肌和对侧内直肌脉冲性收缩,产生朝向同侧的扫视运动。激活的抑制性神经元则同时投射至对侧的展外神经核和同侧动眼神经核,抑制眼球向对侧的转动。位于中缝核内的全熄神经元在扫视前和扫视中电静默,在扫视末期发放冲动终止扫视(图 1-2-34)。此外,大脑皮层扫视信号的副本经桥脑核团到达小脑背蚓部,最后经顶核再传到脑干眼动核团,协

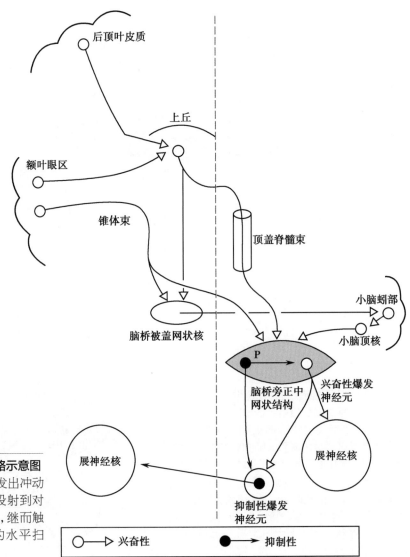

图 1-2-34 **水平扫视通路示意图**
额叶眼区和后顶叶眼区发出冲动到同侧上丘,后者发出投射到对侧脑桥旁正中网状结构,继而触发双侧眼球朝向该侧的水平扫视。P:全熄神经元。

调并优化扫视信号,使扫视更加准确。垂直扫视中枢位于 riMLF,接受来自上丘和 PPRF 的信号,兴奋性通路主要向同侧动眼神经核和滑车神经核投射,导致向上或向下的扫视运动。

4. 视动性眼震　视动性眼震(optokinetic nystagmus,OKN)是指当满视野的目标向一个方向连续运动时,为了维持清晰的目标映像,眼球会缓慢跟随运动,当眼球运动到周边位置时,将会反射性地快速跳动到下一个目标,如此往复形成的眼球震颤称为视动性眼震。其中眼球的缓慢运动由视跟踪通路完成,反射性的快速跳动由扫视通路完成,视动性眼震的快向与视动刺激方向相反。介导视动性眼震的中枢通路主要与视束核及复视束系统、下橄榄核及小脑相关,但脑干通路并未完全清楚。

5. 聚散运动　辐辏运动(vergence)是指当视觉目标的距离由远及近变化时,双眼需要集合运动以便黄斑成像清晰,反之当目标距离由近及远时,双眼需要散开运动。脑干调控聚散运动的中枢称为动眼神经上区(supraoculomotor area),位于动眼神经核的背侧和背外侧,接受额叶眼区、辅助眼区、上丘、顶盖、副视核以及小脑顶核与中间核的传入,传出投射到动眼神经内侧核,但仍有许多联系与功能不详。中脑被盖部和小脑损害,可导致眼球聚散运动障碍。中脑被盖部病变还可出现汇聚退缩性眼震。

（五）前庭-脊髓反射和前庭自主神经反射机制

前庭信息除投射至眼动神经核团之外,还投射至脊髓中间带,主要作用是维持头部与躯体姿势的平衡。前庭脊髓束可分为前庭脊髓外侧束和前庭脊髓内侧束。前庭脊髓外侧束主要由前庭外侧核发出,止于同侧脊髓全长,参与维持颈部及躯干的伸肌张力。前庭脊髓内侧束由前庭内侧核发出后主要交叉到对侧(少部分纤维在同侧下行),进入内侧纵束下行,止于高颈髓,形成前庭-颈反射,使头部活动时颈部能维持相对稳定的姿势。

前庭神经核与迷走神经背侧核,孤束核及泌涎核等相联系,参与自主神经反射。此外,前庭神经纤维还与边缘系统相联系,参与高级自主神经活动。有研究显示前庭系统也与血压及呼吸调节相关,但目前具体通路及机制尚未完全明确。

三、临床应用

（一）眼球震颤

眼球震颤(nystagmus)简称眼震,指眼球不自主有节律性地往返跳动,常由慢相和快向组成,少数眼震为摆动性,仅有慢相。按眼球运动的形式,可分为跳动性和摆动性眼震。按损害的部位,可分为前庭周围性眼震和中枢性眼震。按诱发的形式,可分为自发性眼震或诱发性眼震,后者如摇头性眼震或变位性眼震等。按眼震的强度,又可分为1度、2度和3度眼震。眼震产生的病理机制包括:①眼球稳定功能障碍,包括:前庭-眼反射通路异常、固视异常以及扫视和跟踪异常;②发育过程的异常,包括先天性眼震和隐匿性眼震;③机制尚未完全清楚,包括获得性钟摆样眼震和会聚分离性眼震。其中,前庭-眼反射直间接通路异常和凝视中枢异常所导致的眼震,临床最为常见。

1. 周围性眼震　在头部静止的状态下,前庭器官向中枢持续发放电活动且双侧对称。当一侧前庭外周通路发生破坏性病变后,静息状态时该侧的电活动减弱或消失,健侧相对兴奋,造成双侧传入冲动的不平衡,相当于头向健侧持续性加速转动,导致眼球朝向反方向

（患侧）代偿性缓慢移动（眼震慢相），当眼球运动到眼眶内的极限位置时，即被快速扫视动作拉回原位（眼震快相），如此周而复始，即形成快向朝向健侧而慢性朝向病侧的跳动性眼球震颤，在眼震视图显示为一系列的锯齿波，慢相为直线（图 1-2-35），见于前庭 - 眼反射直接通路病变，称为前庭性眼震（vestibular nystagmus）。根据 Flourens 定律 /Ewald I 定律，外半规管及其同路的破坏性病变，眼震表现为水平略带旋转性朝向健侧，前半规管或后半规管单独的破坏性病变，眼震分别为上跳略伴内旋 / 下跳略伴内旋。多个半规管受损（见于绝大多数周围性前庭病变）后的眼震是单个半规管损害后眼震向量的综合（图 1-2-36），结果呈水平略带旋转朝向健侧，固视抑制正常，称为周围性眼震（peripheral nystagmus）。椭圆囊斑外侧损伤后形成的为水平性眼震朝向健侧，椭圆囊斑内侧损伤形成的为旋转性眼震朝向健侧。前庭神经损伤形成的为水平略伴旋转性眼震，但前庭下神经分支（后半规管信号传导通路）单独损害后，可出现下跳性眼震。

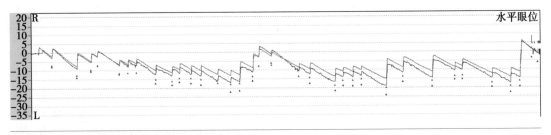

图 1-2-35　前庭周围性眼震的眼震视图表现
可见眼震慢相呈直线状

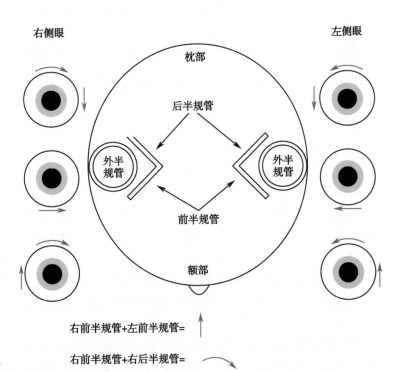

图 1-2-36　不同半规管通路损害后眼震表现形式

2. 中枢性眼震　由于损害部位的不同,可出现水平性或非水平性的眼震,前者包括单向水平性眼震和凝视性眼震,后者包括上跳性或下跳性眼震、旋转性眼震、分离性眼震、辐辏性眼震、跷跷板样眼震、周期性眼震等。

(1)凝视性眼震:中心眼位无眼震,当离心转动朝某一方向凝视时出现朝向该侧的眼震,当凝视方向改变后眼震的方向也随之改变,称为凝视性眼震(gaze-evoked nystagmus,GEN),也称为变向性凝视性眼震(direction-changing gaze-evoked nystagmus)。眼震的慢相在眼震视图上常呈减速型曲线(图 1-2-37),固视抑制常失败。发病机制主要是由于凝视中枢发生病变,无法使眼球维持在凝视位置。水平凝视性眼震损害的中枢结构主要是前庭神经核-舌下前置核复合体和桥延脑旁正中束。垂直凝视性眼震见于 Cajal 间质核和后联合病变。凝视性眼震也见于小脑绒球或扁桃体的损害,二腹叶和半月叶下部的损害也可能出现类似眼震。当凝视性眼震强度较小时,需要与终末性眼震相区别,后者只在眼球过度向侧方注视时发生,持续时间短、振幅小且多数双侧对称,属于一种生理性现象。凝视性眼震通常共轭,但有时也可见到非共轭性或单眼凝视性眼震,见于核间眼肌麻痹、动眼神经部分麻痹或眼肌性重症肌无力。仅在朝某一侧凝视时才发生眼震,多见于前庭外周病变,偶也见于凝视中枢病变,床旁查体无法鉴别,但可借助眼震视图中相鉴别,前者为眼震慢相为直线而后者为减速性曲线。

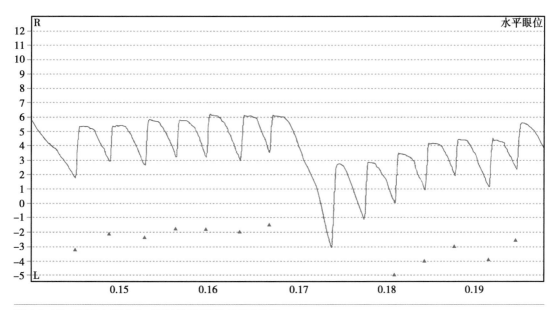

图 1-2-37　凝视中枢病变,眼震的慢相呈减速型曲线

(2)上跳性眼震(upbeat nystagmus):主要与前半规管的中枢通路损伤相关。前半规管的兴奋信号经前庭上核分别由结合臂、内侧纵束及腹侧被盖束投射至动眼神经核,支配同侧上直肌以及对侧下斜肌,产生向上的眼球运动(慢相)。上跳性眼震主要见于脑干病变,此外,当绒球发生刺激性病变后可导致向前庭核的抑制性活动增强,导致上跳性眼震(图 1-2-38)。

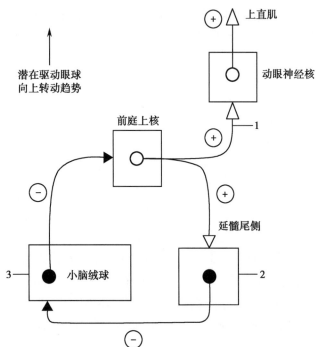

图 1-2-38　**前半规管前庭信号中枢通路**
＋代表兴奋作用，－代表抑制作用。当 1 和 2 处病变后，上直肌强直性收缩减弱，眼球缓慢下转，产生上跳性眼震；当 3 处病变后上直肌收缩增强，产生下跳性眼震。

（3）下跳性眼震（down-beat nystagmus）：主要见于小脑绒球小结叶病变，偶可见于旁中央束损害。机制相对复杂，目前多数观点认为小脑凝视稳定功能障碍、小脑耳石通路受损以及绒球对于向下性视追踪的非对称性损害（向上不受影响）等机制共同参与了下跳性眼震的形成。曾有人认为，正常绒球没有向来自后半规管的投射发出抑制性投射，但却向来自前管的投射发出抑制性投射，以便维持眼球向上转动的趋势而对抗重力，绒球病变后自然出现下跳性眼震（图 1-2-38）。侧方注视或辐辏运动常可增加下跳眼震的强度。

（4）旋转性眼震（torsional nystagmus）：机制目前不完全清楚，可能与前、后半规管投射通路的损害相关。病变部位可见于延髓外侧、脑桥延髓交界处、脑桥被盖部、内侧纵束头端间质核、Cajal 间质核和小脑中脚等处。延髓及脑桥病变产生的旋转性眼震一般朝向病灶同侧，riMLF 和 Cajal 间质核病变产生的旋转性眼震一般朝向病灶对侧。

（5）分离性眼震（dissociated nystagmus）：见于一侧内侧纵束病变，当双眼向健侧注视时，患侧眼球不能内收，健侧眼球可以外展并伴眼震。位于 PPRF 的兴奋性爆发神经元向展神经核发出脉冲信号，支配外直肌迅速收缩，展神经核间核（也称展神经旁核）通过内侧纵束将脉冲投射到对侧动眼神经核，支配对侧内侧直肌快速协同收缩，产生双眼朝向同侧的共轭转动。内侧纵束病变后，当眼球向病灶对侧注视时，病侧眼球内收不能或受限（图 1-2-39），中枢代偿性增加冲动的发放，支配健侧眼球过度外展而出现扫视样运动，表现为分离性眼震。由于位于中脑的支配聚散反射的辐辏爆发神经元正常，所以双眼会聚不受影响。

（6）Brun 眼震（Brun's nystagmus）：当眼球向病灶侧凝视时出现粗大缓慢的眼震，而向健侧凝视时则出现细小快速的眼震。向病灶侧凝视时的眼震与病侧的凝视中枢损害有关（凝视性眼震），向健侧凝视的眼震与病侧前庭张力低下相关（前庭性眼震）。Burn's 眼震除了见于桥小脑角肿瘤,也见于临近前庭核的脑干梗死或脱髓鞘病变。

(7)周期交替性眼震(periodic alternating nystagmus, PAN):眼震方向呈现周期性改变的一种水平性眼震,朝向一侧的眼震一般持续 90～120s,经历数秒的转换期后,眼震的方向逆转并再持续 90～120s,如此周期循环。在转换期,眼震明显减弱或出现轻微的下跳性眼震或方波眼动。病变位于小脑小结及悬雍垂等参与速度存储机制相关的部位(图 1-2-40)。

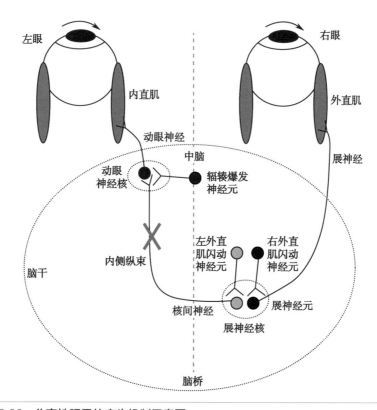

图 1-2-39　**分离性眼震的产生机制示意图**
左侧内侧纵束病变,当双眼向右侧注视时,左眼内收受限,右眼外展正常并伴朝向右侧的水平性眼震。

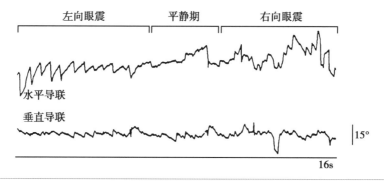

图 1-2-40　**周期交替样眼震特征示意图**
(引自:DIEGO K, SALMAN H, AMANDA M, et al. Adult Periodic Alternating Nystagmus Masked by Involuntary Head Movements. Frontiers in Neurology, 2018, 9:326.)

（8）向心性眼震（centripetal nystagmus）：眼球维持在第二眼位时，当凝视性眼震逐渐消失，偶尔可见到眼震方向逆转，这种逆转方向并朝向眼眶中央的眼震称为向心性眼震，发生机制与神经整合中枢的失稳定有关，可见于脑干小脑病变。

（9）反跳性眼震（rebound nystagmus）：当眼球在离心位置维持一定时间后，凝视性眼震逐渐减弱并消失，使眼球回到中心眼位，此时若眼震方向逆转，则称之为反跳性眼震，见于小脑凝视中枢的病变。

（10）辐辏-退缩性眼震（convergence retraction nystagmus）：表现为眼球的快速反复辐辏、退缩，通常在眼球向上扫视运动时诱发，主要与后联合区域及 Cajal 间质核损伤相关。

（11）跷跷板样眼震与半跷跷板眼震

1）跷跷板样眼震（see-saw nystagmus）：是指两只眼球以鼻为轴，当一只眼向上运动并内旋时，另一只眼向下运动并外旋，之后两眼的运动方向互换，像跷跷板样相互撬动，循环往复，眼震形式可多为摆动性，称为跷跷板样眼震，发生机制与视觉稳定功能障碍有关，主要见于视交叉病变或视觉丧失。

2）半跷跷板样眼震（hemi-seesaw nystagmus）：当眼动轨迹涉仅限于上半或下半视野内，眼震形式多为跳动性，则称为半跷跷板样眼震，后者发生的机制与两侧前庭信号失衡有关，主要见于内侧纵束至对侧 Cajal 间质核之间耳石器通路的损害。

3. 扫视性侵扰 非主动性的连续性眼球扫视运动会严重干扰正常的稳定固视，称为扫视性侵扰，虽然也表现为眼球的来回跳动，但却没有慢相，产生机制与眼球震颤并不相同。扫视性侵扰通常包括以下几种类型：①方波跳动；②巨大方波跳动；③扫视振荡；④眼扑动与眼阵挛（图 1-2-41）。脑干的全熄神经元（omnipause neurons）病变，可产生过多的方波跳动和巨大方波跳动，扫视爆发神经元过度兴奋则产生眼扑动与眼阵挛，小脑对脑干扫视中枢有调节作用，小脑病变也会产生扫视性振荡。

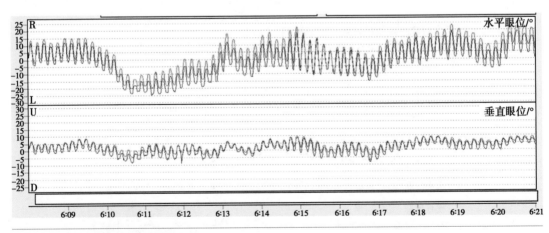

图 1-2-41 **眼阵挛的眼震视图表现**

（1）方波跳动（square-wave jerks）：眼球在固视的过程中成对出现的水平扫视现象，方波间隔一般为 200～400ms，幅度平均为 0.5°（0.1°～4.0°），一般不超过 2°，频率一般不超过 2Hz，每分钟不超过 20 个。可见于某些正常人尤其是正常老人，吸烟可能增加方波跳动的频率。病理状况可见于 Friedreich 共济失调、进行性核上性麻痹和亨廷顿舞蹈症及小脑半球损伤等。

（2）巨大方波跳动（macrosquare-wave jerks）：水平扫视的波间隔一般为 70～150ms，波幅一般为 5°～15°，离心扫视仅朝固视靶标的一侧。与顶核或上丘向脑干全熄神经元的投射异常及 GABA 介导的黑质致密部投射到上丘通路的异常有关，见于多发性硬化、多系统萎缩和进行性核上性麻痹等。

（3）巨扫视性振荡（macrosaccadic oscillations）：围绕固视点的水平扫视过冲，振幅渐强渐弱，扫视间隔 200ms，离心扫视围绕固视靶标，左右振荡。小脑中线结构以及与小脑顶核和全熄神经元联系的病变，可能会产生扫视性振荡。

（4）眼扑动与眼阵挛：无间歇期的连续性扫视性振荡仅仅发生在水平方称为眼扑动（ocular flutter），频率达每秒 10～25 次，振幅一般较大，偶尔振幅微小需要检眼镜或眼震视图记录才能发现。眼阵挛（opsoclonus）为发生在各个方向（水平、垂直、旋转）无间歇期的连续扫视性振荡（图 1-2-40）。临床见于脑炎、副肿瘤综合征和药物中毒等，曾推测扫视通路病变导致了眼扑动和眼阵挛，但始终未能在动物实验中得以证实。

4．婴儿眼震　婴儿眼震（infantile nystagmus）曾称为先天性眼震（congenital nystagmus），在出生时或婴儿期发育过程起病，多呈共轭性，主要表现为水平摆动性或增速性跳动性眼震，可伴轻微旋转和垂直成分，常有短暂的眼震明显减弱或消失期，称为中心凹期。聚散运动或闭眼可减轻眼震，集中注意力可增强眼震。由于存在某一头位可使眼震明显减轻，即所谓无眼震区，所以在固视时患者常见头转向该位置以便减轻眼震对视觉的干扰。可伴头转向侧方或头震颤，但患者一般没有眩晕或头晕的症状，30% 的患者合并斜视，25% 合并视力障碍。本型眼震的机制并不完全清楚。

5．获得性摆动性眼震　获得性摆动性眼震（acquired pendular nystagmus）常具有水平、垂直或旋转成分，如果水平和垂直振荡同步，则眼球震颤的轨迹呈倾斜性，如果水平和垂直振荡不同步，眼震轨迹将是椭圆的，眼震可共轭也可非共轭，可呈会聚与离散样表现。发生机制与视觉稳定、旁正中束以及脑桥被盖部网状核或小脑中间核等结构的损害有关，有时可伴视觉通路的损害。眼 - 腭震颤是一种特殊的获得性摆动性眼震，钟摆样眼震合并腭肌阵挛，见于下橄榄核继发性肥大。

（二）视跟踪异常

正常人的视跟踪轨迹平滑连续，视频眼动图为光滑正弦曲线，异常的视跟踪轨迹顿挫，在视频眼动图正弦曲线上可见到明显的扫视波（图 1-2-42）。无论是来自额叶眼区还是顶叶眼区的视追踪通路病变，均主要产生朝向同侧的视跟踪异常。额叶眼区及背蚓部损害后，视追踪启动的损害更大，顶叶眼区及扁桃体损害后顶核病变后，视追踪维持的损害更大。由于视追踪信号在脑桥交叉到对侧小脑，所以同一种异常扫视，病变可能源于一侧脑桥以上的视追踪通路或对侧的背蚓部或扁桃体。顶核损害后，朝向同侧的视追踪启动加速而朝向对侧的减速，各方向视追踪的维持均异常，但对侧更为明显。

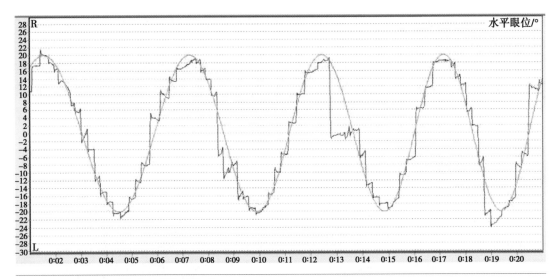

图 1-2-42　视跟踪异常的眼震视图表现

（三）扫视异常

异常的扫视运动可以分为扫视潜伏期延长、扫视缓慢和扫视准确性下降,前者在床边检查中常不易发现,后两者往往容易证实,它们在视频眼动记录图中均容易得到显示。扫视潜伏期的延长,可见于额叶和顶叶眼区、基底神经节、上丘病变和弱视。扫视缓慢主要由于扫视峰速度下降引起,眼球运动幅度受限或不受限制,前者见于眼动神经、神经肌肉接头或眼外肌病变,后者见于大脑到脑干扫视启动中枢通路的异常,仅当水平扫视缓慢时,病变多局限旁正中网状结构,仅当垂直扫视缓慢时,病灶多局限在中脑内侧纵束头端间质核。扫视准确性的减低可分为扫视过冲和扫视欠冲,多见于小脑病变。扫视过冲是指眼球移动的位置超过目标位置,需要进行纠正性扫视以返回目标位置;一侧顶核或绳状体病变可导致朝向同侧的扫视过冲,一侧下橄榄核、背蚓部或结合臂病变可导致朝向对侧的扫视过冲(图 1-2-43)。扫视欠冲是指眼球注视位置落后于目标位置,需要追加再次扫视以达到注视目标,可见于小脑或脑干病变,正常人有时也可以见到幅度很小的扫视欠冲。扫视侧冲是指向某一侧扫视出现过冲,向对侧扫视出现欠冲,多见于一侧延髓背外侧梗死。

（四）视动性眼震异常

满视野的移动刺激可导致视动性眼震,正常人视动性眼震的方向与视靶刺激的方向相反,双侧视动性眼震幅度对称,增益不低于75%(图 1-2-44)。当视动性眼震方向与视靶刺激方向相同或增益明显降低或双侧视动性眼震幅度明显不对称,称为视动性眼震异常,多见于中枢前庭病变和视觉通路病变。一般来说,视跟踪的异常,往往也伴随视动性眼震的异常。

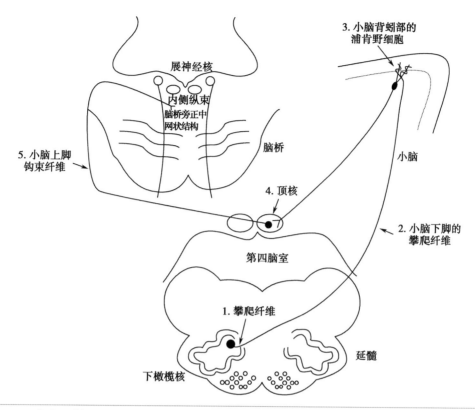

图 1-2-43　小脑及脑桥延髓不同部位病变对扫视的影响

攀爬纤维跨越中线前（图中部位 1）在背蚓部（部位 3）或在钩束（部位 5）等部位发生病变，朝向对侧的扫视过冲；攀爬纤维或进入延髓背外侧及小脑下脚（部位 2）或在顶核（部位 4）发生病变，均可导致扫视过冲，朝向同侧的扫视过冲。MLF. 内侧纵束；PPRF. 脑桥旁正中网状结构；Ⅵ. 展神经核。

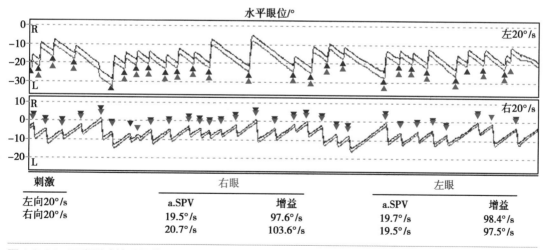

刺激	右眼		左眼	
	a.SPV	增益	a.SPV	增益
左向20°/s	19.5°/s	97.6°/s	19.7°/s	98.4°/s
右向20°/s	20.7°/s	103.6°/s	19.5°/s	97.5°/s

图 1-2-44　正常视动性眼震的眼震视图表现

上排图形为视动性眼震，分别与刺激靶标方向相反。下排最左侧数字为视靶移动的角速度，中间及右侧数字分别为右眼和左眼眼震的慢相角速度，增益均在 97% 以上。

（付　炜　韩军良）

参考文献

1. LEIGH R J, ZEE D S. The neurology of eye movements, 5th ed. New York: Oxford University Press, 2015

2. BÜTTNER-eNNEVER J A. Neuroanatomy of the oculomotor system. Amsterdam: Elsevier, 2006

3. NIEUWENHUYS R, VOOGD J, HUIJZEN C. The human central nervous system. 4th ed. Heidelberg: Springer, 2008

4. EGGERS S Z, ZEE D S. Vertigo and Imbalance: Clinical neurophysiology of the vestibular system. Amsterdam: Elsevier, 2010

5. BALOH R W, KERBER K A. Clinical neurophysiology of vestibular system, 4th ed. New York: Oxford University Press, 2011

6. URBAN P, Caplan L. Brainstem disorders. Heidelberg: Springer, 2011

7. GOLDBERG J M. The vestibular system: a sixth sense. New York: Oxford University Press, 2013

第三章
姿势 - 步态与平衡

正确的姿势、步态与平衡能力依赖于正常的骨关节、骨骼肌以及神经调控系统，与四足动物相比，人类的重心位置较高且支撑面较小（双足），在重力作用、呼吸、心跳以及机体内其他不稳定因素的干扰下，直立姿势本身就不是特别稳定。在生理情况下，人体可以通过肌肉关节的主动活动进行姿势和步态的调整并维持平衡。当关节肌肉或神经系统发生病变或当身体受到外界较大的干扰时，就容易出现姿势或步态的异常，导致平衡障碍甚至摔倒。本章将简要介绍姿势和步态的生物力学、神经调控及其病变后的临床表现。

第一节　姿势与步态的生物力学原理

一、直立位的生物力学原理

平衡可以简单地定义为支撑与保持重心稳定的能力，主要包括坐位或站立不动时的静态平衡以及行走或跑动时的动态平衡。站立时，身体重心大约位于脚踝前上方平骶骨的高度（图 1-3-1）。平衡的维持依赖于骨骼与关节共同形成的稳定几何结构，依赖于骨骼肌主动收缩产生的肌张力。

1. 前后方向的静态平衡　站立时，人体在前后方向上平衡的数学模型通常为单链倒立摆，用于模拟尚未导致脚部移动的前后方向上的身体摇摆（图 1-3-1A）。由于身体重心通常位于脚踝前上方大约平骶椎的水平，为了防止向前摔倒，人体需要踝关节进行跖屈，产生对抗重力的扭转力矩。该扭转力矩由两部分组成，一部分是踝关节周围组织被动牵拉后的弹性回缩力和小腿三头肌肌梭被牵拉后的牵张反射，另一部分是三头肌收缩产生的主动扭矩。如果踝关节跖屈力矩与重力作用的力矩相等且相反，身体将保持准静态姿势。任何降低踝关节跖屈扭转力矩的事件都会促使整个身体向前倾倒，反之亦然。

2. 左右方向的静态平衡　站立时，人体在左右方向上平衡的模型通常采用双链杆倒立摆，该模型假定膝关节运动可以忽略不计，两下肢和髋关节以及踝关节构成的四边形发挥稳定姿势的作用（图 1-3-1B）。当重心偏离正常的位置，身体就需要额外的扭矩力来进行纠正，该扭矩力等于髋关节和踝关节共同作用的合力。同前后位时的微分方程类似，扭矩 T 等于髋关节扭矩和踝关节扭矩的总和，角度 θ 是重心偏移与通过两脚踝中间垂直线的夹角。当重心正好落在脚踝中间时，四个力矩之和等于零。左右方向上的平衡维持，首先需要髋关节外展肌群和内收肌群发挥较大的作用，当右髋外展肌群活动增加时右腿的负重增加，同时左腿被成比例地卸重。其次需要踝关节周围肌肉发挥一定的作用,比目鱼肌和内侧腓肠肌的跖屈肌活动,也发挥着一定的作用。

两脚之间距离的变化对于平衡也有显著的影响。自然站姿时双脚与髋部同宽,约17cm。当身体受到外界干扰时,如乘坐公共汽车时,站立的两腿常分开较宽,这种调整首先会增大重心的支撑面,允许重心在更大的范围内发生偏移。其次,这增强了侧方摆动时踝关节和髋关节之间的耦合,提高关节的被动性韧度,使得髋关节的纠正性扭矩更为有效。由于宽度的增加,关节周围肌肉与肌腱的被动性牵拉也会增加,从而改变深感觉的传入,为更高一级姿势调控的介入提供反馈性信息。

3.平衡的干扰与维持 与预期性或主动性姿势调整的情形相比,外部干扰通常不可预料,这种干扰通常包括直接干扰重心的支撑面(双脚),例如站立时公共汽车突然加速或减速,或被动移动部分躯体而导致重心偏离支撑面,例如强风吹袭身体。为了保持平衡,人体在不移动脚步的情况下,通过下肢肌肉关节的活动将重心保持在的一定范围内,称之为纠正性策略(corrective strategies);或重新调整双脚位置从而建立新的重心稳定范围,称为保护性策略(protective strategies)(图1-3-2)。

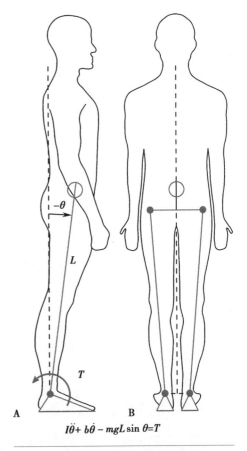

$$I\ddot{\theta} + b\dot{\theta} - mgL\sin\theta = T$$

图1-3-1 站立平衡的倒立摆模型示意图
L. 踝关节至重心(空心圆圈)的距离;*θ.* 重心位移与重力垂直线(虚线)的夹角;*T.* 扭矩,黑色箭头表示作用力方向;*I.* 转动惯量;*m.* 全身质量;*g.* 重力加速度;*b.* 脚踝黏性阻尼

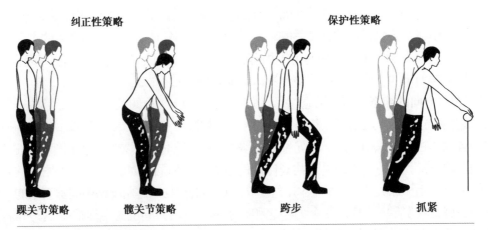

纠正性策略		保护性策略	
踝关节策略	髋关节策略	跨步	抓紧

图1-3-2 维持平衡的方式

　　纠正性策略是在保持支撑脚固定的前提下，通过躯体围绕脚踝（踝关节策略）或髋关节进行旋转（髋关节策略）来调整重心位置。保护性策略则是通过改变支撑点（通常是双脚，但有时上肢也参与）的位置，如跨步或伸手抓握，以建立新的支撑面来维持平衡。

　　人体站在质地坚实的地面上，当前后方向上出现幅度较小的身体摆动时，脚踝策略较为有效，当人体站在狭窄或质地柔软的地面上时，或者当重心移动的幅度较大或速度较快时，髋关节策略的作用较大。当支撑面倾斜时，膝关节运动也加入维持平衡的策略中。与前后方向平衡的纠正策略不同，侧向平衡的纠正策略主要依赖于髋关节和躯干的活动而非踝关节，髋关节活动的结果往往是将重心向一条腿移动。无论是侧方还是前后方的平衡策略，上肢均有一定程度的参与。当重心移动过大或过快，踝关节和髋关节策略失效时，保护性策略则发挥作用，包括跨步和伸手抓握（图 1-3-2）。垂直方向上的平衡策略，研究较为有限，且多来自坠落试验。人体在站立过程中突然发生意外的跌落时的快速反应是踝关节周围肌肉的瞬间激活（反应时间＜100ms），以便调节踝关节的扭矩。与此同时，颈部、上臂和腿部肌肉也被快速触发，为即将发生的着陆做准备。当跌落是预期性的，一些肌肉的反应幅度则会明显减弱（图 1-3-3）。

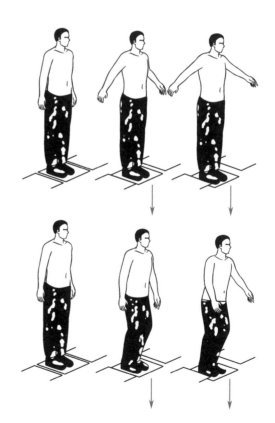

图 1-3-3　坠落时的姿势反应示意图
上行图片是未经训练的自由落体反应，下行图片为训练多次的自由落体反应。左侧列为原始位置，中间列为开始坠落的瞬间，右侧列为落地时的状态。预期性或经过训练后，坠落时髋关节、膝关节和踝关节均会呈现一定程度的屈曲，上肢也同时摆臂参与，以缓解落地时的惯性冲击力

二、步态的生物力学原理

步行时两下肢交替进行触地站立和腾空摆动,将身体从一个地点移动到另一个地点。当重心移向站立腿时,对侧腿即开始摆动,如此往复循环即为步行。人生理状态下行走时,一条腿约 60% 的时间支撑在地上,40% 的时间摆动在空中,约有 20% 的步态周期是双脚同时着地,即双支撑(图 1-3-4)。

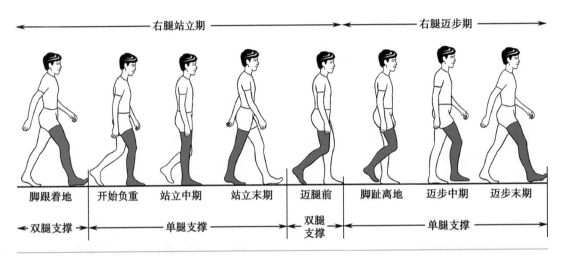

图 1-3-4 **步态周期示意图(蓝色为右腿)**
右腿站立期:①右脚跟着地,相关肌肉收缩,重心移向右腿,右腿进入站立初期,此时左腿卸重且左脚开始抬离地面;②右腿继续负重进入站立中期,左腿在空中向前摆动;③左脚开始触地,右腿站立支撑进入末期。
右腿迈步期:①重心开始移向左腿支撑,右脚开始离地,进入迈步初期;②左腿继续站立负重,右腿继续在空中前摆,进入迈步中期;③右脚开始着地,左腿站立支撑末期。

步行时髋关节和踝关节多为主动活动,膝关节则多是被动活动。例如,当脚固定在地面上时,髋关节的背伸使得股骨后移,进而膝关节被动伸展,踝关节的后屈肌群通过向后牵拉胫骨来迫使膝关节伸展(图 1-3-5)。耗能最少又较稳定的行走策略是倒立双摆形式(图 1-3-6)。

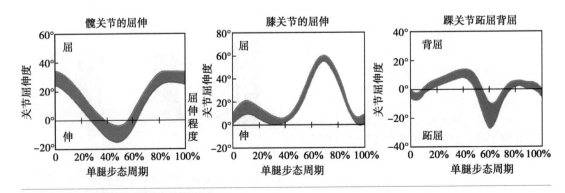

图 1-3-5 **步态周期中下肢关节的活动**
横坐标为单腿步态周期,纵坐标为关节屈伸的度数

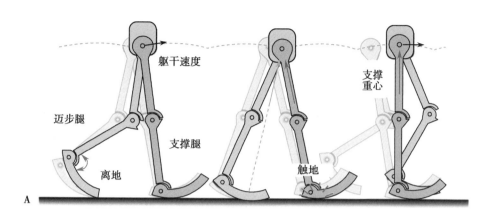

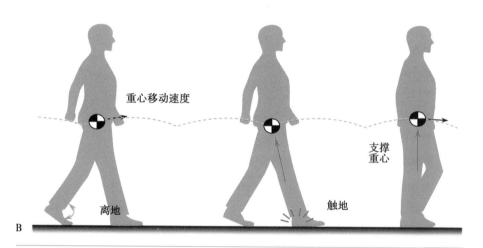

图 1-3-6 步行的倒立摆模式

A. 行走的倒立钟摆模型：站立腿和摆动腿的移动，前腿触地面后将移动身体重心，后腿离地并前摆，如此循环往复。B. 倒立钟摆模型在人体的应用：对人类而言，倒摆运动模式消耗的能量最少，主要消耗在支撑腿触地以及摆动腿离地时。

腿部相关的肌肉在将要迈步前就开始收缩活动（图 1-3-7），这种活动首先是移动身体的需要，使得重心能够被移向站立腿的一侧。其次，这种活动的强弱决定了后续步行的速度和方向。在迈步前的准备过程中，一旦迈步的方向改变，人体还可以通过延长准备时间，重新做出肌肉活动的调整，但若迈步的方向需要在腿已抬离地面后发生改变，这时除了需要支撑腿的踝关节重新调整扭力以及摆动腿调整关节的曲度（纠正性策略）之外，有时还需要上肢参与补偿性步态调整（保护性策略）（图 1-3-8）。

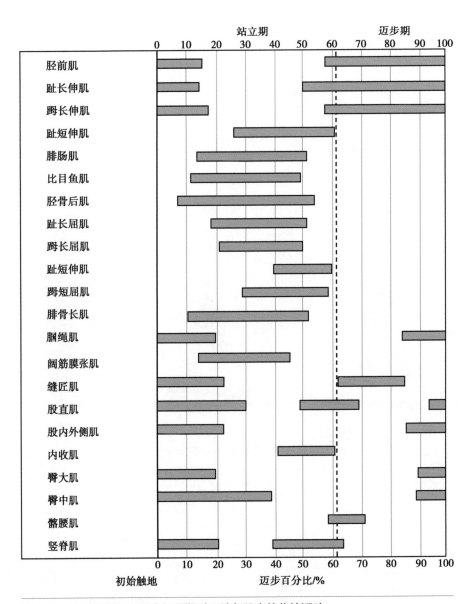

图 1-3-7　正常步速,不同步行周期时下肢各肌肉的收缩活动

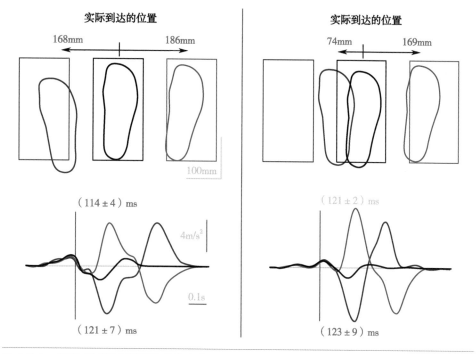

图 1-3-8　在步行过程中调整步伐的方向

黑色为原始的目标位置，红色为目标调整向身体的外侧方，蓝色为目标调整到身体的内侧方。
左上图为同时借助伸手的保护策略，右上图为仅借助下肢的纠正性策略，纠正性策略向身体内
侧调整步伐的幅度相对较小。下排图为步态的潜伏期，左侧保护性策略与右侧纠正性策略相似

第二节　姿势与步态的神经调控机制

　　日常活动中，无论是动态平衡还是静态平衡的维持，往往同时涉及预期性和反应性神
经活动与调控。当重心稳定的干扰是被提前预知的，应对的调整就会是计划性的，如上下
车或走楼梯时；当重心稳定的干扰是意外发生的，应对的调整就只能是反应性的，如脚下
打滑或身体被外力所推拉等。预期性姿势调控主要直接受制于额叶，但常需要来自颞顶枕
叶内知觉信息的参与；反应性姿势控制既涉及意识性的主动活动又涉及非意识性的反射活
动，前者发生在大脑，后者主要发生在脊髓水平或脑干小脑的水平。

　　直立姿势的维持主要依赖于正常的肌张力，调控肌张力的结构主要是前庭脊髓束和网
状脊髓束。移动和行走节律的控制，皮质下中枢主要位于中脑运动区和脊髓步行中枢模式发
生器。本体感觉和触觉等感觉信息经脊髓向脑干、小脑和丘脑传递。脑干是调控肌张力和运
动节律的高位中枢（脊髓属于低位中枢），是各种感觉信息转达向小脑和大脑的中继站。小脑
接收来自大脑运动指令的副本，同时接收各种感觉传入，通过实时比较预期性的姿势 - 步态反
应与现实性的姿势 - 步态动作之间的差别，小脑既直接参与皮质下的运动调控，又通过向大脑
反馈信息，间接参与大脑对于运动和姿势的调控。基底节接收来自大脑的运动指令并向脑干
发出下行投射，参与运动和姿势调控，基底节还同时接收来自中脑和小脑的信息并向额叶反

馈。额叶的辅助运动区和运动前区皮质,规划运动程序与运动启动的指令并投射到中央前回,再由中央前回发出执行的下行投射到脑神经核团和脊髓前角,完成各种精细动作。辅助运动区和运动前区皮质还直接发出下行投射到基底节、脑干和小脑等部位,调控肌张力与姿势反射。颞上回内侧区和后顶叶,接收并整合本体感觉、前庭觉和视觉信息,形成知觉信息并反馈到额叶辅助运动区、运动前区皮质和中央前回,为姿势和步态的调整提供依据(图 1-3-9)。

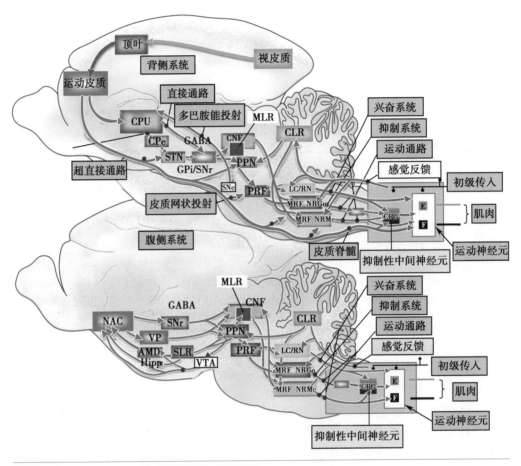

图 1-3-9　啮齿类动物运动与姿势的神经调控示意图

上图:后顶叶上行视觉流 - 额叶下行运动信号通路。苍白球内侧段和黑质网状部分(GPi/SNr)投向 MLR/PPN 的传出纤维,主要为 GABA 能投射。中脑运动区(MLR)募集了兴奋与抑制信号,兴奋信号来自蓝斑和中缝核,PPN 中胆碱能神经元可抑制 PRF 和 MRF 和脊髓抑制性中间神经元的活性,来自 PPN 胆碱能和谷氨酸能投射可激活 SNc 的多巴胺能神经元。小脑运动区(CLR)可作用于 PPN 和下行脊髓通路。从黑质致密部(SNc)到尾壳核(CPU)的多巴胺能投射可能参与到这一过程

下图:情绪对运动的调控。杏仁核(AMD)和海马(Hipp)的传出纤维投射向伏隔核(NAC),来自伏隔核的 GABA 能纤维投射到腹侧苍白球(VP)和 SNr,杏仁核和海马的传出纤维投射向下丘脑运动区。腹侧被盖区(VTA)的多巴胺能投射与奖励导向的运动行为相关

CPU. 尾壳核;GPe. 苍白球外侧;STN. 丘脑底核;GPi. 苍白球内侧;SNr. 黑质网状部;SNc. 黑质致密部;PPN. 脚桥被盖核;CNF. 楔形核;MLR. 中脑运动区;PRF. 脑桥网状结构;MRF. 延髓网状结构;NRGc. 巨细胞网状核;NRMc. 大细胞性网状核;LC. 蓝斑;RN. 中缝核;CPG. 中枢模式发生器;NAC. 伏隔核;AMD. 杏仁核;VP. 腹侧苍白球;VTA. 腹侧被盖区;CLR. 小脑运动区;SLR. 下丘脑运动区;E. 伸肌运动神经元;F. 屈肌运动神经元

一、额叶运动皮层对姿势与步态的调控

（一）额叶运动皮层

额叶运动皮层主要包括位于 Brodmann 4 区的初级运动皮质、位于 Brodmann 6 区背外侧的运动前区皮质和位于 Brodmann 6 区内侧的辅助运动区。它们均处于额叶后部（图 1-3-10），组织学结构上均没有内颗粒层。

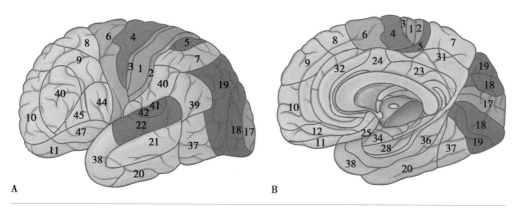

图 1-3-10　**大脑 Brodmann 分区示意图**
A. 外侧面；B. 内侧面，运动区主要包含外侧面的 4、6 和部分 44 区，内侧面的 4 和 6 区

1. 初级运动皮质　初级运动皮质（primary motor cortex，M1）即中央前回，主要控制对侧面部和肢体的精细动作，发出的下行投射占锥体束纤维数量的 60%～80%。左右中央前回通过胼胝体相互联系，支配脊椎、腹部和肢体近端肌群的皮层区域左右之间的联系极为丰富，对于维持直立姿势发挥着重要的作用；支配肢体远端肌群的皮层区域之间的联系较为稀疏，有利于两侧肢体能够各自独立地进行精细运动。

2. 运动前区皮质　运动前区皮质（premotor cortex，PM）可能与外源性信号诱发的反应性运动之间的关系较为密切，其中背侧部分主要与肢体运动的准备和实施肢体近端的动作相关，同时与运动技巧的学习也有一定的关系，腹侧部分与面颈部和上肢运动的准备及实施目标导向的上肢远端运动相关。除了主要向 M1 发出投射外，PM 还向基底节和脑干网状结构等发出广泛的投射，维持肢体近端肌张力，发挥稳定姿势的调控作用，例如在双手任务中稳定肩部，在行走时稳定臀部。

3. 辅助运动区　辅助运动区（supplementary motor area，SMA）可能与内源性信号触发的预期性运动之间存在较为密切的关系，其中嘴侧 SMA 与动作计划、选择和程序的调整相关，与自动动作转化到控制动作的过程相关，在学习新运动技能的初期发挥作用；尾侧 SMA 与肢体近端和躯干的活动相关，和预期性的姿势调整相关，与运动程序的学习和熟练过程相关（图 1-3-11）。单侧 SMA 损伤可能与对侧手臂和腿部的运动启动困难相关，双侧病变除了导致肢体运动障碍外，还可导致言语启动困难。前扣带回位于前联合之前的部分，

与本能和复杂情绪性感觉运动任务相关，位于前联合之后的部分较小，与简单任务相关。背外侧前额叶与SMA等运动皮质存在广泛的联系，在触发内源性运动和操作记忆以及认知等方面发挥重要的作用。

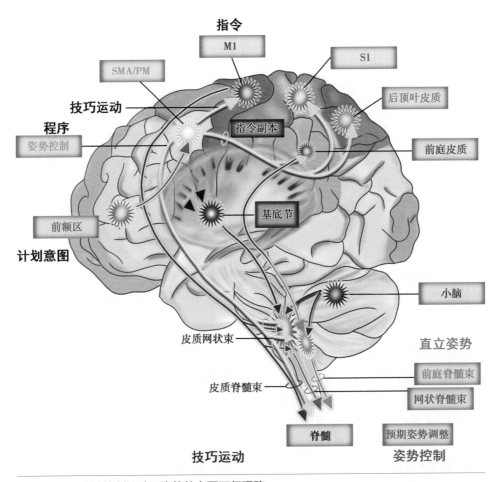

图 1-3-11　大脑控制运动及姿势的主要下行通路
来自前额叶皮层的内在欲望会触发辅助运动区和运动前区皮质的程序过程，产生计划性运动和姿势控制指令，精细动作指令投射到中央前回，肌张力和姿势指令则投射到脑干和网状结构。计划性运动和姿势控制指令的副本同时被传递到初级躯体感觉区和后顶叶
SMA. 辅助运动区；PM. 运动前区皮质；M1. 初级运动皮质；S1. 初级感觉区

（二）额叶运动皮层与其他结构的相互作用

1. 额叶运动皮层还与基底节和丘脑之间形成互相投射的反馈环路　当这一环路出现病变时，会出现运动及姿势的异常。当黑质纹状体多巴胺减少后，苍白球内侧部向丘脑的投射会增强，抑制丘脑的活动，降低皮层的兴奋性，最后导致运动减少。SMA 与 PM 病变后，可出现运动功能启动或程序转换的障碍，表现为迈步启动困难或转身缓慢费力。皮质下动脉硬化性脑病和正常压力脑积水，当病变累及额叶的范围较大时，控制下肢的纤维联系破坏较重，结果导致患者行走时拖曳步态以及转身困难，甚至出现冻僵足以及容易摔倒等表现，即所谓额叶性共济失调步态。

皮质脊髓束中约 30% 的下行纤维来自 Brodmann 6 区，其余来自 Brodmann 4 区，后者发出的下行纤维，大多数终止于脊髓 Rexed Ⅴ ~ Ⅷ层，部分终止于 Rexed Ⅸ 层内的中间神经元，仅有 10% 的纤维经单突触联系投射到脊髓前角运动神经元，控制精确动作。当病灶较大且同时累及 M1 和 PM 或 SMA 时，对侧肢体瘫痪较重，当病灶较小且仅累及 SMA 或 PM 时，肌张力异常和运动笨拙常明显重于肢体瘫痪。

2. 运动皮层与感觉皮层之间存在着广泛的联系　尤其是 M1、PM 尾侧和 SMA 与后顶叶和颞上回内侧区之间的联系，对基于周围环境等外源性信息的运动与姿势调整发挥着关键的作用。当顶叶或颞叶出现病变时反馈给运动皮层的知觉信息发生了错误，患者可出现空间倾斜或空间定位障碍或眩晕等异常主观感受，一般可同时导致客观的姿势和平衡障碍。

二、基底节对姿势与步态的调控

基底节对运动和姿势具有重要的调控作用，但它并不直接向脊髓发出投射，而是通过调节中脑运动区和脑干网状结构以及基底节 - 丘脑 - 皮质环路来发挥作用。苍白球外侧部和丘脑底核是基底节的主要传入结构，接收来自大脑皮层、丘脑、小脑、黑质致密部、脚桥被盖核等部位的广泛投射。苍白球内侧部和黑质网状部是基底节的传出结构，向中脑运动区、脑干网状结构和丘脑等发出广泛的传出投射（图 1-3-9）。基底节分别通过直接和间接通路调节运动和姿势反射。直接通路经单突触联系向苍白球内侧和黑质网状部发出 γ - 氨基丁酸（γ-aminobutyric acid，GABA）能抑制性投射，抑制传出神经元的抑制性（GABA 能）投射（去抑制），结果导致运动的增强。间接通路由新纹状体经由苍白球外侧部到达苍白球内侧和黑质网状部，增强传出神经元的抑制性（GABA 能）投射，从而导致运动的抑制。黑质 - 纹状体多巴胺能投射，可增强皮质 - 纹状体突触联系的功能，结果促进直接通路的活动而抑制间接通路的活动（图 1-3-12）。当黑质 - 纹状体多巴胺减少后，间接通路的活动得到强化，过度抑制丘脑 - 皮质通路和脚桥被盖核的活动，导致运动迟缓和姿势异常等表现。

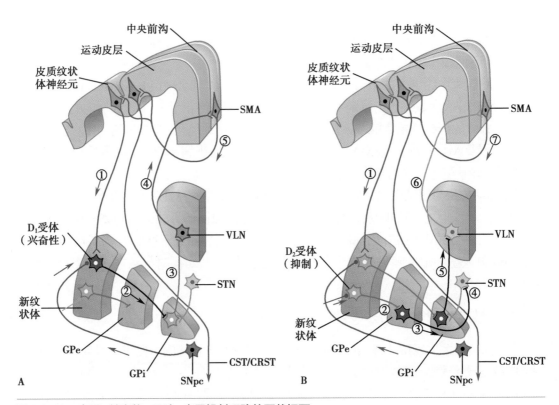

图 1-3-12 皮层 - 基底节 - 丘脑 - 皮层投射环路的冠状切面

A. 直接通路的 5 条关键投射通路：①来自运动皮层的皮质 - 纹状体纤维激活新纹状体中具有 D1 受体的 GABA 能棘状神经元，该神经元也可被黑质 - 纹状体通路激活；②激活的纹状体神经元抑制内侧苍白球（GPi）神经元的抑制性传出活动；③增强丘脑腹外侧核（VLN）内神经元的活动；④兴奋 SMA；⑤最后导致皮质脊髓束（CST）和皮质网状束（CRST）活动的增强。B. 间接通路的 7 条投射通路：①新纹状体中的 D1 受体 GABA 能神经元同样来自皮质 - 纹状体的纤维所激活，但 D2 受体神经元却被来自于黑质致密部分的投射所激活；② D2 受体神经元抑制外侧苍白球（GPe）神经元的抑制性活动；③强化丘脑底核（STN）的活动；④增强内侧苍白球段（GPi）的 GABA 神经元活性；⑤抑制丘脑腹外侧核（VLN）的兴奋；⑥降低补充运动区的活动；⑦最后造成皮质脊髓束和皮质网状束活动的抑制。红色 / 粉色的神经元为谷氨酸能，黑 / 灰色神经元为 GABA 能，棕色黑质纹状体神经元为多巴胺能。CST/CRST. 皮质脊髓 / 皮质网状纤维；GPi/GPe. 苍白球内侧 / 外侧；SMA. 补充运动区；SNpc. 黑质致密部分；STN. 丘脑底核；VLN. 丘脑腹侧核。

三、脑干对姿势与步态的调控

1. 中脑运动区　中脑运动区（mesencephalic locomotor region, MLR）是位于中脑网状结构中的一个区域，它对于运动节律的产生和姿势的调控等具有重要的作用。MLR 通常包括两个核团，即楔形核和脚桥被盖核。楔形核（cuneiform nucleus, CN）位于被盖腹侧和 PPN 的背侧，含有谷氨酸能及 GABA 能神经元。它向桥延网状结构发送广泛的投射。脚桥被盖核（pedunculopontine tegmental nucleus, PPN）位于下丘腹外侧被盖区，由两个存在明显差异的区域组成：①尾部区（PPN 致密部），含有胆碱能、谷氨酸和 GABA 能神经元群体，接收来自额叶、基底节和中缝背核的传入，投射到丘脑、下丘脑、脑桥网状结构的腹内侧区、脊髓以及脑干中与快速眼动睡眠期中肌张力变化相关的区域，该区与唤醒和肌张力的调节有关；②嘴侧区，虽也含有异质性的神经元，但 GABA 能神经元密度更大，与基底神经节的联系更为广泛，该区与姿势反射和运动控制相关。曾有报道双侧 PPN 梗死后，患者出现运动迟缓和冻结步态。动物试验发现，深部电刺激 PPN 能明显改善帕金森病的症状，但临床效果却不尽如人意，许多问题仍待进一步研究。

MLR 接收来自大脑皮层、小脑和基底节的信号传入。基底节既可以促进也可以抑制 MLR 的活动，小脑也向 MLR 进行投射，参与运动或姿势调节（图 1-3-11）。

2. 前庭神经核与前庭脊髓束　前庭神经核紧靠第四脑室底部，由外侧柱和内侧柱组成，前者包含前庭上核、外侧核和前庭下核，后者仅包含前庭内侧核。前庭神经核既是重要的传入结构，又是重要的传出结构。来自半规管的传入信息主要终止于前庭上核和前庭内侧核的头部，来自椭圆囊的传入主要投射到前庭外侧核的腹侧区，而来自球囊的传入则终止于前庭下核的背外侧区。来自小脑顶核的投射，终止于双侧前庭下核和前庭外侧核，部分绕过顶核的来自古小脑皮层浦肯野细胞的投射也终止于前庭下核与外侧核。前庭神经核还接收来自大脑皮层的输入，包括运动前区皮质和感觉区（Brodmann 2 区和 3a 区）以及来自颈髓的传入。前庭核团向脑干和脊髓的相关结构发出广泛的传出信号，发挥调节眼动与姿势的作用。

前庭神经核通过两条下行通路参与肌张力和姿势的调节，它们分别是前庭脊髓外侧束和前庭脊髓内侧束（图 1-3-13）。前庭内侧束主要来自对侧前庭内侧核，部分纤维来自前庭外侧核和前庭下核，该束在内侧纵束中走行，主要终止于上颈髓，参与前庭 - 颈反射，维持头动时颈部姿势的相对稳定。前庭外侧束主要来自同侧的前庭外侧核，部分纤维来自前庭下核，走行在同侧脊髓的腹外侧，终止于脊髓 Rexed Ⅶ和Ⅷ层内的中间神经元，通过双突触或多突触联系，影响脊髓前角运动神经元的活动。Rexed Ⅶ层还是接收网状脊髓束和皮质脊髓束以及本体感觉传入的重要部位。动物试验表明，电刺激前庭外侧核，可兴奋伸肌运动神经元而抑制屈肌运动神经元，提示该通路对于维持伸肌张力发挥重要的作用，而正常的伸肌张力是人类能够对抗重力而直立的关键。前庭病变后，前庭脊髓束受累可导致同侧伸肌张力抑制，患者易倾倒或偏斜向同侧。

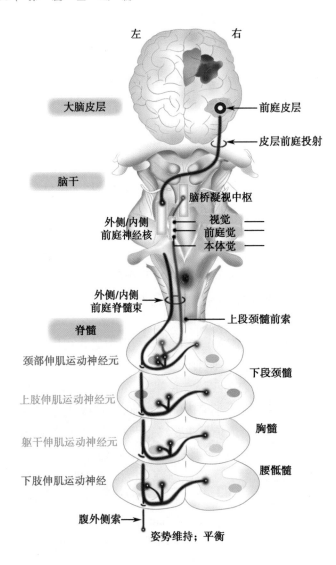

左　　　右

大脑皮层

脑干

外侧/内侧
前庭神经核

外侧/内侧
前庭脊髓束

脊髓

颈部伸肌运动神经元

上肢伸肌运动神经元

躯干伸肌运动神经元

下肢伸肌运动神经

腹外侧索

前庭皮层

皮层前庭投射

脑桥凝视中枢

视觉
前庭觉
本体觉

上段颈髓前索

下段颈髓

胸髓

腰骶髓

姿势维持；平衡

图 1-3-13　**前庭脊髓束神经传导通路示意图**
前庭脊髓内侧束终于上颈髓，前庭脊髓外侧束在脊髓各层面均有投射，发挥维持伸肌张力的作用

3. 脑干网状结构与网状脊髓束　网状结构占据脑干全长的中央部位，散在的不同种类细胞树突之间连接呈网络样结构，与红核、基底节、前庭核、运动皮层、边缘系统和小脑之间存在广泛的相互投射并向脊髓发出广泛的下行投射，网状脊髓束在以下方面发挥着重要作用：①预期性和反应性姿势调整；②控制运动强度和模式（如步行与跑步）；③调节肌肉张力（图 1-3-14）。

脑干网状结构在功能上分为三个区域：①包含许多巨核细胞的中线区域，主要分泌5-HT 和少量 GABA，中缝核位于此区；②包括许多大细胞的内侧被盖区，分泌 GABA 和去甲肾上腺素；③主要为小细胞的外侧被盖区，主要分泌去甲肾上腺素和少量肾上腺素及乙酰胆碱，蓝斑位于此区。也有学者把位于内侧区和外侧区之间的部分划分为中间区，包含部分肾上腺能和去甲肾上腺能以及胆碱能细胞。

网状结构内的主要神经递质及作用如下：①五羟色胺能细胞分布最广，主要投射到大脑和脊髓；②多巴胺能细胞主要位于中脑，投射到基底节和边缘皮质区；③蓝斑细胞含有去

图 1-3-14　**网状脊髓束神经传导通路示意图**
下行纤维投射到整个脊髓节段,从而实现对全身肌张力的控制。运动前区皮质(6区)向网状结构的投射在预期性和反应性姿势调控过程中均发挥重要的作用

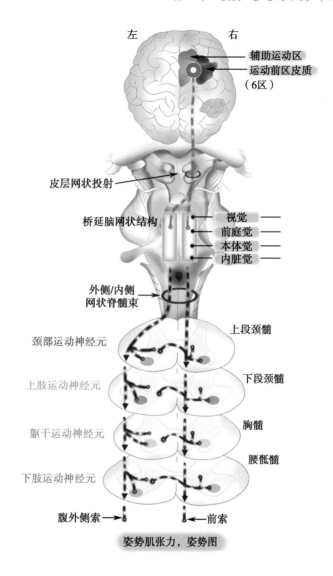

甲肾上腺素,投射到脊髓和大脑;④肾上腺素细胞较少见,主要位于延髓,投射到下丘脑和脊髓交感节前神经元;⑤胆碱能细胞主要位于脚桥核、脑桥背外侧核与前庭核,投射脊髓和大脑(图 1-3-15)。这些神经递质通过以下方式促进脊髓运动神经元的活动:①放大和延长突触的输入,可将增益提高 5 倍;②诱导持续性内向电流,促进自我持续放电。持续性内向电流允许脊髓运动神经元在没有输入信号的情况下继续放电。这一机制在姿势控制中起着重要作用。与屈肌相比,支配伸肌的神经元持续性内向电流的强度更高。

　　脑桥网状结构或内侧网状脊髓束兴奋后的作用,主要是促进伸肌反射、抑制屈肌反射,增加轴部和近端肢体的肌张力。延髓网状结构或外侧网状脊髓束兴奋后的作用,主要是促进屈肌反射、抑制伸肌反射,降低轴肌和近端肌肉的张力。来自脑桥网状结构的纤维最初在双侧延髓被盖区下行,之后在同侧脊髓腹侧下行,形成内侧网状脊髓束。来自延髓网状结构中的纤维在紧邻内侧纵束的外侧和脊髓的腹外侧下行,形成外侧网状脊髓束,部分纤

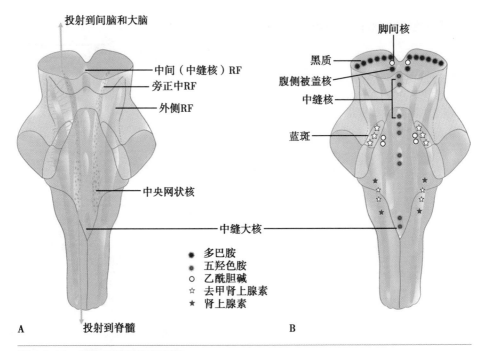

图 1-3-15　脑干网状结构示意图
A. 网状结构的功能分区　B. 神经递质的分布

维尚加入到内侧网状脊髓束。小部分纤维经单突触联系终止于脊髓前角 α 和 γ 运动神经元（Rexed IX 层）外，大多数纤维终止于脊髓中间神经元（Rexed VII 和 VIII 层）。

　　来自耳石器和半规管的信号经由前庭核，通过双突触和多突触联系传递到巨细胞网状核头端背侧和脑桥网状结构的尾部，参与网状结构对重力相关的姿势反射调节。在动物试验中刺激该区域，可导致单突触联系的脊髓神经元的兴奋，引起躯干与近端肌肉的收缩。来自本体感觉和皮肤感受器的信息，主要终止于巨细胞网状核的尾区，刺激该区通常导致双突触和多突触联系的脊髓运动神经元的抑制。推测这两个区域对于维持清醒时或睡眠中的肌张力和姿势，发挥一定的作用。

　　改变脊髓 γ 运动神经元的活性或初级感觉传入的突触前抑制，能改变肌梭对肌肉伸展的敏感性，进而改变肌张力。刺激桥延脑网状结构中部，可引起立体式的肌肉反应，表现为同侧上肢屈曲与肩关节外展、对侧上肢伸展和肩关节内收。还可能出现同侧的髋关节伸展和内收、膝关节伸展和踝关节跖屈以及对侧的髋关节屈曲和外展、膝关节屈曲和踝关节背屈。当皮质下行纤维受损（如脑卒中）后，上述的作用会被增强，导致上下肢过度异常的协同效应而出现肌张力异常增高，出现偏瘫姿势和步态。

　　桥延脑网状结构也是控制肢体运动的重要结构。延髓网状结构接收了大量的来自 MLR 的谷氨酸能传入信号，调控运动的强度和节律。电刺激站立在跑步机上猫的延髓网状结构，可诱发与步态周期相适应的肢体屈肌和伸肌的活动，以及重置移动节律。这些结果表明，延髓网状结构和外侧网状脊髓束对脊髓中枢模式发生器（central pattern generator，CPG）的活动会产生很大的影响。

网状脊髓束与外侧前庭脊髓束有两个共同特征：①大部分轴突发出侧支，终止于不同的脊髓层面；②主要终止于脊髓 Rexed Ⅶ和Ⅷ板层的中间神经元。与主要促进伸肌活动的前庭脊髓束不同，网状脊髓束可以同时促进或抑制伸肌或屈肌的活动，并使同侧和对侧肢体肌肉的活动互动协调，说明网状脊髓束对运动中的合理姿势反应发挥着重要作用，而前庭脊髓束发挥着维持伸肌张力、对抗重力的主要作用。

4. 顶盖脊髓束　上丘的外层接收来自视网膜的初级信号传入，并投射到丘脑，上丘的深层除了接收外层投射的视觉信息外，还接收本体感觉和听觉信息。此外，上丘还接收来自大脑皮层的运动和感觉信号以及来自基底节和小脑的投射。来自视觉皮层的投射终止于上丘外层，来自额叶眼动区（8区）的投射则终止于上丘内较深的层面，从上丘的深层向脑桥的旁正中网状结构（脑桥扫视中枢）发出投射，从而产生扫视性眼球运动。此外，上丘还向桥延脑网状结构和上段颈髓发出投射，形成顶盖脊髓束，控制与眼球活动相协调的转颈动作（图1-3-16）。

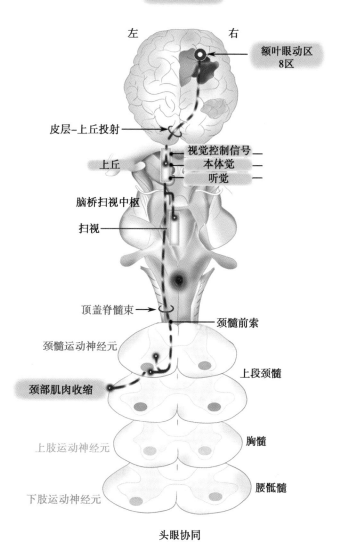

图 1-3-16　顶盖脊髓束
上丘神经元投射到上颈髓，在内侧网状结构中向脑桥扫视中枢发出侧支。顶盖脊髓束参与了基于视觉、听觉和本体感觉信息的头-眼协调运动

四、小脑对姿势与步态的调控

小脑通过对各种传入信息的比较和整合加工,分别向大脑和脑干发出传出投射,调控姿势和步态运动。小脑在功能可粗略分为三个纵向区,从内侧到外侧依次为:①古小脑,包括绒球和小结叶,主要向顶核与前庭神经核发出投射,参与调控稳定视觉的眼球活动以及躯干和肢体近端的姿势反射;②旧小脑,包括蚓部和旁蚓部,前者主要投射到顶核,参与调控视追踪、扫视和姿势反射,后者主要投射到球状核与栓状核,参与调控肢体远端活动;③新小脑,主要指小脑半球的外侧部分,发出投射到齿状核,主要参与随意运动的协调性(图 1-3-17)。尽管这三个分区的主要功能存在着明显的区别,但并非完全独立和截然分开,它们在纤维投射和功能上依然存在部分重叠。

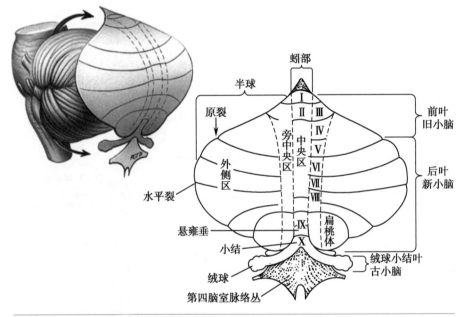

图 1-3-17　小脑展开示意图及功能分区
双侧膨大部分是小脑半球,两侧中间的狭长部分是蚓部,绒球小结位于小脑尾侧

小脑皮层的传出纤维均来自浦肯野细胞,主要投射到相应小脑深部核团,少数来自绒球和蚓部 B 区的纤维直接投射到前庭神经核。其神经递质主要为 GABA。静息时,浦肯野细胞以 40~80Hz 的频率放电,抑制小脑深部核团以及前庭神经核的活动。小脑深部核团(顶核、间位核及齿状核)则发出谷氨酸能兴奋性投射,促进其投射目标的活动。当浦肯野细胞活动增加时,其对小脑深部核团的抑制增强,导致小脑传出的活性降低。反之,当浦肯野细胞活动减弱时,小脑深部核团的传出活性增强。小脑皮质损伤后,通常造成浦肯野细胞活动性降低,对深部核团的抑制减弱。

顶核分别与蚓部及绒球小结叶构成功能单位,顶核发出的纤维主要投射到对侧的扫视中枢、桥脑被盖网状核、中脑网状结构、前庭神经核和丘脑等结构,兴奋前庭脊髓外侧束导致伸肌张力增高(图1-3-18)，躯体易向对侧后倾。部分传出纤维投射到对侧丘脑腹侧核团，继而向大脑皮层，参与姿势及运动的调节。球状核与栓状核合称间位核，与旁蚓部构成功能单位，间位核发出的纤维主要投向对侧红核，后者发出红核脊髓束再次交叉后终止于脊髓中间区，调控同侧肢体远端肌肉的活动，病变后可导致同侧肢体张力减低(图1-3-18)。间位核还向网状结构发出投射，间接调节肌张力。齿状核与新小脑构成功能单位，齿状核尾侧区经对侧丘脑主要投向视觉运动皮层和上丘，部分纤维投向红核小细胞，参与调控肌张力。齿状核嘴侧区经丘脑投向对侧运动皮层，后者发出的部分纤维投向同侧的红核，参与肌张力的调节。

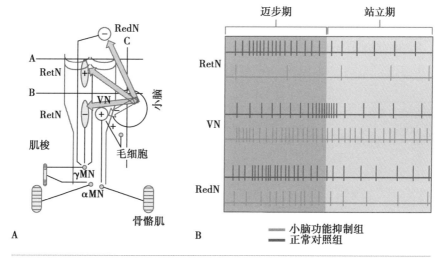

图1-3-18　小脑控制肌张力的模式图
A. 小脑通过前庭脊髓束、网状脊髓束和红核脊髓束，调节肌张力。图中的A线和B线分别为上丘平面和下丘平面。B. 在迈步期和站立期，小脑正常或异常时，网状核团(RetN)、前庭神经核(VN)和红核团(RedN)神经元点火频率的变化。小脑病变时，除前庭核兴奋性增高外，网状核及红核团均受到抑制，三者综合的结果是肌张力降低

　　小脑的传入投射包括攀爬纤维和苔藓纤维等两类：前者来自下橄榄核团，终止于浦肯野细胞层，后者分别来自脑干核团以及脊髓，终止于颗粒层。下橄榄核团接收来自运动皮层、视觉皮层和皮层下结构、红核的纤维投射以及脊髓的触觉纤维投射，与对侧小脑皮质和深部核团形成双向的投射环路，下橄榄主核、背侧橄榄副核与内侧橄榄副核分别与小脑皮层的不同区域以及不同的深部核团构成相应的解剖及功能模块(表1-3-1)。大脑半球经脑桥核主要向对侧小脑半球和蚓部发出投射，传递运动指令及视觉等信息的副本。视觉和听觉传入纤维投射到蚓部，前庭觉投射到绒球小结叶和蚓部，本体感觉投射在蚓部和旁蚓部形成了三个"小矮人"，在小脑前叶，下肢的投射区位于嘴侧而上肢和头部的投射区位于尾侧，在后叶的情况则相反(图1-3-19)。

表 1-3-1　小脑皮层、下橄榄核与深部核团之间的解剖与功能模块

功能区	蚓部				旁蚓部			半球外侧部	
	A	X	B	C_1	Cx	C_2	C_3	D_1	D_2
下橄榄核	cMAO（subnuc b）	iMAO（lat）	dfDAO	vfDAO	iMAO（med）	rMAO	vfDAO	vlPO	dlPO
深部核团	MedN(lat)；ICG	ICG；NIP	LVN	NIA	ICG；NIP	NIP	NIA	NL（magno）	NL（parvo）

注：cMAO（subnuc b）. 内侧橄榄副核尾侧（b 亚核）；dfDAO. 背侧橄榄副核背褶；dlPO. 下橄榄主核背板；ICG. 间质细胞群（位于顶核与球状核之间）；iMAO（lat）. 内侧橄榄副核中间部（外侧部分）；iMAO（med）. 内侧橄榄副核中间部（内侧部分）；LVN. 前庭外侧核；MedN（lat）. 内侧核（顶核）（外侧部分）；NIA. 前间质核（栓状核）；NIP. 后间质核（球状核）；NL（magno）. 外侧核（齿状核）（大细胞部）；NL（parvo）. 外侧核（齿状核）（小细胞部）；rMAO. 内侧橄榄副核嘴侧部；vfDAO. 背侧橄榄副核腹褶；vlPO. 下橄榄主核腹板。

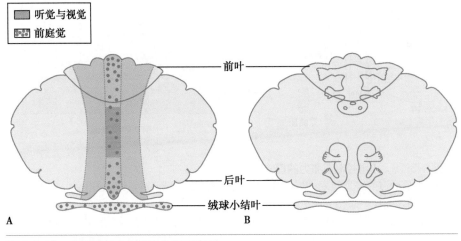

图 1-3-19　感觉投射在小脑的分布示意图
A. 视觉、听觉及前庭觉的投射；B. 本体感觉在小脑前叶和后叶的投射

　　小脑实时监控并比较预期性姿势反应与来自本体感觉、视觉和前庭觉等感觉信息所提供的实际姿势反应之间的差别，通过小脑—大脑皮质环路和小脑—脑干—脊髓环路，实时调节姿势与步态等反应。当蚓部病变后，前庭脊髓束功能增强，躯干的伸肌张力和肢体近端的肌张力增高，患者出现躯干性共济失调且易后倾倒。当旁蚓部病变，同侧红核脊髓束功能被抑制，同侧肢体肌张力减低，患者易向病侧倾倒。酒精性小脑病变时，前叶受累较为明显，患者下肢的共济失调较为突出。宽基步态是一种保护性策略，不仅见于小脑病变，还见于其他多种平衡障碍。小脑半球病变后，复杂动作及程序性动作间的连贯与协调性发生障碍，出现肢体远端的共济失调及意向性震颤。

五、脊髓对姿势与步态的调控

步行时两腿轮换运动和屈伸肌的交替活动,主要依赖被称为中枢模式发生器(central pattern generator, CPG)的脊髓中间神经元网络,左右侧肢体分别拥有各自相对独立又相互联系的CPG。一般而言,CPG由两部分组成:第一部分负责控制运动节律,支配左右腿迈步转换的中间神经元位于Rexed Ⅷ层;第二部分接收第一部分的投射,负责协调肢体各肌肉的活动,主要位于Rexed Ⅳ~Ⅶ层(图1-3-20)。每个CPG分别包含控制屈肌和伸肌活动的兴奋性中间神经元(半中心),半中心之间由抑制性中间神经元相互联系,确保一个半中心兴奋时,另一个半中心处于抑制。CPG网络接收大量的下行投射(皮质脊髓束、网状脊髓束和前庭脊髓束),控制肢体运动方式、强度和轨迹以及与此协调的姿势反射。每个CPG网络,还大量接收来自肢体的本体感觉反馈,这些感觉反馈对迈步与站立时相的转换提供重要依据(图1-3-21)。

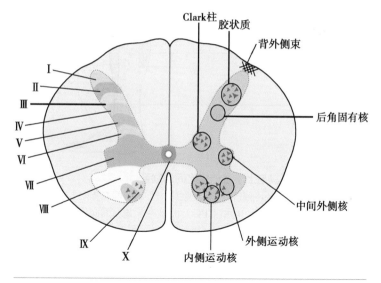

图 1-3-20 **脊髓 Rexed Ⅰ~Ⅹ 层的位置及中胸段脊髓内重要的核团**

与四足非灵长类动物更多地依赖于CPG有所区别,人类对于肢体活动和姿势节律的调控,可能更多的是依赖中脑运动区和桥延脑网状结构。

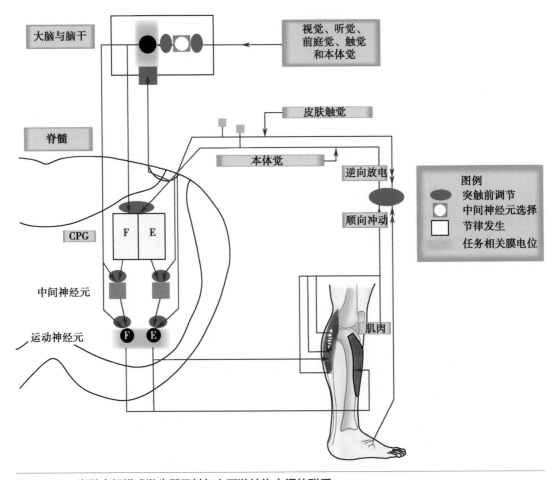

图 1-3-21 脊髓中枢模式发生器及其与上下游结构之间的联系

感觉传入到达脊髓或脑干前(通常在即将进入时)会受到一个突触前抑制(图中蓝色),甚至可能导致逆向放电。二级神经元受节律过程的调节(MLR 和 CPG),因此在步态周期的不同阶段,同一种传入可能导致兴奋也可能导致抑制反应(粉红色中间神经元)。脊髓运动神经元和中间神经元的膜电位只有在运动过程中才出现明显变化(运动驱动电位),同时还能提高感觉传入反应的增益。脊髓中间神经元和运动神经元受到周围感觉神经传入和多种下行通路信号的调控。来自"节律发生"中间神经元的信号被发送到"模式形成"中间神经元,以产生不同肢体或关节活动的时空模式。CPG. 中枢模式发生器;F. 屈;E. 伸。

六、感觉反馈系统对姿势与步态的调控

来自视觉、前庭觉和本体感觉的传入信号,在投射到大脑的过程中,发出侧支分别终止于脊髓、脑干和小脑等皮层下结构,参与非意识性的姿势调控。感觉信号最后在大脑后部皮层形成空间位置与自身运动的知觉,同时把感觉和知觉信息实时地投射到额叶、脑干和小脑,为计划性或反应性姿势调控提供依据。

(一) 本体感觉

本体感觉信息起源于肌肉、肌腱和关节囊中的感受器,经 I 或 II 类神经传入脊髓后角,主要沿脊髓后索上行,最后到达中央后回,在顶叶形成本体感觉。本体感觉通路病变可导致运动控制和姿势平衡障碍。

1. 本体觉感受器

（1）肌梭：控制肌肉伸缩长度和速率的信号来自骨骼肌内的肌梭，它除了能够反射性调节骨骼肌的活动，在反应性姿势控制（如牵张反射）中发挥关键作用之外，还能向中枢神经系统发送肢体的空间位置信息，对主动性的姿势调控也发挥着重要的作用。

肌梭一般由不超过十余条的相互平行的梭内肌纤维组成，长度不超过 1cm，两端分别连接到两个相邻的梭外肌纤维。每根梭内肌纤维的两端都有收缩区，接收脊髓前角运动神经元的支配（γ 和 β 神经元）。肌梭的中间部分为非收缩区，有初级和次级感觉纤维末梢缠绕支配，当中间区域受到牵拉时，感觉末梢去极化。肌梭复合体中含有三种类型的梭内肌纤维，即长核袋一型、长核袋二型和短核链纤维。长核袋一型纤维由动态肌梭传出纤维支配，对肌肉的快速伸展敏感，长核袋二型纤维和短核链纤维由静态肌梭传出纤维支配，对肌肉的持续等长牵拉敏感。

肌梭的初级感觉传入纤维（Ⅰa 类神经纤维）在三种梭内肌中均有分布（图 1-3-22），因此 Ⅰa 传入纤维既能感觉肌肉伸展速度的信号，又能感觉肌肉等长牵拉的信号，其反应是非线性的，对肌束的小幅位移最为敏感而对大幅位移不甚敏感。肌梭的次级感觉传入（Ⅱ类神经纤维）支配短核链梭内纤维，对肌肉牵拉的反应是线性的。肌梭感觉神经纤维进入到脊髓后，

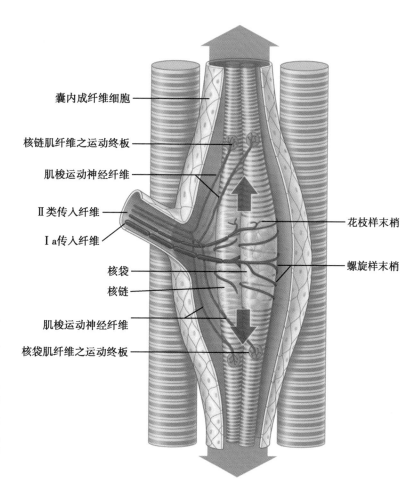

囊内成纤维细胞

核链肌纤维之运动终板

肌梭运动神经纤维

Ⅱ类传入纤维

Ⅰa 传入纤维

核袋

核链

肌梭运动神经纤维

核袋肌纤维之运动终板

花枝样末梢

螺旋样末梢

图 1-3-22 **肌梭的结构**
大箭头表示梭外肌松弛时导致梭内肌被牵拉伸展，刺激螺旋体末梢去极化。中箭头表示肌梭主动收缩时导致螺旋样末梢的去极化。梭内肌主动拉伸可以补偿梭外肌肉收缩时的卸荷效应

部分纤维经后索向上传递，最后分别到达中央后回以及小脑，部分纤维进入到后角，终止于 Rexed Ⅵ层和Ⅶ层以及Ⅸ层，参与步态和姿势调控。Ⅰa 传入神经纤维的直径较大，传导速度为 72~120m/s，与支配同一肌肉的 α- 运动神经元形成单突触兴奋性连接，同时与抑制拮抗肌的中间神经元形成联系，构成脊髓牵张反射和交互抑制反射的解剖基础（图 1-3-23）。Ⅰa 传入神经纤维与 α 运动神经元之间的兴奋性连接，是短潜伏期牵张反射（如腱反射）的基础，可对来自外界的干扰做出发射性的姿势调整。相对Ⅰa 类而言，Ⅱ类感觉神经纤维的传导速度稍慢。

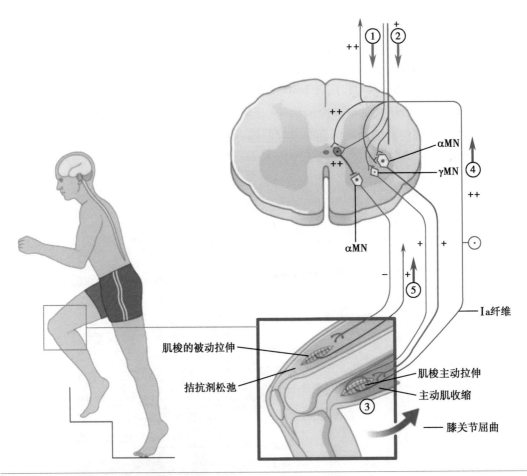

图 1-3-23　Ⅰa 类神经纤维在屈膝过程中的作用
①锥体束下行纤维激活中间神经元，抑制支配拮抗肌的 α 运动神经元；②锥体束下行纤维激活支配主动肌的 α 和 γ 运动神经元；③股三头肌收缩，梭内肌主动拉伸；④肌梭复合体感觉末梢兴奋，通过Ⅰa 类感觉传入纤维正反馈作用于支配主动肌的 α 和 γ 运动神经元，同时抑制拮抗肌的 α 和 γ 运动神经元；⑤拮抗肌放松导致肌梭被动拉伸，但该兴奋冲动对 α 运动神经元的反馈作用明显受到抑制

肌梭的敏感性和增益，受皮质脊髓束、网状脊髓束和脊髓中间神经元调控。梭内肌感觉神经和 α 运动神经元共同的激活可确保骨骼肌在收缩过程中能够维持肌梭的敏感性。为直立位提供支撑的骨骼肌，如胫骨前肌、比目鱼肌和股四头肌，它们的Ⅰa 类感觉神经末梢

对于肌肉长度的微小变化或缓慢的伸展极为精妙和敏感，能使机体对细微的前后摇摆等变化能够迅速地做出反应，从而在站立等准静态任务中发挥着重要的作用。在运动过程中，肌梭复合体对运动时相的转化和节奏变化等均发挥重要的作用，如由髋关节屈肌（如缝匠肌）所引起的Ⅰa类和Ⅱ类感觉信号传入，对于从站姿到开始迈步之间的平稳转换，提供了重要的感觉反馈信号。

（2）高尔基腱器：高尔基腱器（Golgi tendon organ, GTO）是一种机械感受器，感受施加在肌腱上的拉伸载荷。下肢伸肌中的GTO，对于调节伸肌的活性，对抗重力和维持姿势稳定至关重要。这些感受器位于肌纤维和构成肌腱的胶原链之间，肌肉收缩使GTO周围的胶原纤维变直，压缩GTO并使其去极化，每个GTO由一个有髓鞘的Ⅰb类传入神经支配。Ⅰb属于快传导神经（72～120m/s），进入脊髓后与肌梭感觉神经类似，部分轴突在后索上升，部分终止于Rexed Ⅴ～Ⅶ层的中间神经元。

Ⅰb类神经传入信号所引起的反射作用较为复杂。经典的GTOⅠb类反射包括对协同肌的抑制和拮抗肌的激活，前者经双突触联系，通过中间神经元对协同肌的活动进行抑制，后者通过双突触或三突触联系，兴奋支配拮抗肌的运动神经元，两者共同构成脊髓自生抑制反射的解剖基础（图1-3-24）。Ⅰb类神经在脊髓内上行和下行的纤维分支允许自生抑制效应发生在多个关节。与梭内肌纤维不同，GTO没有运动传入纤维的支配。尽管如此，Ⅰb类神经的功能仍然能够被运动任务所调节。例如，与坐姿相比，站立时的Ⅰb类反射抑制减

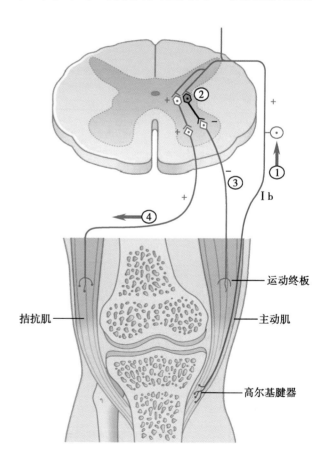

运动终板

拮抗肌

主动肌

高尔基腱器

图1-3-24 **高尔基腱器参与自生抑制反射**
①主动肌收缩刺激GTO引起Ⅰb类传入神经纤维兴奋；②抑制性中间神经元被激活，抑制支配主动肌的α运动神经的活动；③主动肌的收缩被抑制；④兴奋性中间神经元被激活，支配拮抗肌的α运动神经元兴奋，导致拮抗肌的收缩

弱,在姿势被干扰的情况下则进一步减弱。在站立时,刺激支配踝关节伸肌 I b 类传入纤维会强化伸肌运动神经元的活动,而在迈步时,则抑制相同伸肌运动神经元的活性。这种"反射倒转"现象提示中间神经元网络而非 I b 类抑制性中间神经元个体在 GTO 反射中发挥着重要的作用。

(3)关节感受器:位于关节滑膜囊内的末梢感受器包括高尔基末梢(Ⅲ类神经纤维支配)、Ruffini 神经末梢(Ⅰ类神经纤维支配)和 Pacinian 小体(Ⅱ类神经纤维支配)以及支配结缔组织的游离神经末梢(Ⅳ类纤维支配)。感受器的密度在关节活动的极限处附近最高,它们对正常运动范围内的关节位置觉的作用很小,只有当关节积液导致滑膜囊膨胀时,这类感受器的点火率才会明显升高。膝关节Ⅱ类神经传入纤维可激活脊髓内的中间前神经元(Ⅱ和 I b 中间神经元),抑制伸肌的活动。这种关节源性的抑制活动,可导致伸肌活动减弱甚至失张力,可能导致患者跌倒。

(4)皮肤感受器:脚部的皮肤感受器能够提供关于脚底压力的分布、方向和载荷率以及外界支撑表面的几何结构等信息。无毛发皮肤有四种感受器,包括 Merkel 触盘、Meissner 小体、Pacinian 小体和 Ruffini 神经末梢。Merkel 触盘和 Meissner 小体位于真皮-表皮交界处,接收刺激的面积较小,对局部垂直压力高度敏感,属于轻触觉感受器,能够快速提供关于外界支撑面的顺应性和轮廓等信息。支配 Merkel 触盘的传入神经,初始为高频率点火,随后则是缓慢、不规则和持续性地放电。Meissner 小体对施加在皮肤上的垂直性和剪切性压力都有反应,能够迅速适应持续性的压力(图 1-3-25)。Pacinian 小体和 Ruffini 神经末梢

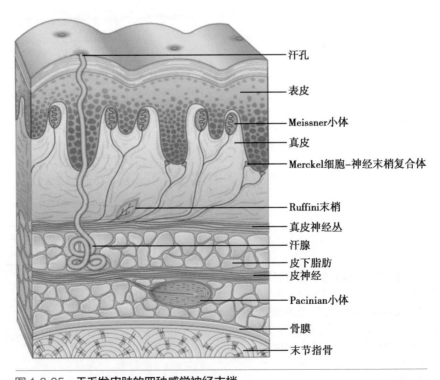

汗孔

表皮

Meissner小体

真皮

Merkel细胞-神经末梢复合体

Ruffini末梢

真皮神经丛

汗腺

皮下脂肪

皮神经

Pacinian小体

骨膜

末节指骨

图 1-3-25 无毛发皮肤的四种感觉神经末梢

位于皮肤的深层，接收刺激的面积较大，对皮肤的快速凹陷高度敏感（阈值低于 $10\mu m$），能够对 $300\sim400Hz$ 的高频振动做出快速的反应。

　　Ruffini 神经末梢比 Pacinian 小体的敏感度低，提供有关施加在皮肤上平移压力的信息。大多数皮肤传入信号终于 Rexed Ⅱ～Ⅴ层，上行投射为脑部提供静态触觉和动态触觉信息。肢体反应取决于刺激的方式和位置，当腿部下踩时，脚底皮肤感受器的激活会引起快速的回撤反射，表现为下肢屈肌兴奋和伸肌抑制。脚底皮肤感受器的敏感性和感觉阈值，在很大程度上取决于垂直支撑的状态（如，站立还是坐位）以及脚部移动的时相，安静站立时的阈值高于坐着时的阈值。脚底不同部位之间的感觉阈值也互不相同，脚掌和足弓的阈值较低，脚跟和脚趾区域的阈值较高。来自脚部的皮肤传入纤维投射到脊髓中枢模式发生器和桥延脑网状结构，对运动的协调和移动时相等均能产生较大的影响。

　　2. 本体感觉通路　本体感觉及部分皮肤触觉主要通过脊髓后索和内侧丘系投射到丘脑和大脑，同时可通过脊髓小脑后束和前束传到小脑。

　　（1）后索及内侧丘系：肌梭Ⅰa 类和Ⅱ类神经纤维与高尔基腱器Ⅰb 类神经纤维以及皮肤压觉信号，均经同侧脊髓后索（薄束和楔束）向上传递，在延髓水平与薄束核或楔束核形成突触联系，交叉后经内侧丘系投送到对侧丘脑腹后核，在此更换神经元后再向大脑皮层投射（图 1-3-26）。来自肌梭的信号主要投射到初级感觉皮层 3a 区，来自皮肤的信号则投射到初级感觉皮层 3b 区。初级感觉皮层向次级感觉皮层和后顶叶以及颞上回内侧区等部位发出投射，进行多感觉整合，形成肢体运动和空间位置的知觉。

　　（2）脊髓小脑后束：下肢的关节位置觉和皮肤触觉等信号通过脊髓小脑后束和脊髓小脑前束投向小脑（图 1-3-27）。脊髓小脑后束来自脊髓后角的 Clarke 背核（图 1-3-20），这些细胞接收来自肌梭的单突触投射（Ⅰa 和Ⅱ类纤维）、高尔基腱器（Ⅰb 类纤维）或皮肤压力感受器的信号输入，本体感觉与触觉各自分开上传，上行纤维走行于同侧脊髓侧索的后外侧区域，传导速度为 $30\sim110m/s$，通过小脑下脚进入小脑形成苔藓纤维，终止于旁蚓部的头侧和尾侧（图 1-3-18B）。在 C_8 水平以上没有 Clarke 核，因此，一些未交叉的Ⅰa 和Ⅰb 类传入纤维终止于延髓的副楔束核，并通过楔小脑束投射到蚓部Ⅴ小叶。脊髓小脑后束与其他上行纤维以及下行纤维之间没有侧支联系，这与脊髓小脑前束存在明显的区别。

　　（3）脊髓小脑前束：脊髓小脑前束起源于 Rexed Ⅴ～Ⅶ层，与脊髓小脑后束不同，前束将本体感觉和触觉信息会聚后同时上传（图 1-3-27）。此外，脊髓小脑前束与下行的皮质脊髓束和前庭脊髓束之间发生侧支联系，实时提供姿势和运动调控的感觉反馈信号。前束轴突跨越前联合后在对侧前外侧索上行，经小脑上脚进入小脑形成苔藓纤维，终止于对侧或同侧小脑蚓部前叶（Ⅰ～Ⅳ小叶）（图 1-3-18B），传导速度为 $70\sim120m/s$。脊髓小脑前束的侧支也终止于背侧和内侧橄榄副核。

　　（4）脊髓网状束：本体感觉（Ⅰa、Ⅱ和Ⅰb 类纤维）传入后角细胞后，发出脊髓网状束经同侧脊髓的前外侧区域上升，然后发出广泛的侧支联系，终止于桥延脑网状结构，包括脑桥尾侧网状核、脑桥嘴侧网状核和巨细胞网状核等区域（图 1-3-28），参与预期性和反应性姿势调整、运动时相转换和肌张力的调节。

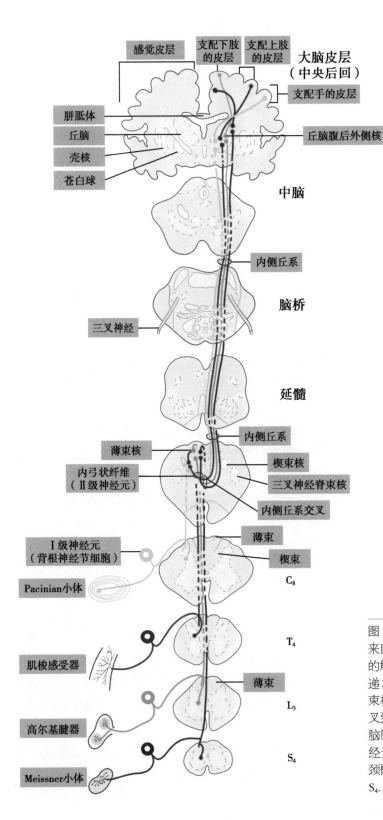

图 1-3-26 **本体感觉通路示意图**
来自梭内肌和高尔基腱器以及皮肤的触觉信息经同侧脊髓后索向上传递，在延髓水平终止于薄束核或楔束核，在此更换神元后上行轴突交叉到延髓对侧经内侧丘系投送到丘脑腹后外侧核，在此更换第三级神经元后投射到大脑皮层。C_8. 第 8 颈髓；T_4. 第 4 胸髓；L_3. 第 3 腰髓；S_4. 第 4 骶髓

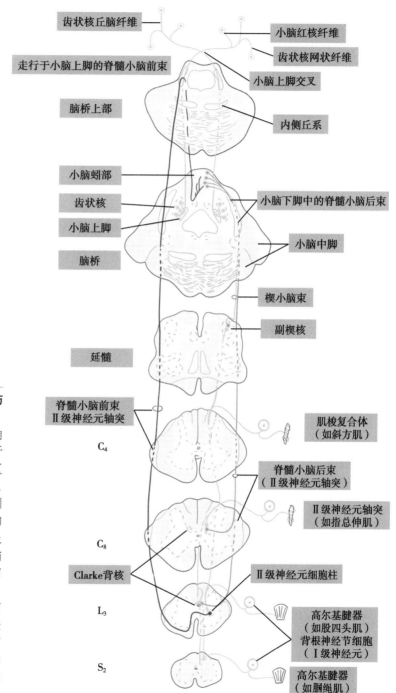

图 1-3-27　脊髓小脑后束与脊髓小脑前束

脊髓小脑后束来自脊髓后角的 Clarke 背核，向上走行于同侧脊髓侧索的后外侧区域，通过小脑下脚进入小脑，终止于小脑前叶和后叶的蚓部和旁蚓部；一些未交叉的 Ⅰa 类和 Ⅰb 类传入纤维终止于副楔束核，并通过楔小脑束投射到蚓部。脊髓小脑前束起源于 Rexed Ⅴ～Ⅶ层，轴突跨越前联合后在对侧前外侧索上行，经小脑上脚进入小脑，终止于小脑蚓部前叶。C₄. 第 4 颈髓；C₈. 第 8 颈髓；L₃. 第 3 腰髓；S₂. 第 2 骶髓。

齿状核丘脑纤维

小脑红核纤维

齿状核网状纤维

走行于小脑上脚的脊髓小脑前束

小脑上脚交叉

脑桥上部

内侧丘系

小脑蚓部

齿状核

小脑下脚中的脊髓小脑后束

小脑上脚

小脑中脚

脑桥

楔小脑束

副楔核

延髓

脊髓小脑前束
Ⅱ级神经元轴突

肌梭复合体
（如斜方肌）

C₄

脊髓小脑后束
（Ⅱ级神经元轴突）

Ⅱ级神经元轴突
（如指总伸肌）

C₈

Clarke背核

Ⅱ级神经元细胞柱

L₃

高尔基腱器
（如股四头肌）
背根神经节细胞
（Ⅰ级神经元）

S₂

高尔基腱器
（如腘绳肌）

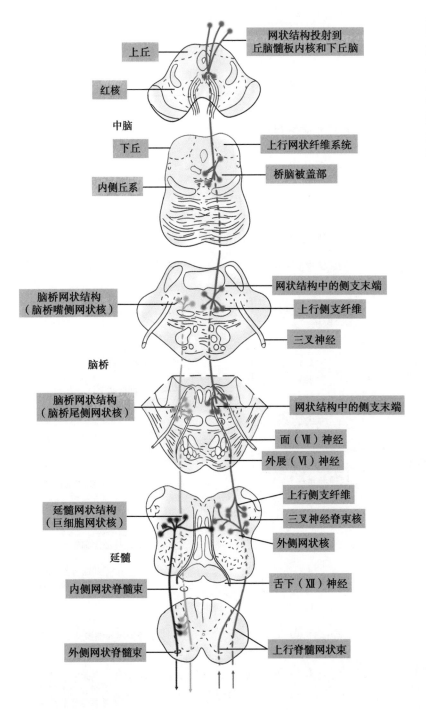

上丘

网状结构投射到
丘脑髓板内核和下丘脑

红核

中脑

下丘

上行网状纤维系统

内侧丘系

桥脑被盖部

脑桥网状结构
（脑桥嘴侧网状核）

网状结构中的侧支末端

上行侧支纤维

三叉神经

脑桥

脑桥网状结构
（脑桥尾侧网状核）

网状结构中的侧支末端

面（Ⅶ）神经

外展（Ⅵ）神经

延髓网状结构
（巨细胞网状核）

上行侧支纤维

三叉神经脊束核

外侧网状核

延髓

内侧网状脊髓束

舌下（Ⅻ）神经

外侧网状脊髓束

上行脊髓网状束

图 1-3-28　**脊髓网状束**
本体感觉（Ⅰa 类和Ⅱ类
及Ⅰb 类神经纤维）进入
后角细胞，换元后发出
脊髓网状束，经同侧脊
髓的前外侧区域上升并
发出广泛的侧支联系，
终止于桥延脑网状结构

当周围感觉神经或脊髓后索发生严重的病变后，感觉信号不能有效地投射到目标位置，结果导致本体觉障碍和姿势步态异常。在脊髓层面，由于Ⅰa 类、Ⅱ类和Ⅰb 类感觉神经纤维病变，导致牵张反射和自生抑制反射发生异常，患者无法完成正确有效的纠正性和保护性姿势反应，表现为感觉性共济失调且容易发生摔倒。在小脑层面，实时监控到的姿势信息和预期性的姿势信息出现矛盾冲突，使得小脑无法有效调控姿势和步态。到达顶叶皮层的异常本体感觉,在与前庭觉和视觉整合的过程中,要么发生感觉冲突导致患者头晕,要么被视觉和前庭觉过度代偿,一旦当视觉或前庭觉受阻,患者就会出现姿势性症状并可能摔倒。

（二）前庭觉

前庭系统能实时感觉到头部转动及直线加速运动,主要作用有:①当头部移动时,稳定眼球凝视功能;②当头部移动时,稳定颈部以减少视网膜成像扰动;③给大脑皮层提供头部空间位置的感觉信息;④调节肌张力维持直立位和姿势平衡。这些功能通过前庭-眼反射、前庭-颈反射以及前庭脊髓束与网状脊髓束的正常活动来实现。

外周前庭器官位于双侧内耳中,每侧前庭装置包含三个相互垂直的半规管和两个耳石器官。半规管感受头部的角加速运动,耳石器感受头部的线性加速运动。前庭感受器的解剖生理可参考本篇第二章。

前庭信号主要通过第Ⅷ脑神经向同侧的前庭神经核团传递,部分也通过双突触和多突触通路向古小脑和桥延脑网状结构传递。前庭信息经两条丘脑通路到达大脑皮层,其中前路通过丘脑前部核团到达内嗅皮层和胼胝体压部后皮层,后路则经丘脑腹后核到达顶-岛前庭皮层,末梢感觉激活的潜伏期仅为6ms。前庭信号在上传过程中,至少存在4处双侧交叉联系(见图1-2-23)。人类的前庭皮层与猴的类似,与深感觉和视觉相比,前庭觉没有初级皮层,而是由分散于位于外侧裂周围的颞上回内侧区、后顶叶、顶岛盖、岛叶后皮质、扣带回、额叶眼区等多个相关区域所构成(见图1-2-22)。

前庭病变常可导致姿势不稳,前庭神经核及核以下的病变,身体多向病侧偏斜或倾倒,脑桥延脑以上的前庭通路病变身体向健侧偏斜,丘脑病变则多向患侧偏斜,前庭皮层病变患者倾倒方向不恒定。除了耳石危象之外,与额叶性共济失调和感觉性共济失调以及小脑性共济失调相比,前庭病变的步态障碍一般相对较轻且无明显的特征性。

（三）视觉

视觉感受器及其通路传导有关物体的对比度、亮度、大小、距离和空间频率(每度视角内图像的亮暗作正弦调制的栅条周数)等信息。视觉系统利用这些信息向神经系统通报周围环境静态和动态的特征以及身体的空间位置和运动情况。这些信息对于预期性动作和姿势的调整,或应对视野中的突然变化而做出的反应性调整,均具有重要的价值。

视网膜的视觉信号通过视神经、视交叉、视束、外侧膝状体和视放射投向初级视皮层(V1或17区)。初级视觉皮层有两条传出通路,即背侧(从V1到后顶叶皮层)和腹侧(从V1到颞下皮层)视觉流通路。腹侧视觉流通路与识别物体的形状颜色等有关,回答"是什么"。此信息用于生成视觉的"知识库",继而投射到前额区、运动前区皮质和初级运动皮质等,参与预期动作的计划和执行。背侧视觉流通路与识别物体的空间位置有关,回答"在哪里"。相关信息投射到背侧运动前区皮质和初级运动皮质,在实时监测错误和快速纠正肢体运动轨迹(如障碍回避或抓握反应)的过程中发挥重要作用。下顶叶皮质(AIP、PFG和PF区)与感知静止或移动物体的空间位置相关,相关信息投射到腹侧运动前皮质,可能在优先获取目标的过程中发挥作用(图1-3-29)。

背侧通路内的信号经多突触传递,对视觉刺激的反应相对较慢,潜伏期大约为170ms或更多,并且可能需要10s才能达到反应的稳定状态。然而,如果视野中的物体意外移动,据此调整上肢或下肢运动轨迹的时间却只需要 120ms。所以，有学者推测对视觉扰动的快速反应是由皮层下通路完成的，经由 V1 到上丘再到脑桥网状结构，最后通过网状脊髓束，快速传递到脊髓运动网络，或可从视皮层经由小脑投射到网状脊髓或前庭脊髓系统来实现。

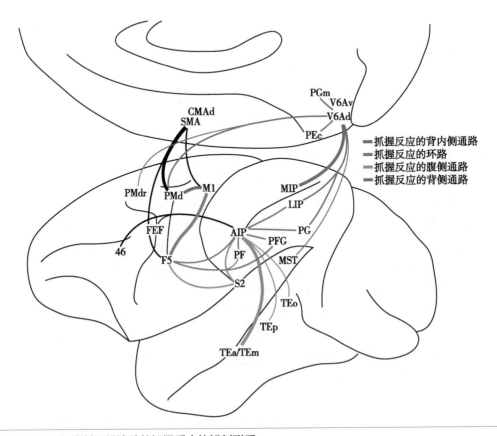

图 1-3-29　**灵长类基于视追踪的抓握反应的解剖联系**

前顶内区（AIP）是处理抓握反应的关键节点。它接收来自背侧 [下顶叶（PF、PFG、PG）和外侧顶内区，紫色] 和腹侧 [次级感觉皮层（S2）、下颞叶（TEa/TEm、TEp、TEo）和颞上回内侧区，绿色] 的投射。这些传入信号为 AIP 实时提供有关对象属性的详细信息以及有关的存储知识。AIP 与腹侧运动前区皮质（PMv/F5）相互连接，而后者与初级运动皮层（M1）的手区相互连接。这个 AIP—F5—M1 环路，与 MIP、LIP、PG、MST、中间顶区（PEc 和 PGm）和背侧运动前区皮质（PMd、PMdr）相连，构成视觉介导抓握反应的基础

AIP. 前顶内区；PF. 下顶叶嘴侧部分；PFG. 下顶叶嘴侧部分；PG. 下顶叶尾侧部分；PMd. 背侧运动前区皮质；MIP. 内侧顶内区；LIP. 外侧顶内区；MST. 颞上回内侧区；SMA. 补充运动区；FEF. 额叶眼区；CMAd. 背侧扣带皮层运动区；46. brodmann 46 区；V6Av. 视觉运动 6A 区腹侧；V6Ad. 视觉运动 6A 区背侧；F5. 腹侧运动前区。

（四）多感觉整合

来自视觉皮层、前庭皮层和本体感觉皮层的信号，在颞 - 顶叶交界区域中进行整合，形成空间位置和自身运动的知觉，并实时反馈给额叶（图 1-3-30），这些感觉整合区域包括：顶内沟前部的 V2 区、中央后回的 3a 区、颞上回内侧（Brodmann 37 区）、后顶叶、顶岛盖、楔前回和岛叶后皮层等。

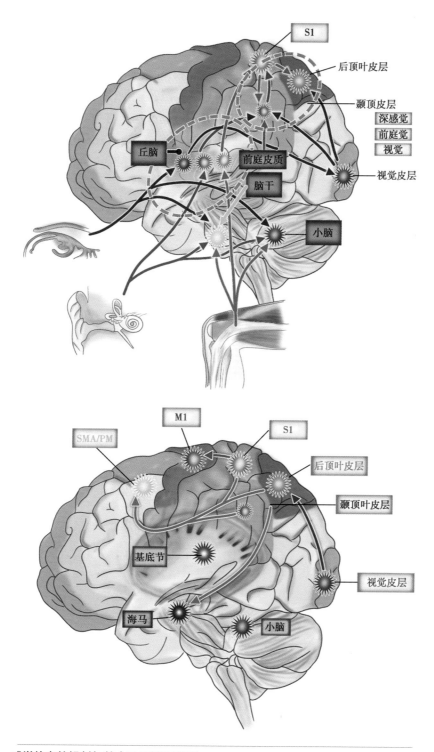

图 1-3-30 感觉信息的投射与整合及反馈示意图

上图：视觉、本体感觉和前庭感觉信号分别投射到脑干、小脑、丘脑和大脑皮层。视觉、前庭觉和本体感觉信息，在包括前庭皮层和后顶叶在内的颞顶皮层区域内整合，形成自身运动状态和空间位置的知觉。

下图：知觉信息被传送到补充运动区（SMA）、运动前区皮质（PM）和初级运动皮质（M1），为运动启动指令和程序的生成以及运动的执行提供实时的感觉反馈，知觉信息还被传递到海马体，为肢体运动提供空间导航。

前庭觉皮层与本体感觉和视觉次级感觉区存在许多的重合之处,颞中回和颞上回内侧是加工处理与视觉相关的平滑跟踪、视动性信号和头动感知信息的中枢,病变后可导致同侧视动性眼震的减弱和视追踪障碍。颞上回内侧与腹侧顶内区等与速度信号的整合相关,可将自身快速变位及移动时头-眼协调运动的前庭觉以及视觉信号进行整合,参与摸抓反射或肢体回避反射。后顶叶皮质与颞中回主要对惯性运动信号进行整合,参与空间认知和形态记忆的过程。后顶叶皮质包括顶下小叶、顶上小叶(superior parietal lobule,SPL)和顶内沟(intraparietal sulcus,IPS)皮层内的几个多模区,是连接枕叶、颞叶和额叶皮质的关键网络节点,在感觉信息整合中发挥着核心作用。

视觉相关区域在外侧面向前沿顶内沟到达中央后沟,在内侧面沿枕顶沟延伸到楔前叶并抵达扣带回沟。触觉感觉区沿中央后沟分布,与视觉区前部以及部分前庭觉皮层重叠(图1-3-31),上顶叶的这种内在结构,是背部视觉流通路的功能解剖基础。位于顶内沟底部的顶内区接收与运动相关的视觉、面部触觉和听觉信息。前额及下颌触觉区分别与视野上部和下部区域相重叠,相关信号的整合对于进食和面部躲避障碍发挥着重要的作用。面部区内侧和稍后方的躯体触觉区与视野下部区域相重叠,一直延续到楔前叶的前上部,手指(手)、面(唇)、肩(上臂)、腿和脚趾的代表区由外侧(下方)到内侧(上方)的顺序排列(图1-3-32),下肢感觉信号与下部视野信号的整合对于腿部躲避障碍和步态调整也发挥重要的作用。晕动病和视觉性眩晕的病因,均与后顶叶整合功能的障碍有一定的关系。

姿势及步态调控系统的病变,当损害程度较轻时,患者可能只有主观上的不稳感,没有客观体征,而当损害程度较重时,患者既可以出现主观症状,又常合并客观的平衡障碍表现,甚至可能出现跌倒发作。其中,运动控制系统的病变可导致姿势性症状和步态障碍,常见于正常压力脑积水和皮质下动脉硬化性脑病等额叶病变、帕金森病等基底节病变,以及

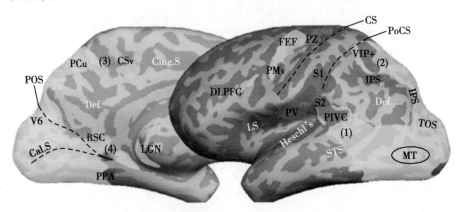

图1-3-31 视觉与触觉的整合示意图

(1)~(4)已说明代表不同的视觉流。黄色区与视觉相关,橙色区与触觉相关,广域视频所诱导的不同的视觉流由括号中的数字表示。Cal. S. 距状沟;Cing. S. 扣带沟;CS. 中央沟;Def. 默认模式网络;PPA. 海马旁区;PV. 顶叶腹侧区;PZ. 多种感觉区;S1. 初级感觉皮层;S2. 次级感觉皮层;TOS. 枕横沟;VIP +. 顶内沟腹侧区;MT. 中颞区;FEF. 额叶眼区;STS. 颞上沟;PIVC. 顶岛前皮层;PoCS. 中央后沟;POS. 顶枕沟;PCu. 楔前叶;CSv. 扣带沟视觉区;LS. 外侧裂;Heschl's. 海氏回;IPS. 顶内沟;PMv. 腹侧运动前区皮质。

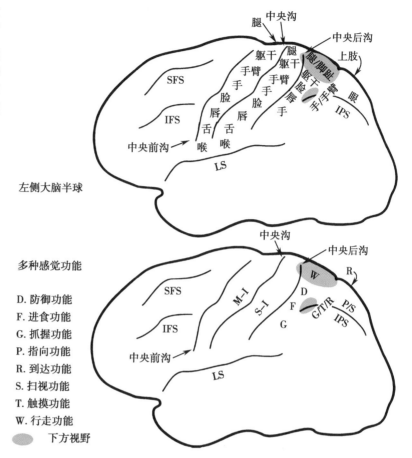

图 1-3-32 **后顶叶功能区示意图**

图中显示了人类顶叶皮层结构（上图）和功能（下图）之间的关系。除了这里列出的功能之外，每个区域都可能涉及多个附加功能。SFS. 额上沟；IFS. 额下沟；LS. 外侧裂；IPS. 顶内沟；M-I. 中央前回；S-I. 中央后回。

各种病因导致的小脑病变或累及锥体束的脑干和脊髓病变。感觉反馈系统的病变可导致眩晕和姿势性症状，常见于各种前庭疾病，有时也见于本体感觉通路或视觉通路的病变。下一节将简要介绍常见的姿势和步态异常的病因和表现。

第三节　姿势和步态异常的表现与诊断

特定部位的典型病变通常对应一定表现形式的姿势与步态异常，此时诊断与鉴别相对较为容易，但当损害相对轻微时，姿势或步态异常无特异性和指向性，或患者仅有主观上的不稳感却无明显的客观体征，这就特别需要结合病史和辅助检查，进行综合判断。

一、姿势异常的表现及病因

1. 坐位或站立时的异常姿势

（1）躯干向一侧倾斜或倾倒：常见于同侧小脑病变、脊柱侧弯、Pisa 综合征、Pusher 综合征和躯干性肌张力障碍，偶尔也见于单侧前庭功能低下。

（2）身体后仰：常见于小脑蚓部病变、进行性核上性麻痹（progressive supranuclear palsy，

PSP)、帕金森病(Parkinson's disease，PD)晚期和药物诱导性躯干性肌张力障碍。

（3）躯干过度屈曲：见于 PD、重症肌无力、运动神经元病和肢带型肌营养不良，卧床后消失或明显缓解，如未缓解则需考虑脊柱畸形或药物等原因导致的躯干屈肌张力过高等。

2. 起立过程中的姿势异常　缓慢且努力多次尝试起立，常见于近端肌无力或中晚期帕金森病，但有时并无特异性。蹿起或火箭征见于早期 PSP。站起时腿部抖动，见于原发性直立性震颤、缺氧后脑病、帕金森叠加综合征、正常压力脑积水(normal pressure hydrocephalus，NPH)和皮质下动脉硬化性脑病(subcortical arteriosclerotic encephalopathy，SAE)。站起时两腿分开较宽，较为敏感，但缺乏特异性，可见于各种平衡障碍性疾病。

3. 步行时的摆臂动作　一侧减少，见于偏瘫、PD、肌张力障碍或上肢关节病变。双侧减少，见于 PD 和肌张力障碍等。频率过多和 / 或幅度过大，见于舞蹈症、左旋多巴诱发的运动障碍和功能性姿势障碍。行走时手部明显地震颤，见于帕金森病。

在很多的情况下，头晕患者并无明显的姿势异常，此时需要进行 Romberg 征及加强试验检查，严重的感觉性周围神经病变，闭眼后躯体常无固定方向的明显摆动甚至摔倒。脑桥延脑交界区以下的前庭通路病变或小脑病变时，患者常向病变侧倾倒或偏斜。后牵拉试验时患者后仰倾倒或后退超过两步，常提示帕金森病或小脑蚓部病变。

二、步态异常的表现及病因

从不同的角度出发，姿势与步态异常有多种分类方法，例如依据临床表现的分类，依据病变部位的分类，依据病理机制的分类等，虽各有侧重但之间也有一定的重叠。本节将结合临床表现和发病机制，简要介绍姿势和步态异常的表现与诊断。

1. 宽基步态　宽基步态(broad-based gait)患者站立或行走时双脚分开较宽，常见于小脑性共济失调、NPH 和 SAE，也可见于感觉性周围神经病和部分功能性头晕。典型的小脑病变，除步基增宽外，步态的协调性也出现明显的异常，姿势性不稳在闭眼后会有所加重。典型的感觉性周围神经病或脊髓后索病变，患者常抬腿较高而落地较重，步态的协调性尚基本正常，姿势性不稳在患者闭眼后会显著加重。典型的 NPH 和 SAE，除了步基明显增宽之外，突出的表现为起步困难、双脚拖曳于地、步幅明显缩短和步速明显迟缓。部分功能性头晕，虽步基较宽但节律节奏基本正常，个别患者表现奇异难以符合病理生理规律。部分 PSP 和 MSA 等帕金森叠加综合征，可出现宽基步态。典型的双侧前庭病，患者可有轻微的宽基步态；单侧前庭功能减退，患者行走过程中有时向侧方偏斜，通常并无明显的步态异常。当患者仅存在宽基步态，步幅和节奏均正常时，常缺乏特异性和指向性，需要结合病史和辅助检查进行综合判断。有时，非典型的步态异常是多种因素作用的结果，如脑白质小血管病合并感觉性周围神经病，也需要综合判断。

2. 窄基步态　与宽基步态相反，窄基步态(narrow-based gait)患者站立或行走时双脚左右分开较小，甚至小于正常状态，见于 PD 或痉挛性截瘫。遗传性痉挛性截瘫的患者，髋部及下肢肌张力增高，步基一般较窄，有时甚至表现为剪刀步态。早期 PD 患者，主要表现为行走时摆臂等连带动作的减少，窄基步态轻微或步基正常，当疑诊的 PD 患者出现宽基步态，应重新审视 PD 诊断的可靠性或合并其他疾病的可能性。

3. 剪刀步态　剪刀步态(scissors gait)者行走时双下肢呈剪刀样,髋部或膝关节可过度弯曲,部分患者甚至跷起脚趾行走,有时可见马蹄内翻足。由于受力明显不均匀,内外侧鞋帮及鞋底的磨损常常明显不对称。见于脑性瘫痪、痉挛性截瘫、全身性肌张力障碍、部分舞蹈症和功能性疾病。

4. 冻结步态　冻结步态(freezing of gait, FOG)表现为步态启动或转弯时的运动阻滞,有时被称为启动迟滞或步态点火障碍,也可表现为一系列小幅快速却不能前进的无效踏步动作,通常持续时间较为短暂。冻结步态常可被触觉或视觉反馈信号克服,比如使患者扶杖触地或使患者看着画在地面上线条迈步时,可明显缓解症状。冻结步态常见于 NPH、SAE 和帕金森病,发生在 PD 开期的冻结步态对药物反应较差,需要康复训练或借助触觉或视觉线索来改善症状。

5. 谨慎步态　谨慎步态(cautious gait)表现为步基增宽、步幅减小和步速减慢,但步伐的节律与节奏仍基本正常,有些患者双臂展开或扶墙行走,步态障碍在开阔空间明显重于狭小空间。谨慎步态多见于老年人,主要原因是担心摔倒,患者之前常有摔倒史,部分谨慎步态可能是器质性平衡障碍的早期表现。

6. 小脑性共济失调步态　小脑性共济失调步态(cerebellar ataxic gait)的典型表现为步基较宽、步行节律不整、步调明显不规则,步态蹒跚,当试图行走直线或转弯时,姿势性不稳常更为明显。小脑退行性病变,患者肢体间的协调性下降,多关节运动出现失协调甚至分离,有时在迈步初期,踝关节的背屈就明显降低,使得绊倒的可能性增大。酒精性小脑变性会明显损害小脑前叶的功能,步态共济失调常明显重于上肢共济失调。

7. 感觉性共济失调步态　感觉性共济失调步态(sensory ataxic gait)一般见于脊髓后索或周围粗纤维感觉神经(Ⅰ类和Ⅱ类传入神经)病变,患者表现为抬脚较高、步速较慢,落脚时拍打地面,行走时常低头看地,一旦闭眼,姿势性不稳与步态障碍即显著加重。与小脑性共济失调相比,感觉性共济失调患者摔倒的风险更大。

8. 额叶性共济失调步态　额叶性共济失调步态(frontal ataxic gait)表现为起步迟缓,抬脚困难并拖行于地面,步基增宽、步幅明显减小、步速明显缓慢,有时称为下肢帕金森病或步态失用(gait apraxia),常见于 SAE、NPH 等累及双侧额叶的病变。额叶性共济失调患者的平衡障碍较为突出,容易摔倒。三种共济失调步态的区别见下表(表 1-3-2)。

表 1-3-2　三种不同共济失调步态障碍的比较

项目	小脑性	感觉性	额叶性
步基	宽	稍宽、低头看地	宽
步速	或快或慢	较慢	很慢
步伐	不规则,间或窜动	抬脚较高,落地较重	步幅小,拖曳于地
起步	正常	正常	迟缓
转弯	明显地偏离轴心	+/-	迟缓、顿挫、不连贯
Romberg 征	+/-	闭眼后明显加重	+/-
跟 - 膝 - 胫试验	明显不协调	+/-	正常
姿势性不稳	+	+++	++++
摔倒风险	较低	较高	较高

9. 肌张力障碍性步态 多表现为腿或足部过度扭曲,髋关节过度屈曲。肌张力障碍性步态(dystonic gait)时行走和跑步可能受到一定程度的影响,有时向后行走时,步态障碍却可能得到明显改善。全身性肌张力障碍时,躯干可能发生扭转,下半身扭曲的姿势可使行走困难。局灶性肌张力障碍常使得髋关节、踝关节或脚趾发生异常的扭曲甚至反屈。

10. 功能性步态障碍 功能性步态障碍(functional gait)也称为心因性步态障碍(psychogenic gait),常表现为奇异或类似杂技性的步态,也可表现为迟缓、摇摆伴随较多的肢体窜动欲倒却从没有摔倒,或立行不能。步态障碍常有多样性,无法用其他疾病更好地解释,患者常合并癔症及其他精神心理障碍的表现。

11. 骨关节与骨骼肌病变 严重的关节病变患者步行缓慢且关节僵硬或伴跛行。肌营养不良患者行走时髋部摆动过大似鸭步。下肢局部肌肉损伤或炎症,行走缓慢或伴跛行,特伦德伦伯格征可阳性。

几种常见的步态:痉挛步态和PD患者的步基较窄,但节律正常;小脑共济失调的步基较宽,节律紊乱;额叶性共济失调步基宽,步幅很小,无效踱步较多(图1-3-33)。

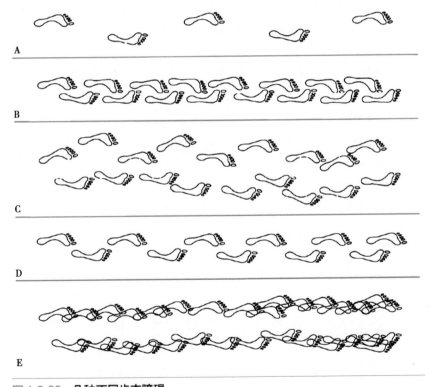

图 1-3-33　**几种不同步态障碍**
A. 正常步态;B. 痉挛性截瘫患者步态,其特点为步基窄,步幅小,节律正常;C. 小脑性共济失调步态,步基宽,节律不整;D. 帕金森病患者步态,步基较窄,节律正常;E. 正常压力脑积水患者步态,步基宽,步幅小,节律尚可,后半段出现冻结步态

三、姿势障碍及步态异常的诊断

姿势障碍和步态异常的病因诊断,主要基于临床表现。首先,准确和完整的病史依然

是诊断的基础,患者的病程及表现方式、发作频率、持续时间、诱发因素与伴随症状、既往史与用药史等要素不可或缺。其次,认真的床旁检查能够发现某些较为特异性的体征,为诊断与鉴别诊断提供重要的线索和依据。除姿势和步态之外,还应关注患者的认知能力、肌力和肌张力和关节活动度等情况。具体可见下表(表 1-3-3)。

表 1-3-3 姿势性症状及平衡障碍的床边检查项目

认知能力	骨关节与肌力	触觉及本体感觉	眼动检查	姿势	步态
主要依靠问诊,必要时检查认知量表	关节活动度,肌力与肌张力	触觉与痛温觉,关节位置觉与音叉震动觉	眼位、眼球动度、眼震、追踪、扫视、甩头试验等*	Romberg 征及加强试验,后牵拉试验	步基、步幅、起步、步速和节律等,直线行走试验等

注:* 参见第二篇第四章。

相对于肌张力、腱反射和眼球运动等检查而言,姿势与步态的床边检查,目前普遍相对比较粗略,甚至常常遗漏,但一些特征性的姿势和步态,恰却能为诊断提供独特的依据,需要引起临床医师的高度重视。由于诊室狭小空间的限制,步态检查最好能在走廊中进行。同一种疾病,不同的患者,异常的体征往往不完全相同,与教科书中典型的描述也存在一定的差别,需要结合病史与辅助检查进行综合分析判断。

(韩军良)

参考文献

1. MACKINNON C D. Sensorimotor anatomy of gait, balance, and falls. Handbook of cinical neurology, 2018, 159: 3-26

2. TAKAKUSAKI K, TAKAHASHI M, OBARA K, et al. Neural substrates involved in the control of posture. Advanced Robotics. 2017, 31(1-2): 2-23

3. TAKAKUSAKI K. Functional neuroanatomy for posture and gait control. Journal of movement disorders. 2017, 10(1): 1-17

4. MILLER B L. CUMMINGS J L. The human frontal lobes. 3rd ed. New York: The Guilford Press, 2018

5. MTUI E, GRUENER G, DOCKERY P. Fitzgerald's Clinical Neuroanatomy and Neuroscience. 7th ed. Boston: Elsevier, 2015

6. MAI J K, PAXINOS G. The human nervous system. 3rd ed. Boston: Elsevier, 2012

7. VISWANATHAN A, SUDARSKY L. Ataxic Disorders. Amsterdam: Elsevier, 2012

8. KUO A D, DONELAN J M. Dynamic principles of gait and their clinical implications. Physical therapy. 2010, 90(2): 157-174

9. KUO A D. The six determinants of gait and the inverted pendulum analogy: A dynamic walking perspective. Human movement science. 2007, 26(4): 617-656

10. GLICKSTEIN M, SULTAN F, VOOGD J. Functional localization in the cerebellum. Cortex. 2011, 47(1): 59-80

11. RYBAK I A, DOUGHERTY K J, SHEVTSOVA N A. Organization of the Mammalian Locomotor CPG: Review of Computational Model and Circuit Architectures Based on Genetically Identified Spinal Interneurons(1, 2, 3). eNeuro. 2015, 2(5). pii: ENEURO.0069-15

12. GIUSEPPE V H, COSLETT B. The parietal lobe. 1st ed. Amsterdam: Elsevier, 2018

13. FRANK S M, GREENLEE M W. The parieto-insular vestibular cortex in humans: more than a single area? Journal of neurophysiology. 2018, 120(3): 1438-1450

14. HUANG R S, SERENO M I. Multisensory and sensorimotor maps. Handbook of clinical neurology. 2018, 151: 141-161

15. NONNEKES J, GOSELINK R J M, RŮŽIČKA E, et al. Neurological disorders of gait, balance and posture: a sign-based approach. Nature Reviews Neurology. 2018, 14(3): 183-189

16. JAHN K, KRESSIG R W, BRIDENBAUGH S A, et al. Dizziness and unstable gait in old age: etiology, diagnosis and treatment. Dtsch Arztebl Int. 2015, 112: 387-393

第四章
中医药诊治眩晕概论

中医药是指包括汉族和少数民族在内的我国各民族医学的统称。因中医以汉方医学为主，即我们常说的"中医"。故本节论述的中医学范畴的眩晕是以汉方医学治疗概论为主，不涉及少数民族医药。

一、概述

（一）眩晕的定义

《中国大百科全书：中国传统医学》中对"眩晕"的定义为："以视物昏花，旋转，动摇，头昏、欲倒为主要临床表现的病症，可伴有耳鸣、耳聋、恶心、呕吐、汗出、肢体震颤等症状，又称眩，目眩，头眩，眩冒，眩运"。西医学中如梅尼埃病、良性阵发性位置性眩晕、前庭神经炎、高血压、后循环缺血、前庭性偏头痛、颈性眩晕、眼源性眩晕等一百多种疾病均可参考本病辨证论治、涉及学科广泛。

（二）眩晕的历史沿革

古籍《黄帝内经》最早记载了有关眩晕的资料，如《素问·至真要大论》记录的："厥阴之胜，耳鸣头眩，愦愦欲吐，胃鬲如寒"这句话言简意赅地描述了眩晕与耳鸣、恶心呕吐、眼球震颤并见的特点。《黄帝内经》成书于战国时期，迄今已有2 700多年的历史。诊治眩晕的中医学理论是在继承《黄帝内经》《伤寒杂病论》等中医经典著作的理论基础上，经过历代医家的大量临床实践，不断总结和提炼而形成的。发展至今，不但具备相当完整的理论体系，而且还有清晰明了的辨证思路、实用规范的理法方药。对于眩晕，中医药在经过2 700多年临床实践中突显了多环节、多途径及多靶点诊治的优势。

二、眩晕的中医病因病机

近年来，中医在治疗眩晕方面的理论研究得到了进一步传承、创新、发展。具体到不同区域和不同的医家，对眩晕症的认识各抒己见，百家争鸣。中医学认识病因，除了了解可能作为致病因素的客观条件外，主要是以病症的临床表现为依据，通过收集、分析疾病的症状、体征来推求病因，为治疗和用药提供临床依据，这叫"审证求因"。《伤寒杂病论》所强调的"观其脉证，知犯何逆，随证治之"就充分体现了中医学"审证求因"的独特方法论原则。无论医家如何认识，通过辨证来分析病因，眩晕的病因病机无外乎"因风致眩""因火致眩""因痰致眩""因虚致眩""因瘀致眩"五种。风邪包括外风及内风，火包括实火及虚火。这些内外因作用于人体这个整体，则产生了眩或晕的症状。《诊治汇补》曰："盖眩者，言视物皆黑，晕者，言视物皆转，二者兼有，方曰眩晕"，也明确指出"眩"和"晕"是两种症状。

三、眩晕的中药辨证论治

中医基础理论认为：不同的疾病可能会出现相同的临床表现，包括舌、脉、症状均相同，称为同一种证型，只要辨为同种证型，就可以使用相同的中药配方，中医叫"异病同治"，这里可以简单理解为不同疾病只要感染的是同一种细菌，就可用同一种抗生素一样。同理，相同的疾病也会有不同的临床表现，所以治疗同一个疾病会因证型不同而使用不同的中药配方，这就是"同病异治"的概念，在这里可以理解为相同疾病的不同亚型。当然，这个比喻仍不能以面概全，因为很多中医理论内涵相当丰富，需要医者具备环形思维。

现代医学诊治眩晕，是通过采集病史、体格检查、听力学检查、前庭功能检查、影像学检查后明确诊断，对因治疗。中医则需根据证型的辨识来达到精准治疗的目的，这个在中医学基础理论方面称为"辨证论治"。对于眩晕的治疗，若考虑是风、寒、暑、湿、燥等外邪入侵所致眩晕就以驱邪为主，加上内因所致眩晕就以标本兼治，补虚泻实为主。血瘀所致的眩晕就以活血通脉，醒神开窍为主。气血亏虚的眩晕就以补气养血、健脾益肾为主，和西医一样，不同的病因选用不同的治疗方法。

目前眩晕根据致病因素的不同可分为以下几个类型。

（一）风邪侵袭证

风、寒、暑、湿、燥、热本是自然界六种气候变化，俗称"六气"。当气候变化异常，失去应有的规律，超越了人体自身的调节功能，六气就会演变成致病因素。中医称为"六淫"。自然界的"风"也就变成了"风邪"。中医基础理论认为，风为百病之长，故风邪为诸邪之先导，易兼夹其他邪气形成风寒、风热、风湿、风暑、风燥而成病。所以外邪所致的眩晕证候可表现出风寒表证、风热表证、风湿表证、风燥表证四个证候。因主要由风邪引起，故主证相同。风邪又兼夹了不同的外邪，故伴随证候可显现不同。

【主要证候特点】

均可出现突发性眩晕，追问病史近期有感冒史。体征可见自发性水平性或水平旋转性眼震。

【伴随证候特点】

中医理论认为，因人体兼感邪气不同，其伴随症状也会不同。

（1）风寒表证伴随症状：可兼有鼻塞、怕冷、头痛等，舌质淡苔薄白，脉浮紧。

（2）风热表证伴随症状：可兼有鼻塞、流涕、咽痛、咳嗽、发热等，舌质红，苔薄黄，脉浮数。

（3）风燥表证伴随症状：可兼见咽干口燥，干咳少痰，苔薄少津，脉浮细。

（4）风湿表证伴随症状：可伴肢体困倦，头重如裹，胸脘闷满，苔薄腻，脉濡。

【治疗原则】

（1）风寒表证：疏风散寒，辛温解表。

（2）风热表证：疏风清热、辛凉解表。

（3）风燥表证：轻宣解表、凉润燥热。

（4）风湿表证：疏风散湿。

【主方】

（1）风寒表证：川芎茶调散（方名）加减。

药物组成：荆芥、防风、薄荷、羌活、北细辛、白芷、川芎、生甘草。

（2）风热表证：银翘散（方名）加减。

药物组成：金银花、连翘、豆豉、牛蒡子、荆芥、薄荷、竹叶、钩藤、白蒺藜、生甘草。

（3）风燥表证：桑杏汤（方名）加减。

药物组成：桑叶、豆豉、杏仁、贝母、栀子、麦冬、沙参、玄参。

（4）风湿表证：羌活胜湿汤（方名）加减。

药物组成：羌活、独活、川芎、藁本、防风、蔓荆子、车前子、炙甘草。

【药物加减】

（1）眩晕严重者，加蔓荆子、天麻、白蒺藜。

（2）伴鼻塞重者，加苍耳子、辛夷、薄荷。

（3）伴咽痛者，加射干、牛蒡子。

（二）肝阳上亢证

中医学认为，一部分眩晕是因为肝阳上亢引起的。这里的肝并不全指"肝脏"这个脏器，还指肝脏的功能。中医学认为，肝主疏泄，有通达气机，调畅情志的功能。在中医五行学说中，肝属木，木可生火，火性炎上，易上扰头目，引发眩晕。古代医籍《杂病源流犀烛》中记载："眩晕，肝风病也……夫肝为风，风，阳邪也，主动，凡人金衰不能制木，则风因木旺而扇动，且木又生火，火亦属阳而主动，风火相搏，风为火逼则风烈，火为风扇则火逸，头目因为旋转而眩晕，此则眩晕之本也"。现代研究表明，急性脑血管病导致眩晕的患者证型多表现出肝阳上亢证。

【主要证候特点】

眩晕耳鸣。

【伴随证候特点】

伴头胀痛，每因烦劳或恼怒而头晕、头痛加剧，急躁易怒，面部泛红，少寐多梦，口干口苦，舌质红，苔黄，脉弦。

【治疗原则】

平肝潜阳，清火熄风。

【主方】

天麻钩藤饮加减（方名）。

药物组成：天麻、钩藤、石决明、川牛膝、益母草、黄芩、栀子、杜仲、桑寄生、夜交藤、茯神。

【药物加减】

（1）肝火偏盛，面红、目赤、咽痛明显者，可加龙胆草、丹皮以清肝泻热，或改用龙胆泻肝汤加石决明、钩藤等以清肝泻火。

（2）兼腑热便秘者，可加大黄、芒硝以通腑泄热。

（3）若肝阳亢极化风，证见眩晕欲仆，头痛如掣等症，可用羚羊角粉吞服，牡蛎、代赭石入煎以镇肝熄风，或用羚羊角汤加减，以防中风变证。

（4）如伴有腰膝酸软，舌红少苔，脉细数等肾阴虚或肝肾阴虚的本虚证表现，则宜加强滋养肝肾，平肝潜阳之药，如牡蛎、龟甲、鳖甲、制何首乌、生地等。

（三）风痰上扰证

痰饮是人体脏腑气血功能失调，津液代谢异常所形成的病理产物。中医学认为，水、痰、饮、湿是同源而异流，分之为四，合而为一。就性质而言，稠浊者为痰，清稀者为饮，更清者为水，湿乃水液弥散浸渍于人体组织中的状态，形质不显。中医基础理论认为脾为"生痰之源"，肺为"贮痰之器"，肾为"生痰之本"，故痰饮的生成与肺、脾、肾这三个脏腑有关。痰饮阻滞可引起诸多病症，如咳嗽、喘促、心悸、眩晕、呕吐、打嗝、疼痛、新生肿物及情志异常。故中医有"百病生于痰"的说法。在元代著名医家朱震亨在《丹溪心法》中强调"无痰则不作眩"后，很多医家就把这个观念延续至今，并认为痰饮是致眩晕的主要病机。

【主要证候特点】

头眩不爽，头重如蒙。

【伴随证候特点】

胸闷恶心，时吐痰涎，食少多寐，舌胖苔浊腻或白腻厚而润，脉滑或弦滑，或濡缓。

【治疗原则】

燥湿祛痰，健脾和胃。

【主方】

半夏白术天麻汤（方名）加减。

药物组成：制半夏、白术、天麻、茯苓、橘红、生姜、大枣。

【药物加减】

（1）眩晕较甚，呕吐频作者，可加代赭石、旋覆花、胆南星之类以除痰降逆。舌苔厚腻，水湿潴留者，可合五苓散（方名），使小便得利，湿从下去。

（2）脘闷不食者，加白蔻仁、砂仁化湿醒胃。

（3）若兼耳鸣重听者，加生葱、石菖蒲、远志以通阳开窍。

（4）脾虚生痰者，则应用六君子汤（方名）加黄芪、竹茹、胆南星、白芥子等。

（5）若为寒饮内停，可用苓桂术甘汤（方名）加干姜、附子、白芥子等以温化寒饮。

（6）若为痰郁化火，宜用温胆汤（方名）加黄连、黄芩、天竺黄等以化痰泄热，或合礞石滚痰丸（方名）以降火逐痰。

（7）若愤怒郁勃，痰火和肝风交炽者，用二陈汤（方名）合当归龙荟丸（方名），并可随证酌加天麻、钩藤、石决明等熄风之品。

（四）瘀血阻窍证

瘀血，狭义是指血液运行不畅而停滞于内，广义是指因多种病因导致血液运行不畅，或积于脉内，或溢于脉外，或形成血栓，以及导致血液相关系统异常，使血液功能、性质、成分发生改变者。瘀血阻络，不通则痛，本证若引起全身某个部位疼痛，疼痛的最大特点表现为刺痛，痛有定处，夜间更甚。中医基本理论认为气为血帅，血为气母，血瘀易致气滞，气滞则导致气机升降失常，故常见头痛、头晕、视物旋转、突发性听力下降等症状。而现代研究也表明,一部分患者发生的眩晕确实与微循环障碍、血液黏度增高、血小板聚集性增强,前列环素 I_2 含量下降及血栓素 A_2 含量增高等"血瘀"相关。

【主要证候特点】

眩晕时作,反复不愈。

【伴随证候特点】

头痛,唇甲紫黯,舌边及舌背有瘀点、瘀斑或瘀丝,伴有善忘、夜寐不安、心悸、精神不振及肌肤甲错等,脉弦涩或细涩。

【治疗原则】

祛瘀生新,活血通络。

【主方】

通窍活血汤(方名)加减。

药物组成:麝香、桃仁、红花、大枣、老葱、生姜、川芎、黄酒、赤芍。

【药物加减】

(1)若兼气虚身倦无力,少气自汗者,宜加黄芪,且应重用(30g以上)以补气行血。

(2)若兼畏寒肢冷者,可加附子、桂枝以温经活血。

(3)若兼虚热内生,骨蒸潮热,肌肤甲错者,可加丹皮、黄檗、知母、玄参,重用干地黄,去桔梗、枳壳耗津之品,以达到清热养阴,祛瘀生新的目的。

(4)因跌仆坠损,脑部瘀血阻滞经脉所致眩晕者,可加用落得打、自然铜、苏木、血竭等活血化瘀疗伤之品。

(5)因血瘀停滞胸中,迷闭心窍,致恍惚眩晕者,可配合石菖蒲、远志、琥珀、丹参等化瘀通窍,或用通窍活血汤(方名)加减。

(五)气血亏虚证

中医学认为,气血不足可以导致眩晕。《诸病源候论》曰"风头眩者,由血气虚,风邪入脑,而引目系故也。五脏六腑之精气,皆上注于目,血气与脉并于上系,上属于脑,后出于项中。逢身之虚,则为风邪所伤,入脑则脑转而目系急,目系急故成眩也"。这一类眩晕患者常见于手术后、月经后或贫血时。

【主要证候特点】

头晕目眩,劳累则甚。

【伴随证候特点】

气短声低,神疲懒言,面色㿠白,唇甲不华,发色无泽,心悸少寐,饮食减少,舌淡胖嫩,且边有齿印,苔少或薄白,脉细弱。

【治疗原则】

补益气血,健运脾胃。

【主方】

十全大补汤(方名)加减。

药物组成:人参、黄芪、当归、炒白术、茯苓、川芎、熟地黄、生白芍、肉桂、牛膝、枸杞子、炙甘草。

【药物加减】

（1）兼见畏寒肢冷，唇甲淡白者，上方中去地黄、枸杞子、牛膝，加干姜、熟附片等以温运中阳。

（2）兼见心悸、少寐、健忘证候明显者，则可选用归脾汤（方名）以补血养心安神。

（3）以血虚为甚者，往往有失血病史，可用当归补血汤（方名）加味，其中黄芪：当归＝5：1，在大补元气的基础上，促进血之生成，并可在方中加黄精、山药、枸杞子、鸡血藤等。

（4）若有出血倾向者，则应寻找出血部位与原因，可参照血证辨证治疗。

（六）肾虚致眩证

《景岳全书》中提出了"无虚不能作眩"的观点，从一个侧面反映了眩晕的另一个病因。中医认为由于疲劳过度，饥饱失时，泄泻或大汗之后，思虑忧伤，男子纵欲、年老精衰等原因，均可导致上虚而发生眩晕。临床上以肾虚和脾虚多见。肾虚不能纳气归元，气逆奔头，故而眩晕。肾虚主要表现为肾阴虚和肾阳虚。

【主要证候特点】

头晕而空，精神萎靡，少寐多梦，健忘耳鸣，腰酸遗精，齿摇发脱。

【伴随证候特点】

（1）偏阴虚者，兼有颧红咽干，烦热形瘦的症状，查舌嫩红，苔少或光剥，脉细数。

（2）偏阳虚者，兼有四肢不温，形寒怯冷的症状，查舌质淡，脉沉细无力。

【治疗原则】

补肾养精，充养脑髓。

【主方】

杞菊地黄汤。

药物组成：熟地黄、山药、山茱萸、茯苓、泽泻、牡丹皮、枸杞、野菊花。

【药物加减】

（1）偏于阴虚有内热者可加炙鳖甲、知母、黄檗、丹皮、菊花、地骨皮等以滋阴清热。

（2）偏于阳虚者，宜补肾助阳，加入巴戟天、淫羊藿等温润之品，助阳而不伤阴，还可用右归丸主治。

（3）若遗精频频者，可选加莲须、芡实、桑螵蛸、沙苑子、覆盆子等以固肾涩精。

（4）肾精不足之眩晕日久，阴损及阳，致阴虚于下，阳浮于上，宜配合煅牡蛎、珍珠母等以潜浮阳。同时应密切注意观察，防止发生中风之可能。待病情改善后，可选用六味地黄丸（方名），杞菊地黄丸（方名）或还精煎（方名）长服，以图根治。

四、眩晕的中成药辨证施治

（一）风邪外袭证

【适应病种】

前庭神经炎、梅尼埃病、突发性聋伴眩晕等因外感而诱发者。

【主要症状】

突发头痛、视物旋转。

【伴随症状】

伴恶寒发热、鼻塞流涕,或咽喉红肿等。

【舌脉】

舌质红,苔薄或腻,脉浮紧或弦数。

【中成药】

清眩片

组成药物:川芎、白芷、薄荷、荆芥穗、石膏。

用法:每片0.55g,每次4~6片,每日3次。

【药理作用】

该药物共同的药理作用主要包括抗病毒、抗炎、解热作用。

(二)肝阳上亢证

【适应病种】

前庭神经炎、高血压、梅尼埃病急性发作期、前庭性偏头痛、眼源性眩晕。

【主要症状】

突发头痛或眩晕。

【伴随症状】

伴心烦易怒、口苦、咽干、性情急躁等,或眩晕等因情绪波动而发作者。

【舌脉】

舌质红,苔薄白或薄黄,脉弦滑或弦数。

【中成药】

天智胶囊、全天麻胶囊、当归龙荟丸(片、胶囊)、天麻眩晕宁颗粒(合剂)、龙胆泻肝丸、晕可平颗粒、强力定眩片、安宫降压丸。

(1)天智胶囊

组成药物:天麻、钩藤、石决明、杜仲、桑寄生、茯神、首乌藤、槐花、栀子、黄芩、川牛膝、益母草。

用法:一次1袋,一天3次。

注意事项:低血压患者或孕妇禁用。

(2)全天麻胶囊

组成药物:天麻。

用法:一次2~6粒,一日3次。

(3)当归龙荟丸(片、胶囊)

组成药物:酒当归、芦荟、青黛、酒大黄、龙胆(酒炙)、酒黄连、酒黄芩、栀子、盐黄檗、木香、人工麝香等。

用法:一次3粒,一天2次。

(4)天麻眩晕宁颗粒(合剂)

组成药物:天麻、钩藤、泽泻(制)、半夏(制)、白术、茯苓、白芍、竹茹、川芎、炙甘草、陈皮、生姜、石决明、杜仲。

用法：一次 30mL，一天 3 次。

（5）龙胆泻肝丸

组成药物：龙胆草、柴胡、黄芩、栀子（炒）、泽泻、木通、车前子（盐炒）、当归（酒炒）、地黄、炙甘草。

用法：一次 3~6g，一日 2 次。

（6）晕可平颗粒

组成药物：赭石、夏枯草、法半夏、车前草。

用法：一次 10g，一天 3 次。

（7）强力定眩片

组成药物：天麻、杜仲、野菊花、杜仲叶、川芎、野菊花和杜仲叶等。

用法：一次 4~6 片，一日 3 次。

（8）安宫降压丸

组成药物：郁金、黄连、栀子、黄芩、天麻、珍珠母、黄芪、白芍、党参、麦冬、醋五味子、川芎、人工牛黄、水牛角浓缩粉、冰片。

用法用量：一次 1~2 丸，一日 2 次（舌苔白腻者慎用）。

【药理作用】

该类药物的共同药理作用主要包括营养神经、改善微循环、改善血液供应。此外，临床研究证实全天麻胶囊与养血清脑颗粒联合使用，还可改善慢性脑供血不足患者血液流变学指标和认知功能。

（三）风痰上扰证

【适应病种】

高血压伴高脂血症、梅尼埃病急性发作期、良性眩晕伴高脂血症等、良性阵发性位置性眩晕、颈性眩晕。

【主要症状】

眩晕，突发或者迁延反复。

【伴随症状】

伴头重如裹、胸闷恶心、食少多寐。

【舌脉】

舌胖，苔白腻，脉濡滑。

【中成药】

（1）眩晕宁片（颗粒）

组成药物：泽泻、白术、茯苓、半夏（制）、女贞子、墨旱莲、菊花、牛膝、陈皮、甘草。

用法：一次 2~3 片，一日 3~4 次。

（2）半夏天麻丸

组成药物：法半夏、天麻、黄芪（蜜炙）、人参、苍术（米泔炙）、白术（麸炒）、茯苓、陈皮、泽泻、六神曲（麸炒）、麦芽（炒）、黄檗等。

用法：一次 6g（1 袋），一日 2~3 次。

（3）眩晕灵胶囊

组成药物：天麻、葛根、钩藤、丹参、川芎、僵蚕、半夏、茯苓、甘草、茯苓。

用法：一次 4~6 粒，一日 3 次。

【药理作用】

该类药物的共同药理作用主要是改善血液循环。眩晕宁片具有镇静、松弛胃肠道平滑肌，能缓解眩晕时的恶心呕吐，眩晕宁还可改善睡眠，降低眩晕患者的焦虑紧张情绪，并通过解除小动脉平滑肌痉挛而增加尿量，对解除迷路小动脉痉挛、减低膜迷路积水确能起到治疗作用。

（四）肾精亏虚证

【适应病种】

梅尼埃病迁延日久伴听力下降明显者、高龄良性阵发性位置性眩晕者、颈性眩晕、眼源性眩晕。

【主要症状】

眩晕反复发作。

【伴随症状】

伴眩晕经常发作，耳鸣耳聋。腰膝酸软，精神萎靡，失眠多梦，记忆力差，男子遗精，手足心热。

【舌脉】

舌质嫩红，苔少，脉细数。

【中成药】

耳聋左慈丸、杞菊地黄丸、首乌延寿片、安神补脑糖浆（口服液）。

（1）耳聋左慈丸：适用于老年梅尼埃病患者或者梅尼埃病伴随严重听力下降者。

组成药物：熟地黄、山茱萸（制）、山药、泽泻、茯苓、牡丹皮、竹叶柴胡、磁石（煅）。

用法：一次 8 粒，一天 3 次。

（2）杞菊地黄丸：适用于老年梅尼埃病患者或者梅尼埃病伴随严重听力下降者以及眩晕频发者日常服用。

组成药物：熟地黄、酒萸肉、山药、枸杞子、菊花、茯苓、泽泻、牡丹皮。

用法：一次 1 丸，一天 3 次。

（3）首乌延寿片

组成药物：首乌、桑椹子、旱莲草、黑芝麻、女贞子、菟丝子、生地黄、桑叶、金银藤、豨莶草、杜仲、牛膝、菟丝子。

用法：一次 5 片，一天 2 次。

（4）安神补脑糖浆（口服液）

组成药物：红参、炙甘草、五味子、麦冬、大枣、桑葚、远志、枸杞子、柏子仁、炙何首乌。

用法：①糖浆剂：一次 15mL，一日 3 次；②口服液：一次 10mL，一日 3 次。

【药理作用】

该类药物的共同药理作用主要是保护内耳组织。耳聋左慈丸保护内耳毛细胞溶酶体的完整性,调控线粒体凋亡通路,调节内耳环境的稳定,抗自由基损伤,减轻细胞的损伤和凋亡。杞菊地黄丸有抗缺氧作用。

（五）瘀血阻络证

【适应病种】

梅尼埃病、良性阵发性位置性眩晕、高血压、后循环缺血、前庭性偏头痛、视性眩晕日久者。

【主要症状】

眩晕反复发作,病程可长可短。

【伴随症状】

伴听力减退,或有爆震史。

【舌脉】

舌质暗红或有瘀点,脉细涩。

【中成药】

紫丹活血片、血栓心脉宁胶囊(片)、脑血康口服液、华佗再造丸、血府逐瘀丸、晕痛定胶囊、消眩止晕片。

（1）紫丹活血片:适用于微循环障碍所致的突发性聋伴眩晕、腔隙性脑梗死、后循环缺血等。

组成药物:三七总皂苷、紫丹参。

用法:一次2片,一天3次。

（2）血栓心脉宁胶囊(片):适用于微循环障碍所致的突发性聋伴眩晕、腔隙性脑梗死、后循环缺血等。

组成药物:川芎、槐花、丹参、毛冬青、水蛭、人工麝香、人工牛黄、蟾酥、冰片、人参茎叶总皂苷。

用法:一次2片,一天3次。

（3）脑血康胶囊:适用于微循环障碍所致的梅尼埃病、突发性聋伴眩晕、腔隙性脑梗死、后循环缺血、眼源性眩晕等。

组成药物:水蛭(烫)。

用法:一次1粒,一日3次。

（4）华佗再造丸:适用于微循环障碍所致的梅尼埃病、突发性聋伴眩晕、腔隙性脑梗死、后循环缺血、眼源性眩晕等。

组成药物:当归、川芎、红花、吴茱萸、天南星、马钱子、冰片。

用法:一次4~8g,一日2~3次。

（5）血府逐瘀丸

组成药物:柴胡、当归、地黄、赤芍、红花、桃仁、麸炒枳壳、甘草、川芎、牛膝、桔梗。

用法:一次6粒,一天2次。

（6）晕痛定胶囊

组成药物:蜜环菌粉、川芎。

用法：一次3粒，一日3次。

（7）消眩止晕片

组成药物：火炭母、鸡矢藤、姜半夏、白术、天麻、丹参、当归、白芍、茯苓、木瓜、枳实、砂仁、石菖蒲、白芷。

用法：一次5片，一天1次，4周一疗程。

【药理作用】

该类药物的共同药理作用主要是调整循环系统、改善血流动力学、消除自由基。

（六）气血亏虚证

【适应病种】

梅尼埃病、良性阵发性位置性眩晕、高血压、后循环缺血、前庭性偏头痛、眼源性眩晕。

【主要症状】

眩晕时发，每遇劳累时发作或加重。

【伴随症状】

可伴耳鸣、耳聋，面色苍白，唇甲不华，少气懒言，倦怠乏力，胃口差，大便稀。

【舌脉】

舌质淡，脉细弱。

【中成药】

人参归脾丸、安神补心丸。

（1）人参归脾丸

组成药物：人参、白术（麸炒）、茯苓、甘草（蜜炙）、黄芪（蜜炙）、当归、木香、远志（去心甘草炙）、龙眼肉、酸枣仁（炒）。

用法：一次1丸，一天2次。

（2）安神补心丸（胶囊、颗粒、片）

组成药物：丹参、五味子（蒸）、石菖蒲、安神膏。

用法：①丸剂：一次15丸，一天3次；②胶囊剂：一次4粒，一天3次；③颗粒剂：一次一袋，一日3次；④片剂：一次5片，一天3次。

【药理作用】

该类药物的共同药理作用主要是改善血流动力学，增加血流量，增强细胞耐氧能力。

五、眩晕的中医外治疗法

中医外治法是中医学非常重要的治疗方法，其与内治法组成了完整的中医学治疗方法，相得益彰。《中医大辞典》定义外治法为除口服药物以外施于体表或体外进行治疗的方法。中医外治法治疗眩晕有针刺、小针刀、灸法、穴位贴敷、推拿、足浴疗法、前庭康复的中医传统疗法等多种方法。

（一）针刺

在古代医籍中，运用针刺治疗眩晕的方法及取穴均有较丰富的资料。针刺疗法是用毫针在选定的穴位上运用手法施针的一种治疗方法。理论基础建立在中医经络学说上。传统中医学认为针刺的主要作用有疏通经络、调和阴阳、扶正祛邪的作用。目前临床上针刺疗法百花齐放,针具也多种多样。我们通常会根据针刺不同部位的穴位来选择不同的针具。

1. 体针　中医可根据不同的病因病机,循经取穴,并根据病情虚实而采用不同的手法。

（1）主穴:百会、头维、风池、风府、神门、内关（穴位名称）。

（2）配穴:①风邪外袭者,配合谷、外关;②痰浊中阻者,配丰隆、中脘、解溪;③肝阳上扰者,配行间、侠溪、肝俞;④寒水上泛者,配肾俞、命门;⑤髓海不足者,配三阴交、关元、肾俞;⑥上气不足者,配足三里、脾俞、气海。

（3）操作:实证用泻法,虚症用补法,如属虚寒,可配合灸法。每日1次。

2. 耳针　可选肾、肝、脾、内耳、神门、皮质下、交感等穴,每次取2~3穴,中强刺激,留针20~30min,间歇捻针,每日1次。或用王不留行籽贴压刺激以上穴位。

3. 头皮针　取双侧晕听区针刺,每日1次,5~10次为1疗程。

（二）小针刀

小针刀治疗眩晕也属于中医外治法中的一种,是在九针中的镵针、锋针等基础上,结合西医学外科用手术刀发展形成的。主要是在治疗部位刺入深部病变处进行轻松切割,剥离有害组织。主要用于治疗颈性眩晕,其病因多为颈椎的退行性改变、脊椎内外失衡、寰椎椎动脉沟环等。这些病因造成局部肌肉筋膜紧张、椎-基底动脉供血不足,通过小针刀局部铲拨,纠正局部动态平衡,改善血供,即可缓解眩晕症状。在长期的临床实践中还发现,针刀在耳源性眩晕急性发作期也起效迅速,具体机理还在进一步探究中。

（三）灸法

艾灸疗法的作用机制是通过温热的刺激,作用于经络腧穴,发挥温经散寒,舒筋活络、散瘀消肿等作用。眩晕患者可选择下面的几种方法。

1. 周围性眩晕急性发作时,可直接灸百会穴30~50壮,或悬灸至局部发热知痛为止。

2. 体弱多病的BPPV患者　可在颅息穴隔姜灸。颅息穴位置位于耳郭后沟,当角孙穴至翳风穴之间,沿耳轮连线的上、中1/3的交点处,取1小椎状艾壮置于姜片上点燃。

3. 一般眩晕患者　可取穴:双侧风池、内关、足三里,百会、大椎。

4. 痰湿阻窍患者　雷火灸:可选择神阙、气海、关元、阴交、天枢穴位。

（四）穴位贴敷

穴位贴敷是以中医经络学说为理论依据,把药物研成细末,用水、醋、酒、蛋清、蜂蜜、植物油、清凉油、药液等调整糊状,或用油脂、黄醋、米饭、枣泥制成软膏剂、丸剂或饼剂贴敷于穴位上,用来治疗疾病的一种方法。治病机理是通过对特定部位的刺激调节阴阳平衡,改善或增强机体抵抗力。对于寒证或虚证眩晕患者,可取吴茱萸或肉桂、附子细末适量,用食醋调成糊状分别贴敷于双侧涌泉穴,用胶布固定。每天换药1次。或用法半夏、茯苓、枳实、胆南星、黄芩、生姜、大枣各10g,陈皮、甘草各5g,共研细末。取药末适量,用米酒调成糊状,如钱币厚,敷于肚脐及脐周,覆盖纱布并胶布固定。每天更换1次。

（五）推拿手法

1. 方法　患者仰卧位,用拇指推法或拇指抹法从印堂穴到神庭穴,再从印堂穴下向两侧眉弓至太阳穴推抹5~10遍;用拇指按揉印堂、头维、睛明、攒竹、太阳穴,每穴约1分钟;

用一指禅推法在眼眶周围行"小∞字""大∞字"操作10～20遍。患者坐位,用扫散法在头部两侧胆经循行部位操作,交替进行,时间约1～2min;拿头五经,约3min。用一指禅推法在颈部督脉和膀胱经上操作约3min;用拇指按风府、天柱穴各约1min,拿风池、颈项部约3min。

（1）肝阳上亢证:用拇指从上而下推抹桥弓,两侧交替进行,约5～6遍;用拇指按揉太冲、行间穴各约1min。

（2）气血亏虚证:用掌摩腹部约2min;用一指禅推中脘、气海、关元穴各约1min;用拇指按揉心俞、肝俞、脾俞、胃俞、肾俞、足三里穴各约1min;用掌擦背部督脉,以透热为度。

（3）肾精不足证:用拇指从上而下推抹桥弓,两侧交替进行,约5～6遍;用拇指按揉太溪、肾俞穴各约1min;擦涌泉穴,以透热为度。

（4）痰浊中组证:用掌摩腹部约2min;用一指禅推中脘、气海、关元穴各约1min;用拇指按揉足三里、丰隆、内关、脾俞、胃俞、大肠俞等穴各约1min;用擦法擦脾俞、胃俞,以透热为度。

2. 注意事项

（1）治疗本病时手法宜轻柔,避免重手法、强刺激,在头面部操作时,还应注意固定患者头部,避免左右摇动加重眩晕程度,引起患者不适。

（2）接受治疗过程中,患者宜戒烟酒、饮食清淡、少吃煎炸油腻等刺激性食物。

（3）调畅情志,保持心情舒畅,避免劳累过度。

（六）中药足浴疗法

高血压引起的眩晕,在中医眩晕中常见证型为肝阳上亢证,可采用足浴疗法辅助治疗。平眩足浴方药物组成:夏枯草30g,桑枝20g,茺蔚子20g,钩藤30g,红花10g,泽泻15g,决明子15g,川牛膝20g,天麻30g。上述药物打粉,沸水浸泡。先蒸汽熏蒸,后浸泡浴足,夏天水温控制在38～41℃,冬天水温控制在40～43℃,浸泡、外洗足部至膝以下,沐足时间20～30min为宜,忌时间过长,每日1次。

心脏病患者不宜进行中药足浴疗法。

（七）前庭康复的中医传统疗法

前庭康复是前庭功能损伤后缓解症状与功能恢复的基础。平衡障碍性疾病康复治疗的主要依据是"平衡的控制是多种感觉信息整合的结果"。康复疗法的目的是促进中枢神经系统代偿受损的前庭功能。前庭康复训练可作为老年人以平衡障碍为特征的疾病的主要治疗方案,也可作为前庭手术后患者提高疗效的手段,还可作为焦虑较轻患者的行为干预治疗及偏头痛的辅助治疗。随着前庭康复医学的兴起,一些研究者们把中国部分传统武术及功法对前庭康复的影响研究提上了日程。

1. 太极拳 太极拳是现阶段国内外比较流行的一项中国传统武术项目,有研究表明太极拳训练对治疗前庭神经炎有效。可将太极拳训练与现代前庭检查(VNG)、平衡评估方法(SOT)相结合,为眩晕患者制订个性化治疗方案。

前庭康复训练主要通过中枢神经系统与前庭代偿、前庭适应、前庭习服的协调配合来实现。太极拳动作编排融入了大量强化视觉、本体感觉及前庭觉的输入的元素,充分加强

了人体的前庭 - 脊髓反射和前庭 - 眼动反射,加快中枢系统的适应过程和视觉、本体感觉及前庭觉之间的习服、代偿和协调配合能力。如:头眼的配合(前庭 - 眼动反射)为云手;支持面的变化及重心的升降、左右转移:无极桩(重心前后左右摆动及旋转)、金鸡独立;在维持平衡的动作输出过程中兼顾前庭 - 脊髓反射与前庭 - 眼动反射:如揽雀尾之掤。

24式简化太极拳动作名称

(1)第一组:①起势,②左右野马分鬃,③白鹤亮翅。

(2)第二组:④左右搂膝拗步,⑤手挥琵琶,⑥左右倒卷肱。

(3)第三组:⑦左揽雀尾,⑧右揽雀尾。

(4)第四组:⑨单鞭,⑩云手,⑪单鞭。

(5)第五组:⑫高探马,⑬右蹬脚,⑭双峰贯耳,⑮转身左蹬脚。

(6)第六组:⑯左下势独立,⑰右下势独立。

(7)第七组:⑱左右穿梭,⑲海底针,⑳闪通臂。

(8)第八组:㉑转身搬拦捶,㉒如封似闭,㉓十字手,㉔收势。

2. 中医养生功法

(1)八段锦(立位):一般有八节,锦者,誉其似锦之柔和优美。八段锦歌诀:双手托天利三焦,左右开弓似射雕。调理脾胃须单举,五痨七伤往后瞧。攒拳怒目增力气,背后七颠百病消。摇头摆尾去心火,两手攀足固肾腰。

(2)五禽戏(动位):五禽戏是中国传统导引养生的一个重要功法。五禽戏,是通过模仿虎,鹿,熊,猿,鸟(鹤)五种动物的动作,以保健强身的一种气功功法。中国古代医家华佗在前人的基础上创造的,故又称华佗五禽戏。练习时,可以单练一禽之戏,也可选练一两个动作。单练一两个动作时,应增加锻炼的次数。

3. 二十四气坐功导引法 陈希夷的"二十四气导引坐功图势",是按季节练功,深合"天人合一"之理。且治疗什么病,所列详明。图中指出立冬十月节气坐功:每日丑寅两时辰正坐,用一手按膝,一手试肘,左右顾视,两手左右托三五次,再吐纳叩齿吞津。可治疗头痛、耳无闻、眩晕、目赤肿痛等病症。

以上各个功法动作相对舒缓,前庭功能障碍患者可以通过练习这些功法,在适度运动的过程中改善前庭各项功能。当然,传统功法是否能全部作为前庭康复治疗内容,目前还在进一步研究中。

六、眩晕的中医辨证调护理念

未病先防是中医防治疾病的首要原则,眩晕的防治也是如此。临床防治眩晕,必须树立起"防治并举、防重于治"的思想。眩晕未成之时即须以防为主,随时注意"三调":调饮食、调情志、调睡眠。

(一)调饮食

眩晕患者可采用食疗药膳的方式来预防眩晕的再次发生。中医认为,五脏中脾主湿,有湿则自生痰,脾失健运可助虚生痰为据,采取健运脾胃的饮食原则,加强饮食调理,饮食宜清淡利湿之品,如冬瓜、玉米汤或荷叶粥,素食为主,忌肥甘厚味、辛辣生冷瓜果、烟酒甜食、荤腥之品,以免损伤脾胃、助湿生痰。肥胖者要注重节食,可多食豆类如赤小豆、蔬菜如冬瓜、竹笋、玉米和山药粥。日常饮食对眩晕的防治起到举足轻重的作用,眩晕患者应根据病情虚实而分别选择适宜的食物。

1.气血不足证 宜吃具有补益心脾、养血补气作用的食物,忌吃寒凉、生冷耗气的食品。食疗方法为红枣肉桂白木耳汤。

2.肾精亏损证 宜吃具有滋养肝肾、填精补髓作用的食品,忌吃辛辣、温燥、伤阴的食物。为阴虚者,用甲鱼汤、银耳汤。阳虚者,用羊肉汤、狗肉汤、炖鲤鱼汤。

3.肝阳上亢证 宜食具有清泻肝热、养阴平肝作用的食物,忌食辛辣香燥、性热助火的食品。食疗方法为菊花茶或菊槐绿茶饮。

4.痰浊中阻证 宜食化痰健脾、和胃作用的清淡食物,忌吃滋腻肥甘。食疗方法是薏米党参粥。

另外,眩晕患者提倡低盐低脂饮食。《灵枢·五味论》:"血与咸相得则凝"。又有张介宾曰:"咸从水化,故伤心血,水胜火也。血得咸则凝结不流也",吴昆曰:"咸,阴也;血亦阴也,同气相求,故咸走血,血得咸则凝结而不流,故血病禁咸",可见食盐过多可致瘀。眩晕患者每日食盐量不能超过6g。现代医学的血脂当归属中医膏脂范畴,膏脂集聚,伏于脉道,血行不畅,滞而为痰,痰瘀共结,髓海失充,发生眩晕。故眩晕患者还应注意低油饮食,每日油摄入量不能超过25g。《黄帝内经》提出健康人的基本饮食原则:"五谷为养,五果为助,五畜为益,五菜为充,气味合而服之,以补益精气",这与现代营养学提出的"膳食宝塔"理论相同。

(二)调情志

《黄帝内经》中记载"百病皆生于气也",这里的"气"指的就是怒、喜、思、忧、悲、恐、惊七种情志的病理变化。《素问》"阴阳应象大论"中"怒伤肝,喜伤心,思伤脾,忧伤肺,恐伤肾"说明了情志与疾病的关系十分密切。情志调畅,气机通达,则五脏和调。临床实践发现,眩晕日久的患者经常出现焦虑、抑郁等情志的失常,易怒、易思、易忧、易恐,所以平时要重视对其的语言开导,使其精神愉快、心情舒畅。正如叶天士所云:"然药乃片时之效,欲得久安,以怡悦心志为要旨耳"。中医医师经常通过调畅患者情志来达到预防和治疗眩晕的目的,也正是基于中医倡导的"三分治,七分养"的理论。

中医调情志的方法很多,音乐疗法是具有代表性的一种方法。说起音乐疗法,中医学认为:五音与脏腑相通。《灵枢》"雅客篇"从五行归类而言,角(木)、徵(火)、宫(土)、商(金)、羽(水)五音分别与肝、心、脾、肺、肾五脏以及怒、喜、思、忧、恐五志相对应。

中国人最早创造了自成一体的实用音乐疗法体系。如角音的代表《江南丝竹乐》《江南好》,属木入肝,能促进全身气机的展放,调节肝胆的疏泄,主治抑郁、失眠等症。徵音的代表《步步高》《喜洋洋》,属火入心,能温养心气,益助心阳,主治失眠、脉迟、心胸憋闷等症。中医藏象学说强调"心主神志",这里的心和西医学的"心"不是一个概念。中医的心除了解剖器官外,还包括功能。宫音的代表《春江花月夜》《月儿高》,具有土质醇厚特性,属土入脾,能调和脾胃,可运用于脾胃虚弱、多思顾虑之人。商音的代表《嘎达林海》《悲怆》,属金入肺,能调节肺气的宣发和肃降,适用于治疗肺气不足,精神萎靡之人。羽音的代表《二泉印月》《梁祝》,属水入肾,能调节肾与膀胱的功能,用于治疗肾虚的各种患者。

以五音治疗眩晕当以辨证为先,酌情选乐。主要有以下几种形式。

1. 相应　属"反治"范畴,即用与病变脏腑相同的乐曲。《礼记·乐礼》记载:"宫动脾、商动肺、角动肝、徵动心、羽动肾"。例如:肝阳上亢的眩晕我们可以选听《江南丝竹乐》。

2. 相生　按照虚则补其母的原则,当一脏为虚证时,选择其母脏相对应的乐曲。按照实则泻其子的原则,当一脏为实证时,选择其子脏相对应的乐曲(中医基础理论认为,五脏对应五行,五脏相生关系犹如母子关系,可以相互影响,也可相关制约)。例如对于肾虚引起的眩晕我们也可以选择商音的音乐。因为肺属金,肾属水,金生水,故肺为肾母,商动肺,故商音也可治疗肾虚引起的眩晕。

3. 相胜　属"正治"范畴。根据五行相克的原理,采用与病变脏腑相克的乐曲治疗。例如肝阳上亢的患者我们也可以商音的音乐来听。

音乐疗法一般以每天 30～40min 为宜,音量控制在 50dB 以下。

（三）调睡眠

天人合一是中医学的一个十分重要的理论,日常起居是否与自然界相应决定着疾病的易感性。从《黄帝内经》提出"法于阴阳,和于术数,食饮有节,起居有常,不妄作劳"时起,日常饮食起居就被医家广泛重视。随着社会现代化步伐的加快,人们生活普遍没有规律,当日节律、月节律被人为打乱后,阴阳平衡即被打破,因而发病。因此,注重日常的起居对于眩晕的预防尤为重要。

眩晕患者常伴有失眠。人体的睡眠具有一定的生物节律性,传统医学认为,肝的藏血功能与生物的节律性有明显的关系,情绪的波动均会导致肝脏的疏泄功能及藏血功能失调,可使节律性发生紊乱,从而引起失眠。此时可结合中医外治法及中药辨证论来治疗眩晕患者的失眠。

七、小结及展望

中医学认为诊治眩晕思维更重要,诊治眩晕需心身同治。临床上如果只重视前庭功能检查和局部表象,忽视患者体质特征、生活习惯、性情嗜好、生活环境、情感等细节,就会天地不清"霾"当道。目前,中医学正是通过详细的望、闻、问、切、查五诊合参来辨证论治、审证求因的。在治疗方面,中医则采用中药或成药内服,结合针灸、小针刀、推拿、穴位贴敷、足浴、食疗、太极拳、音乐疗法等,多方位、多靶点治疗眩晕。

中医药博大精深,中医药诊疗眩晕仍还有大量的工作等待探究,希望通过阅读本章,让更多的有识之士加入对中医药眩晕诊治的传承、创新与发展中来!

（秦　琼　谢　慧　冷　辉　何伟平　陈　静　张建英）

参考文献

1. 王永炎,鲁兆麟. 中医内科学. 北京:人民卫生出版社,2007
2. 王士贞. 中医耳鼻喉科学. 2 版. 北京:中国中医药出版社,2008
3. 王士贞. 中医耳鼻咽喉科临床研究. 北京:中国中医药出版社,2009
4. 吕明. 推拿学. 北京:中国医药科技出版社,2012
5. 郭霞珍. 中医基础理论专论. 北京:中国中医药出版

社, 2010

6. 谢慧. 中医耳鼻咽喉科常用外治法辑要. 北京: 人民卫生出版社, 2017

7. 罗红强, 诸红萍, 钟慧球, 等. 颅息穴隔姜灸结合摇头训练治疗高龄良性阵发性位置性眩晕 16 例. 江西中医药大学学报. 2018, 30(5): 58-61

8. 姚国新, 罗仁翰. 雷火灸与六经辨证中药联用治疗眩晕 37 例. 云南中医中药杂志. 2013, 34(9): 49-50

9. 王媛媛, 曲芳. 平眩足浴方治疗眩晕肝阳上亢证 80 例. 中国医药指南. 2019, 17(09): 166-167

10. 田秋姣. 眩晕患者的饮食调护. 时珍国医国药. 2001, 12(4): 383

11. 葛可佑, 杨晓光, 程义勇. 平衡膳食合理营养促进健康——解读《中国居民膳食指南(2007)》. 中国食物与营养. 2008, 16(1): 1-2

12. 曾翔云. 中国居民平衡膳食宝塔解析. 中国食品. 2004, (3): 42-43

13. 邵丹, 潘聿, 张丹. 中医五音理论用于治疗疾病及养生概述. 云南中医学院学报. 2011, 34(6): 62-66

14. 郭祥轩. 太极拳训练对前庭神经元炎的干预治疗. 北京: 北京体育大学. 2017.

15. 王琦, 于明, 张晓林, 等. 天舒胶囊治疗偏头痛性眩晕的临床观察. 中医药导报. 2016, 22(3): 69-70

16. 耿志岩, 牟方波, 孙燕, 等. 当归龙荟丸加味治疗肝火上炎型眩晕 34 例临床观察. 湖南中医杂志. 2018, 34(1): 50-51

17. 朱晓娜, 李天浩, 郭珍, 等. 天麻眩晕宁合剂治疗颈性眩晕 92 例. 陕西中医药大学学报. 2018, 41(1): 32-34

18. 李云燕, 谢艳, 冯小莉, 等. 敏使朗联合眩晕宁治疗良性阵发性位置性眩晕疗效观察. 实用中医药杂志. 2016, 32(12): 1205-1206

第二篇
临床总论篇

第一章
前庭疾病的流行病学

前庭疾病的流行病学是关于眩晕患病率、发病率、危险因素、疾病负担和结果等流行病学数据的分析，有助于了解头晕和眩晕的性质和影响，并且可以成为医学证据。在临床决策中，系统分析特定人群疾病模式的流行病学研究为临床医生提供了对疾病频率以及结果和预后的概率预期。本节概述眩晕疾病的流行病学。眩晕的流行病学仍然是一个新兴领域。然而，它对眩晕医学潜在影响相当大。例如，对前庭偏头痛作为与偏头痛有因果联系的前庭综合征的认识不是通过病理生理学，而是通过流行病学观察，发现了偏头痛与眩晕和头晕之间的联系不是偶然的。此外，关于头晕和眩晕及其特定疾病在人群中高患病率的可靠数据的不断积累，也有助于医疗资源的合理配置。本节重点讨论头晕、眩晕和常见眩晕症的频率和分布。

一、前庭疾病流行病学概述

1. 患病率、发病率和人口因素 许多研究表明，头晕可影响 20%～30% 的普通人群，是临床上常见的就诊主诉。既往由于对眩晕或头晕的定义有差异，导致对眩晕或头晕患病率有不同的结论。为阐明前庭疾病发病率的问题，德国开展了一项人群调查研究，该研究结合了全国健康调查人群样本的筛选和神经病学调查，以确定中重度头晕或眩晕。其中，前庭性眩晕被定义为旋转性眩晕（自我运动或物体运动的错觉）、体位性眩晕（头部位置改变引起的眩晕或头晕，如躺下或在床上翻身）、反复性眩晕伴恶心、振动幻视或不平衡等。结果表明：18～79 岁成人眩晕的终生患病率为 7.4%，年患病率为 4.9%，年发病率为 1.4%（表 2-1-1）。这项研究也验证了既往的发现，即在眩晕症患者中，女性明显占多数（1 年患病率男性比女性 1:2.7），且表明眩晕症在老年人中的发病率几乎是年轻人的 3 倍（图 2-1-1）。

2. 眩晕对个人和医疗的影响 眩晕对个人健康和生活均有相较大的负面影响。在上述德国流行病学研究中，前庭性眩晕占社区头晕/眩晕病例的近四分之一（24%），占就诊头晕/眩晕病例的 29%。研究表明，绝大多数眩晕症患者会反复发作，并且 80% 的患者可因此导致日常活动中断、请病假或医疗咨询中断的情况。此外，眩晕患者容易共患焦虑、抑郁和躯体化异常等问题。在不同的眩晕或头晕疾病中，这样的共患发生率可能存在差异。

3. 罹患眩晕的相关因素 眩晕可以是多种不同病因的症状。因此，调查眩晕症状的危险因素的潜在益处是有限的，且必须谨慎地解释调查结果。由此，一些研究产生有趣的认识。但是，最显著的是眩晕和偏头痛的联系，这在很大程度上有助于认识到偏头痛性眩晕作为一种独特的前庭综合征存在。统计学上偏头痛也与良性阵发性位置性眩晕（benign paroxysmal positional vertigo，BPPV）和梅尼埃病相联系。但这些关联的具体意义尚不清楚。

表 2-1-1　2005 年 Neuhauser 等关于人群眩晕患病率和发病率的研究结果

	女性 /%	男性 /%	总数（95% 的可信区间）/%
终身患病率			
前庭性眩晕	10.3	4.3	7.4（6.5～8.3）
需就医的前庭性眩晕	7.4	3.1	5.2（4.5～6.1）
严重的前庭性眩晕	8.4	3.4	5.9（5.2～6.7）
发作性前庭性眩晕	9.4	3.5	6.5（5.7～7.4）
人群患病率（一年）			
前庭性眩晕	7.1	2.6	4.9（4.2～5.7）
发作性前庭性眩晕	6.8	2.3	4.6（3.9～5.3）
人群发病率（一年）			
前庭性眩晕	1.9	0.8	1.4（1.0～1.8）
发作性前庭性眩晕	1.6	0.5	1.1（0.8～1.5）

注：严重的前庭性眩晕是指需要就医、对日常生活有干扰，或影响工作需请病假。

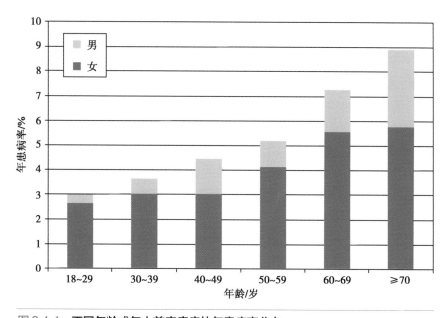

图 2-1-1　不同年龄成年人前庭疾病的年患病率分布

由于偏头痛在女性中更为常见，偏头痛和特定的前庭功能障碍之间的这种联系可能部分解释了女性在眩晕患者中占多数，这也一直被报道为特定的前庭神经疾病（包括 BPPV、梅尼埃病、偏头痛性眩晕）。沿着这条思路，病例研究表明，经前期或口服避孕药引起的激素变化可能增加前庭神经疾病的风险，但类似的研究结果可能并不完全一致。

　　越来越多的证据表明，眩晕与抑郁有关，但二者的具体关系尚未完全阐明。一些研究表明，眩晕和心血管疾病危险因素之间存在联系。但是，在分析了潜在的混杂因素后，心血管疾病与眩晕没有显著的相关性。特别是表现为单一眩晕症状的短暂性脑缺血发作（transient ischemic attack, TIA）和卒中在人群中并不多见。

二、常见前庭疾病的流行病学特点

1. 良性阵发性位置性眩晕 两项较早期的研究估计 BPPV 在日本的发病率为 0.01%，在美国明尼苏达州奥姆斯特德县（Olmsted County）为 0.06%，这些结果可能大幅低估了人群中的实际发病率。其后德国的流行病学研究发现，BPPV 的终生患病率为 2.4%，年患病率为 1.6%，年发病率为 0.6%。值得注意的是，基于目前的 BPPV 诊断标准，其患病率估计可能相当保守，因为诊断标准强调特异性而非敏感性（在同时进行的验证研究中，病史调查的特异性为 92%，敏感性为 88%）。

BPPV 可见于各年龄段。据报道，特发性 BPPV 的发病年龄在 60 多岁时达到高峰，继发性 BPPV 的平均发病年龄则较低。BPPV 的年患病率（新发和复发）随着年龄的增长而急剧上升，18～39 岁为 0.5%，到 60 岁以上为 3.4%。BPPV 的累积（终生）发病率在 80 岁时达到近 10%。有研究报道了未经治疗的 BPPV 发作的平均自发缓解时间，后半规管 BPPV 为 39 天，外半规管 BPPV 为 16 天。这一差异与半规管的解剖方向有关。然而，一项研究调查了社区未治疗的 BPPV 患者，发现在社区患者中，未经治疗的 BPPV 发作缓解期似乎较短，持续时间的中位数为 2 周（本研究未区分受影响的半规管）。复发在第一年多见，3～5 年累计复发率 50%。外伤性 BPPV 的复发率高于特发性 BPPV 及女性 BPPV 患者。

迄今 BPPV 的机制可用"管石症学说"和"嵴帽结石症学说"解释。然而，导致耳石从椭圆囊脱离的具体原因尚不清楚。头部外伤和内耳疾病（如前庭神经炎和梅尼埃病）所致 BPPV 的比例可能较以前认为的更少，只占未选择 BPPV 病例的约 6%。患 BPPV 的女性多于男性（男女比例为 1.5～2.2∶1），该性别差异似乎只见于特发性 BPPV，而非继发性 BPPV。其病理生理机制尚不清楚，可能与女性的偏头痛和骨质疏松症患病率较高等有关。有研究发现，BPPV 与糖尿病、高血压、高脂血症和中风有关系，但这些结果有待于进一步证实。

BPPV 患者存在生活质量下降、部分患者有严重主观缺陷、70% 的 BPPV 患者具有回避行为等问题。虽然 80% 的 BPPV 患者寻求医疗建议，但只有不到三分之一的 BPPV 患者寻求医疗服务时采用了特定的变位试验进行诊断，且采取合适治疗的比例甚至更低，只有 10%～20% 的 BPPV 病例接受了合适的耳石复位治疗。

2. 前庭性偏头痛 前庭性偏头痛，是继 BPPV 之后第二个常见的复发性眩晕疾病。对眩晕和偏头痛之间因果关系的深入认识正是通过流行病学观察来实现的。这些观察表明，偏头痛与眩晕／头晕之间存在较大几率的联系。在神经科眩晕门诊中，前庭性偏头痛占患者总数的 6%，而在偏头痛门诊中占比 9%。值得注意的是，超过 70% 的连续偏头痛患者报告有头晕。德国神经科学调查发现，前庭性偏头痛终身患病率为 0.98%，年患病率为 0.89%。

任何年龄都可能发生前庭性偏头痛，儿童良性阵发性眩晕是前庭性偏头痛的早期表现，是儿童眩晕最常见的诊断，在患有偏头痛性眩晕的成年人中，女性明显占多数，男女比例约为 1.5～5∶1。在大多数患者中，偏头痛比偏头痛性眩晕症状更早出现，但对前庭性偏头痛患病的决定因素知之甚少。前庭性偏头痛的自然过程尚不清楚，据报道，疾病的严重程度可随时间变化。总体上，偏头痛性眩晕患者的就诊率接近 70%。

3. 梅尼埃病 前庭和耳蜗功能疾病在普通人群中很常见，当患者同时出现这两种症状时，常常会怀疑是梅尼埃病。根据较早的美国诊断标准（1972 年），梅奥诊所对梅尼埃病的诊断进行彻底的重新评估，估计年发病率为 15/10 万，患病率为 218/10 万，高于先前预估。此外，在该研究中，只有 65% 是典型的梅尼埃病，而 26% 是前庭型梅尼埃病，9% 是耳蜗型梅尼埃病。两个亚型的定义是包含在 1972 年美国的诊断标准中，但 1995 年美国耳鼻咽喉头颈外科学会修订梅尼埃病诊断标准时摈弃了这两个亚型分类。

2005 年，在芬兰南部开展的流行病学调查发现，梅尼埃病的患病率为 513/10 万，这比既往研究的结果高得多。这项调查采用了 1995 年美国标准，但发表的问卷表明，所采用的听力损失和眩晕持续时间的标准可能被修改。另一方面，在医学实践中，正如有研究所指出的那样，梅尼埃病可能被过度诊断了，分别应用美国眼 - 耳鼻喉科学学会和美国耳鼻喉头颈外科学会提出的诊断标准，证实初级医疗机构所诊断的梅尼埃病的正确率仅为 40%。

一般认为，梅尼埃病患者多为中年人，儿童也偶有发生，65 岁以后的梅尼埃病并不少见。多项研究结果表明，梅尼埃病较多见于女性。关于梅尼埃病的多种病因仍有争论。一个有趣的发现是，梅尼埃病和偏头痛之间的联系，这可能也反映在梅尼埃病和偏头痛性眩晕的诊断标准之间的一些重叠。

4. 前庭神经炎 前庭神经炎是最严重的急性前庭神经损伤疾病之一，是常见的前庭疾病，约占眩晕患者的 3%～10%，曾有报道认为，该病是仅次于 BPPV 的第二大最常见的眩晕诊断。然而，有关前庭神经炎在普通人群中发病率的唯一公开数据是来自日本政府的一份报告。该报告称，前庭神经炎的发病率为 3.5/10 万（尽管没有进一步说明，但可以假定这是年发病率）。基于该报告中其他前庭疾病的流行病学数据，前庭神经炎在人群中的发生频率可能被严重低估。世界上最大的病例报道亦来自日本，约 600 例，年龄为 3～88 岁，最常见的年龄段分布在 30～50 岁之间。与其他前庭疾病不同，该病的女性患病比例并不明显，相反，在 40 岁之前，男性患者比例占优。据报道，有 30%～40% 的前庭神经炎患者存在持续头晕症状，约 15% 的患者存在慢性焦虑。因此，前庭神经炎对生活质量的影响值得长期关注。

三、小结

关于眩晕疾病流行病学特点有助于更好地管理患者，并有助于更好地了解疾病的潜在病因。例如，简单的流行病学观察帮助认识了偏头痛和眩晕症状之间的联系即是一个很好的例子。然而，眩晕或前庭疾病的流行病学仍然是一个尚未充分发展的领域。尤其是研究结果经常受到选择偏差的影响。最近的研究强调了眩晕症状或前庭功能障碍在人群中具有较高发病率，及其对患者生活质量的影响，特别是 BPPV 和偏头痛性眩晕，但这些情况的决定因素和影响尚需进一步研究。

（刘 波）

参考文献

1. NEUHAUSER H K, VON BREVERN M, RADTKE A, et al. Epidemiology of vestibular vertigo: a neurotologic survey of the general population. Neurology. 2005, 65 (6): 898-904

2. NEUHAUSER H K. Epidemiology of vertigo. Current opinion in neurology. 2007, 20(1): 40-46

3. NEUHAUSER H K, RADTKE A, VON BREVERN M, et al. Migrainous vertigo: prevalence and impact on quality of life. Neurology. 2006, 67(6): 1028-1033

4. MARI H, EMMA K, ILMARI P. Prevalence of Menière's disease in General Population of Southern Finland. Otolaryngology - Head and Neck Surgery. 2005, 133 (5): 762-768

5. IMAI T, ITO M, TAKEDA N, et al. Natural course of the remission of vertigo in patients with benign paroxysmal positional vertigo. Neurology. 2005, 64(5): 920-921

6. YARDLEY L, OWEN N, NAZARETH I, et al. Prevalence and presentation of dizziness in a general practice community sample of working age people. British journal of general practice: the journal of the Royal College of General Practitioners. 1998, 48(429): 1131-1135

7. HANNAFORD P C, SIMPSON J A, FIONA B A, et al. The prevalence of ear, nose and throat problems in the community: results from a national cross-sectional postal survey in Scotland. Family practice. 2005, 22(3): 227-233

8. NEUHAUSER H K. The epidemiology of dizziness and vertigo. Handbook of clinical neurology. 2016, 137: 67-82

9. VON BREVERN M, NEUHAUSER H. Epidemiological evidence for a link between vertigo and migraine. Journal of vestibular research. 2011, 21(6): 299-304

10. RADTKE A, LEMPERT T, VON BREVERN M, et al. Prevalence and complications of orthostatic dizziness in the general population. Clinical autonomic research. 2011, 21(3): 161-168

第二章
前庭症状与疾病分类

在前庭疾病的诊疗中,医师通过倾听患者主诉来辨别其症状是否是来自前庭,或者与前庭有关。前庭症状的分类是规范症状描述和眩晕诊疗的基础,也是帮助医师正确理解前庭症状及进行专业学术交流的基础。近十年,尽管我们对于前庭疾病的认识有了长足进步,但目前用于描述头晕和眩晕等基本的前庭症状的专业术语定义都存在不统一、不规范之处,部分前庭疾病缺乏统一的诊断标准,这严重阻碍了该领域的进步。Bárány 学会(Bárány Society)前庭疾病分类委员会于 2009 年发布了《前庭症状分类》(Classification of Vestibular Symptoms: Towards an International Classification of Vestibular Disorders)。本章以该分类为主线,解析前庭症状,并在此基础上讨论前庭疾病的临床分类。

一、前庭症状的定义与分类

前庭系统疾病诊断的基础是症状,而前庭症状的定义是诊断和学术交流的基础。目前对于前庭症状的解释众说纷纭,前庭症状的国际分类初步解决了这个问题。前庭症状的国际分类及定义内容如下。

1. 眩晕 眩晕(vertigo)是指无自身运动时出现的自身运动感觉,或者见于正常头动时出现的自身运动感觉。这种自身运动感是内部性前庭感觉,有别于所谓的外部性眩晕(参见下文),故也称为内部性眩晕(internal vertigo)。眩晕包括旋转性眩晕和晃动、倾斜感、上下移动、跳跃感、滑动感等非旋转性眩晕。站立或行走时才能感觉到的摇摆感,称之为不稳感,归入姿势性症状。如果内部性眩晕感伴随着一种外部视觉运动的错觉(归入前庭 - 视觉症状),这种情况既有内部性眩晕,又有外部性眩晕。描述眩晕症状需要 4 个方面的内容:①眩晕的特点;②首次发作的日期;③持续时间;④加重因素等。根据目前前庭症状国际分类的意见,不再使用"真性眩晕""假性眩晕""客观眩晕""主观眩晕""旋转 / 旋转眩晕""线性 / 平移眩晕"等名词。

(1)自发性眩晕(spontaneous vertigo):自发性眩晕是眩晕的出现没有明显的触发因素。头动时可以加重自发性眩晕的症状,此时症状描述除了自发性眩晕外,还要增加头部运动眩晕这一症状描述。自发性眩晕主要见于前庭系统疾病,如前庭神经炎、梅尼埃病、前庭型偏头痛等。诱发性眩晕依据诱发的原因可见于温度刺激、机械旋转或振动刺激、电刺激等,如良性自发性位置性眩晕、前半规管裂等。

(2)诱发性眩晕(provoked vertigo):该类眩晕症状的出现有明显的诱发因素。"明显"触发机制的存在要求诱发因素和眩晕发作之间存在时间上的适当关系。在大多数情况下,诱发因素和眩晕发作之间的关系可重复。虽然化学触发(如食物、激素水平、药物)可能是前庭疾病(例如梅尼埃病或前庭性偏头痛)患者自发性眩晕的原因,但要确定其是诱发因素,要求诱发因素和眩晕发作之间有明确的关系。诱发性眩晕依据其诱发机制不同,其具体表现存在明显差异。常见的诱发性眩晕如下:

1)位置性眩晕:其诱发因素为头部空间位置相对于重力线改变。需要观察维持头部在触发位置,眩晕的持续时间是超过1min,还是短暂的(少于1min)。如果是短暂的,应记录眩晕持续时间。位置性眩晕与头部运动眩晕不同。位置性眩晕也应该与"6)直立性眩晕"鉴别。现在不再使用"变位性眩晕"这一表述。

2)头部运动性眩晕:是指仅在头部运动期间发生的眩晕。这种眩晕可能由头部运动开始(从无眩晕的基线状态开始),也可能为头部运动加重了原本的自发性眩晕。这种眩晕与位置性眩晕的区别在于,前者为头部自身运动诱发的眩晕,而后者是在空间中采取新的头部静止位置而诱发的眩晕。头部运动眩晕也应与运动病区分,后者主要症状是持续性恶心等自主神经功能紊乱的表现。

3)视觉诱发性眩晕:是由复杂视觉背景刺激引起的眩晕。视觉刺激包括与身体运动有关的视觉环境的相对运动。其症状为视觉诱发的环形或线性自我运动错觉。如果这种感觉是视觉刺激引发的非眩晕性头晕,则归类于视觉诱发性头晕。如果视觉输入受到干扰而产生了原发性眼球运动障碍,并诱发了眩晕,这种症状也归入视觉诱发性眩晕。视觉诱发性眩晕也应与晕动病鉴别,后者的主要症状是持续性恶心感。

4)听觉诱发性眩晕:是指由听觉刺激引发的眩晕。需注意的是,听觉诱发性眩晕不同于由Valsalva动作、鼓膜上的压力变化(如用气耳镜检查)或振动引起的眩晕,应被归类为Valsalva动作引起的眩晕或其他触发性眩晕。不建议使用"Tullio现象(Tullio phenomenon)"这一名词。

5)Valsalva动作诱发性眩晕:Valsalva动作的诱发机制为通过对闭合声门施加胸腔内压力来减少颅内静脉回流,包括呕吐、喷嚏、用力、举起重物等。相比之下,捏鼻鼓气直接将气体压入中耳腔,胸腔内压力没有明显变化。注意眩晕可由声门Valsalva动作,或捏鼻Valsalva动作,或两者同时触发。应当与之区别的是,鼓气耳镜检查/吹气和其他"外在的"压力变化诱发的眩晕,应归类为其他触发性眩晕。

6)直立性眩晕:是由起身时(即身体姿势从躺到坐或从坐到站的变化)引发的眩晕。直立性眩晕的诱发因素有别于位置性眩晕(由头部空间位置相对于重力垂直线的变化引起)和头部运动性眩晕,(由起身或站立时引起的头部位置改变而触发)。不建议使用"姿势性眩晕"这一名词。

7)其他诱发性眩晕:是由上述刺激以外的任何其他刺激触发的眩晕。其他诱发因素包括脱水、药物、环境压力变化(如深海潜水、高度改变、高压充氧、鼓气耳镜检查期间的气动吹入)、运动/用力(包括上肢运动)、长时间被动运动(如海上航行后发生的)、激素、过度换气、恐惧环境、颈圈紧绷、振动,以及特殊的非典型诱发因素(特定患者独有)。

2.头晕 头晕(dizziness)是指空间定向异常或感觉,而无错误或扭曲的运动感觉。这里定义的头晕不包括眩晕感,其通常用于广义上包括虚假运动的感觉,但"眩晕"和"头晕"的定义明显不同。在患者的症状描述中,患者可能出现多种症状并存或相继出现的情况,眩晕的存在并不排除头晕的存在。头晕不包括在没有空间定向异常感觉时的其他症状,如晕厥(晕厥前)的感觉、思维混乱(精神错乱)、脱离现实感(去人格化)等。类似,头晕也不用于全身性或局部运动无力或对不适、疲劳,或健康状况不佳等描述。因此,根据前庭症状的国际分类,眩晕和头晕是可以并存的,这一点对临床实践意义重大。以前庭神经炎的典型表现为例:①疾病初期可能出现头晕感,无明显旋转等运动感;②一段时间后,可出现典型的旋转性眩晕,此时患者体验深刻,往往可以清晰描述;③数天后,旋转感逐渐消退,再次转变为头晕不伴旋转感;④在交界期,两种症状可并存。正确认识症状的转变,对临床疾病的诊断有一定意义。

因此,头晕的分类也完全沿用眩晕的自发性和诱发性的分类方法。在眩晕(头晕)中,直立性或位置性眩晕(头晕)需要注意鉴别。直立性眩晕不如直立性头晕常见,后者更多与直立性低血压有关。直立性眩晕(头晕)与位置性眩晕(头晕)的鉴别在于后者在平卧翻转时可以出现眩晕(头晕),而前者一般没有该症状。

在此定义的基础上,头晕症状的分类完全与眩晕相同,定义也类似(表2-2-1)。

表 2-2-1 头晕症状按有无诱因分类

大类	亚类
自发性头晕	
触发性头晕	位置性头晕
	头部运动性头晕
	视觉诱发性头晕
	听觉诱发性头晕
	Valsalva 动作诱发性头晕
	直立性头晕
	其他诱发性头晕

3. 前庭‐视觉症状 前庭‐视觉症状(vestibular-visual symptom)是前庭系统病变或视觉与前庭系统相互作用所引起的视觉症状,包括不真实的运动感、物体倾斜以及因前庭功能(非视觉)丧失而导致的视觉变形(模糊)。前庭‐视觉症状包括:振动幻视、视觉延迟、视觉倾斜和运动诱发的视物模糊。视错觉或幻觉涉及视觉环境中物体的运动,但是视觉环境本身保持静止。而观看移动视觉"漂浮物"、偏头痛视觉的移动闪烁、光环等不是前庭‐视觉症状。

(1)外部性眩晕:外部性眩晕(external vertigo)是指视觉环境的旋转性或流动性的虚假感觉。外部性眩晕的症状包括:在任意的空间平面中,视觉的连续或忽动忽停的虚假感觉。外部性眩晕与振动幻视的区别于,前者没有双向(振荡)运动。外部性眩晕(视觉运动)通常伴随内部性眩晕(身体运动)。然而,即便没有错误自我运动感(内部性眩晕),单纯的眼震也可能会引发连续的视觉流动的感觉。视觉症状和身体症状是不同的,并且可能在同一患者中共存。因此,视觉流动的虚假感觉(如外物的旋转)应该与眩晕(内、外结合的旋转性眩晕)相区别。

（2）视觉延迟：视觉延迟（visual lag）是一种周围的景物落后于头部运动的错觉，或者是头动后，周围景物出现短暂的移动。该症状持续时间一般不超过 1～2s，可伴有与头动有关的眩晕或头晕。

（3）视觉倾斜：视觉倾斜（visual tilt）是一种周围的景物偏离垂直线的错觉，持续时间数秒到数分，与无症状的主观垂直视觉（subjective visual vertical, SVV）不同。SVV 可见于外周或中枢性前庭系统疾病。其他有关的名词如"房间倒错觉"（room tilt illusion 或 room inverted illusion），指一种特殊类型角度为 90° 或 180° 的视觉偏斜。紧张性头位偏斜、眼球的反向旋转的意义是人自身尝试将视网膜的水平线与地平线调成一致。自发性眼球偏斜反应可能源于耳石器，特别是椭圆囊功能失衡。耳石 - 眼反射通路在前庭核水平交叉，在交叉平面以上，眼球较高一侧为患侧。外周病变时，向头偏斜侧的眼球垂直向下垂直偏斜（skew deviation）；对侧眼球向上垂直偏斜。同时，头偏斜侧眼球的上极外旋，而对侧眼球的上极内旋（ocular tilt reaction, OTR）。外周迷路病变和外侧延髓病变头位通常偏向患侧。不只是外周前庭病变（耳石器功能障碍）出现 SVV，一侧急性脑干病变也可以出现病理性静态 SVV。

（4）振动幻视：振动幻视（oscillopsia）是前庭功能障碍常见的症状。这是一种将静止物体感知为运动的异常感知，双侧前庭功能低下的患者振动幻视发生概率很高。所谓振动幻视指固定的物体出现前后或者上下运动的视幻觉。这类患者的主诉常为步行时不能读标示牌上的文字，但在头静止不动时视觉正常。这一症状通常是前庭、脑干或小脑受累的体征，偶尔也可见于眼肌麻痹或者视皮层的病变，这一症状归入外部性眩晕。振动幻视时可见后天出现的自发性眼震。如急性单侧外周损伤后，如果固视物体时视物模糊，并向自发性眼震的快相侧移动，因为眼震的反复出现也可见眼震快相产生快速的往复移动。急性单侧前庭损伤振动幻视通常持续时间短暂，急性眩晕和自发性眼震消失，这种幻视也随之消失。如果是中枢前庭通路病变，振动幻视症状可以为持续性，但往往有脑干受损的其他症状和体征。振动幻视产生的原因是前庭 - 眼反射异常，如耳毒性药物所致的双侧对称性 VOR 功能丧失后，患者不能固视目标，在步行时可出现周围景物晃动或跳动感。垂直平面上人类头部运动的频率范围是 2～3Hz，前庭功能丧失后单纯依靠视觉跟踪系统无法补偿。振动幻视最常见于双侧前庭病。

振动幻视和眩晕的不同之处是，振动幻视仅发生在睁眼的时候，然而眩晕可以发生在睁眼或者闭眼的时候。患者偶尔也将振动幻视描述为"头晕"。振动幻视有两种类型：①自发振动幻视是获得性眼震所致，是由视网膜成像滑动导致的明显视觉场景的运动；②头部运动诱导的振动幻视常常发生在双侧前庭眼反射严重损伤患者身上，这些患者常常是经氨基糖苷类等耳毒性药物治疗。这种类型的振动幻视仅发生在头部运动的时候，往往由 VOR 缺陷导致凝视稳定性下降引起。

与振动幻视需鉴别的是垂直复视。垂直复视指的是能够看到两幅在垂直方向排列的影像。如果遮蔽一只眼，复视消失。垂直复视可由外周或中枢耳石器功能障碍诱发的斜视偏差（strabismus deviation），也可由眼外肌麻痹诱发。

（5）运动诱发性视物模糊：运动诱发性视物模糊（movement-induced blur）是头部运动期间或之后的视敏度下降。VOR 的作用就是头部运动过程中视网膜成像的稳定。前庭功能障碍会导致头动时视网膜成像滑动,在运动过程中或头部运动后立即出现视力下降。这种视物模糊感在连续头部运动期间可以是连续的(如行走中)或短暂的(如与头部运动性眩晕或头晕有关)。视物模糊时也可同时出现振动幻视或视觉延迟,因其与后两者产生机制相同。有些人可出现视觉振荡或者视觉滞后,而不是视物模糊。

4. 姿势性症状　姿势性症状(positional vertigo)是反映前庭系统功能的重要表现,在维持平衡的诸多要素中,前庭系统处于核心地位。在新版国际分类中,将平衡有关的症状进行了定义和分类,统称为姿势性症状,并划分为4种类型。

(1)不稳:指在坐、立或行走时的不稳感觉,无特定的方向性。不论在何种直立位置(坐、立或行走),增加稳定性的动作(如靠住稳定的物体)能显著减轻或消除不稳感。否则,这种不稳感应考虑是否真正为前庭症状。除前庭系统外,许多其他系统的疾患也可以引起不稳。如不稳不伴其他前庭症状,前庭系统疾患的可能性不大。不建议使用"失衡""不平衡"。漂浮感、游泳感,或"脑内"像游泳一样漂浮,这些症状常常由焦虑(恐慌症、广场恐惧症、强迫症)、躯体型障碍疾病(包括体位转换),或抑郁症引起。

(2)方向性倾倒:指坐、立或行走时感觉不稳、向特定的方向转向或跌倒的感觉。方向为向左、右侧方、后方或前方。不论坐、立或行走时,靠住平稳的物体等增加稳定性的动作能显著减轻或消除方向性倾倒,否则应考虑是否为前庭症状。

(3)平衡相关性近乎跌倒:指强烈的不稳、方向性倾倒或其他前庭症状(如眩晕)有关的将要跌倒(但未完全跌倒)的感觉。明确的是因环境障碍(如绊脚)、无力或近乎意识丧失(如晕厥前)等情况所导致的近乎跌倒则不应归为平衡相关性近乎跌倒。近乎跌倒有时缘于视觉倾斜、被推倒或拉向地面的感觉或与其他前庭症状相伴随的突发的下肢失去姿势张力。在神经耳科学领域,这些发作既往通常被称为"耳石危象"或"猝倒发作"(特别是完全摔倒的情况下)。不伴随其他前庭症状的类似的猝倒发作,可源于颈动脉窦综合征、心律失常等多种疾患,如果没有其他前庭症状,不应归为平衡相关的近乎跌倒。

(4)平衡相关性跌倒:指明显的不稳、方向性倾倒或与其他前庭症状有关的完全跌倒。对于非前庭因素(如滑倒、乏力和晕厥、惊厥发作或昏迷等)所致跌倒不归为平衡相关性跌倒。不建议使用"跌倒发作""耳石危象"或者"Tumarkin危象"。

失衡感可由多种原因导致,包括视力减弱或者复视、前庭功能受损、外周神经异常或脊髓病变导致的本体感觉异常、中枢神经或外周神经系统异常、关节疼痛和心理因素导致的运动功能障碍。摇动或摇摆感觉的患者常常有摇动或摇摆感觉,就像在船上一样,让人不安。通常这种感觉会在长时间海上或空中旅行后出现,并且持续数天、数月甚至数年,常见于Mal de débarquement综合征(Mal de débarquement syndrome)。

5. 恶心和呕吐　伴或不伴呕吐的恶心是延髓孤束和迷走神经中枢受到刺激的结果。当外周前庭系统损伤时,这些症状通常是从轻度到重度,与眩晕程度成比例:良性阵发性位置性眩晕的患者,恶心症状通常很轻微,呕吐也很少见;在迷路炎或前庭神经炎的患者,恶心症状常常为中度,呕吐会在快速头动过程中发生。症状的严重程度根据患病的部位,即是否为中央病变而变化。脑中风患者(如小脑前下动脉综合征),恶心和呕吐的程度与外周前庭系统损伤相似。延髓背侧中风(如小脑后下动脉综合征),恶心和呕吐都非常严重并且与眩晕程度不相关。其他中枢前庭系统结构（小脑、第四脑室底、间质核、视丘以及前庭皮质病变），恶心和呕吐症状轻，甚至没有。脑部病变部位不同，恶心呕吐程度可不同，累及前庭神经核及其直接联系结构时，恶心呕吐严重。

二、常用的前庭疾病分类

（一）按照解剖部位或病变器官分类

1. DeWeese 分类法（1954） ①前庭系统性眩晕（或称系统性眩晕）；②非前庭系统性眩晕（或非系统性眩晕）。

2. Furey 和 Kraus 分类法（1962） ①外周性前庭病（外耳道、中耳、内耳病变）；②中枢性前庭病（前庭核及通路病变、流行性眩晕）；③特发性前庭病（位置性眩晕）。

3. Edward 分类法 颅内和颅外两大类。

4. 根据病变器官分类 可分为耳源性、血管性、中枢性、颈源性和眼源性等。

（二）按照眩晕性质分类

Hojt-Thomas 将眩晕分为真性眩晕和假性眩晕。前者是由前庭、眼或本体感觉系统疾病引起，有明显的外物或自身旋转感、不稳感。后者多由全身系统性疾病引起，如心脑血管疾病、贫血、内分泌疾病及精神-心理因素所致，一般没有旋转或不稳感。

（三）国内常用的分类方法

国内惯常采用按解剖部位和疾病性质的分类：前庭系统性眩晕（前庭外周性眩晕、前庭中枢性眩晕）和非前庭性眩晕（眼源性、本体感觉性、全身疾病性和颈性眩晕）。前庭系统疾病如下分类仍有临床价值。

1. 外周前庭综合征

（1）单发性眩晕

1）急性眩晕伴有听力下降：这类外周性眩晕综合征特征是与听力下降伴发的突发性眩晕。可出现眼震和姿势不稳。这类眩晕也可见于：①耳蜗受累（迷路炎），病因可为耳源性、血管源性、肿瘤源性和神经的退行性变；②耳蜗前庭神经炎，如 Ramsay-Hunt 综合征。

2）急性眩晕无听力下降：以前庭神经炎为代表。这类外周性眩晕综合征特征是突发的持续性眩晕，伴有恶心呕吐，自发性眼震和姿势不稳。无神经内科体征或听力下降。

（2）复发性眩晕

1）复发性眩晕伴有听力损失：①梅尼埃病；②基底型偏头痛；③自身免疫性内耳病；④神经梅毒-耳梅毒；⑤外淋巴漏。

2）复发性眩晕无听力损失：①与位置相关的眩晕，肯定诊断 BPPV、可能诊断 BPPV、CPPV；②压力诱发的眩晕，外淋巴漏、前半规管裂综合征；③自发性眩晕，前庭型偏头痛、代谢性眩晕、儿童阵发性眩晕、血管源性眩晕（TIA\VBI\PCI）、原因不明的眩晕

2. 中枢前庭综合征 中枢前庭传导通路包括前庭核、动眼核团、脑桥和中脑前侧的整合中心、丘脑和颞顶叶的多感觉前庭皮层区。中枢前庭综合征就是这些通路病变的结果，其病因包括：梗死、出血、炎性、肿瘤、退行性变、中毒等。中枢性前庭综合征较为复杂，可根据前庭-眼反射（VOR）受累的平面进行分类。

（1）水平面中枢前庭综合征（vestibular syndrome in horizontal（yaw）plane）：水平面中枢性前庭综合征不多见，只见于延髓前庭神经入口区、前庭内侧核、前庭上核以及附近的水平眼动整合中心（舌下神经前置核及脑桥旁正中网状结构）的病变。临床体征有前庭双温试验反应降低、水平凝视偏斜、向患侧倾倒、与主观垂直视觉偏斜对应的过指试验阳性。这些表现与外周前庭损伤（前庭神经炎）相似，因此也称为假性前庭神经炎。眼震大多为水平-扭转性眼震。因这些区域与前庭核邻近或交叠，因此也可出现冠状面的表现，出现混合性眼震。常见病因有：前庭核内多发性硬化斑块或前庭核缺血性梗死，如病变扩展到邻近区域，可出现对应的脑干症状。

（2）矢状面中枢前庭综合征（vestibular syndrome in pitch plane）

1）病变部位：①双侧延髓和脑桥-延髓旁正中病变；②脑干邻近的小脑；③小脑脚或双侧小脑绒球。下跳和上跳性眼震与小脑-脑桥网络结构凝视稳定机制的不对称有关。

2）发病机制：矢状面中枢前庭综合征由脑干或小脑绒球成对神经通路的双侧损害引起。因此，矢状面前庭功能障碍常发生于各种中毒和代谢障碍，此类原因在冠状面和水平面功能障碍中很少见。多数急性病变靠近延髓的正中平面的脑干旁束，邻近舌下神经周围核下部，也可见于脑桥中脑结合部、小脑上脚和小脑蚓部的病变，这一部分控制垂直方向凝视稳定性。主要影响包括三方面——①垂直方向小脑-前庭神经整合器；②半规管和耳石器反应的 VOR；③垂直平稳跟踪系统。

3）临床表现：主要为上跳性眼震和下跳性眼震。上跳性眼震损害部位常为脑桥中脑结合部或延髓，可能为前庭性的脑桥病变或非前庭性的延髓部病变。上跳性眼震也是凝视性眼震，很少持续存在，可伴有垂直平稳跟踪异常、视觉-前庭小脑性共济失调、向后倾倒和过指试验偏向下。下跳性眼震的发病机制更清楚，损伤部位常为双侧桥延部或双侧绒球导致的矢状面 VOR 张力性失衡。下跳性眼震综合征多为后天性的凝视性眼震，凝视第一眼位下跳，外侧凝视位和悬头位眼震加重，可有扭转成分。伴有视觉性和前庭小脑性共济失调，向后倾倒、向上过指，垂直方向平稳跟踪异常。下跳性眼震系腹侧被盖区前庭上核通路失抑制，致上睑提肌相对反应增高，出现向上的慢相眼震。绒球在下跳性眼震中起关键作用。下跳性或上跳性眼震不仅可引起眼动紊乱，也可引起前庭中枢紊乱。

矢状面张力性失衡表现为垂直上跳性或下跳性眼震，头和身体前后倾斜，主观视觉偏向眼震慢相侧。下跳性眼震较上跳性眼震更常见且为持续性（如 Arnorld-Chiari 畸形），而上跳性眼震常是瞬间的。

（3）冠状面中枢前庭综合征（vestibular syndrome in roll plane）

1）病变部位和发病机制：急性单侧性重力感知前庭通路，从前、后半规管和耳石器开始，经过同侧前庭上、内侧核及对侧内侧纵束，一直到动眼核和中脑前部的垂直和扭转性眼动的整合中心的病变。在中脑前部，只有 VOR 的前庭投射在冠状面。冠状面功能障碍由单侧病变引起。来自耳石器的重力感知传入信号与来自前、后半规管的相应信号在前庭核和动眼核水平汇合，在静止和运动状态下维持矢状平面和冠状平面前庭功能的稳定性。标准体位时，主观垂直视觉（SVV）与重力垂直线一致，眼球和头的轴位是水平向前的。

2）临床表现：倾斜感（视轴与重力垂直线不共线、眼球扭转或眼倾斜反应）、头倾斜和眼球扭转三联征。冠状面前庭综合征的症状和体征包括：① OTR（眼球偏斜反应：同侧眼球偏斜、同侧眼位降低）；②斜向偏斜（扭转偏斜）；③自发性旋转性眼震；④张力性眼球扭转（单眼或双眼），除外核下性眼动障碍所致；⑤ SVV 偏斜（单眼或双眼视觉）；⑥身体侧倾感。眼动或姿势倾斜与 SVV 的失调所指方向相同，顺时针或逆时针方向（从检查者角度看）。如果单侧重力感知通路的病理性兴奋是由冠状面前庭不协调引起，而不是由病理性冲动传入不足引起，则所有倾斜方向均是反向的。急性 OTR 的两个常见病因是脑干缺血（特别是 Wallenberg 综合征和单侧中线旁丘脑及喙侧中脑梗死）和脑干肿瘤。多发性硬化患者的阵发性 OTR 可能是冲动在脱髓鞘轴索间扩散所致。

（四）国际分类

前庭疾病的国际分类包括 4 个层级（Ⅰ、Ⅱ、ⅢA、ⅢB），其反映了对于前庭疾病诊断总体架构的不断认识与完善。如果把所谓的层级解释为前庭疾病认识的不同阶段可能更加直观地反映了层级的真正含义。多层方法对于目前和将来临床和研究工作是必要的。一些研究须从症状和体征入手，而另一些研究须把重点放在特定疾病或病理生理的机制（图 2-2-1）。

1. 第一阶段（Ⅰ层）　症状和体征的认识阶段。这一部分已在前庭症状部分进行了详细的阐述，这是前庭疾病诊断构建的基础。

2. 第二阶段（Ⅱ层）　该阶段为对前庭疾病临床综合征的认识阶段。前庭疾病的综合征分类法比其他疾病分类法更加贴近前庭疾病的临床诊疗，符合前庭疾病诊断的临床实践和认识规律，便于临床应用。在前庭疾病诊断标准不断完善的阶段，综合征的结构层级突显其重要性。根据症状和体征结合必要的前庭功能检查等得出前庭综合征的诊断，例如恶心、呕吐、头动耐受不良、步态不稳、眼震等构成了急性前庭综合征，其疾病诊断可能是前庭神经炎或急性小脑梗死。目前前庭疾病的三大综合征包括了大部分前庭表现，世界卫生组织对于前庭综合征给出了明确的定义，用于指导前庭疾病的国际疾病分类（ICD-11 中相关内容详见附录1）。三大综合征的提出有利于建立临床诊疗路径。

（1）急性前庭综合征：世界卫生组织对其的定义是：持续数天到数周的急性发作、持续眩晕、头晕或不稳感的临床综合征。通常包括新近发生的、正在进行的前庭系统功能障碍（如呕吐、眼球震颤、严重姿势不稳等）。也可能有耳蜗或中枢神经系统功能障碍的症状或体征。急性前庭综合征通常由单一前庭功能损伤引起，但它可能表现为开始为复发、缓解，进而逐步加重的疾病过程。急性综合征的典型疾病包括前庭神经炎、急性迷路炎、创伤性前庭病、前庭受累脱髓鞘疾病和影响中枢或外周前庭结构的卒中。

（2）发作性前庭综合征：包含复发性疾病和功能失调（如梅尼埃病、前庭型偏头痛、TIA等），世界卫生组织对其的定义是：短暂的眩晕、头晕或不稳感的临床综合征，持续数秒到数小时，偶尔持续数天，通常有短暂前庭系统功能障碍的特征（如恶心、眼震、突然跌倒等）。也可能有耳蜗或中枢神经系统功能障碍的症状或体征。发作性前庭综合征一般是反复发作（自发或触发）的发作性疾病引起的前庭疾病。

（3）慢性前庭综合征：世界卫生组织对其的定义是持续数月至数年的慢性眩晕、头晕或不稳感的临床综合征，通常包括提示持续性前庭系统功能障碍的特征（如振动幻视、眼震、步态不稳定等），也可能有耳蜗或中枢神经系统功能障碍的症状或体征。慢性前庭综合征的疾病病程通常是渐进的、逐渐加重的，也可见急性前庭损伤后稳定的、不完全的恢复，或者反复前庭损害之后持续的慢性症状。包含持续时间超过一定标准的前庭症状和体征的疾病和功能失调，如双侧前庭功能减退、小脑变性或持续性姿势-知觉性头晕（persistent postural-perceptual dizziness，PPPD）。

3. 第三阶段（ⅢA 层）　该阶段是对前庭疾病认识的成熟阶段。大多数前庭疾病都没有单一的能够确定诊断的有效检查。鉴于此，应该给出症状维度（如类型、时间、诱因）或症状群，以及辅助检查结果等以临床实用的标准。支持和否定的标准都会被考虑在内。将标准分为确诊到可能诊断。临床医师可仅对明确诊断的疾病患者采用高风险的治疗手段（如前庭神经切除术），而对可能诊断的疾病采用低风险的方法（如改变饮食习惯）和随访观察。

4. 第四阶段（ⅢB 层）　该阶段为对前庭疾病的病理生理机制的认识阶段。前庭疾病的病因学、病理学、病理生理学的认识将是最后完成的。随着相关基础科学的发展，这一阶段也将是最具发展潜力的。为满足诊断和治疗的需要，临床表现（症状和体征）与发病机制（如基因突变等）最终会直接联系，这就是前庭医学研究的重要方向。

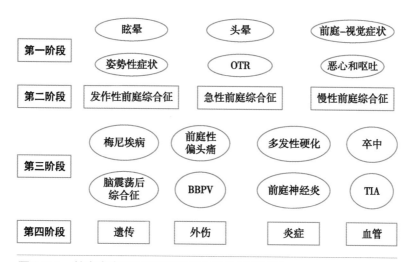

图 2-2-1　前庭疾病国际分类四层框架结构（四阶段）
症状与体征为第一阶段（Ⅰ层）；临床综合征为第二阶段（Ⅱ层）；疾病为第三阶段（ⅢA 层）；疾病和功能失调的机制为第四阶段（ⅢB 层）

（吴子明）

参考文献

1. BISDORFF A, VON BREVERN M, LEMPERT T, et al. Classification of vestibular symptoms：towards an international classification of vestibular disorders. J Vestib Res, 2009, 19(1-2)：1-13

2. BISDORFF A R, STAAB J P, NEWMAN-TOKER D E. Overview of the International Classification of Vestibular Disorders. Neurol Clin, 2015, 33(3)：541-550

3. BRANDT T. Vertigo：It's multisensory syndromes. 2 ed. New York：Springer, 2000

第三章
病史采集

病史的采集在眩晕疾病的诊断中具有重要地位，其临床价值有时甚至超过辅助检查。准确的病史采集可以提供绝大多数的诊断信息，并使得诊断与鉴别诊断变得更加清晰。病史采集的过程体现了采集者的知识储备，也体现了整个诊疗思路与思维过程。当然，要想采集到全面而准确的病史信息，需要采集者具备较为丰富全面的疾病知识才能顺利实现。

一、采集要素

无论采用何种方式问诊，以及问诊的技巧如何，对于眩晕患者的病史采集均应包含以下内容要素。

1. 眩晕病史的时间　此处应包括患者从第一次眩晕至今所经历的时间长度，以及每一次眩晕发作的持续时间范围。既往已有眩晕病史数年、数月、还是数天。单次眩晕发作所经历的时间，是数秒、数分钟、数小时，抑或数天。

2. 眩晕发作的症状特点　是否有视物旋转、自身旋转感、不稳感、倾倒感、晃动感。

3. 眩晕发作或加重的诱因　是否有明确及可能的诱发因素，比如与体位变化的关系、是否由视觉干扰所诱发、是否与劳累紧张有关，或是没有明显的诱发因素等。眩晕发作的诱发因素在某些眩晕疾病中具有特殊性，在其诊断和鉴别诊断中也有至关重要的意义。

4. 眩晕发作的缓解方法　眩晕发作后是如何获得缓解的。是否需要睡眠或使用药物，是否调整体位后即可缓解症状等。

5. 眩晕发作时耳部伴随症状　眩晕疾病必须关注耳部相关症状：是否伴有听力下降、耳鸣、耳闷胀感，以及症状发生的侧别，与眩晕发作的时间关系。以往是否有类似的症状及情况。怀疑有某些自身免疫性疾病时，也要询问是否有耳郭的红肿等。耳部症状在眩晕病史采集中非常重要，必不可缺少。

6. 眩晕发作的全身伴随症状　是否有恶心、呕吐、心慌、大汗等迷走神经反应的相关症状。是否伴有头痛以及头痛的性质。是否有黑矇、意识丧失、面瘫、构音障碍、肢体活动障碍等，并从中分辨是否为周围或中枢疾病，抑或其他系统病变所致。

7. 其他症状　包括睡眠状况，是否有入睡困难、睡眠易醒、多梦等现象。如考虑到前庭神经炎，则可补充问是否有前驱上呼吸道感染史等。

8. 用药史　包括平素使用的药物和本次疾病发作后治疗药物。如眩晕并非第一次发作，需要关注过去使用过何种药物及效果。本次眩晕发作后使用过何种药物及疗效。

9. 既往史　既往全身疾病史，是否有高血压、糖尿病、心脑血管疾病史、神经系统疾病史、精神科疾病史。

10. 生长发育史 对于儿童患者应采集包括其母亲孕产期的情况、出生及生长发育情况、学习情况、家庭情况。

11. 家族史 应采集家族是否有类似疾病及遗传疾病史,尤其是对于有听力变化的患者、长期病史的患者,以及怀疑有家族遗传倾向的患者。

二、线索思路

临床上我们常常发现眩晕患者及家属在叙述病情时缺乏条理性,且患者关注的重点与医务人员有着巨大的差别。因此若想在有限时间内获得最大量的信息,需要医务人员在病史采集时,既要做到充分地倾听,也要做到保持"自我"。

1. 首先,病史采集者应做到"心中有数",对就诊的患者的病情有基本的思路,沿着病史采集的内容要素进行逐一问诊。尽管不必完全按照某种固定的顺序,但应包含所需全部要点。

2. 其次,病史采集过程中,应避免出现医患双方"自说自话"的情况。可由患者的主诉症状入手,循着患者提出的症状"追问"下去,围绕患者的主诉症状详细问诊相关症状的时间、特征、伴发症状等信息。然后逐渐补全病史相关采集要素。

3. 再次,随着问诊获取的信息量逐渐增多,病史采集者大多在问诊过程中即对患者的病情有一定的认识和考虑,采集者可根据已掌握的疾病的要点进行询问。这需要病史采集者有较为全面的知识体系来支撑。

三、注意事项

1. 眩晕病史与其他疾病史相比较为复杂,患者体验各不相同。症状描述受到患者主观影响较大。因此,切忌给患者"强加症状"。在问诊记录病历之余,给患者一定的倾诉时间,患者在放松倾诉时,能够比较真实地表达当时的情景。有时能够提供非常有价值的诊断信息。

2. "辨证"听取患者的主诉。眩晕患者往往具有紧张、焦虑的状况。在叙述病情时会夸大病情,或隐瞒病情。因此,在问诊时,对于有争议的"描述"需要病史采集者警惕,适当进行反复追问,及不同角度的重复询问,甚至需要解释所问问题的内涵。

3. 由于眩晕的描述较多来自患者的主观感受,因此眩晕患者的问诊过程需要医患双方处于相对比较平和与充分相互信任的处境,方能有效而高效地沟通。

4. 采集病史时,由于患者作为非专业人士,病史采集者应避免在问诊过程中使用过于专业、晦涩的词语和语句,比如"是否有黑矇?",这样的词汇患者较难理解,可以使用"是否有眼前发黑"这样的语句。相反,在病史记录时,应使用标准的专业术语,比如"意识丧失",而避免使用大白话"不知道事儿了",从而使得病史记录更加专业而标准化。

四、小结

眩晕患者的病史采集是眩晕疾病诊断和鉴别诊断的关键步骤,从某种程度上说,有时比辅助检查更加重要,绝大多数眩晕疾病在未做任何辅助检查之前,通过眩晕疾病详细而准确的病史,即能初步确定诊断的方向,甚至疾病分类。结合进一步的体格检查和辅助检查,则能更进一步验证之前所做的判断是否正确,而明确进一步的诊断与鉴别诊断方向。

眩晕病史的采集需要病史采集者有较为全面的相关知识和疾病知识,方能在问诊中保持"清醒"的头脑和思路。避免"患者晕,医生更晕"。

临床工作一般较为繁忙,因此在有限的时间内问诊,应注意磨炼性格,最大程度与患者保持平和的情绪和心态,将不经意的问话融入有目的的问诊中去,是最理想的状态。

学习积累相关知识,工作中勤于练习,让病史采集变得不再困难,让病史采集成为医师诊断的利器,让医患沟通成为医患双方相互信任的桥梁。

(刘 博)

第四章
前庭功能及相关检查

第一节　前庭功能检查概述

前庭功能检查(vestibular function test)是前庭医学领域的核心问题之一。前庭功能检查是借助一定技术方法,通过特定的自发或诱发试验,对前庭系统生理功能进行的定性或定量评估,是临床上眩晕、平衡障碍等疾病诊治和特殊职业从业者筛选的必要手段。

一、简史

1. 19世纪末之前,前庭医学的研究停留在终末器官水平。

2. 20世纪初到20世纪70年代前是前庭医学发展的重要时期。

(1)匈牙利生理学家Andreas Hoegyes首次系统地阐述了中枢神经系统在产生反射性眼球运动中的作用,发现每个半规管都与相应的眼部肌肉相连,在半规管平面上产生补偿性眼球运动,他最早用描波器记录了兔的眼震。

(2)Rafael Lorente de No推进了前庭感受器与不同眼肌的中枢连接通路的研究,他是Santiago Ramony Cajal和Robert Bárány的学生。Lorente发现兔的脑桥网状结构是眼震快相的重要组成部分,以及VOR的反馈通路是反射性眼动的重要组成部分。后来Raphan、Matsuo、Cohen等描述了该反射通路作用下眼动出现时间滞后于外周传入刺激,并把该现象命名为速度存储机制。

(3)20世纪初,前庭功能的系统评估的开始。维也纳耳科医师Robert Bárány在Adam Politzer耳科诊所工作时,偶然观察到因需清洗外耳道耳垢而出现眩晕(眼震)、恶心和呕吐的症状,唤起了他对前庭器的浓厚兴趣。他推断了内淋巴对流效应。Bárány通过这个简单的临床试验识别半规管功能异常的侧别,并建立了神经病学的临床亚专科。他首先发表了温度试验的试验步骤,随后在他所著的前庭系统生理学和病理学专著中介绍了更多的细节。但在1907年其专著出版后,Bárány与维也纳大学的同事发生了冲突,后者声称Bárány未给其合作者应有的荣誉。也有学者认为温度试验并非Bárány发明的,因为发现眼震的Hitzig以前也发现过用冷水刺激动物耳部可以引起眼球运动。此外,Breuer曾用冷探针刺激鸽子单侧半规管,并猜测其刺激机制可能为内淋巴流动或壶腹部神经的直接激活。然而,Hitzig和Breuer都没有认识到温度试验潜在的临床价值。争议出现后,Bárány离开维也纳前往瑞典乌普萨拉,并在那里度过了他生命的最后20年。1914年,Bárány因其成就被授予诺贝尔生理学或医学奖,直到今天,温度试验仍为临床前庭检查中不可替代的一部分。

（4）Emile Du Bois-Reymond 发现了眼球的静息电位，这是临床神经病学发展的另一个里程碑。然而，当时他并不知道这种静息电位来自眼球。Schott 首次使用静息电位记录眼震：他将铜电极安装在眼镜片的边缘，并将其连接到内、外眼角，以记录旋转试验中的眼震和旋转试验停止后的眼震，但记录的眼震并未量化。

（5）Leon Meyers 使用心电图描记仪记录了由热刺激引起的眼震。与 Emile 和 Schott 一样，Meyers 无法确定他所记录动作电位的来源，并误认为其起源于眼部肌肉。

（6）Fenn 和 Hursh 通过眼震电图描记仪记录并定量测量了眼球转动产生的电位变化，这为其临床应用铺平了道路。

（7）Jung 和 Kornhuber 将眼震电图描记法应用于前庭功能和眼动障碍的临床评估，使角膜 - 视网膜电位的测量进一步标准化。

（8）20 世纪 70 年代，Bárány 的学生 Baloh 和 Honrubia 开发了基于数字计算机的眼震定量测试方法。20 世纪末视频眼震记录装置逐渐取代眼震电图描记仪，成为记录眼球运动的首选方法。

（9）20 世纪末，Halmagyi 和 Curthoys 发明了头脉冲检查方法可用于床旁的前庭功能损伤评估，2015 年左右随着红外可视技术的应用，视频头脉冲试验广泛应用于临床，并可实现三对半规管功能的量化评估。

（10）前庭诱发肌源性电位是 20 世纪末由 Colebatch 教授和 Halmagyi 教授首先报道。在国内的研究始于 21 世纪初，吴子明率先在临床研究领域开展颈源性前庭诱发肌源性电位检查，oVEMP 研究的报道最早见于谢溯江等的研究。

二、检查项目

前庭系统感知头部运动，维持运动中的成像稳定性，以及维持运动中的姿势稳定性。前庭功能正常时，前庭感受器能够在三维平面内精确感知头部的运动。前庭功能障碍可导致前庭反射异常。前庭系统的功能状态可以通过眼球运动或姿势控制的表现进行观察、评估，并应用于相关的研究。

前庭功能检查主要围绕前庭 - 眼反射和前庭脊髓反射功能进行相关评价。因此可按前庭 - 眼反射功能检查、前庭 - 脊髓反射检查分类；也可按照半规管和耳石器的解剖分类。本章将具体介绍前庭功能的实验室检查，涵盖眼震电图和眼震视图检查、前庭 - 眼反射功能检查和前庭脊髓反射检查、前庭诱发的肌源性电位、主观垂直（水平）视觉检查、动态视敏度检查等。为便于知识的理解和掌握，眼动系统检查也在本章介绍。

三、临床意义

前庭功能检查的意义是：①证实临床判断，即证实通过病史和床旁检查的初步诊断（单侧病变、双侧病变抑或前庭功能正常）；②定量分析前庭功能损伤的范围和程度（完全丧失、部分丧失）；③提供前庭损伤后功能代偿情况的客观依据；④辅助中枢性眩晕的鉴别诊断和定位；⑤作为飞行员等特殊职业的从业选拔性检查。

前庭功能检查原则上不是疾病诊断的检查，不能像影像学一样可以反映疾病的病因或病理,它所反映的是前庭系统的功能状态。因此,前庭功能检查和疾病之间不是一一对应关系。一种前庭疾病在不同发展阶段可以呈现出不同的前庭功能状态,比如梅尼埃病的前庭功能状态可以表现为敏感→正常→降低→丧失。某种前庭功能检查结果可见于多种前庭疾病,如一侧前庭功能减低可见于梅尼埃病,也可见于前庭神经炎等。对前庭功能检查的正确理解是眩晕诊疗实践重要的一环。

四、适用范围

前庭功能检查是评价前庭系统的功能状态的检查方法,用于前庭系统疾病的诊断与鉴别诊断。下述情况可以考虑进行前庭功能检查:①已初步掌握眩晕病因;②持续或间歇性的平衡失调、行走歪斜或定向障碍;③原因不明的自发性眼震;④颅脑外伤后遗头晕或行走不稳。由于前庭功能检查自身的局限,对于颅内占位病变和脑血管疾病涉及的眩晕症诊断,前庭功能检查不宜作为首选的方法,可作为床旁初筛。眼球运动障碍患者不适合行眼震视图检查。

五、注意事项

前庭功能检查时机应结合疾病性质和患者的状态综合考虑。

(1)前庭功能检查禁忌证:①患严重的精神病、癫痫、明显的颅内压增高、颅脑外伤或昏迷;②患严重的糖尿病、高血压、心脑血管疾病、心力衰竭;③有高热或患急性传染病。

(2)检查项目的选择要点:①眩晕急性发作时如有自发性眼震者,只适合行自发性前庭功能检查,诱发性前庭功能检查在急性期症状缓解后再补充检查;②高龄及体质虚弱者,诱发性前庭功能检查应慎重;③低血糖、精神过度紧张及严重焦虑、抑郁状态应慎行诱发性前庭功能检查;④对于运动病、自主神经功能失调者,由于前庭双温试验和旋转试验一般反应强烈,宜酌情选择。

(3)检查前准备与沟通:①前庭功能检查前首先要检查外耳道、鼓膜,最好先行纯音听阈测试及声导抗测试;②注意患者头颈部外伤史及其颈椎活动情况、血压和血脂情况,以及是否患有心脑血管疾病、癫痫、糖尿病等;③了解患者精神心理状态、睡眠情况、情绪等;④检查前应以合适的方式向患者解释检查的目的、要求及可能出现的不适,患者如何配合等,尽量消除患者的紧张情绪。

(4)检查技术人员应注意的其他事项:①检查技术人员需要初步评估检查单开具是否合理,必要时应与开单医师沟通检查时机、检查项目等问题;②虽然负责前庭功能检查的技术人员无需做出疾病的诊断,也需要了解患者的眩晕情况。

第二节 眼动观察方式与注意事项

眼动是各种类型眼球运动的统称。眼动是限定的三维旋转运动,便于精确测量和定量分析。眼动的类型可以反映(表2-4-1):①如何辅助视觉;②眼动的生理特性;③解剖学基础。眼动的研究可为临床和科研提供重要的信息。本节详述各类眼动的观察、记录分析与临床意义。

表 2-4-1 不同眼动的主要生理功能

眼动类型	主要生理功能
前庭性眼动	头部短暂旋转时,将所见外物的图像稳定地保持在视网膜上
眼震快相	长时间旋转时,为了直接注视迎面而来的视觉场景,重置眼球的位置
平稳跟踪	把小的运动目标图像保持在视网膜中央凹上;或者在线性自运动期间保持视网膜上的小的近目标的图像;借助视动反应,有助于头部持续旋转时的凝视稳定
扫视	搜寻感兴趣的目标,并把目标图像稳定到视网膜中央凹
视动性眼动	头部持续旋转时,将所见外物的图像稳定地保持在视网膜上
视觉固定(固视)	把静止外物的图像保持在中央凹上
辐辏运动	双眼球向相反方向转动,使单个物体的图像同时置于两侧视网膜相对应的位置

一、眼动观察方式

1. 裸眼检查法 裸眼检查法是指在正常光线下,直接观察受试者眼动。可以作为床旁检查粗测,但不能定量分析、不能存留是其缺点。

2. Frenzel 眼镜检查法 Frenzel 眼镜为屈光度为 +16D～+30D、内置光源的凸透镜。因内置光源离眼球很近,戴此镜的受试者双眼无法聚焦而起到消除固视作用。同时此镜的放大作用也便于观察自发性眼震,尤其有些微弱的自发性眼震只有在去除固视抑制后才出现。检查最好在暗室内进行,以减少光亮对视觉的影响。

3. 眼震电图描记法和眼震视图描记法 眼震电图(electronystagmogram,ENG)检查是眩晕患者重要的评价工具,是目前前庭实验室最有价值的测试之一。眼震电图描记仪是最早的监测眼球运动的仪器,目前已经在临床上使用了 50 多年。20 世纪 80 年代,计算机化的 ENG 记录开始用于临床,目前最常用的方式是红外摄影技术,利用虹膜和巩膜之间的差异反射来跟踪眼球运动的基于计算机的眼震视图(videonystagmography,VNG),因其操作简便、舒适性好作为现在常用的检查手段(表 2-4-2)。ENG/VNG 测试组通常包括 8 项测试,其中的 5 项主要用于测试前庭功能(有时也会发现非前庭眼球运动异常),其余的 3 项测试非前庭性的眼球运动,可以选择使用。用于测试前庭功能者包括:①变位性眼震检查(Dix-Hallpike 试验等);②位置性眼震检查;③凝视试验;④前庭双温试验;⑤摇头试验。测试非前庭性的眼球运动者包括:①扫视试验;②平稳跟踪试验;③视动性眼震检查。

表 2-4-2 ENG 与 VNG 优缺点比较

检查方法	优点	缺点
ENG	正、闭眼均可记录; 经济	不能记录扭转性眼震; 校准困难
VNG	简单便捷、舒适性好	不能记录扭转性眼震; 易受眼表的影响(如睫毛、角膜接触镜等)

二、检查前准备

1. 环境要求 检查一般要求在相对安静的暗室环境下进行,照度不大于 0.25lx。不具备条件者可采用半暗室,但要确保受试者紧密佩戴眼罩不产生漏光,以免视觉干扰影响检查结果。

2. 设备要求

(1)视标:静止视标点用于定标和扫视检查,位于被检查者前方不小于 1m 距离处,推荐黄、绿色,其次红色。视标呈圆形,视角(大小)不大于 1°,位置误差不大于 0.5°。

运动视标点用于平稳跟踪眼动检查,位于被检查者不小于 1m 距离,推荐黄、绿色,其次红色。视标呈圆形,视角不大于 3°。

光栅用于视动性眼震检查,要求光栅投照的背景均匀一致,无可以引起凝视的各种参照点,选取黑白或其他颜色对比明显的双色显示,全视野。

(2)ENG 记录设备

1)电极要求:一般为氯化银电极,直径不超过 12mm,于 0.1～40Hz 范围内皮肤电阻不大于 10kΩ。接地电极置于额部正中,记录水平眼动的电极置于双眼外眦,记录垂直眼动的电极置于对正瞳孔的上下正中位置(眼球平视正前方时)。

2)记录通道:一般需要两个通道分别记录水平和垂直眼动,如果双眼水平运动不共轭,则需要两个通道的放大器分别记录两眼运动,两眼内眦分别放置一个电极,内眦与外眦电极构成一个通道。

3)放大器:一般采用直流放大器,共模抑制比大于 100dB。放大器增益不小于 60dB,增益可调。

4)数据采集、记录和显示系统整体应当满足眼动分辨率和精度在 ±1° 范围内的要求。若分析扫视峰速度眼动采样率须不低于 100Hz。

(3)VNG 记录设备:摄像机"视轴"不应超出眼轴 ±10° 范围。推荐尽可能使用 CCD 相机,也可使用 CMOS 相机。摄像机分辨率不低于 0.2°,采样率不低于 30 帧 /s。分析慢相角速度等参数,要求采样率不低于 100 帧 /s。

水平方向眼动测量范围不小于 ±30°,垂直方向不小于 ±20° 眼动,在此范围内眼动图像不应有遮挡。水平方向眼动分辨率不小于 0.2°,垂直方向不小于 0.4°。如采用瞳孔图像识别方法跟踪监测眼动,则瞳孔影像的阈值调节应具备手动和自动两种调节模式。

视频眼罩设计应当涵盖 95% 成年人尺寸(2.5%～97.5%),应尽量避免漏光从而产生的对眼震的抑制。眼罩内置的红外记录装置不应产生可见光,强度单眼不超过 2mW/cm²。

3. 受试者准备　检查前应对受试者一般情况,包括外耳道等与检查相关的情况进行检查,确保适合进行该项检查。同时向受试者交代检查方法、注意事项等,使其消除紧张、积极配合。

给受试者贴好电极或戴好 VNG 眼罩后,让其端坐于前庭功能检查转椅上或仰卧于检查床上,连接好眼动与记录设备。受试者在暗室环境下适应 3～5min 后开始检查。为了让受试者保持一定觉醒水平,在检查中要求其做算数运算或回答问题等。

4. 定标　定标的目的在于测量一定视角的眼球位移与所对应的记录信号(眼动曲线位移)之间关系,用于计算眼动幅度、速度等参数。

定标时受试者头直端坐位并保持头位不动,分别交替注视前方与中央位置左右旁开

20° 视角和上下旁开 10° 视角的视标(定标灯)。一般至少做 8 次交替,最后视线(眼位)回到中心点。每个位置视标停留时间不小于 1s。

定标值通过计算一定角度眼动时显示曲线的平均位移可得到,一般分别计算水平和垂直方向每度视角对应的位移,将其作为水平和垂直眼动的定标值。

需要注意的是,任何非共轭的眼动都需要在后续的扫视、平稳跟踪、位置性眼震检查、温度试验等时分别记录单眼的结果。如果被检者有复视,需要单眼单独定标(另一只眼遮挡)。

第三节 眼震的特征参数与临床分类

前庭功能评价是通过眼球运动或姿势控制进行的。前庭系统的眼部体征需通过前庭 - 眼反射(vestibulo-ocular reflex,VOR)观察,用以判断前庭系统功能状态。

眼震(nystagmus)分为急跳型眼震和摆动型眼震两种类型(图 2-4-1)。急跳型眼震(jerk nystagmus)是眼球先缓慢向一个方向运动至极限(慢相),随后出现纠正慢相偏移的快速运动(快相)(图 2-4-2)。快相比慢性易于识别,临床上以快相方向定义为眼震的方向。由快 - 慢相组成的急跳型眼震是临床上最常见的眼震,常由生理性刺激诱发,也可为自发或位置诱发等的病理性表现。摆动型眼震(pendular nystagmus)的眼震无快慢相之分,表现为眼球来回等速等幅运动。

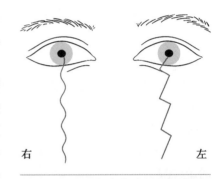

图 2-4-1 摆动型和急跳型眼震示意图
红线为眼动轨迹示意。其中左眼震为摆动型,无明显快慢相之分;右眼震为急跳型,眼震快相向左,慢相向右。

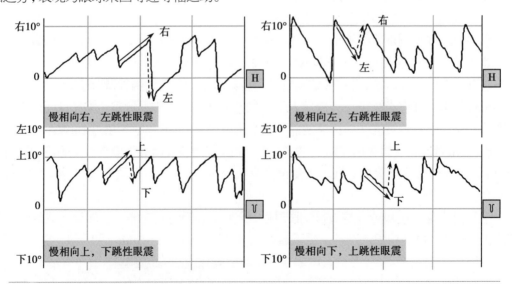

图 2-4-2 不同类型眼震的眼震视图表现
虚线标记为快相,实线标记为慢相。其中,左下图为左跳性眼震,右上图为右跳性眼震,左下图为下跳性眼震,右下图为上跳性眼震

一、眼震的特征参数

眼震的特点可以从眼震的形式、强度、慢相速度、振幅、持续时间、频率等方面描述。

1. 形式　眼震有水平、垂直、旋转、水平旋转、斜向、跷跷板样、分离、集合等不同形式（图 2-4-3）。眼震的轴向平面与受刺激的半规管平面一致。眼震的方向具有重要临床价值，通常以箭头表示眼震的方向。水平和水平旋转性眼震多由外半规管病变或其外周及中枢通路病变所引起。单一的前后半规管病变及其中枢通路病变可引起垂直性眼震，一侧前后半规管同时病变或其中枢通路病变可产生旋转性眼震（垂直成分被抵消）。垂直性眼震多由中枢性病变引起，斜向性眼震多由视觉系统病变引起。

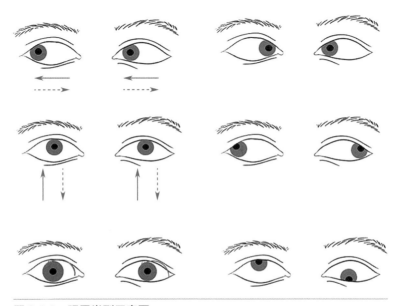

图 2-4-3　眼震类型示意图
从左到右、从上到下依次为水平、聚合、垂直、分离、扭转、斜向（箭头提示眼震方向，其中实线箭头表示眼震快相方向，虚线箭头表示眼震慢相方向）。

2. 强度　眼震频率和振幅的数学乘积是眼速。眼震强度是眼速的定性参数。临床上，眼震强度用来定性综合评估眼震频率和振幅，临床上经常通过眼震图中箭头的粗细来标示强度。眼震的强度可反映前庭疾病的严重程度，分为三度：①Ⅰ度眼震，仅在向快相侧注视时出现；②Ⅱ度眼震，向正前方及快相侧注视均出现眼震，向慢相侧注视没有眼震；③Ⅲ度眼震，快相侧、正前方和慢相侧注视均出现眼震。

3. 慢相速度　慢相速度是临床上常用的较为重要的眼震参数，为慢眼震相角度与其时间的比值，可客观反映眼震的强弱，并间接了解前庭反应。

4. 振幅　眼震的振幅分小、中、大三个幅度，分别为：①眼球位移 5° 内（约 1mm）；②眼球位移 5° ~ 15°（1 ~ 2mm）；③眼球位移超过 15°（ > 3mm）。

5. 持续时间　眼震的持续时间是眼震一个重要的参数，有一定的鉴别诊断价值。总体上，外周性眩晕的眼震一般较短暂，中枢性眩晕的眼震可以持续存在。

6. 频率　眼震的频率为每分钟眼震的次数。眼震频率在前庭性眼震的特性之一但没有很高的临床价值。目前认为,只有诸如眼 - 腭震颤、眼咀嚼肌节律异常和称为单眼垂直振荡[又称海曼 - 比尔肖斯基现象(Heimann-Bielschowsky phenomenon)],这些低于 120 次 /min 的低频眼震才有一定的临床意义。慢速眼震指的是小于 50 次 /min 的眼震,快速眼震指的是大于 100 次 /min 的眼震,中等 50~100 次 /min。一般中枢性眼震频率低,外周性眼震频率高。现在较少使用这一参数描述眼震。

二、眼震的临床分类

(一)生理性眼震

生理性眼震(physiological nystagmus)是一种正常生理性反应,也可见于眼球对眼动系统的刺激超过生理限度的反应。生理性眼震包括端位性(或终末性)眼震和视动性眼震两种类型。

1. 端位性眼震　端位性眼震(end-point nystagmus)属于急跳型眼震,眼球向一侧过度偏斜凝视时出现。产生的机制为眼球外展肌因疲劳不能维持外展位,内直肌拮抗把眼球拉回初始位,从而使目标成像稳定在视网膜中央凹。如此往复出现末位性眼震。当眼球外展超过 45°时,50%~60% 的健康人群中可出现此种眼震。临床上为避免末位性眼震的干扰,观察眼震时眼球外展运动范围不能超过 45°。

2. 视动性眼震　视动性眼震(optokinetic nystagmus,OKN)详见第四节视动性眼震检查。

(二)病理性眼震

1. 自发性病理性眼震

(1)前庭性自发性眼震:可分为前庭外周自发性眼震和前庭中枢自发性眼震。前庭外周自发性眼震是由前庭终器和 / 或前庭神经受损引起的眼震。改变凝视方向,自发性眼震的方向不变,但眼震的幅度和速度有变化。外周性自发性眼震易于受到固视的影响,可以佩戴红外线视频眼震电图记录装置或在暗室观察以提高检出率。前庭中枢自发性眼震,常见于小脑及脑干病变。眼震平面多为单纯水平、垂直或斜向,不受固视影响或固视可增强。

自发性眼震试验:受试者保持头直立位端坐,无视觉目标刺激,受试者保持视觉平视前方,三种情况下眼动分别记录至少 20~30s:正常明室睁眼平视、闭眼,暗室睁眼平视(注意进行 VNG 检查时闭眼检查省略)。

(2)非前庭性自发性眼震:常见于眼性眼震,一般属于先天性,患者多无症状,一般不需治疗。

(3)其他类型的病理性自发性眼震:上跳性眼震,参见第一篇第二章第二节中"(二)眼球震颤"(图 2-4-4)。

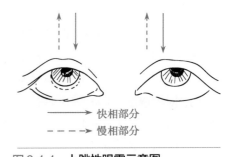

图 2-4-4　**上跳性眼震示意图**

快相部分
慢相部分

1)核间型眼肌麻痹性眼震(internuclear ophthalmoplegia nystagmus,INO):这类患者,眼

球从正中向健侧跟踪目标时可见内收不全麻痹,外展时出现一连串急跳型眼震。但眼球集合运动时,内收力正常(图2-4-5)。

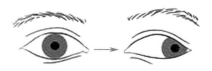

图2-4-5 右侧核间型眼肌麻痹性眼震示意图
向左凝视时,不能支配右内直肌,出现复视,且左眼伴眼震。

2)跷跷板样眼震(see-saw nystagmus):特点是一眼向上、内扭转,另眼向下、向外扭转。常见于中脑背盖部和视交叉病变(图2-4-6)。

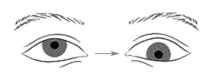

图2-4-6 跷跷板样眼震示意图
一眼向上、内扭转;另一眼向下、外扭转。

3)周期交替性眼震(periodic alternating nystagmus,PAN):参见第一篇第二章第二节"眼球震颤"。

4)反跳性眼震(rebound nystagmus):当眼球向一侧凝视30°以上时出现的急跳型眼震,数十秒后衰退,眼球再回到正中位后,眼震的方向逆转,眼球急速回到初始位时,然后再向对侧出现急跳型眼震。可见于小脑萎缩、枕大孔区疾病等(图2-4-7)。

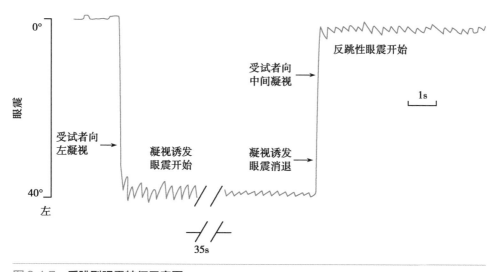

图2-4-7 反跳型眼震特征示意图
(资料来源:ZEE D S,JAREONSETTASIN P,LEIGH R J. Ocular stability and set-point adaptation. Philosophical Transactions of the Royal Society B:Biological Sciences,2017,372(1718):20160199.)

5）异常眼动（眼震样眼动）：包括视辨距障碍（visual dysmetria）、眼球扑动（eyes flutter）与眼阵挛（opsoclonus）（参见第一篇第二章第二节"眼球震颤"）。

2. 位置性与变位性眼震检查

（1）位置性眼震检查（positional nystagmus）：指将患者的头和身体置于不同的位置，即置于与重力相关的特定头部位置时，观察是否诱发出眼震。通常限定在五个不同的位置（端坐位、仰卧位、左侧卧位和右侧卧位以及头悬位），观察和记录下列情况：①有无眼震及眼震（强度、方向等）变化情况；②眼动轴向分为水平、垂直、斜向或旋转；③潜伏期和持续时间；④疲劳性；⑤慢相速度；⑥与眼震有关的眩晕等。位置性眼震检查结果异常的标准通常为任一位置观察到慢相角速度大于 5°/s 的眼震，或者在两个检查位置中间 1/2 处观察到小于 6°/s 的持续眼震，或所有位置均诱发出小于 6°/s 短暂的眼震（图 2-4-8）。

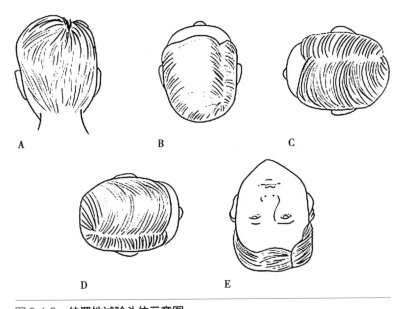

图 2-4-8　位置性试验头位示意图
A. 端坐位；B. 仰卧位；C. 左侧卧位；D. 右侧卧位；E. 头悬位。

（2）变位性眼震检查（positioning nystagmus test）：包括 Dix-Hallpike 试验（图 2-4-9）、Roll 试验等。与位置性眼震检查（患者在不同位置间缓慢变换）不同的是，Dix-Hallpike 试验和 Roll 试验需要进行更快速变位并判断这种头部位置的改变是否能够诱发出眼震（详见第三篇第二章第一节"良性阵发性位置性眩晕"）。

3. 诱发性眼震检查　前庭自发性体征受到时间和定量的局限，需要采用人为诱发的方式，诱发出眼震，并进行定性、定量分析。诱发的方式包括冷热水（气）、旋转（在心或偏心）、直流电刺激以及声音、振动或压力刺激等。

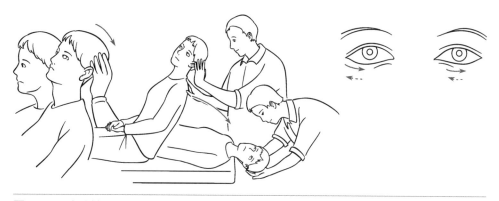

图 2-4-9　变位性试验示意图（左侧）
左侧 Dix-Hallpike：受试者初始坐位，检查者将受试者头向左 45° 旋转后，快速向床下 30° 倾倒，同时观察是否诱发顺时针旋转性眼震。

第四节　视眼动系统检查

为了维持稳定、清晰的视觉，除了前庭系统，还有非前庭机制的视眼动系统帮助维持影像固定在视网膜中央凹。视眼动机制包括视动性眼震、凝视、视跟踪、扫视和辐辏运动。视眼动机制中，大脑根据靶点位置、靶点移动速度和头动速度等刺激变量，决定使用哪一种眼动系统，并通过协同作用使人体保持清晰的视觉。视眼动系统检查中，平稳跟踪试验和扫视试验用于判断脑干、小脑区域的中枢眼动系统功能状态，外周或中枢眼动系统的病变都可以出现凝视稳定性功能障碍。

一、视动性眼震检查

视动性眼震（optokinetic nystagmus，OKN）是眼睛注视物体向一个方向连续运动诱发出的生理反射现象，表现为慢相与物体移动方向一致，快相与物体移动方向相反的急跳性眼震。

【检查方法】

视动刺激器种类很多，归纳为三类：①手鼓或悬吊鼓，直径 30cm，高 70cm，鼓表面有黑白相间的条纹；②视动笼，其直径为 1.5m，受检者坐在笼内，面对黑白相间的幕布；③发光二极管排列电动控制的视动靶。根据视动刺激器的大小，视靶位于距受检者 50～100cm 处，最适宜速度为 20°/s～60°/s，先做顺时针旋转后做逆时针旋转。观察内容包括：①向左、右侧及向上、下转动时诱发的眼震幅度、速率是否相等；②眼震有无快慢相颠倒。一般左右或上下 OKN 之频率和幅度相等为正常；一侧眼震减弱有优势偏向为异常（图 2-4-10）。

【临床意义】

（1）前庭末梢病变对 OKN 无影响：据 Dix（1980）报道，一侧前庭终器和前庭神经病变可表现为向对侧的优势。但实际检查过程中，前庭功能受损的患者，并不影响 OKN，可能因前庭与视动两种眼震有不同的神经通路之故。

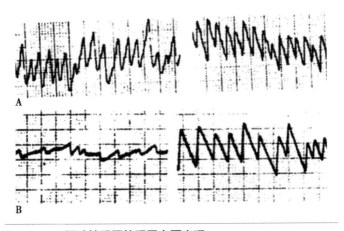

图 2-4-10　**视动性眼震的眼震电图表现**
A. 正常视动性眼震，左右对称；B. 异常视动性眼震，左右不对称。

（2）OKN 对颅内占位病变有定位价值：OKN 有皮质和皮质下两条通路，皮质通路依赖于中心窝视力和完整大脑皮质；皮质下非跟踪的传导通路依赖于视网膜周边副视束和脑干，OKN 异常可能扫视也可能是跟踪紊乱，一侧大脑病变向健侧之 OKN 减弱，优势偏向于患侧；脑干病变，多数动眼神经核受损，结果很难解释，笔者观察到脑桥小脑三角肿瘤，患侧 OKN 消失或下降，优势偏向健侧；枕大孔区病变，常引起延髓尾部受损，自发眼震向下，OKN 表现向下优势。

（3）伪盲的鉴别：由于 OKN 难以被抑制，故新生儿有正常 OKN 表示有一定视力，OKN 可应用于伪盲的鉴别。

（4）OKN 检查对前庭中枢、末梢及眼性眼震有鉴别价值，前庭末梢性病变引起的自发性眼震对 OKN 无影响，有时优势偏向自发眼震侧；前庭中枢引起之自发性眼震，病侧 OKN 减弱或消失，方向与正常人相同；先天性 OKN 的方向与正常人相反。

二、凝视试验

凝视稳定性是保持眼球静止的能力。凝视试验（gaze test）是通过相对长时间注视靶点来测试凝视稳定性的检查方法，靶点的初始位置在中心，随后在上、下、左、右四个偏心位置移动。

【检查方法】

受试者保持头直立位端坐，检查在无前庭刺激、头体位固定情况下，不同方向凝视时有无眼震及异常情况。受试者视线依次注视四个偏心位置的视标：左 30°、右 30°、上 25°、下 25°，每个位置记录至少 20s，有眼震出现时观察记录 60s（注意：用 VNG 时闭眼检查可省略）。

【临床意义】

凝视试验可以判别病变发生于外周前庭还是中枢眼动系统。凝视稳定异常的表现为当眼睛凝视靶点时出现急跳型眼震、眼球扑动等。外周前庭系统的急性损伤（如前庭神经炎）导致的自发性眼震可影响凝视稳定性，中枢神经损伤（如小脑卒中）也可影响到凝视稳定性（图 2-4-11）。

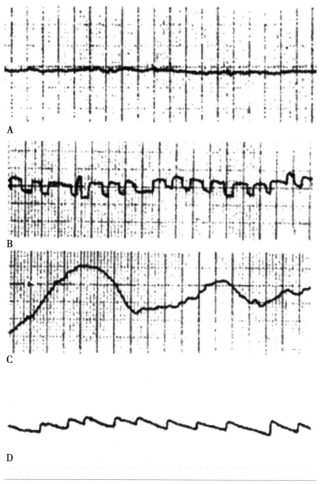

图 2-4-11　凝视稳定性试验结果示意图
A. 正常；B～D. 异常。

三、平滑跟踪试验

视跟踪（smooth pursuit）是指在低速和低频的目标运动或者头部运动时，眼球跟踪目标，使成像固定在视网膜中央凹的机制。视跟踪的产生与多个大脑皮层区域、脑干以及小脑区域有关。平滑跟踪试验（smooth pursuit test）就是评估视跟踪系统的检查方法。

【检查方法】

受试者头部静止，跟踪一个小的视靶（50cm 开外的笔尖等）。开始缓慢匀速移动视靶，视靶速度如果和跟踪速度不匹配，会出现矫正性扫视。如果跟踪落后于视靶，将出现追赶性（catch-up）扫视；如果平稳跟踪增益高于正常（如有慢性眼动叠加），可见储备性（back-up）扫视。

【临床意义】

一般分析主要观察跟踪眼动曲线，正常跟踪曲线为与视标曲线基本一致的平滑正弦曲线,可有个别叠加在跟踪曲线上的扫视波,若出现较多连续扫视波一般为病理情况(扫视样跟踪)。

该试验结果可分为以下四型:①Ⅰ型为正常型,表现为光滑正弦曲线;②Ⅱ型为正常型,表现为光滑正弦曲线上附加个别阶梯状扫视波;③Ⅲ型为异常型,曲线不光滑,成阶梯状,多个扫视波叠加于跟踪曲线之上;④Ⅳ型为异常型,曲线波形紊乱。分析平滑跟踪试验结果时,还需要考虑患者的理解力和配合度(图2-4-12)。

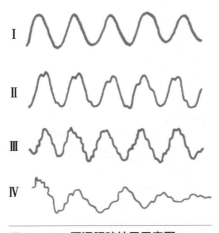

图2-4-12 平滑跟踪结果示意图
Ⅰ/Ⅱ型为正常;Ⅲ/Ⅳ型为异常。

视跟踪系统病变可出现单侧或双侧跟踪异常:单侧跟踪障碍,朝向病变侧追踪注视时症状更加明显,双侧异常,多见于小脑退行性病变或双侧大脑半球或脑干多发病变。

四、扫视试验

扫视是快速、共轭性的眼球运动,使眼球快速移动确保目标成像落在视网膜中央凹区域。视靶位置改变时进行快速跟踪,或在两个静止的目标间切换注视。与跟踪系统在头部运动时保证凝视稳定性不同,扫视是快速改变眼睛位置的运动。扫视机制由脑干神经元、额叶眼动区和小脑共同作用产生(正常的脑神经和眼外肌功能也是必需的)。扫视试验(saccade test)是评估扫视机制的检查方法。

【检查方法】

受试者取头直端坐位,双眼平视,注视并跟踪水平方向跳动的视标点,视标点跳动的频率为0.2~1.0Hz,在每个位置保持时间不小于1s,幅度在左右各20°范围内,记录眼动波曲线。为避免大脑预判因素的干扰,建议尽量采用随机信号(即20°范围内、停留时间和跳动频率以随机形式呈现)。

【临床意义】

(1)扫视脉冲异常:表现扫视的过冲或欠冲,或扫视缓慢(图2-4-13)。

(2)扫视阶跃异常(图2-4-14)。

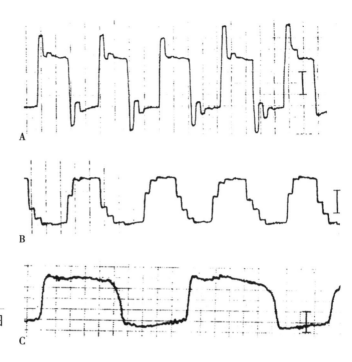

图 2-4-13　**扫视脉冲异常结果示意图**
A. 过冲；B. 欠冲；C. 缓慢。

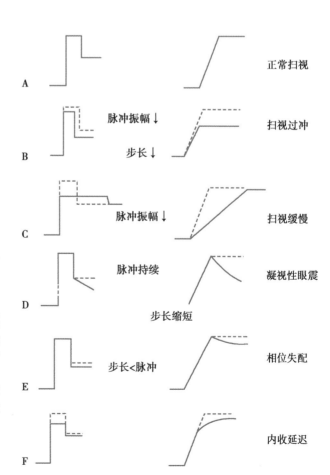

图 2-4-14　**扫视阶跃异常结果示意图**
左侧为神经支配模式，右侧为眼球运动，
虚线表示正常响应。
A. 正常扫视；B. 扫视辨距不良，脉冲振幅
很小，但脉冲与阶跃大致匹配；C. 扫视缓
慢，脉冲高度降低，但振幅正常，脉冲-阶
跃匹配；D. 凝视诱发的眼震，脉冲正常，
阶跃维持差。扫视后无法维持眼位，眼球
漂移，表现为凝视性眼震；E. 脉冲-阶跃
失匹配，阶跃相对小于脉冲；F. 内收滞后，
核间眼肌麻痹（IHO），脉冲、阶跃都变小，
阶跃更明显。

五、固视抑制试验

固视（visual fixation）是指通过尽可能减少眼球漂移，把图像稳定保持在视网膜中央凹上。检查固视对眼震的影响，称为固视抑制试验（fixation suppression test）。

【检查方法】

首先观察初始眼位，让患者凝视前方的物体（要求看清楚物体），遮挡左侧眼睛，观察右侧眼睛有无异常，尤其是有无潜伏性眼震。然后再遮挡右侧眼睛，观察左侧眼睛有无潜伏性眼震。检查视觉固定最敏感的方法是使用检眼镜：患者凝视前方物体，检查者用检眼镜检查对侧眼球视盘，观察眼球漂移、眼震或干扰性扫视。如果出现眼震，应同时遮挡对侧眼睛，观察眼震是否在没有固视的条件下增强。学龄前儿童视觉固定不稳定，老年人易于观察到干扰性扫视。

【临床意义】

正常或周围性前庭疾病固视时眼震减弱，而中枢性前庭病变的眼震不能被抑制，称为失抑制。

第五节　半规管功能检查

一、前庭双温试验

前庭双温试验（bithermal test）又称冷热试验（caloric test）。它通过观察双侧前庭（外半规管）对温度刺激反应，来评估比较双侧外半规管功能。

【检查方法】

检查前须仔细检查受试者外耳道情况，观察有无耵聍、炎症、损伤及鼓膜穿孔等，确保双温试验能有效进行。检查在暗室环境下进行，受试者取仰卧位，头抬高（前倾）30°，确保外半规管与地面呈垂直位。令受试者做心算或回答医师提出的问题以保持警觉直至眼动记录检查结束。检查按照右热水（气）、左热水（气）、右冷水（气）、左冷水（气）顺序依次进行。灌水前20s开始记录眼动，在眼震出现后的第60~70s打开固视灯令受试者注视光点10s，进行固视抑制试验，记录眼动直至眼震消失或至少从刺激开始记录2~3min（图2-4-15）。

温度刺激根据条件推荐下列模式：优先推荐使用冷热水（开环模式），流量（200±20）mL/min，持续时间（40.0±1.0）s，冷热温度分别为（44.0±0.5）℃、（30±0.5）℃（注水管头出水口温度）。无自动注水设备时，也可自主配备（30±0.5）℃和（44±0.5）℃的冷、热水各（50±1）mL，每次在（20.0±1.0）s内均匀注射完备。一般在鼓膜穿孔等不宜进行冷热水注水情况下，推荐使用冷热水（闭环模式）或冷热气法。其中冷热水（闭环模式）参数为：流量（350±35）mL/min，持续时间（40±1.0）s，冷热温度分别为（44±0.5）℃、（27±0.5）℃（注水管头温度）。冷热气法参数为：流量8L/min，温度分别为（24±0.5）℃和（50±0.5）℃（注气管头温度），每次持续（60±1.0）s。结果分析一般需要在慢相角速度散点图基础上结合下列参数综合判断（图2-4-16）。

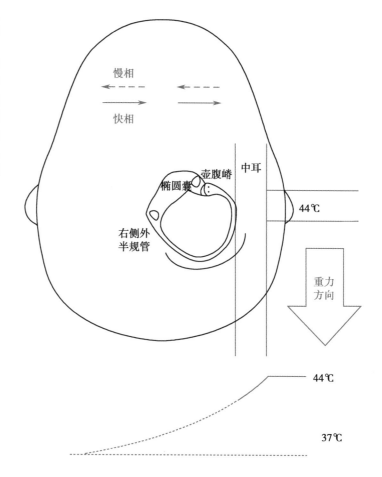

图 2-4-15　前庭双温试验机制示意图

必须将头置于固定位置使外半规管内淋巴能够在重力感受平面内移动。此例中患者右耳注入温度为 44℃的热水，持续时间为 1min。注水后中耳产生温度梯度，引起右外半规管内淋巴流动。壶腹嵴发生偏移，从而产生右向眼震。

（1）半规管轻瘫（canal paresis，CP）或单侧减弱指数（unilateral weakness，UW）：分别刺激两侧迷路引起的两侧眼震慢相角速度之差与之和的百分比。正常不大于 25%，CP 与 UW 的计算公式均为：

$$CP = \frac{(RW+RC)-(LW+LC)}{(RW+RC)+(LW+LC)} \times 100\% \qquad (2\text{-}4\text{-}1)$$

其中 RW、RC、LW、LC 分别为右耳 44℃、右耳 30℃、左耳 44℃和左耳 30℃温度刺激时最强反应期的眼震慢相角速度均值（公式 2-4-2 同），一般取灌水后 60～90s 期间 10s 的平均慢相角速度或最大 5 个眼震波的平均慢相角速度。CP 或 UW 增大常见于双侧前庭功能不对称，可见于一侧外周受损或双侧外周不对称性受损。

（2）优势偏向（directional preponderance，DP）：左、右方向眼震慢相角速度之差占之和的百分比。正常不大于 30%，增大常提示前庭双向反应不对称，一般多伴有自发性眼震存在，外周或中枢病变都可见优势偏向，没有鉴别诊断价值。其计算公式为：

$$DP = \frac{(RW+LC)-(RC+LW)}{(RW+LC)+(RC+LW)} \times 100\% \qquad (2\text{-}4\text{-}2)$$

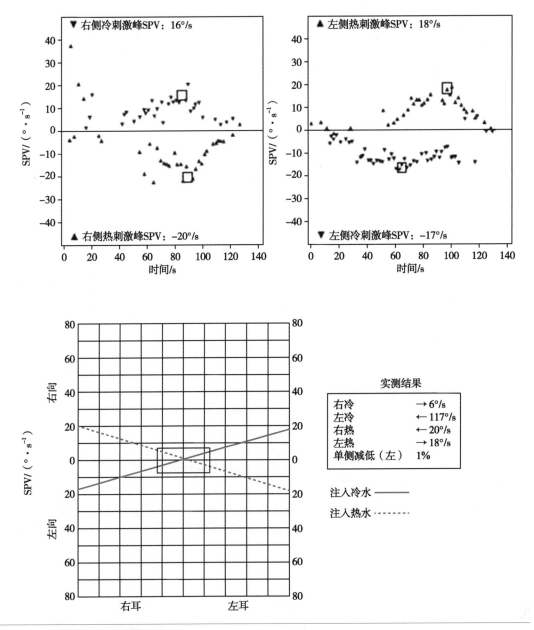

图2-4-16 前庭双温试验蝶形图
上面两幅图显示为检查者选取的热水和冷水刺激的最大慢相角速度。SPV 在每一个图像的右上角。下面的图呈现了不同的分析，通常称为蝶形图。图中的数值为汇总后结果。注水图中正常范围在交叉点（细线和粗线）中央的矩形方框区域内。此例为正常的 ENG 检查。

（3）固视抑制指数（fixation index，FI）：以眼震最强时固视时的慢相角速度（一般取 10s）与无固视时眼震慢相角速度之比计算，正常不大于 70%。抑制失败（不足）常见于中枢受损。最大慢相角速度之和：双耳冷热温度刺激最强反应期的眼震慢相角速度均值之和，一般不小于 24°/s，不大于 280°/s，减弱常见于前庭功能减退，增强可见于小脑等中枢功能异常。由于温度试验慢相角速度个体之间差异较大且代表的频率较低，用双温试验判断前庭功能减退仅能作为参考，需要进一步通过旋转试验来明确。前庭与视网膜之间存在反馈性抑制弧，绒球通过视跟踪对前庭信息传向动眼神经通路施加抑制性影响。生理状态或外周前庭病变时，绒球正常抑制出现的眼震，使其减弱或消失；中枢病变眼震不能被抑制或反而加强，称为固视抑制失败。

（4）检查注意事项

1）在眩晕发作急性期，患者一般对双温试验的检查耐受性差，可出现严重的自主神经反应，不主张此时进行该检查，可根据患者情况选择合适时间再进行检查。

2）受试者头位方向一般以眼外眦与外耳道孔中心点的连线为准，头抬高30°时，头位方向基本与床面垂直。

3）受试者在检查时保持睁眼，平视正前方（正上方），为保持警觉状态，可让受试者连续数数或做减法运算（如300连续减7，视患者情况确定计算难度）。

灌水（气）时灌水（气）的管头置于外耳道内，斜口对着外耳道后上壁，禁止直接对鼓膜注水。双耳每次注水（气）的方向、速度等操作应保持一致，注水（气）的过程中，动作应均匀、轻柔。

4）每次注水前应等上一次注水（气）诱发的眼震消失后5min再进行。

5）注水前应观察并记录20s，注意有无自发性眼震。若有自发性眼震，应在计算DP、CP时，注明是否去掉自发性眼震的影响。

6）在一般温度下，慢相角速度散点图呈连续渐变趋势，对于突然明显偏离散点图分布的点需要特别注意，多为程序计算识别偏差，需要手动去除。

7）前庭双温试验的反向眼震可见于较强的自发性眼震对冲掉温度所诱发的眼震，此时需要去除自发性眼震，再计算CP和DP。在部分鼓膜穿孔者进行气体双温试验的热刺激时，气体在耳内冷凝也可能引起反向眼震，此时建议以冷刺激计算CP。

8）一般前庭双温试验很少出现垂直眼震，当出现垂直眼震时，需要检查眼罩或电极是否佩戴正确（当佩戴偏斜时容易出现垂直成分）。

9）气体与水的比较：气体的优点是便于操作，升高到设定温度快，便于在鼓膜穿孔时采用。缺点是目前没有气体灌注的标准，耳镜的大小影响SPV，较大的耳镜使SPV的结果更大。总体来说，气体刺激与水刺激的结果是类似的，但水刺激的SPV更大些。大约6%气体刺激异常的患者在水刺激下是正常的，而且影响气体刺激结果的因素多，有时难以把握。

（5）前庭双温试验进一步的验证试验：如果常规前庭双温试验无眼震反应，可采用冰水（0~4℃）进行进一步检查。原因为双温（水或气）刺激未诱发出眼震，提示单耳或双耳前庭受损达100%。为了避免因误差等产生错误结论，需要在外耳道中注入冰水，冰水刺激下产生的温度梯度更高，会引起更剧烈的内淋巴流动，从而抑制注水侧耳外半规管的传入神经。当正常的冷热水刺激并不能诱发出眼震时，冰水刺激往往能够诱发出眼震。为了判断眼震是否由外半规管诱发，可以采用俯卧位检查法：患者取俯卧位，这种环境下，半规管相对于重力的矢量与仰卧时相反，内淋巴流动方向相反，壶腹嵴偏移方向也相反，因此出现相反的眼震。若眼震方向不能反转，或者没有诱发出眼震，可以考虑该侧外半规管功能完全丧失。

二、旋转试验

旋转试验（rotational testing）通过检查前庭系统对一定（加）速度刺激的反应情况，定量评价前庭系统功能。包括正弦谐波加速度测试和速度阶跃测试，也称脉冲刺激测试（impulse stimulus testing）。

直立位，头部和身体绕固定地球垂直中心轴的旋转是前庭旋转试验提供的最简单和最基本的刺激，可以有效地产生水平 VOR 和接近旋转速度的眼速峰值。一般来说，随着转椅旋转速度的增加，对应的 VOR 眼速峰值也增加。通过比较 VOR 眼速峰值与转椅旋转速度（对于各种刺激频率），可以在很宽的频率范围内判断前庭系统的反应性。旋转试验可以在较宽的频率范围内，对前庭功能进行更全面的评估，尤其在前庭双温试验无反应时。与听力检查类似，低频听力正常或接近正常的，可同时伴严重的高频听力损失，前庭系统也有类似的频率依赖性损伤。如果因前庭双温试验结果缺失而得出前庭反应缺失的结论是错误的。

（一）正弦谐波加速度测试

当垂直直立的个体在水平面上来回旋转（或摆动）时，前庭系统对这种旋转的响应可以在已知的刺激频率范围内确定。旋转刺激通常表现为正弦曲线，转椅首先在一个方向加速，直到达到峰速，之后转椅减速，并在相反方向反转到相同的峰速。这种周期性运动，即转椅（头部）围绕中心位置摆动，被称为正弦加速度测试。假设被施加的旋转频率是简单的谐波，这种形式的刺激被称为正弦谐波加速度测试（sinusoidal harmonic acceleration test, SHAT）。虽然旋转测试可以由多种旋转频率组成，但不要求以倍频程或谐波间隔进行 SHAT 测试。

【参数设置】

最常用的是水平面的顺时针和逆时针转椅的旋转或摆动。旋转由旋转频率来定义，即在给定的时间周期内（通常为 1s）往复振动的次数，单位为 Hz。最常用的频率是 0.01~0.64Hz 的谐波或倍频程频率（即 0.01Hz、0.02Hz、0.04Hz、0.08Hz、0.16Hz、0.32Hz 和 0.64Hz）。可以用更高的频率，包括 1.28Hz、2.0Hz（或更高）。然而当刺激频率高于 1Hz 时，由于佩戴装置存在相对于颅骨的滑动，对于大多数标准头部保护装置来说旋转的角加速度不能精确地转换到头部，所得到的 VOR 眼数据不能够准确记录。

【原理】

转椅旋转加速和减速时，正常的前庭系统将在与旋转相反的方向上产生缓慢的补偿性眼球运动（即 VOR）。这种反应由前庭中枢核、小脑和脑干结构整合而成。中枢传出信号发送到眼动神经元，出现代偿性慢相前庭性眼震，方向与转椅旋转方向相反。前庭慢相眼震发生后，当眼球到达一定的偏心位置时，由脑干启动的扫视使眼睛快速复位回到初始位置。只要椅子在单一方向加速或减速，这种模式就会继续。眼震总是与转椅旋转方向相同。当转椅减速回到 0 速度（完全停止）后，转椅开始反向加速旋转，达到最大速度后再向相反的方向减速。眼震随着转椅旋转方向的改变而改变方向，重复该过程直到每个相应的频率已经完成预定数量的振荡，观察到的眼震通过计算机软件程序实时捕捉。在下图中可以看到一系列向右和向左的转椅旋转以及相应的右向和左向眼震。眼震的斜率随着转椅的旋转增加到其峰速,然后减速到 0° /s。软件程序在记录的眼震中删除 VOR 的快相成分,只剩下慢相前庭成分。测量每个慢相的程度,并绘制出与转椅振荡相关的曲线。因为前庭眼震的慢相速度与转椅旋转方向相反,眼震的强度随转椅旋转的加速和减速而增加和减少,所以合成的眼震速度和转椅速度数据总是表现为相反的(或镜像的)正弦曲线,即彼此相差 180°。通过这一图形应用各种算法得到前庭反应的增益、相位和对称性(图 2-4-17 ~ 图 2-4-19)。

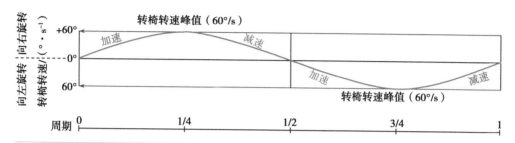

图 2-4-17　**一个旋转周期的向右和向左旋转的转椅转速曲线**
转椅速度以预定的目标速度达到峰值(在本例中为 60° /s)。

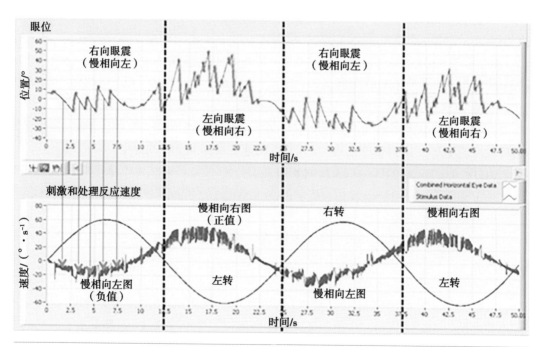

图 2-4-18　**SHAT 参数分析举例**
上图. 去除前庭性眼震的快相成分(如橙色所示);下图. 用前庭性眼震的慢相成分绘出旋转周期的慢相眼速图(下图的绿色箭头)。

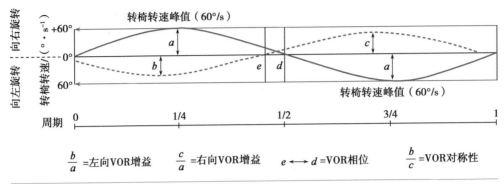

图 2-4-19 转椅旋转单个周期 SHAT 参数（增益、相位和对称性）的计算示意图

【检查方法】

在暗室睁眼条件下进行，受试者端坐于转椅上，头前倾 30°，转椅分别以 0.01Hz、0.02Hz、0.04Hz、0.08Hz、0.16Hz、0.32Hz、0.64Hz 的频率，（40～60）°/s 峰速度的正弦摆动模式各运行 2～5 个周期，观察并连续记录眼震。

【结果分析】

结果分析需在观察对比分析眼震慢相散点图与转椅速度曲线关系基础上，计算增益、相位和不对称性等参数。

（1）增益：为眼动慢相速度与转椅速度之比（可用眼动慢相速度曲线与转椅运动速度曲线的斜率表示，或眼动最大慢相速度与转椅最大速度之比表示），增益随旋转频率增大而增大，一般频率为 0.01Hz、0.02Hz 时分别≥0.3、0.4、0.04Hz 以上频率不小于 0.5。连续两个邻近频率的增益低于正常值有临床意义，常提示一侧或双侧前庭功能下降，增益异常增大（大于 1）可见于中枢病变。

（2）相位：为眼动慢相速度与对应的转椅速度之（时间）相位差，常用眼动最大慢相速度与转椅最大速度之（时间）相位差表示，一般眼动速度常提前于转椅速度，即所谓相位提前，一般 0.01Hz、0.02Hz、0.04Hz、0.08Hz 时相位提前分别不大于 60°、40°、20° 和 10°，0.16Hz 以上时相位提前不大于 0°～5°，相位提前的增加常见于一侧或双侧前庭功能下降，相位提前的减小可见于中枢病变。

（3）不对称性：为左右向眼动最大慢相速度之差与之和的比值，一般不大于 15%，不对称性增大常见于双侧不对称受损情况下。

（二）速度阶跃测试

速度阶跃测试（velocity step test，VST）于 1907 年由 Róbert Bárány 最先开展，是最早用于评估前庭功能的旋转试验。几十年来速度阶跃测试虽经多次修改，但都是基于最初的基本原理。现代的速度阶跃测试仍然是旋转试验综合评估前庭功能的一个组成部分，该检查对于理解前庭疾病的病理生理机制至关重要。速度阶跃测试与 SHAT 结合使用，可以更深入了解前庭系统的外周和中枢功能，有效地评估水平 VOR 和速度存储机制，判断外周不对称性，以及动态观察前庭中枢的代偿情况。患者一般可以耐受这项检查，但耐受性的极限通常与刺激（强度）速度有关，超过 300°/s 的速度受到技术制约，且患者不易耐受。

【参数】

速度阶跃测试时,旋转椅突然加速,计算机控制(120~200)°/s²的角加速度在水平平面内精确地传递给直立的患者,达到目标速度后精确地保持60s,然后以相同的角加速度逐渐减速到静止。

阶跃速度通常分为两类:低速和高速阶跃刺激,其主要区别是目标速度。低速阶跃刺激的目标速度为60°/s,而高速阶跃刺激为240°/s~300°/s。通常,速度阶跃测试需测试两次,分别使用低速和高速阶跃刺激。这两种目标速度之间的测量结果存在显著差异,其根本原因在于嵴帽偏转的程度不同,这基本上是由目标速度决定的。目标速度决定加速周期持续的时间。加速时间越长,嵴帽偏转程度越大。嵴帽偏斜程度越大,传入驱动力越大。因此,去极化侧迷路(兴奋耳)和极化侧迷路(抑制耳)之间产生了更大程度的不对称。对于较低的目标速度阶跃测试,嵴帽偏转的程度导致伴随较低的兴奋和抑制响应,因为两个嵴帽偏转都很小。然而,在高速阶跃测试过程中,加速周期更长,嵴帽几乎偏转到其最大位移的位置。这使得去极化侧(抑制耳)的抑制性传入神经反应接近饱和,此时产生的眼震反应主要来自去极化侧(兴奋耳)的兴奋性反应。这样,可以比较阶跃刺激的兴奋性反应,确定迷路反应的对称性或不对称性。

【检查方法】

在暗室睁眼条件下进行,受试者端坐于转椅上,头前倾30°,转椅速度呈阶梯(梯形)模式,加速(1s内)到恒速(低速60°/s,高速200°/s~300°/s),持续一段时间后,减速(1s内)至停止(急停),记录加速和急停后眼震。分4步进行:①向右突然加速(顺时针),然后以预定的目标速度恒定不变地旋转60s;②从恒定目标速度突然减速到0°/s,并保持60s;③向左突然加速(逆时针),然后以预定的目标速度恒速旋转60s;④从恒定目标速度向左速度突然减速到0°/s,并保持60s。

【结果分析】

结果分析一般在观察对比分析眼震慢相散点图与转椅速度曲线关系基础上,计算增益、时间常数、不对称性等参数(参考值)。

(1)增益:为最大慢相速度与转椅最大速度之比,一般不小于0.6,增益降低常提示一侧或双侧前庭功能下降。

(2)时间常数:为最大慢相速度衰减至37%所经时间,一般不小于10s,降低常提示一侧或双侧前庭功能下降,可用于临床评价。

不对称性为左右向旋转时眼动最大慢相速度(或增益)之差与之和的比值,一般不大于15%,增大提示双侧反应的不对称。不能单独用这一项指标评价外半规管功能(图2-4-20~图2-4-22)。

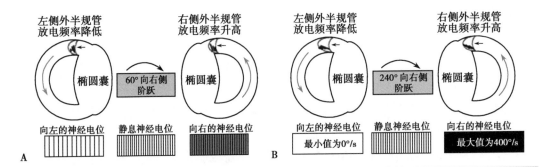

图 2-4-20 低速阶跃与高速阶跃测试的嵴帽力学特征及伴随传入神经放电速率的比较

A. 低速阶跃测试 B. 高速阶跃测试。蓝色箭头和黑色小箭头表示在向右旋转时,内淋巴对嵴帽的作用力方向。嵴帽偏转的程度与旋转的角速度一致。高速刺激时,嵴帽上纤毛移动位移最大,该侧兴奋性(或抑制性)放电频率与对侧抑制性(或兴奋性)放电频率均达到峰值。

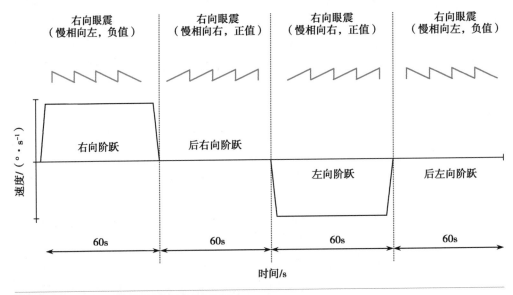

图 2-4-21 60°/s 阶跃速度检查 4 步测试图

每 60s 刺激及之后的眼震方向变化。每一次旋转阶跃刺激时和旋转阶跃刺激后,分别为右向和左向眼震。

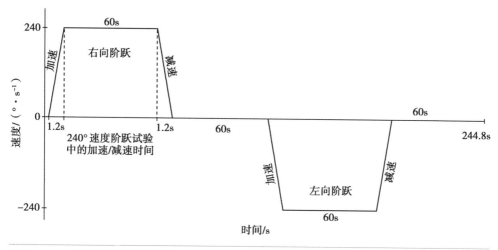

图 2-4-22 240°/s 阶跃速度检查结果图

显示每 60s 刺激及之后每秒和后、向右和向左步进刺激。时间（以秒为单位）标在 x 轴上，速度（以°/s 为单位）标在 y 轴上。加/减速刺激的角加速度保持在 200°/s²。

【临床应用】

①低速阶跃试验可用于评价前庭中枢速度存储机制（时间常数）；②通过低速-高速速度阶跃试验的比较，可以评价前庭功能的代偿性；③高速速度阶跃测试可用于前庭病变定侧（弥补 SHAT 定侧的不足），但目前仍不能替代前庭双温试验定侧作用。

在旋转椅上完成的视眼动检查项目

1. 视动性眼震检查 视动性眼震（optokinetic nystagmus, OKN）检查评价视眼动系统对一定运动视标的反应，可认为是平稳跟踪与扫视眼动系统的综合反应。在暗室内采用全视野视动笼光条投影，并选择下列检查方法之一诱发视动性眼震。

【检查方法】

（1）正弦摆动模式：光条以 0.05Hz 频率和 60°/s 的峰速度按正弦模式运转 5 个周期，观察并连续记录眼震。

（2）恒角速度方向交替模式：光条运动方向左右交替进行，采用光条左向 20°/s→右向 20°/s→右向 40°/s→左向 40°/s→左向 60°/s→右向 60°/s→右向 80°/s→左向 80°/s 进行，每种速度持续 20s，观察并连续记录眼震。

【结果分析】

结果分析需在观察对比分析眼震慢相散点图与视标速度曲线关系基础上，计算增益、相位、不对称性等参数。参数异常常见于中枢性病变。

（1）增益：为眼动慢相速度与光标速度之比（可用眼动慢相速度曲线对应光标运动速度曲线的斜率计算，或最大眼动慢相速度与最大光标运动速度之比计算得到）。

（2）相位：为眼动慢相速度与对应的光标速度之（时间）相位差，常用眼动最大慢相速度与光标最大速度之（时间）相位差表示。

（3）不对称性：用左右向眼动最大慢相速度之差与之和的比值表示，一般不大于 15%。

2. 固视抑制试验　固视抑制试验(fixation suppression test)是评估视觉对前庭眼动反应的抑制作用的。

【检查方法】

从正弦摆动的第 3 个周期起,令受试者注视固定在转椅正前方、相对于受试者固定不动的光点经过一个摆动周期,观察固视抑制作用。

【结果分析】

等同于双温试验中的固视抑制反应。结果分析主要计算固视抑制指数,即以有固视周期的眼震慢相速度与无固视周期的眼震慢相速度之比。固视抑制指数异常提示可能存在中枢性病变。

3. 视前庭相互作用评估　视前庭相互作用评估(visual-vestibular interaction, VVI)用于评价视觉系统对前庭-眼反射的调节和影响、视觉对前庭-眼动反应的强化。

【检查方法】

受试者取自然头直端坐位坐于转椅上,头前倾 30°,转椅以频率 0.05Hz 和 60°/s 的峰速度正弦摆动模式运行 5 个周期,受试者同时睁眼看其前方相对于地面静止不动的光条,观察并连续记录眼震。

【结果分析】

结果分析需在观察对比分析眼震慢相散点图与转椅旋转速度曲线关系基础上,计算增益、相位、不对称性等参数,异常常见于中枢性病变。

三、视频头脉冲试验

视频头脉冲试验(video head impulse test, vHIT)通过检测受试者在快速、高频、被动头动时的眼动反应评价前庭功能状况,一般认为其代表了较高频率的前庭-眼反射,可反映单个半规管功能状况,根据头动方向不同可分别检查外、前、后半规管中的任意一个。

【原理】

视觉稳定性是人体在空间位置变化时(如头动),依然可以清晰视物的能力。视网膜中央凹是视敏度最高的地方,影像偏离中央凹 2°~5° 即可降低视敏度,视网膜各部分的视敏度呈现偏心性改变。理想的头脉冲检查,aVOR 产生与头动方向相反,速度相同的眼球运动。aVOR 正常的患者头部运动与头部静止的视觉稳定性差别很小或几乎没有。而 aVOR 异常时,快速头动时,不能保持眼睛在空间范围内的稳定性,致视网膜成像滑动,表现为动态视敏度降低。

如患者试验侧半规管功能受损,aVOR 缺陷使眼球运动速度远低于头动速度,眼睛不能随头动紧盯靶点,为固定视线,头动末期在甩头的方向上会产生眼球补偿运动,称为扫视波(refixation saccades, compensatory saccades, catch-up saccades)。显性扫视波(overt saccade)为眼不能跟踪靶点时的头-眼相对运动距离变长,产生第二阶段的追随扫视。隐性扫视波(covert saccade)为动态补偿的一部分,产生在需要预测头-眼运动差以缩短激发扫视时间时。

【检查方法】

检查分校准和视频头脉冲试验两步。

1. 校准 患者牢固佩戴好封装有速度感受器、眼动记录仪以及校准装置（可发射目标激光点）的视频眼罩。校准时受试者保持坐位直视前方，根据激光点指示完成该步骤（也有仪器需要操作者于水平面和垂直面直线匀速摆动受试者头部完成进一步校准）。

2. 视频头脉冲试验 测试时要求受试者头直端坐位放松，紧盯正前方 1~1.5m 处眼水平位的靶点，同时检查者在外半规管平面内对其施加一个微小、快速、被动、突然的脉冲刺激（幅度为 10°~20°，头动峰速度 >150°/s），测试前、后半规管主要有两种方法：①仅将头转向一侧 45° 并凝视视线正前方眼水平位靶点，于躯干前后方向施加同样的脉冲刺激检测该侧后半规管与对侧前半规管功能情况；②在检测前需要再行一次定标，将头转向一侧 45° 时凝视原靶点，重新调整定标并于躯干前后方向施加同样的脉冲刺激记录该侧后半规管与对侧前半规管功能情况。要求每个方向脉冲刺激重复 10 次以上。

【结果分析】

一般结合 VOR 增益值和扫视波出现情况来综合判断半规管功能。VOR 增益值为眼动与头动的速度比值（或眼动曲线与头动曲线下的面积比值），增益值的正常值为外半规管 0.8，后半规管 0.7。半规管功能受损时由 VOR 异常引起眼动速度远低于头动速度，表现为 VOR 增益值降低，同时诱发补偿性扫视增加凝视稳定性，表现为延后出现的重复性扫视波，根据出现的时间分为隐性扫视波和显性扫视波。随着代偿的进行，扫视波从显性、隐性扫视波的结合转变为以隐性扫视波为主，反映到波形上是扫视波在时序上的变化，即从分散型到聚集型。最新参数 PR 分数可以显示扫视波的分散程度，是一种量化的评估，范围为 0~100，数值越小表示聚集程度越高，数值越高表示分散程度越高。

【临床意义】

vHIT 检查可以提供前庭系统的高频信息。头部低速运动的时候，视觉是主要掌控的器官；中速运动时，视觉和前庭觉都参与维持视觉稳定；而在高速运动过程中（频率为 5Hz 左右），只有前庭系统参与，此时眼动受前庭兴奋电位和抑制电位的差值调控，这种电位差值与头动速度成正比，体现在头脉冲检查中是眼动速度与头动速度在反方向上是相等的。当一侧前庭功能受损，头转向受损侧时，因为眼睛不能定位在靶点上，动眼神经系统的神经输入不再与头动成正比，从而表现为 VOR 增益的下降。与其他前庭检查方法相比，vHIT 能够提供前庭系统的高频信息（4~5Hz），更接近于人体的自然头动频率，是旋转试验（0.01~0.64Hz）和双温试验（0.01~0.025Hz）的有益补充。

【补充模式】

头脉冲抑制试验（suppression head impulse paradigm, SHIMP）与传统头脉冲模式（head impulse paradigm, HIMP）模式的不同处在于受试者全程凝视随头位同步移动的激光点。SHIMP 中如有 VOR 驱使，受试者会产生与头动方向相同的扫视以补偿视敏度，因此 SHIMP 出现的扫视波可以作为剩余前庭功能的有效评价。检测时需要确保瞳孔定标稳定，并充分考虑到受试者的视力、注意力、配合程度、颈椎活动度等因素（图 2-4-23、图 2-4-24）。

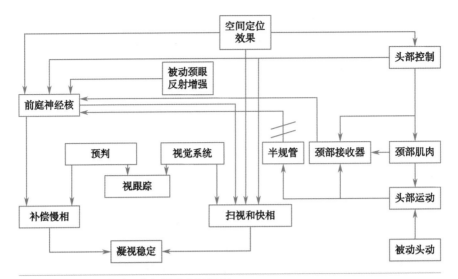

图 2-4-23 被动头动过程中凝视稳定性机制

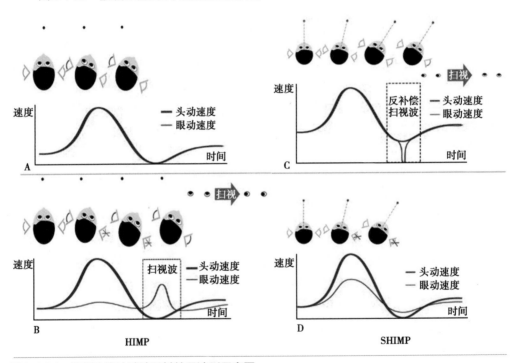

图 2-4-24 视频头脉冲试验及其结果波形示意图

A. HIMP 的正常结果，正常情况下患者可产生与头动方向相反但速度一致的眼球运动；B. HIMP 的异常结果，VOR 受损时眼球运动速度小于头动速度，需要触发扫视补偿缺失的视敏度；C. SHIMP 的正常结果，正常情况下由于 VOR 依然存在，跟紧随头动变化的激光点需要触发扫视补偿确失的视敏度；D. SHIMP 的异常结果，VOR 无残余功能时，眼动不受驱使与头动位置一致，无需诱发额外扫视。

四、眼偏斜试验

眼偏斜试验（test of skew）表现的眼倾斜反应（ocular tilt reaction，OTR）体征由椭圆囊信息改变后产生，属于耳石器引起的前庭 - 眼反射。头脉冲试验、凝视性眼震检查和眼偏斜试验这三个床旁检查方法的简称头脉冲 - 眼震 - 眼偏斜试验（head impulse + nystagmus + test of skew, HINTS），HINTS 检查法可能在脑卒中伴眩晕疾病的诊断优于早期弥散加权磁共振检查。

【原理】

OTR 为双眼位于头部冠状位、视网膜中央凹的物种如人类所特有的；而眼位于头部两侧、无视网膜中央凹的动物则无 OTR 体征。正常人如果头部向一侧倾斜，比如头部向左倾斜（头部向左肩部倾斜），此时左侧椭圆囊兴奋，右侧椭圆囊抑制，左眼内旋，右眼外旋，以保持正确的主观垂直视觉，同时出现左眼向上运动，右眼向下运动，双眼在垂直方向相向运动，尽量使双眼在水平方向上保持同平面。前庭损害累及椭圆囊时，比如左侧椭圆囊损害，此时出现头向左侧倾斜（head tilt），左眼外旋、右眼内旋（ocular counter torsion），主观垂直视觉向左侧偏，同时出现左眼向下运动，右眼向上运动，双眼在垂直方向呈相反方向运动即反向偏斜（skew deviation），以上 4 个体征合称为 OTR。正常人头向左倾斜与左侧椭圆囊损害后虽然都表现为头向左倾斜，但双眼在扭转方向和垂直方向的运动是相反的，病理情况下会出现主观垂直偏斜，二者眼球运动差别见图 2-4-25。

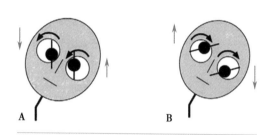

图 2-4-25　**生理性头左倾斜与左侧椭圆囊损害后眼球运动差异比较示意图**
A. 生理性头左倾斜，表现为左眼内旋、右眼外旋，左眼向上、右眼向下；B. 病理性头左倾斜，表现为左眼外旋、右眼内旋，左眼向下、右眼向上。

【检查方法】

检查时患者头部是否倾斜常常是判断有无 OTR 的第一个体征，判断时应向患者家属询问既往患者有无头部倾斜，或者查看患者以往照片或标准坐姿照，以确定患者头部倾斜是否为新发体征。眼球共轭反向扭转可根据眼底照相中视盘和黄斑位置加以明确，而反向偏斜可采取交替遮盖试验，打破双眼的融合功能进行检查，检查方法如下：检查者与患者面对面，检查者先遮盖患者一侧眼，让患者盯着检查者鼻尖，然后去遮盖并迅速遮盖另一侧眼，观察去遮盖眼在垂直方向是否出现上、下移动，出现上、下移动代表患者双眼在垂直方向上不在同一平面，即存在反向偏斜。在临床上，头部倾斜侧眼去遮盖后出现上移的情况更多见。

【临床意义】

椭圆囊信息的传导通路从前庭上神经到前庭神经核，然后在前庭神经核和外展神经核之间交叉到对侧，与内侧纵束一起上行至中脑 Cajal 间质核和内侧纵束嘴侧核，再向上至丘脑和前庭皮层。此通路特别是中脑以下受损时，均可出现 OTR 体征，在交叉之前损害头部倾斜向患侧，而交叉以后头部倾斜向健侧，中脑 Cajal 间质核和内侧纵束嘴侧核以上损害头部倾斜方向不确定。由此可见，只要累及椭圆囊通路，无论是中枢性还是外周性疾病，均可出现包括反向偏斜在内的 OTR 体征。临床绝大多数前庭上神经炎和前庭神经切除的患者出现 OTR 体征，也说明前庭外周损害会出现包括反向偏斜在内的 OTR 体征。用 HINTS 鉴别中枢还是外周损害主要的依据是头脉冲试验的结果。

五、前庭自旋转试验

前庭自旋转试验（vestibular autorotation test，VAT）是通过检测受试者以一定频率主动摆头时的眼动反应，评价较高频率（0.5～6Hz）的前庭 - 眼反射状况。

【检查方法】

检查时，受试者端坐保持头直位，佩戴固定好有速度传感器的头带，电极记录眼动，平视前方 1～2m 的直径为 2cm 的圆形视标，跟随节拍器指示，依次做频率为 0.5～6Hz（或 2～6Hz）水平、垂直方向的摆头（随频率增大，头动幅度从 20° 减小到 5°），电极记录摆头过程中的眼动情况（视频眼罩可能滑动，进而影响结果）。一般每个方向测试 3 次以避免误差。在临床上，常通过计算增益、相位、非对称性等参数进行分析。增益（gain）为眼速与头速之比。增益降低常见于外周性病变，增高可见于中枢性病变。相位（phase）为眼速与头速的相对时间，用角度表示。外周性或中枢性病变均可引起相位异常。非对称性（asymmetry）为左、右向眼动速度之差与之和的百分比，一般不大于 15%。增大常提示双侧前庭功能的不对称性。颈部疾病或活动受限患者慎行该检查。VAT 受多种因素影响，其可靠性易受干扰（图 2-4-26 ～ 图 2-4-28）。

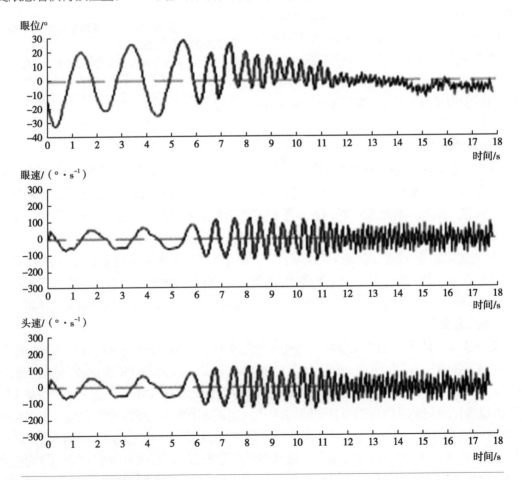

图 2-4-26 VAT 检查结果图
正常受试者的眼睛位置（上图），眼动速度（中图）和头部速度（下图）。

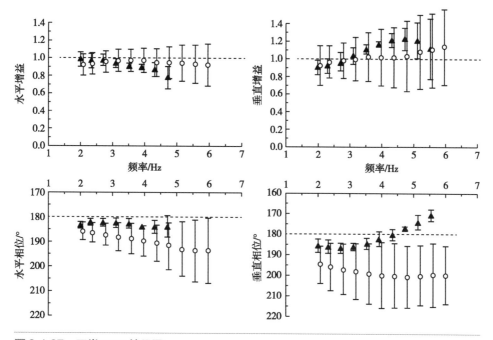

图 2-4-27 正常 VAT 结果图
可见水平和垂直增益、相位均正常。

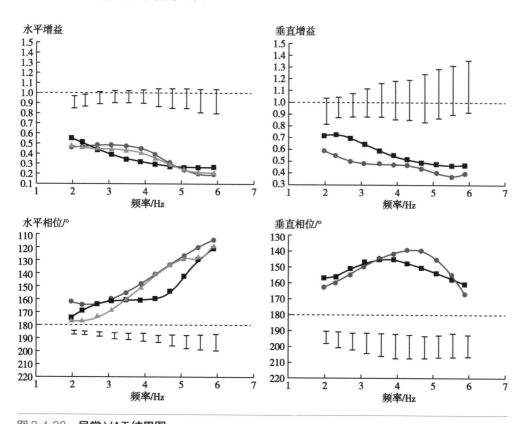

图 2-4-28 异常 VAT 结果图
水平、垂直增益异常减低,水平、垂直相位异常增高。

第六节 耳石器功能检查

前庭诱发肌源性电位(vestibular evoked myogenic potential, VEMP)是前庭耳石器对强短声、振动或直流电刺激引起的肌电反应,包括球囊诱发的胸锁乳突肌来源的颈部前庭诱发肌源性电位(cervical VEMP, cVEMP)和椭圆囊诱发的下斜肌来源的眼部前庭诱发肌源性电位(ocular VEMP, oVEMP),分别用于评价球囊与前庭下神经和椭圆囊与前庭上神经通路的功能。

VEMP 检测方法简单、安全、快捷。耳石器功能检查的特异度较高,但灵敏度尚需确立。VEMP 在临床应用已经二十余年。但由于诸多不确定性因素,该检查还有发展、完善的空间。对于 VEMP 的起源,有来自解剖学、生理学及临床证据,分别为前庭感觉器官神经投射的解剖学证据、前庭神经对于声音和振动刺激兴奋模式的生理学证据和前庭功能损伤患者反应的临床证据。

一、VEMP 的解剖与生理基础

来自外、前半规管及椭圆囊斑的神经元传入前庭上神经。球囊神经元传入前庭下神经,除了来自球囊斑的小的喙侧区的分支 Voit 神经(Voit 神经只占所有来自球囊斑的传入神经的 10% 左右)外,其走行于前庭上神经内。初级耳石器传入神经元主要投射到二级前庭神经元的外侧核、内侧核和前庭束核。在一些区域,这些耳石器传入神经投射与外半规管传入神经的投射区存在大量重叠。单侧前庭神经切除可以导致双眼向切除侧的扭转。骨导振动和电刺激椭圆囊神经引出眼球运动。头部运动自然时,耳石器可以激活并产生补偿性的眼和姿势反应。例如,向一侧肩膀倾斜头部可以因重力引起球囊和椭圆囊斑特定区域的兴奋,眼球围绕视轴向补偿方向扭转(或滚转)。反向扭转或视觉反向转动的角度为头部倾斜的 10%,没有耳石器的受试者不出现这种反向旋转。

前庭换能器的前庭 I 型毛细胞上的传入神经对线性加速度的变化反应强烈,负责耳石器的动态功能。前庭 II 型毛细胞形成突触的传入神经传递恒定的线性加速度信号。椭圆囊传入神经纤维对水平方向通过囊斑平面侧向力敏感,囊斑传入神经纤维对垂直向力敏感。规律的神经元对线性加速度的改变几乎无反应,而不规律的传入神经纤维在线性加速度改变中放电增强。骨导振动(bone conduction vibration, BCV)由许多快速变化着的线性加速度组成。500Hz 低强度 BCV 可激活椭圆囊斑和球囊斑微纹区高比例的耳石器内不规律神经元,而 500Hz BCV 仅在高强度时激活极少量的半规管神经元。如果刺激频率降低到 100Hz,半规管神经元也可被振动激活。气导刺激(air conduction stimulation, ACS)可引起许多相似于 BCV 诱发的相同神经元的神经反应,虽然所需的刺激强度非常高(ABR 刺激强度为阈上 60 ~ 80dB SPL,为 120 ~ 130dB SPL),但其转导机制目前仍然不明确。大多数由 BCV 激活的神经元可以被 ACS 激活。因 500Hz BCV 和 ACS 是耳石不规律神经元的相对特异性刺激,对 ACS 和 BCV 的肌源性反应已在临床上作为评估动态耳石器功能主要刺激模式。

二、气导 VEMP 检查

AC 是 VEMP 最常用的刺激模式。开始的研究报告是采用 0.1ms 的方波短声,声波传递到球囊由于频率调制的原因,最佳频率在 500～1 000Hz,短纯音也是理想的选择。但年龄、颈部和眼部 VEMP 差异等也影响调频。此外,梅尼埃病也影响频率调制,1kHz 反应高于普通的 500Hz;而 SCD 则在更宽的频率范围内表现出调制现象。

1. 气导 cVEMP 测试 参考电极置于锁骨关节间,接地电极置于前额两眉之间,左右测试电极分别置于左右两侧胸锁乳突肌上 1/3～1/2 处,电极阻抗不大于 5kΩ。采用 500Hz 短纯音(或 0.1ms 短声刺激),上升/下降时间 1ms,峰时持续时间 2ms,刺激频率 5Hz,叠加 50～100 次,记录窗宽 50ms,滤波 10～1 000Hz,强度从 95～105dB nHL 或 115～130dB SPL 开始,依次递减 5dB,直到不能引出可识别的 VEMP 波形为止。测试时受试者端坐位最大限度转颈或仰卧头抬高 30°,以保持胸锁乳突肌紧张。单侧给声,同侧记录,一侧完成换对侧,仰卧抬头位记录方式时也可双侧同时刺激记录。

2. 气导 oVEMP 测试 各项参数要求同上,叠加次数为 100 次。参考电极置于下颌,接地电极置于前额两眉之间,测试电极置于对侧眼睑中央下方 1cm 处。测试时端坐或仰卧位,向上凝视,保持眼位 25°～30°,尽量少眨眼,以维持下斜肌张力。单侧给声,对侧记录,一侧完成换对侧,也可双侧同时刺激记录。

cVEMP 检查可以从低强度开始,每次递加 5dB,而对于 oVEMP 检查开始就需要高强度的刺激,因为 oVEMP 阈值高于 cVEMP,且引出率低。检查时最好采用单耳刺激,避免对侧反应的叠加。cVEMP 同侧的反射可不完全源于球囊,可有部分源于椭圆囊。同样,尽管 oVEMP 在对侧下斜肌振幅最大,同侧也可出现一个源于其他眼肌的低振幅电位(图 2-4-29～图 2-4-32)。

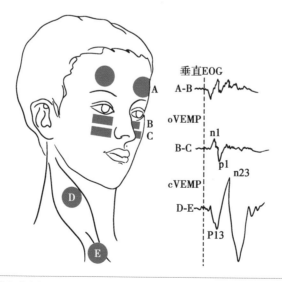

图 2-4-29 cVEMP 和 oVEMP 电极放置位置及其波形图
A-B 电极. 记录垂直眼动;B-C 电极. 记录 oVEMP;D-E 电极. 记录 cVEMP。

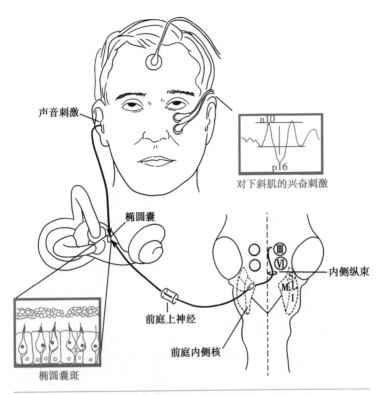

图 2-4-30 oVEMP 原理示意图

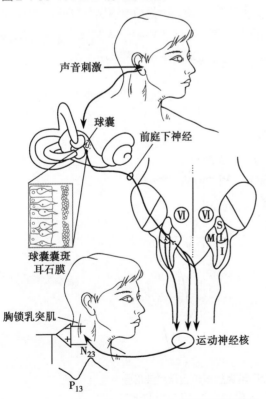

图 2-4-31 cVEMP 原理示意图

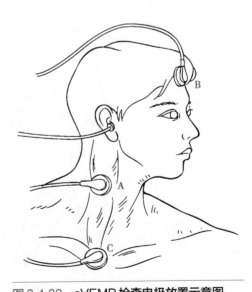

图 2-4-32 cVEMP 检查电极放置示意图
A. 记录电极；B. 参考电极，放置于前额眉间；
C. 接地。

三、骨导 VEMP 检查

目前临床上骨导刺激的最优刺激参数尚不明确。气导与骨导最大的差别是骨导为双向刺激（同时刺激球囊和椭圆囊）。健康成人 BC 可以引出 cVEMPs 和 oVEMPs，尤其当刺激声施加在颅骨中线时。早期的骨导声刺激诱发的 cVEMPs 利用前额肌腱锤轻拍引起的反射。随后又通过 B-71 骨导耳体或机 - 电振动器产生的短纯音刺激。骨导刺激更难实施，现有的诱发电位系统需要调整才可产生刺激。肌腱锤或用加速度计触发的标准肌腱锤传递振动，通常配有一个外部触发器，而骨导短纯音通常需要通过外部放大器进行倍数放大。快速上升时间和短持续时间的机制同样适用于骨导刺激，但与声音本身不再相关。产生同等的反应时，骨导声刺激产生的响度要低于气导声刺激。

骨导声刺激的频率低于气导声刺激，并且在 1 000Hz 或以上记录的反射通常很小。在颅骨上使用更高频率传递有效的骨导振动也更加困难。通常使用 500Hz 的短纯音进行刺激。一方面是关于这一刺激的研究较多，另外的该频率也处于众多骨振器和刺激器的最佳输出范围内。

耳石器官对颅骨振动非常敏感，因此临床上选择的最佳刺激强度既要满足刺激器强度又要满足患者舒适度。参数的选择要确保大多数正常人身上能诱发出正常波形。过于强烈的 BC 刺激有可能产生疲伤，因此需要关注刺激的传递强度和重复次数。骨传导刺激需要进行校准。

刺激部位可为乳突、颅骨中线或前额。在任何一个刺激部位用肌腱锤轻拍通常可产生良好的 cVEMPs 和 oVEMPs 波形。相比之下，放置在乳突上的 B-71 骨导耳机通常产生较好的 cVEMPs 波形，但 oVEMPs 波形不够理想，且这种骨导体很难牢固地附着在前额。现有一些更强的机 - 电振动器通常能从不同刺激部位获得更好的反应波。

BC 刺激诱发的 cVEMPs 和 oVEMPs 均对刺激产生的颅骨加速度方向敏感，在不同部位刺激产生的反应可以改变极性和 / 或潜伏期。当刺激向耳间的乳突方向传递时，随着刺激朝向颅骨加速，主投射侧的 cVEMPs（同侧）及 oVEMPs（对侧）出现较早。除了刺激位置的影响外，骨导刺激诱发的 cVEMPs 和 oVEMPs 对振动器位置的微小变化也很敏感。如果骨导刺激诱发的 VEMPs 振幅小或无反应，可以移动振动器，尝试附近的其他位置进行检测。

四、气导与骨导刺激模式的选择

目前，气导（air conduction，AC）和骨导（bone conduction，BC）模式都已在临床采用。选择理想的刺激模式就是为了得到最好的结果。AC 与 BC 在激活球囊和椭圆囊方面，其刺激特性和通路特性都是不同的。就 AC 而言，球囊的阈值低于椭圆囊 15～20dB，也远低于半规管的阈值，球囊的阈值是最低的。BC 几乎同时激活球囊和椭圆囊，只有在乳突区的刺激主要作用于椭圆囊。在传导通路方面，球囊和椭圆囊都向同侧胸锁乳突肌投射，但向眼外肌的投射，椭圆囊眼反射强于球囊眼反射。可见，cVEMP 最佳的刺激模式是 AC。球囊到同侧胸锁乳突肌是抑制性投射，椭圆囊也有向同侧 SCM 的抑制性投射，但同时还有向对侧的兴奋性投射。AC 的缺点包括：老化直接影响振幅和引出率，传导性听力损失无法引出和过度声暴露。BC 刺激是双侧反应，同时激活球囊和椭圆囊，使得有时难以解读结果，且 BC 诱发的 cVEMP 的 n23 波受到后面非前庭来源的波叠加而难以识别。BC 诱发的 oVEMP 振幅更大，更适合检查前庭功能低下。而 AC 诱发的 oVEMP 更适合检查前庭功能兴奋性增加，如 SCD 等内耳第三窗病变。BC 引出高振幅的 oVEMP 在于同时更强激活球囊、椭圆囊和椭圆囊 - 眼通路，AC 引出低振幅的 oVEMP 则是由于椭圆囊和球囊 - 眼通路兴奋激活都较弱。因此，BC 更适合于检查前庭功能低下状态的耳石器，而 AC 因其更高的灵敏度和特异度，更适合于检查前庭功能亢进。

五、VEMP 的结果分析

1. VEMPs 潜伏期

（1）cVEMP：P1 潜伏期为从刺激起始到产生 P1 波的时间，在 13ms 左右，N1 潜伏期为从刺激起始到产生 N1 波的时间，在 23ms 左右（上述为采用短音刺激时潜伏期，临床常使用短纯音刺激，分别要长于 13ms 和 23ms）。

（2）oVEMP：N1 潜伏期为从刺激起始到产生 N1 波的时间，在 10ms 左右，P1 潜伏期为从刺激起始到产生 P1 波的时间，在 15ms 左右。

2. VEMPs 波幅及波幅不对称性

波幅为 P1 波与 N1 波的幅度差称为波幅，受年龄、肌肉紧张度等个体因素影响较大。不对称性为两侧波幅的差的绝对值与两侧波幅之和的比值，一般不大于 30%。

3. VEMPs 阈值

可辨认波形的最小声刺激强度，常以 3 次以上引不出重复性波形的刺激强度作为阈值，一般随年龄增加，阈值会增加。临床上比较有意义和常用的指标是波幅 AR，其增大常提示一侧耳石器与前庭上 / 下神经通路的损伤，如梅尼埃病、前庭神经炎等。阈值明显降低或波幅明显增大常见于前半规管裂，潜伏期延长可见于迷路后或中枢病变。

VEMPs 结果分析注意事项：VEMP 引出率、潜伏期、波幅、阈值等与年龄、体力、体位等有一定的关系，分析时需要考虑这些因素。波幅 AR 受双侧肌肉对称性影响，检测时需要进行校正。传导性听力损失者可采用振动刺激代替强短声进行检测。颈部疾病或活动受限患者、失明患者分别不能进行 cVEMP 和 oVEMP 检查。此外，应注意 VEMP 的过度诊断，尤其是 AC oVEMP 未引出、AC cVEMP 低振幅以及老年人，需要参考其他前庭功能检查结果综合评估。

六、临床应用

1. 在前半规管裂综合征的应用

前半规管裂综合征是由于包裹前半规管的骨质有缺损裂造成的，其特征是声音或压力性眩晕引起的眩晕和振动性幻视以及骨传导引起共振搏动性耳鸣、自听增强及耳鸣。内耳第三窗的存在，为压力和声波能量传递到前庭创造了一个低阻抗的路径，从而降低了 cVEMPs 和 oVEMPs 的阈值，提高了振幅。异常的 CT 检查结果常为双侧，且不可能完全鉴别真正裂口和极薄的骨质。cVEMPs 的特征是异常低的阈值和 / 或 oVEMPs 异常高的振幅。VEMPs 检查可以作为筛查工具。在 SSCD 中，VEMPs 极具临床价值。cVEMPs 和 oVEMPs 均可证实 SSCD 的存在。前半规管裂综合征的 oVEMPs 振幅较高。SSCD

的 cVEMPs 表现出较低的阈值。双侧耳部均有症状时,有助于选择手术侧别(手术时先修补情况严重的一侧)。但 VEMPs 对后半规管管裂诊断的灵敏度和特异度有待进一步研究。

2. 在梅尼埃病的应用 在组织病理学研究中,梅尼埃病通常认为与内淋巴积液有关,但内淋巴积液在病因以及发病机制和病理生理学中的作用仍不明确。MD 特征为波动性听力丧失、耳鸣、受累耳的耳胀 / 压力和旋转性眩晕。内淋巴积液最常见于耳蜗,也可发生于球囊,但较少见于椭圆囊和半规管。因此,梅尼埃病主要涉及 cVEMPs,其次是 oVEMPs。

早期诊断:部分单侧 MD cVEMPs 在对侧耳异常表现为阈值增加,约有一半 MD VEMPs 振幅的最佳频率由 500Hz 向 1kHz 偏移。MD 早期(Ⅰ期和Ⅱ期)在少数病例中可以看到振幅增加。cVEMPs 与纯音测听(PTA)相结合可能比单纯的纯音测听更能代表 MD 的分期,因为 MD 不仅在大多数病例中影响耳蜗,而且根据潜伏期和波幅也会影响球囊。频率调制的变化,VEMP 最佳刺激频率从气传导刺激 500Hz 提高到 1kHz,相较于 BPPV、VM、VN,特异度为 76%。这些变化据认为是由于球囊积水扩张引起的运动力学的改变,至少在 cVEMPs 如此。在 oVEMPs 中也发现了同样的频率调制现象。关于频率敏感性本身,有人认为前庭末端器官的频率调制现象可能是毛细胞固有的电共振的结果,是 cVEMPs 和 oVEMPs 的标准检查方式,分别使用两种不同的声音频率,即采用 500Hz 和 1kHz 进行评估。在 MD 患者中观察到 oVEMPs 频率调制的变化,也是从 500Hz 到 1kHz。

VEMPs 检查方法在 MD 中极具临床价值。异常的 cVEMPs 可以预测轻度 MD(Ⅰ期和Ⅱ期,基于 PTA 测试)的听力损失。结合 cVEMPs 不对称性异常,从 500Hz 到 1kHz 频率调制现象,以及双温实验,可以倾向于 MD 而非 VM 的诊断。同时,cVEMPs 可以帮助确定良性复发性周围前庭病变患者是否存在内淋巴积液。

3. 在前庭神经炎的应用 前庭神经炎通常归因于(通常是上)前庭神经的病毒感染。前庭神经炎通常累及前庭上神经,表现为水平扭转混合的眼震,眼震方向朝向病变对侧。因症状没有特异性,单纯的下前庭神经炎的诊断较困难,这些患者双温试验可以正常。前庭下神经炎仅占总前庭神经炎和迷路炎病例的 1.3%。患者没有神经内科体征,神经耳科检查也可以正常。无自发或凝视性眼震,头颅 CT、MRI 正常,但 cVEMP 异常。联合检查 cVEMPs 和 oVEMPs(振幅和潜伏期)和视频头冲测试,可以将 VN 分为四种类型,即全神经型 VN、上神经型 VN、下神经型 VN 和壶腹神经型 VN。壶腹 VN 的诊断可根据听力正常、无双温测试或异常视频头冲测试反应、双侧 cVEMPs 和 oVEMPs 正常进行诊断。为了减少不误诊,VN 诊断建议至少三个检查:HC vHIT、PC vHIT 和 cVEMP 来减少假阴性。前庭神经炎 VEMPs 的临床价值很大,cVEMPs 有助于确认外半规管功能正常的前庭下神经元炎。

4. 在良性阵发性位置性眩晕的应用 BPPV 是眩晕最常见的原因之一,是由于半规管内存在耳石碎片,发病机制是来自椭圆囊斑耳石的脱落。椭圆囊斑和球囊斑病理生理改变,可以在 cVEMPs 和 oVEMPs 中体现。cVEMPs 和 oVEMPs 均不能用于 BPPV 患者的诊断。然而,他们可以预测耳石复位的预后。在 BPPV 中,VEMPs 在确定难治性病例方面可能有用,但仍需要更多的验证性工作确认 cVEMP 和 oVEMPs 预测耳石复位预后的临床价值。

5. 在双侧前庭病的应用 双侧前庭功能障碍或前庭病变是一种前庭迷路或第Ⅷ对脑神经功能的紊乱,20% ~ 50% 的患者原因不明。BV 通常是由于氨基糖苷类的耳毒性、MD

和脑膜炎、双侧肿瘤、神经系统疾病、双侧前庭神经炎或自身免疫、遗传因素, 也可见于小脑综合征或其他神经退行性疾病的一部分表现。BV 患者通常在临床检查双侧前庭 - 眼反射 (VOR) 受损, 平衡受损, 步态不稳, 振动幻视等判断。BV 的诊断需要双侧 VOR 功能受损或缺失, 采用 HIT、vHIT 或前庭双温试验。对于特发性 BV 仅影响前庭下神经 (cVEMPs) 的亚型可能性需要加以研究。在 BV 中, VEMPs 有一定临床价值。VEMPs 不能用于诊断和鉴别 BV。VEMPs 对于 BV 的临床价值需要进一步研究。

6. 在迟发性膜迷路积水的应用 迟发性膜迷路积水是严重的单侧或双侧听力损失持续数年或数十年后的复发性眩晕。同侧 DEH 指一侧耳朵有较严重的听力损失, 而对侧 DEH 也表现为对侧(较好)耳的波动性听力损失。甘油 cVEMPs 对该病诊断有价值。不能进行甘油测试与纯音听力测量和耳蜗电图。需要更多研究确定 VEMPs 的临床价值。在 DEH 中, 甘油 cVEMPs 用于不能进行纯音听阈测试的重度外周听力丧失者。而临床诊断价值尚需更多研究支持。

7. 在特发性耳石病应用 该病患者仅在矢状面时偶发倾斜或平移感, 而无其他前庭症状, 前庭双温试验结果正常, 主要是气导 cVEMP 异常, oVEMP 异常很少。上述症状, 连同异常的 VEMP 结果和正常双温试验可能代表一种特定的临床疾病实体, 只影响耳石终末器官。这个疾病实体也可以解释患者表现出以姿势不稳定和摇摆感觉为主的临床表现, 也可有类似侧倾斜感觉, 包括侧方被拉或推的感觉。

在特发性耳石病中, VEMPs 有非常重要的临床价值。倾斜或平移感觉的发作, VEMPs 是唯一的异常检查, 可能代表耳石特异性紊乱。对有这些症状的患者进行 VEMPs 检查非常重要, 其他辅助检查可能正常。但需要进一步的临床证据。

8. 在突发性聋的应用 突发性聋如病变轻微可以只限于耳蜗, 如病变严重可有听觉和前庭功能的丧失, 出现眩晕表现。76.2% 的伴眩晕患者和 42.9% 的不伴眩晕患者发现 oVEMPs 异常。oVEMP 检查结果和双温检测结果与听力结果显著相关, oVEMPs 无反应的患者疗效欠佳, 联合 oVEMP 和前庭双温试验, 可以预测听力预后。在突发性聋患者中, VEMPs 有临床价值。oVEMP 与双温试验结果正常可预示听力预后较好。

9. 在听神经瘤的应用 听神经瘤患者的 cVEMP 和 oVEMP 可能受到影响, 因此 cVEMP 和 oVEMP 可作为辅助检查之一, 相对来说对直径超过 14mm 的听神经瘤更敏感, 可作为补充检查。

10. 在人工耳蜗植入中的应用 人工耳蜗植入术后可能影响前庭终器, 短期内可出现前庭功能障碍。目前还无法断定 VEMP 在人工耳蜗植入中的应用价值, 需要开展更深入的研究。

11. 在中枢前庭系统疾病的应用 与外周前庭疾病相比, 中枢前庭系统疾病的 VEMPs 潜伏期延长较常见。因此, VEMPs 潜伏期延长提示可能存在临床中枢神经系统受累。有研究比较多发性硬化 (multiple sclerosis, MS) 患者 VEMPs 和 MRI, 发现部分 MRI 正常患者的 cVEMPs 异常。已知 cVEMP 通路涉及脊髓运动神经副核, 其在脊髓上颈部可达远至 C_5 水平。多发性硬化中涉及脊髓上颈部并不罕见。

与梅尼埃病、听神经瘤、前庭神经炎相比, 多发性硬化患者 p13 波潜伏期延长。而体积大的听神经瘤肿瘤 VEMPs 潜伏期延长, 振幅变化却不显著。MS 是中枢神经系统白质的慢性脱髓鞘疾病,常出现前庭系统症状,其机制可能为脱髓鞘病变累及中枢神经系统的前庭通路(包括脑干和颈髓)。根据目前的研究,cVEMP 和 oVEMP 在 MS 诊断中的作用有限,MRI 更具特异度。MRI 对于 MS 的诊断在灵敏度和特异度方面都优于 VEMP。除 MS 外,特发性帕金森病和非典型性帕金森症患者的 oVEMPs 和 cVEMPs 结果提示相关的脑干功能障碍,表现为潜伏期延长和无反应。

总之,由于上颈椎脊髓是 cVEMP 通路的一部分,在中枢性眩晕中,VEMP 有一定的临床诊断价值。VEMPs 潜伏期延长提示可能存在中枢神经系统受累,但 VEMP 对 MS 的诊断价值不大。

第七节　前庭感知觉检查

一、主观垂直视觉检查

主观垂直视觉(subjective visual vertical, SVV)检查是针对椭圆囊病变的一种主观检查。椭圆囊一侧病变后,可以出现眼球扭转反应。这种主观视觉检查要求在检查时周围无可参照的视觉目标。

外周前庭病变的 SVV 一般向患侧偏斜,病变侧乳突的或胸锁乳突肌的振动可能强化 SVV 的偏斜。在中枢前庭病变中,累及前庭核的低位脑干病变的 SVV 偏斜与外周前庭病变相似,皆偏向患侧,累及间质核的上位脑干病变的 SVV 可能偏向健侧。SVV 的偏斜程度取决于是否在急性期和病变的范围大小。SVV 检查是前庭神经病变急性期重要的检查之一,同时 SVV 检查也可用于观察前庭代偿的程度和监测梅尼埃病化学性迷路切除的指标。SVV 的角度随时间的推移可发生变化,可以用于代偿程度的评价,但不能用于评价双侧椭圆囊功能低下(图 2-4-33)。

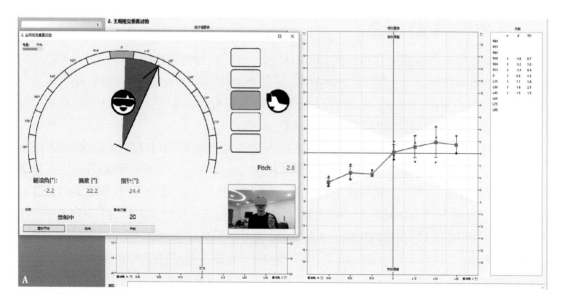

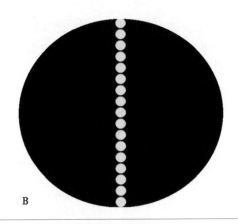

图 2-4-33 主观垂直视觉检查示意图
A. 主观垂直视觉检查外界面; B. 主观垂直视觉检查眼罩内观。

二、动态视敏度检查

动态视敏度(dynamic visual acuity, DVA)检查可作为前庭功能低下的一项重要的功能评价手段。可评价单侧或双侧前庭功能低下。尤其是振动幻视,该检查可以作为其功能障碍的客观依据,也可作为患者前庭功能康复训练疗效的重要参考指标。比较便捷的 DVA 筛选试验是借助 Snellen 视力表测试。检查者在水平面以 1~2Hz 的速度摇动患者的头部,同时患者注视该视力表,视力下降 1 行为正常,下降 3 行提示可能存在异常。近年来,计算机化的 DVA 检查在临床上的应用提高了灵敏度和特异度。首先检查患者的静态视觉,然后患者在水平面内按节拍器正弦摆动头部,头动速度通过头部的传感器测得。屏幕上的字母在速度大于预置的速度时,才会显示。为了有效评价前庭-眼反射对动态视敏度的作用,头动速度必须超过自主跟随系统的范围,自主跟随系统的上限为 2Hz。该检查对于鉴别正常人与前庭功能低下者灵敏度高,特异度强。该检查对前庭轻微损伤并不敏感。由于眼动缺陷和屈光不正都可降低 DVA,DVA 不适合对单侧和双侧前庭功能低下的定侧。

三、前庭自主神经检查

前庭功能检查和眩晕发作时一般都可以伴有一定程度的自主神经反应。自主神经反应可以是前庭症状的佐证。前庭自主神经反应可以分为交感神经系统张力增强,也可以表现为副交感神经系统张力增强。前者表现为面色苍白、呼吸、心跳加快、血压升高;后者表现为面红、流涎、血压降低、心跳呼吸减慢、肠蠕动加强。

前庭自主神经反应强度记录方法,可以按照反应强度分为 4 度:①Ⅰ度仅有心血管系统反应,如面色、脉率和血压等;②Ⅱ度有心血管系统反应,加上出冷汗、流涎等腺体分泌改变;③Ⅲ度为在Ⅱ度的基础上,有明显的胃肠道反应,如恶心、呕吐、肠蠕动增强等;④Ⅳ度为在Ⅲ度基础上,反应更为强烈,出现昏厥、大小便失禁、休克等。前庭自主神经反应检测前庭自主神经反应敏感性,主要用于飞行员等特殊职业人群选拔,也可用于前庭运动敏感性相关的疾病评价。

检查方法:受试者端坐于旋转椅上,头前倾 30°,头靠在可左右摆头各 30° 的头托上,转椅分别依次以 60°/s、75°/s、90°/s、105°/s、120°/s 角速度恒速旋转各 5min,受试者按照节拍器 1 次 /2s 节奏,做左右各 30° 摆头动作(速度 30° /s),随时报告主观感觉,检查者观察受试者面色、出汗、心率、恶心、呕吐等自主神经表现,以出现恶心、呕吐等严重自主神经反应不能耐受作为终点,记录耐受时间。一般不能耐受 4min 以下可判断为前庭自主神经反应敏感,4 ~ 15min 为一般,15min 以上为良好。

第八节　平衡功能检查

由于在人体处于站立位时,前庭外周感受器或前庭神经接受的生理和病理性刺激,产生的前庭觉,连同深感觉和视觉传入中枢,形成空间定位信息,再由前庭传出,系统反射性向躯体运动肌肉发出离心冲动,保持恒定的肌张力,以维持平衡。当实验性刺激或者病变累及前庭外周感受器时,经前庭脊髓反射可诱发躯干、肢体的肌肉张力出现变化。因此前庭系统异常,可导致静态平衡和动态平衡功能的障碍。

前庭性平衡障碍表现出的肌张力改变有明显的规律,自发性倾倒和过指偏向都向眼震的慢相侧(前庭功能低下侧),而且倾倒方向还与头部的位置密切关联。例如左侧前庭兴奋,引发左侧伸肌、外展肌及右侧屈肌、内收肌张力增强,表现为向右侧倾倒,倾倒方向与眼震慢相一致。如果左侧前庭损害致左侧前庭功能低下时,正常初始体位,向左侧倾倒,过指偏向左侧;如果头部向右转 90°,倾倒和过指都向前方;头向左转 90°,倾倒和过指都向后方。此特征有一定鉴别诊断价值,因非迷路病变的倾倒一般方向恒定,倒向患侧或后方,与头位及眼震方向都无关。迷路病变后出现的上肢肌肉张力变化与倾倒和过指结果相似,双侧同时受到影响,出现向眼震慢相侧的偏斜。小脑病变患者仅可见患侧上肢有朝向同侧的自发性偏斜。

由于人体活动和检查方式的不同,前庭性平衡障碍检查法依据检查条件和精准度的差异分为床旁检查和实验室检查两种,并且依据运动与否又分为静态平衡功能检查和动态平衡功能检查两大类。

一、床旁平衡功能检查

床旁平衡功能检查是指受试者不用借助仪器和设备,可以在床旁完成检查的方法。

(一)床旁静态平衡功能检查

1. 伸臂试验　伸臂试验(orthostatic stretching arms test):受试者闭目,取坐位或直立位,双臂向前平伸(图 2-4-34)。正常伸臂距离 15.24cm,如低于此值有倾倒风险。

2. 复原试验　复原试验(recovery test):受试者闭目,坐位或站立位,平伸双臂。正常情况下,双臂平伸无偏斜。当一侧外周前庭病变或小脑病变时,双臂、头位,以及肩部都可能向功能低下一侧偏斜,功能低下侧手臂位置稍降低,功能水平高的一侧稍抬高。由于临床结果变异大、影响因素多,该检查只能用于粗略判断。

3. 铅垂线试验　铅垂线试验(plumb-line test):受试者双脚并拢,闭目直立。正常情况下从鼻尖到地面的垂直假想线应通过双脚内踝之间。如果一侧前庭功能低下,闭目站立时,躯干一般向低下侧倾斜(图 2-4-35)。

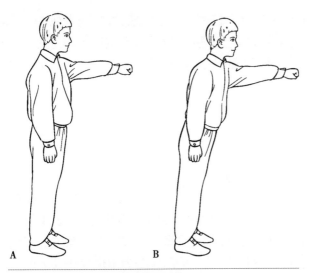

图 2-4-34 直立位伸臂试验示意图
A. 为初始位置；B. 为伸臂最远位置。

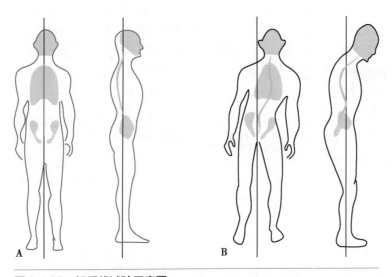

图 2-4-35 铅垂线试验示意图
A. 正常情况下从鼻尖到地面的垂直假想线应通过双脚内踝之间；B. 一侧
前庭功能低下时，躯干一般向低下侧倾斜。

4. 闭目直立试验和加强闭目直立试验

（1）闭目直立试验（Romberg test）：受试者闭目站立时，如果迷路受到生理或病理刺激，闭目站立时将出现自发性倾倒，是为闭目直立试验（或称昂白征）阳性。小脑、脊髓等其他神经系统存在病变时也可为阳性。由于外周前庭病变时倾倒反应的发生有 10s 左右的潜伏期，闭目直立试验观察时间不应少于 60s。外周前庭损伤倾倒的方向与头位有关，而小脑病变时倾倒方向始终朝向患侧，与头位无关。脊髓结核病变的直立倾倒试验因受到病变累及程度的影响，自发倾倒方向不定、也与头位方向无关。且小脑、脊髓病变的倾倒无潜伏期。

检查时，受试者可以双臂前平举或者紧扣双手以分散注意力，提高闭目直立试验的准确性。检查时应注意保护患者，防止出现跌倒损伤。

（2）加强闭目直立试验（Tandem Romberg test）：受试者双足一前一后（脚尖对着脚跟）站立，其余步骤同闭目直立试验，此时患者站立的横向宽度减小，增加患者维持站立难度，可提高闭目直立试验的阳性率，判断方法和注意点同闭目直立试验。

5. 下肢肌肉张力检查法　肌肉张力检查法（muscle tension examination）是检查受试者在肌肉处于静止松弛的状态下的肌肉紧张度。检查时要求受试者平卧，双下肢分离，髋关节和膝关节处屈曲90°，观察双下肢位置，正常时没有偏斜。如有偏斜，观察偏斜的程度。

（二）床旁动态平衡功能检查

1. 指鼻试验　指鼻试验（finger-to-nose test）时，受试者在睁眼情况下将手臂和示指伸直，弯曲前臂，用示指尖指向鼻尖，往复触摸数次，左右侧分别进行检查。然后闭目再重复上述指鼻动作。正常情况下，可以准确触及鼻尖。外周前庭病变时，左右侧检查都偏落于一侧；小脑疾病时，因共济失调仅有患侧示指不能触及鼻尖，偏落方向不定（图2-4-36）。

2. 过指试验　过指试验（past-pointing test）也称指物试验，是利用双侧前庭功能兴奋不对称可以引起双侧肌张力出现差别的原理，检查上肢肌肉张力。受试者坐位，手臂向前平伸，示指伸直，并接触正前方检查者的示指，然后让受试者抬高手臂，放下重新接触检查者的示指。

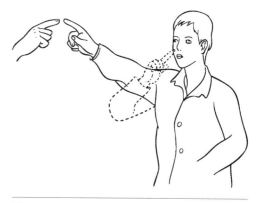

图2-4-36　指鼻试验示意图

受试者可以先睁眼练习几次，再闭目重复上述动作。左右侧分别进行检查。过指试验检查时要注意：肩肘腕关节同时做垂直向运动，不能出现内收或外展动作。动作宜快速，提高过指试验检测的准确度。正常人睁眼闭眼均无过指现象。外周前庭功能异常者，过指向前庭功能较低一侧，且过指现象存在时间短，很快代偿消失；小脑疾病导致的过指试验阳性时，只见于患侧，且过指方向不定。

3. 原地踏步试验　原地踏步试验（Fukuda test）时，检查室地面预先画三个同心圆，直径分别为1m、2m、3m，并以30°角等分。受试者闭目站立在圆心，保持安静。让受试者以正常速度原地踏步，要求大腿抬平，60～70s踏步100次。停止后观察自转角度，原地偏转角及移行距离。曾有研究确定正常值为：移行距离1.5m，自转角<90°，偏转角<45°。但由于此检查的影响因素多，踏步试验只能用于粗略判断。

4. 行走试验　行走试验（walking test）时，受试者在限定的狭小范围内行走和转身，或者在地上画2条长约10m、间距宽约50cm的直线，或者要求患者在同一直线的瓷砖上行走。观察受试者行走时有无向一侧倾斜或者在转身时摇晃不稳，甚至跌倒的现象，同时观察患者行走时的步幅大小、行走速度、步基宽度以及上肢联带运动等体征。受试者行走时出现倾斜侧或转身时出现明显摇晃侧常为前庭功能减弱侧。而步幅减小、步速减慢、上肢连带运动减少或消失,多反映前庭损害的严重程度,但不能用于前庭损害的侧别判定。检查时注重预防受试者跌倒。

二、平衡功能实验室检查法

平衡功能的实验室检查主要通过感觉系统(视觉、前庭觉和本体感觉)输入和运动系统(肌肉、四肢)输出的交互作用而实现功能评价。与床旁检查方法相似,利用平衡仪进行的平衡功能实验室检查分为静态姿势描记法和动态姿势描记法两种方法,其中动态姿势描记法能够反映重要的平衡信息,是评价人体平衡功能的金标准。但由于这种检查设备技术复杂、价格昂贵、体积较大,相对限制了其应用的普及性。

检查时,受试者站立在静/动态平衡仪上的指定位置(脱鞋),在一定时间内(依仪器不同可为 10s、30s、或 60s)、在不同视觉条件(睁眼和闭眼)、不同本体感觉条件(站立坚硬平板、海绵泡沫垫)下完成,由静态平衡仪定性或定量测量受试者站立时的身体稳定性。测试中,受试者尽量维持身体的平衡,减少身体晃动。如果出现倾倒、手扶支撑物等,则视为"跌倒"。测试过程中,受试者应穿着较为舒适的服装;同时每个测试间隔,受试者应稍事休息,以减轻疲劳或减少"学习效应"的影响。

(一)静态姿势描记法

通过计算机控制的姿势图定量地评价受试者的姿势控制能力和姿势稳定性。在感觉输入信息为静止状态下完成的检查,故称为静态姿势描记(static posturography)。加做海绵垫(或软垫)完成上述任务,称为海绵垫姿势描记或平衡的临床(改良)试验。该检查可在静态平衡仪(图 2-4-37)或动态平衡仪上完成。

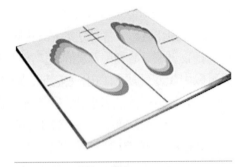

图 2-4-37　**静态平衡仪**

【参数设置】

(1)定性参数:即受试者站立时足底压力中心的晃动轨迹图,分为中心型、左右型、前后型、多中心型和弥散型。如果受试者在测试过程中出现"跌倒",则记为异常。如果患者测试过程中无跌倒,则对受试者的测试参数进行定量分析。

(2)定量参数:①以时间为主的参数,包括足底压力中心晃动的轨迹长、速度、轨迹包络图形的面积、均方根面积等,其中,上述参数的闭眼与睁眼之比为"Romberg 商",结果正常或异常的判定依仪器不同而异,且需要根据各实验室具体测试正常值为准;②以频率为主的参数,即足底压力中心晃动的频率特性,视仪器不同,分为功率频谱、峰频率、中心频率等,其中,功率频谱是对 $0.02 \sim 10Hz$ 的重心晃动频率进行分类,分析各个频段($0.02 \sim 0.2Hz$、$0.2 \sim 2Hz$、$2 \sim 10Hz$)在功率频谱中的百分比。

(二)动态姿势描记法

动态姿势描记法是通过动态平衡仪(图 2-4-38)创造一个独特的动态感觉输入环境,实现对受试者姿势控制能力的评价。动态平衡功能检查是前庭康复制订康复策略和随访重要的参考指标。鉴于 CDP 对平衡障碍识别的高度敏感性,以及能够对平衡功能障碍进行量化,因此其可以成为平衡功能评估的金标准。

【检查原理】

计算机动态姿势描记法(computerized dynamic postu-rography,CDP)是一种定性和定量评估在各种任务条件下直立和维持平衡功能的方法,可效地模拟日常生活中的情况。测试方案可实现分别独立评估维持平衡的感觉、运动和生物力学成分,并分析受试者在单独和协同使用这些成分以及维持平衡的能力。在不同的测试条件下,CDP 通过压力板技术测量各种条件下的人体压力中心(center of pressure,COP)的测试(性能良好的设备可实现压力中心即是人体重心),受试者的姿势变化可通过 COP 反映。

CDP 测试通过使受试者接受身临其境视觉刺激的大屏幕、可以进行转动(足趾抬高/降低)和平移(向前/向后)的平衡台。其检查过程是通过计算机控制屏幕的画面及平衡台的移动,平衡台的移动和/或视觉刺激与患者姿势摇

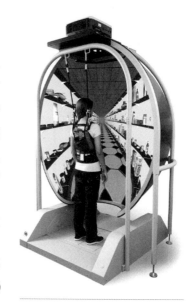

图 2-4-38 **动态平衡仪**

摆直接相关,这个过程称为"摇摆参考",提示平衡台及视觉影像的活动与患者姿势摇摆直接相关。通过测量姿势摇摆和分析感觉反馈信息,了解患者如何协调不同的感觉传入信息并控制身体姿势摇摆。姿势摇摆越少,姿势控制稳定性越好。

根据姿势和平衡的评估及训练的需要,计算机控制下的屏幕画面及平衡台可以保持静止或进行相应的变化,通过平衡仪测量 COP 等姿势控制指标。在系统测试中,通过一系列规范的检查醒目获得的结果与不同年龄组健康人群的正常值相比较,来判断受试者的结果是否异常。也可根据治疗目的不同,参考摇摆姿势参数,检查者可以选择性地改变视觉和/或本体感觉反馈,使患者转换不同感觉的加权刺激策略。测试者可以评估患者在静态站立,如站在一块叠加于平衡台的泡沫板上,设定单一的感觉输入;也可通过平衡台的转动和平移,评估运动过程中的姿势控制情况。

【基本测试项目】

动态姿势描记法包括感觉整合测试、运动控制试验(站立平板突然前倾或后倾时的姿势能力)、适应试验(站立平板突然快速前移或后移时的姿势控制能力)、稳定极限试验(控制重心到身体各方向上维持稳定时最远目标的能力)、摇头感觉整合测试(摇头时进行感觉整合试验)、步态分析(长平台上行走时重心控制能力)等检查,可根据需要选择测试项目。

1. 感觉整合测试 感觉整合测试(sensory organization test,SOT)是在动态平衡仪上完成在刺激条件改变下的一系列姿势稳定性分析。主要评估 3 种感觉输入的平衡能力:视觉,本体感觉和前庭觉。计算机程序分析患者如何选择最有效的感觉线索以及如何抑制不稳定的视觉或本体感觉信息,来保持姿势的稳定。

SOT 包含了 6 种不同条件下的感觉任务,并且这些任务由易到难。在静态平衡台或动态平衡台上,由视觉的环绕,闭眼与摇摆状态下组成 6 种检查条件。在稳定的平衡台上,在

3 种条件下进行操作：第一种情况是睁眼；第二种情况是闭眼；第三种情况是由虚拟场景产生视觉干扰，干扰的视觉场景使患者产生摇摆，视觉场景越复杂，患者晃动就越多。另外 3 种情况站在运动的平衡台上，让患者分别在睁眼、闭眼及视觉环绕的条件下测试（图 2-4-39）。

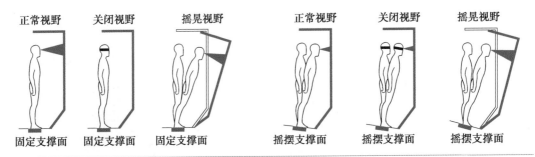

图 2-4-39　感觉整合测试示意图（6 种感觉条件下）

条件 1（C-1）代表了 SOT 的正常值，平衡得分接近 100%。条件 2（C-2）为受试者要求闭眼站在静止的平衡台上，其感觉主要依赖本体感觉输入。正常人在条件 2 的情况下，平衡得分应高于 90 分。条件 3（C-3）为受试者站在静止的平衡台上，屏幕播放动画以产生错误的视觉环境，正常人平衡得分应高于 90 分。在条件 2 与条件 3 中，中枢神经系统应用感觉加权并且依赖本体感觉输入。条件 4（C-4）～条件 6（C-6）是在平衡台移动的情况下用以干扰本体感觉，患者此时依赖的是视觉和前庭觉输入，并对其进行测量。条件 4 说明的是依赖视觉输入的情况，正常平衡得分为 70～80 分。条件 5 和条件 6 时，本体感觉和视觉都受到干扰，主要依赖的是前庭觉输入，正常平衡得分为 50～70 分。正常情况下，个体可以抑制错误的视觉输入，如条件 3～条件 6 所示。在条件 3 和条件 6 到条件 2 和条件 5 中，主要计算患者的摇摆大小，正常视觉参考比通常高于 90 分。

（1）感觉得分：是不同感觉条件（包括前庭觉、视觉和本体感觉）下的平衡得分之比，根据感觉分析得出哪种感觉占优势，该参数是平衡三联权重的定量分析。可据此结果评价患者治疗前后如何应用三种感觉信息维持平衡。在 SOT 的 6 种感觉条件下，摇摆的程度与条件 1（基线值）相比较，具体表示进行困难的任务时，感觉条件所发生的变化。感觉分析图也提示受试者在闭眼或视觉环绕的情况下，姿势控制是否正确。

（2）策略得分：是分析 SOT 各种条件下患者维持平衡采用的运动策略。图 2-4-40 是将策略分析与相应的平衡得分作对比，点更多落在策略图左下象限表示 COG 摇摆较小，臀部和上半身运动幅度较大，提示为"髋策略"；右上象限表明 COG 摆动幅度很大，主要是关于踝关节的运动，提示为"踝策略"。

图 2-4-40 提供了一份完整感觉整合测试报告。此图可以提供感觉分析和策略分析以及重心位置的信息。策略分析可以提示患者维持平衡是采用踝策略还是髋策略。重心为每次检查起始时的重心预设位置。

2．运动控制测试　运动控制测试（motor control test，MCT）是让平衡台通过一系列水平的平移刺激患者，做出姿势反应，以此来评估平衡功能。

平衡台能够以三种不同幅度（小、中、大）水平前后移动。检查者每种条件下随机进行 3 次试验，在每次试验之间期间可以手动选择延迟 1.5～2.5s。根据患者身高，测量每次平衡台平移的大小。

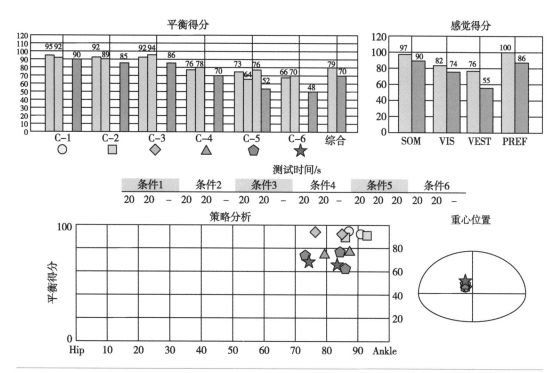

图 2-4-40　正常感觉整合测试报告示例

报告显示了平衡得分、感觉得分、策略分析和重心位置。上图为平衡得分和感觉得分,绿色柱形是年龄相关得分,灰色柱形代表与年龄相匹配的平均得分(正常值)。下图为策略得分与重心位置,右上象限为踝策略,左下象限为髋策略,每次检查前需重新确认重心起始位置。

MCT 有 3 个有价值的计算指标:

(1)重心对称性:在不同幅度下,平衡台逐渐向前后平移,在此条件下计算患者相对重心。

(2)潜伏期得分:是指从平衡干扰到患者开始进行姿势纠正的时间。

(3)振幅:反映的是在前后平移平衡台对姿势干扰的情况下,患者是否能做出相应合适的反应。

MCT 得分有助于判断外周或中枢性眩晕患者的平衡能力,并可筛选跌倒高风险人群。图 2-4-41 显示的是正常的运动控制测试报告。

3. 适应性测试　适应性测试(adaptation test,ADT)是在动态平衡仪上通过使受试者足底上/下倾斜来干扰平衡,引起身体晃动,以评估患者逐渐减少身体晃动的能力。

检查方法:在平衡台上,足底上、下倾斜 5 次,每次倾斜的角度为 8°。在不过度影响姿势控制系统的条件下,踝关节缓慢转动,评估患者适应性反应。因中枢神经系统可以抑制不恰当的运动反应,重复刺激可以提高个体姿势稳定性。

在 5 次试验中,适应性结果可以用摇摆得分来表示。异常的适应性测试结果提示伸展反射抑制不良,与踝部运动范围减小及恐惧/焦虑相关。高跌倒风险的人群 ADT 异常率较高。该参数是对站立时的髋策略或踝策略进行定量分析,反映平衡维持的策略(图 2-4-42)。

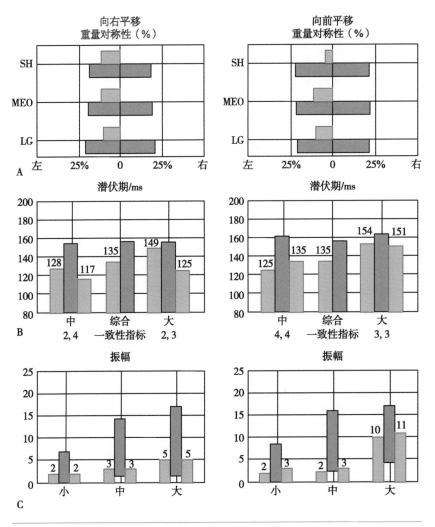

图 2-4-41 **正常的运动控制测试报告**

蓝色柱形代表了年龄相关得分，灰色柱形代表了年龄匹配的平均值范围。A. 向后、向前平移的重量对称值，表示重心分布情况；B. 潜伏期，表示从平板移动到受试者做出反应的时间；C. 振幅，表示每次受试者对平移做出反应的移动范围。

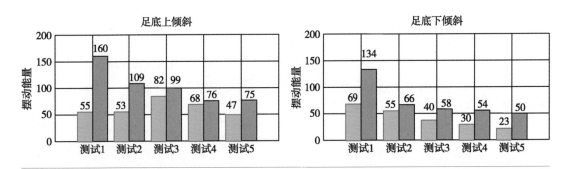

图 2-4-42 **适应性测试报告**

摇摆能力得分在 5 次转动中，蓝色柱形显示年龄相关得分，灰色柱形代表与年龄相匹配的平均得分范围。

【临床应用实例】

CDP 与其他前庭功能测试一样,具有很好的临床应用价值。可用于评估因感觉、运动和中枢神经系统损害引起的姿势及平衡障碍,还有助于发现慢性头晕和不稳的病因,具有诊断前庭系统疾病的价值。此外,CDP 还可应用于前庭康复,详见第四篇第二章中"四、动态姿势图在前庭康复中的应用"。下面是几种常见的 CDP 异常临床实例。

1. SOT 异常——平衡得分异常(图 2-4-43、图 2-4-44)。

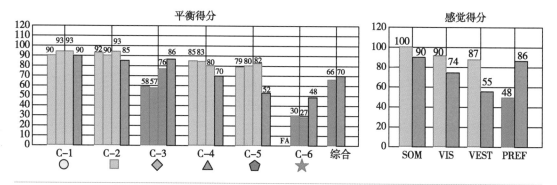

图 2-4-43 视觉性眩晕的视觉偏向条形图
视觉刺激条件 3 与条件 6 下平衡得分异常,感觉得分异常。

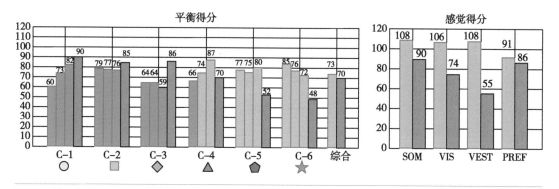

图 2-4-44 SOT 异常条形图
条件 1~条件 3 的得分异常。见于运动及复杂视觉环境中出现头晕的患者,其症状不能用明确的感觉系统病因解释,可能因中枢适应性机制抑制不准确(错误)的视觉信息能力下降。常见于头外伤的患者,或偏头痛尤其前庭性偏头痛患者。

2. SOT 异常——策略分析异常与 COG 校准异常 SOT 的策略分析是指受试者在前后摇摆中,对踝关节或者髋关节的运动方式进行比较。趋向于 100%,反映了踝关节运动所受到最小的剪切力;评分趋向于 0%,反映髋关节运动所受到的最大剪切力。以踝关节为主的姿势调整,提示人体重心处于低位,利于平衡稳定。

COG 校准代表初始的重心位置,COG 异常有多种类型,如分散型 COG(患者在不同的随机方向上变换 COG),其他异常的类型有前(向前)偏斜型、后(向后)偏斜型、右(向右)

偏斜型、左（向左）偏斜型，或复合偏斜型。图 2-4-48 描述了右后偏斜型。COG 调整异常降低了患者在稳定极限中有效调节重心的能力，使患者日常活动能力下降。

例如，一个后偏斜型的患者向前运动很困难，有向后跌倒的风险。后 COG 偏斜非常常见，这种偏斜降低了低极限适应性。当从小到大变换摇摆极限时，患者也会出现右或左侧的 COG 偏斜（图 2-4-45）。

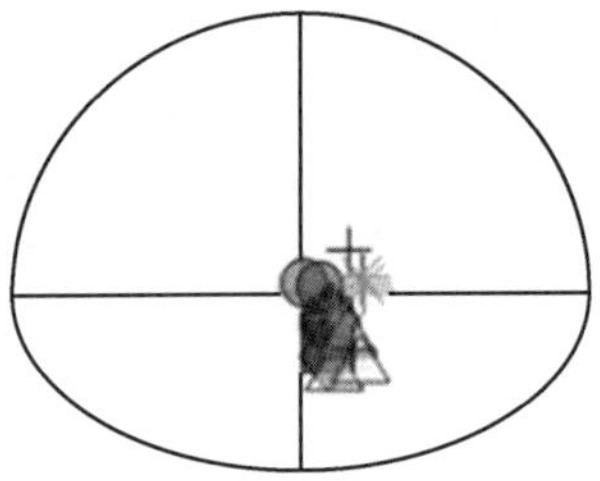

3. MCT 异常 MCT 的目的是量化对运动干扰所做出的反应。检查者应该了解正常人在匀称用力时做出的反应。当个体有意朝向一侧而变换重心，提示对平移运动出现了异常反应。重心对称性得分超出正常范围为异常。

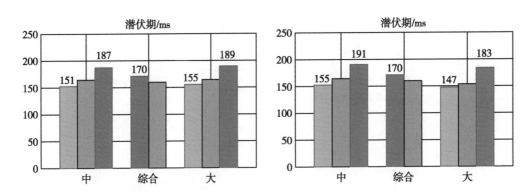

图 2-4-45 右后偏斜型调整异常 COG 校准结果

提示患者很难在左前运动，接近右后稳定极限进一步说明了在这个方向有跌倒风险。

潜伏期延长可为单侧或双侧，并且常见于运动系统的损害，包括外周和中枢通路的损害。单侧潜伏期的延长可仅见于外周损害（运动系统损伤情况），有些患者 SOT 正常。双侧潜伏期延长可见于外周和中枢通路异常，其在不平或者不规则表面行走时 SOT 异常。图 2-4-46、图 2-4-47 显示了潜伏期异常模式。

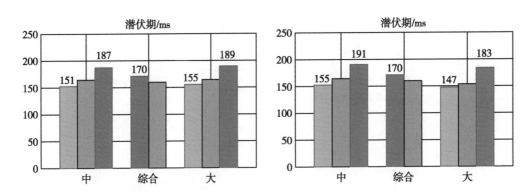

图 2-4-46 MCT 单侧潜伏期延长的表现

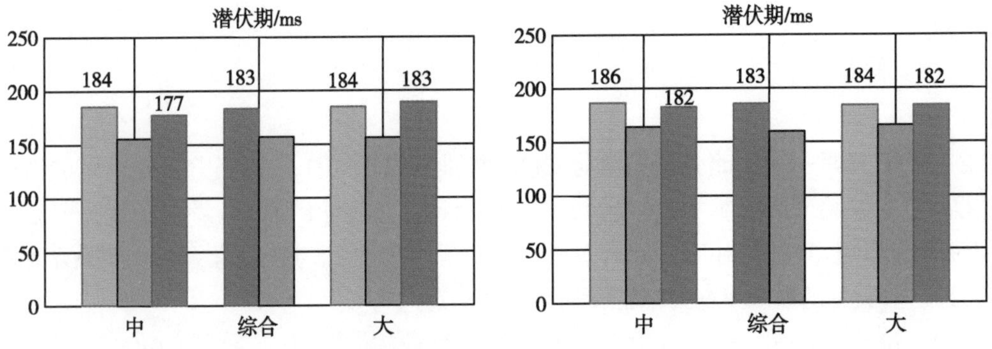

图 2-4-47 MCT 双侧潜伏期延长的表现

4. 振幅异常　振幅异常表现为双下肢力量不对称。最常见于骨科情况及肌力不对称。注意：受试者可能出现对平移的过度反应，使得分异常。这种情况多见于中枢系统异常（例如小脑病变），或者见于焦虑或夸大病情的患者。

如果临床医师怀疑异常结果是由患者夸大病情所致，建议查阅原始数据。以下两种情况值得警惕：①两次试验中平移后 0.5～1s 的图形明显不同，提示结果受意念的控制；②平移后 0.5～1s，对于程度小的平移做出较大且易变的反应，提示此结果受意念控制。图 2-4-48、图 2-4-49 显示正常生理性的追踪模式，对比了不同程度上平移的原始数据。

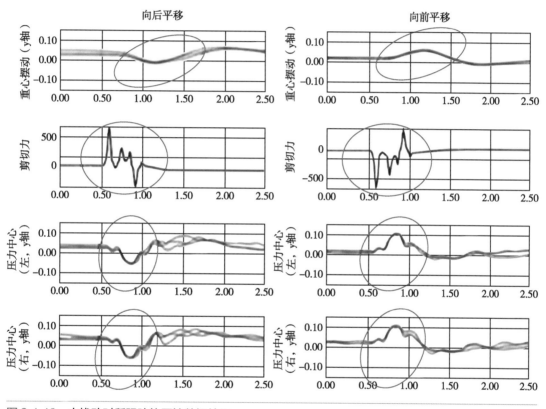

图 2-4-48　**大扰动时所跟踪的原始数据结果**

CDP 可以提供有价值的分析结果，有助于量化患者对于姿势方向的控制，通过量化支持面改变而引起运动的大小（如 MCT 及 ADT）及姿势控制的本体感觉、视觉及前庭觉输入空间方向变化。CDP 是制订恰当康复计划及随访监测的有价值的工具，为临床医师提供客观量化的治疗效果作为参考报告，并判断治疗是否有效。更为重要的是，CDP 对于评估和治疗平衡障碍的患者，是一个有效的工具。CDP 应用于功能性眩晕、慢性头晕等可以发挥不可替代的作用。前庭诊断测试对于外周及中枢前庭损害的识别非常重要，但对于功能性损害的识别，CDP 可弥补目前其他检查的不足。

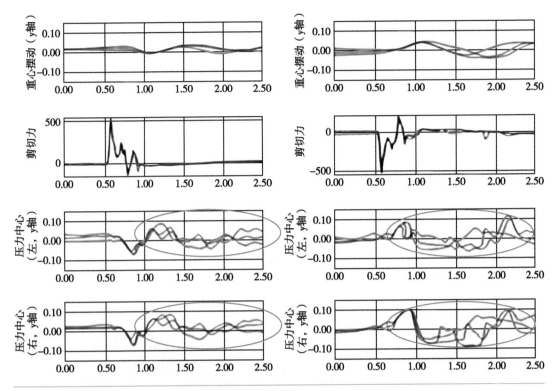

图 2-4-49 中等扰动时，跟踪前后相反的原始数据结果

【小结】

平衡功能检查技术在过去 10 年取得了显著的发展，虚拟现实技术的出现提供了更多的可能。近年动态姿势描记技术的新进展主要聚焦在应用电脑创造逼真的视觉环境，产生身临其境的视觉刺激，这种变化会对平衡产生更多影响，因此增加了临床评估和治疗的实用价值，尤其对有视觉敏感的患者增加了有效的识别和干预。例如对前庭性偏头痛、头颅外伤导致的前庭功能障碍、登陆综合征等前庭疾病的治疗也增加了新方法，对视觉性眩晕的干预具有关键性的作用。Bertec CDP 包含的虚拟现实环境根据临床需求应用虚拟现实技术，为患者提供真实的生活体验，让患者安全地进行前庭康复锻炼，并为科学、有效的客观评估提供了参考数据。

第九节 其他相关检查法

一、立卧位血压测定

立卧位血压（orthostatic hypotension，OH）测定是比较患者卧位与站位时的血压差值与心率变化，如果站位时收缩压相差大于 20mmHg，或者舒张压相差大于 10mmHg，或者血压虽然无明显变化，但心率增快超过 30 次 /min，则提示血管自主神经功能下降。立卧位血压测定是临床诊断血管反射性晕厥或直立性低血压时必需的体格检查。

二、过度换气试验

过度换气试验(hyperventilation test)时让患者以每秒深呼吸一次的速度,过度换气30s,观察患者表现。如果患者出现与平时相似的症状或比平时更明显的症状,临床常提示为与抑郁、焦虑及恐惧等相关的精神源性头晕。也可以让患者做2min的过度换气试验,如果此时患者出现眩晕和眼震发作,临床最常见于四种疾病:前庭阵发症、听神经瘤、小脑疾病和多发性硬化。过度换气试验时诱发出临床症状发作主要与过度换气后出现呼吸性碱中毒,氧解离曲线左移,血液中钙离子浓度降低,神经兴奋性增高,及血管收缩相关。

三、摇头眼震

摇头眼震(head shaking nystagmus, HSN)为通过快速摇头诱发,观察有无眼震出现,从而评价有无潜在的双侧前庭功能不对称等病变,可作为自发性眼震检查的重要补充(图2-4-50)。

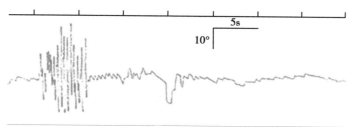

图2-4-50 **摇头眼震试验的眼震电图表现**
快速摇头刺激激发出右向眼震。

【原理】

摇头眼震的产生是外周前庭信息传入的不对称和中枢速度储存机制共同作用的结果。外周前庭受到刺激,分两个步骤完成神经反射。首先是直接通路的快速兴奋过程,迅速引起眼位变化。同时间接通路在刺激过程中,产生眼震慢相速度的神经活动储存,然后再反馈到前庭神经核。外周刺激结束后,储存的神经活动缓慢释放,称为速度储存机制。当摇头停止时,通过VOR通路释放出来。

【检查方法】

受试者端坐位,头前倾30°,闭眼,以2Hz的频率、左右各约45°的幅度在水平方向主动或被动摇头20~30次,停止摇头后立即睁眼,Frenzel镜观察记录有无眼震。HSN检查出现下列四种形式的眼震之一,且至少连续5个眼震波的慢相速度不小于3°/s即可判断为HSN阳性。颈部疾病或活动受限患者慎重进行HSN检查:①Ⅰ型,摇头停止后立即出现朝向一个方向较大幅度眼震,逐渐减弱;②Ⅱ型,摇头停止约20s后出现朝向一个方向的眼震,逐渐增强(反转型);③Ⅲ型,双向性眼震,摇头之后首先出现Ⅰ型眼震,数秒后转化为朝向另外一个方向的Ⅱ型眼震;④Ⅳ型,水平摇头出现垂直性眼震。

Ⅰ型、Ⅱ型或Ⅲ型眼震常提示双侧前庭功能不对称,Ⅳ型眼震提示中枢性异常。

四、振动眼震

振动眼震（vibration induced nystagmus, VIN）是通过振动刺激激发，观察有无眼震出现，从而评价有无潜在的双侧前庭功能不对称等病变，可作为自发性眼震检查的重要补充。

【原理】

振动可同时刺激双侧迷路，激活双侧前庭感受器。一侧外周前庭功能异常，通过前庭神经传入的信号不对称，双侧前庭核内信号不对称是 VIN 的基础。振动诱发的眼震来源可能是多源性的。VIN 可能来自颈部肌肉的本体感觉感受器（颈部的本体感觉感受器与前庭系统和眼动系统相连）。同时刺激双侧迷路，并激活前庭感受器，前庭核接受不对称的刺激直接导致振动诱发的眼震。这两种机制与 HSN 不同，震动停止，VIN 眼震也消失。

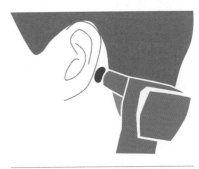

【检查方法】

受试者端坐头直位前倾 30°，以频率 100Hz、幅度 0.5～0.8mm 的机械振动刺激受试者乳突 10s 以上，观察记录有无眼震。出现连续 5 个 3°/s 以上的眼震为阳性，常提示双侧前庭功能的不对称性（图 2-4-51）。

图 2-4-51　振动眼震检查示意图

五、瘘管试验

瘘管试验（fistula test），又称耳屏试验（tragal compression test），主要用于检查患者内耳除了蜗窗和前庭窗外，是否存在第三窗，对诊断前半规管裂、外淋巴漏以及外半规管瘘管有意义。

【检查方法】

检查时将鼓气耳镜紧贴患者外耳道内，并交替加压、减压，引起鼓膜向内、向外的运动，观察患者眼球运动情况以及有无眩晕症状：①出现眼球偏斜或眼震伴眩晕感，为瘘管试验阳性；②仅有眩晕感，而无眼球偏斜或眼震者为弱阳性，提示可疑瘘管；③无任何反应为阴性。没有鼓气耳镜时，可行耳屏试验替代，检查方法：检查者用手指按压患者耳屏，以增加外耳道压力，使鼓膜向内运动，观察患者眼球运动以及有无眼震发作，判断方法同瘘管试验，但阳性率远低于瘘管试验。

【临床意义】

临床根据诱发出的眼球偏斜或眼震类型判断受累的半规管。如果出现眼球偏斜，特别是垂直方向的眼球偏斜，提示前半规管裂。如出现水平性眼震，多提示外半规管瘘管形成，出现水平性眼震时尚可以根据眼震的方向进一步判断瘘管的部位：如果外半规管瘘管位于中段，加压使外半规管内淋巴向壶腹方向运动，此时外半规管毛细胞兴奋，出现快相向加压耳的水平眼震；而如果外半规管瘘管在前段靠近前庭处，加压使外半规管毛细胞出现远离壶腹运动，此时外半规管毛细胞抑制，出现快相向未加压耳的水平眼震。有时梅尼埃病患者，由于膜迷路和镫骨足板粘连，也可出现瘘管试验阳性。

六、Valsalva 试验

Valsalva 试验（Valsalva test）是受试者自己诱发的中耳和颅内压的变化的试验。在颅 - 颈连接异常和影响内耳疾病的患者中 Valsalva 试验可以诱发眼球运动。这些疾病包括 Arnold-Chiari 畸形、外淋巴漏、前半规管裂以及其他涉及前庭窗、蜗窗、球囊或听小骨的异常。VT 的命名是为了纪念早期提出者之一 Antonio Mario Valsalva。Valsalva 试验可用于检查患者内耳除了蜗窗和前庭窗外，是否存在第三窗，对诊断前半规管裂有一定意义。

【检查方法】

在憋气条件下观察眼震。常用的憋气动作有两种：①让受试者做用力憋气动作，不捏鼻孔；②让受试者捏住鼻孔，同时做用力憋气动作。

【临床意义】

方法①时，受试者胸膜腔内压增高，引起中心静脉压增高，颅内静脉回流受阻而出现颅内压增高，在前半规管裂患者，此时前半规管内淋巴出现向壶腹运动，前半规管毛细胞抑制，患者眼球可出现向下偏斜或扭转上跳眼震。方法②时，受试者主要通过咽鼓管引起中耳压力增高，使鼓膜向内运动，在前半规管裂患者，此时前半规管内淋巴出现远离壶腹运动，前半规管毛细胞兴奋，患者眼球可出现向上偏斜或下跳性眼震。

第十节 特殊人群的前庭功能检查

一、儿童的前庭功能检查

儿童平衡和前庭功能障碍的患病率估计为 0.45% ~ 5.3%，女性患病率略高于男性，且随着年龄的增长而上升。需要不同的前庭功能测试提高诊断的准确性。耳蜗与前庭结构的密切解剖关系合理解释了在感音神经性听力损失儿童中，多数（20% ~ 85%）存在一定程度的前庭损伤的现象。因为球囊较接近于耳蜗植入电极阵列的路径，植入可损害耳石器。据统计，人工耳蜗植入术后有 40% ~ 80% 的儿童 cVEMP 无法引出。由于多种原因，儿童前庭功能测试相对困难。儿童注意力短暂，可能无法完成测试。因此，需要决定进行哪些前庭功能检查以及需要进行哪些修改。并不是所有的测试都是必要的，也不是所有的测试都适合儿童。因此，儿童前庭功能测试需要修改。

1. 前庭诱发肌源性电位测试

（1）cVEMP：适用于所有年龄的儿童。前庭 - 脊髓反射（VCR）的早期发展有助于对 12 月龄以下婴幼儿应用 cVEMP 进行测试。cVEMP 测试被推荐用于所有儿童，不论任何年龄。儿童正常振幅范围为 208.5 ~ 285.0μV，与青壮年无显著性差异，但振幅的变异性可能会更大些。有研究报告发现，在儿童中标准的 cVEMPs 阈值反应在 105 ~ 110dB。多数情况下，cVEMPs 反应缺失或低振幅为异常。然而，在第三窗疾病（扩大的前庭水管或前半规管裂）中，cVEMPs 结果为大的振幅和低阈值则为异常。双侧前庭水管扩大儿童的 cVEMPs 阈值降低。与成年人相比,儿童的 p13 或 n23 潜伏期始终较短。随儿童年龄增长,cVEMPs 的潜伏期也逐渐延长。儿童 cVEMPs 潜伏期明显缩短的原因是颈部较短,所以 VCR 通路较短。

（2）oVEMP：建议应用于 3 岁以上儿童。oVEMPs 在儿童中出现得相对较晚。主要是因为前庭-眼反射(VOR)通路在 12 月龄内未完全发育成熟,在新生儿中具有很低的反应率。婴儿能够独立行走后,oVEMP 的反应率会提高。当 2 岁时,清晰的 oVEMP 能够检测到 4 岁时便有 100% 的可靠性。到 3 岁时,随着 oVEMP 通路的成熟,振幅和潜伏期也与成人一致。因此,oVEMP 测试推荐在 3 岁以上儿童应用。儿童 oVEMPs 正常振幅范围为 7.0~15.8μV。儿童的 oVEMP 阈值接近 110~115dB,与青年人接近。与 cVEMPs 相同,oVEMPs 反应缺失或低振幅被认为是异常的。然而,在第三窗疾病(扩大的前庭水管或前半规管裂)中,oVEMPs 结果为大的振幅和低阈值也为异常。双侧前庭水管扩大儿童的 oVEMPs 反应阈值降低、振幅高大。

1）优点：首先,VEMP 测试能为临床医师提供耳石器功能的诊断信息,这是应用旋转、双温试验或头脉冲试验无法提供的。当评估显示半规管功能正常时,这一检查可以让临床医师识别孤立的耳石器损伤。其次,VEMP 测试在儿童中接受度较好,因为测试过程不要求在暗室中进行,也不会引起头晕的症状,同时检查过程中父母可陪伴们。检查用时 10~15min,也是一个快速评估的手段。

2）局限性：尽管 VEMP 有如此多的优点,但年龄、差异性、无力维持足够的肌肉收缩、电极不耐受、声音刺激引发不安等因素都可影响 VEMP 在儿童中的应用。由于这些因素,临床医师可能将异常反应误认为耳石器的损伤,而非测试的可靠性差或无法完成测试造成的。大多数儿童可以完成 VEMP 测试,但年龄小的儿童(<4 岁)维持肌肉紧张较为困难,因此这类儿童完成 VEMP 测试有限制性。cVEMP 和 oVEMP 的反应取决于胸锁乳突肌和下斜肌的充分收缩程度,因此,可能很难同时完成 cVEMP 和 oVEMP 或重复试验。年龄较小的儿童(<10 岁)或脸型较小的儿童可能会因为不舒服或害怕而不让医师在脖子和脸上安置电极。特别是在 oVEMP 测试中,记录电极需要安置在靠近眼睛处。测试儿童时应该注意：VEMP 反应是由高强度的气导(例如 125dB)诱发的,可能会导致有害的声音暴露。儿童 VEMP 需要的方法改进(表 2-4-3)。

表 2-4-3 儿童 VEMP 测试的改进方法

测试程序的特点	修改内容
缩短测试时间	<li>双侧、同时进行 cVEMP 和 oVEMP</li><li>应用骨导刺激</li>
增加注意力	<li>利用有趣的玩具、贴纸或视频作为干扰物和目标</li>
改善持续的肌肉收缩	cVEMP<li>旋转头部和刺激引起新生儿觅食反射</li><li>让孩子坐在父母腿上,或让他/她躺在桌子上,头朝向玩具或视频</li>oVEMP<li>使用一种坐姿,将目标物(贴在墙上的光杆或视频)抬高 30°</li><li>对于不能睁眼进行测试的儿童,可以使用闭眼测试</li>
利用肌电图检测	<li>使用动画,当收缩水平达到时播放</li>

续表

测试程序的特点	修改内容
改进电极的耐受性	<ul><li>使用一个参考电极(例如下颌)</li><li>cVEMP测试结束后,将oVEMP记录电极置于cVEMP电极上</li></ul>
提高气导VEMP的安全性	<ul><li>如果外耳道容积为0.8mL,则为120dB</li><li>使用750Hz的纯音脉冲刺激</li><li>使用阈值递增的检测方法</li><li>使用骨导刺激</li></ul>

总之,当怀疑前庭周围损害时,建议将VEMP检测作为儿童前庭功能的评估方法。cVEMP检测可在新生儿中完成,而oVEMP测试通常要到儿童3岁时才能完成。对于ECV≤0.8mL的儿童,建议在cVEMP和oVEMP测试中使用750Hz、120dB SPL的声音刺激,或使用骨导刺激进行安全暴露。

2.视频头脉冲试验　该试验适用的儿童年龄范围较宽。vHIT增益可能与儿童年龄有关,当确定儿童的标准值时应考虑与年龄有关的vHIT增益变化,vHIT异常时也应出现纠正性扫视。vHIT是可靠的儿童前庭功能测试方法。

1)优点:①vHIT不易引起头晕;②在vHIT检查中受试者视野不被遮挡,检查过程更容易沟通,不易引起受试儿童恐惧,尤其对于听力损失儿童;③测试时间为10~15min,提供有关所有6个半规管和前庭神经每个分支的特异性信息,而旋转试验无法提供单耳的特异性信息,且只反映前庭上神经的功能;④与前庭双温试验相比,vHIT不受中耳病变的影响。

2)局限性:视频眼罩松动、无法循迹方向、频繁眨眼、目光游离、注意力持续时间缩短、依从性下降,以及对甩头动作的恐惧。vHIT视频眼罩需要一个舒适的贴合,避免高加速度头部脉冲时的移动。在高速头部加速运动中需要持续注视,无法持续眼睛注视或频繁眨眼对儿童来说是一个干扰因素。vHIT检查时,儿童可能难以达到建议的头部脉冲数(20)以及最大头部速度(>150°/s),需要一些技术手段协助方可完成检查。

3.旋转试验　适合的儿童年龄范围较宽。VEMP和vHIT由于能够在较短的测试时间内(每个测试时间<15min)提供病变部位的前庭信息,所以在儿童前庭功能测试中越来越受欢迎,而旋转试验则是一项对儿童前庭功能检查时间较长的测试。转椅测试持续时间为10~15min,是对外半规管和前庭上神经中频范围(0.01~0.64Hz)的评估。在旋转试验时,儿童与家长可以坐在一起。

与vHIT类似,受试儿童的年龄与旋转试验增益之间的关系也存在着争议。随着儿童年龄的增长,增益的升高、降低和没有变化均有报道。考虑到增益和年龄的相互矛盾的情况,建议收集自己的标准数据。对于9月龄内的婴儿,尤其是体重较轻的婴儿,如果旋转试验时没有眼震,可以考虑重复检查,以排除是发育未成熟所致。

1)优点:其是目前评估3岁以下儿童半规管功能的唯一方法;且无论中耳情况如何,该试验都可以完成。但活动的中耳积液甚至有中耳积液病史都可能影响旋转试验的结果。因此,在试验前推荐使用鼓室图检查。大多数儿童都能耐受转椅。

2)局限性:首先,视频眼罩通常不够小,无法完全适合儿童们较小的脸。虽然有些制造商有儿童视频眼罩，但在这种情况下通常使用电极。其次，在测试过程中，儿童更愿意坐在他们父母的腿上，这会使儿童偏离旋转轴，并可能人为地增加试验的增益。第三，有些儿童根本无法忍受旋转试验：婴儿有时不能保持坐在父母身上不动，而一些年龄较大的儿童害怕在暗室中测试。尤为最重要的是，转椅试验过程需要儿童保持觉醒。

怀疑外周前庭受累时，推荐使用旋转试验作为儿童前庭评估方法。旋转试验可测试 2 月龄以下的婴儿。然而，也需要考虑前庭系统是否发育成熟。如果 9 月龄以内的婴儿未检出眼震，应重复检查。建议至少完成低（0.01Hz）、中（0.08Hz）和高（0.32Hz）频率的旋转试验。注意力和警觉性对试验增益有显著影响，因此，临床医师应该想办法让儿童保持清醒和警觉。

4. 前庭双温试验 适合较大年龄的儿童。双温试验被认为是外周前庭系统测试的金标准，尽管它很少用于较年幼的儿童，但 2 月龄时儿童就会出现试验反应。然而，在儿童 7 岁之前，儿童前庭功能测试中通常不推荐进行前庭双温试验。目前认为，6～12 月龄婴儿的温度反应已经发育成熟，并且随着儿童体重的增加，其获得正常反应的可能性也在增加。在 2～10 岁的儿童中，对温度刺激引起眼震反应的慢相角速度的大小随年龄的增长而减小。儿童双温试验提供有关前庭上神经和外半规管的特异性低频信息。虽然旋转试验和 vHIT 测试都提供了类似的信息，但这些试验的结果可能会相互矛盾。vHIT 和旋转试验对轻度前庭损失均不敏感。在单侧减弱的情况下，vHIT 和旋转试验的异常通常在温度减弱超过 40% 时才会出现。因此，当怀疑前庭受累，但旋转试验和 / 或 vHIT 正常时，可以进行双温试验，以排除轻度的单侧前庭功能损失。双温试验可以作为评估儿童前庭功能的方法。双温试验可以在婴儿中完成。但，它通常要求受试儿童年龄 >7 岁，以获得较好的配合和试验结果。与双温试验相比，vHIT 被推荐作为第一级评估，因为它速度快，提供特定的耳部信息，而且不会引起头晕。当 vHIT 结果正常时，建议至少采用单温灌注（热或冷）试验，以排除轻度的单侧前庭受累疾病。

总之，0～2 岁儿童通常接受旋转试验、cVEMP 和 vHIT 测试。对于 3～7 岁儿童，可以完成 vHIT、cVEMP 和 oVEMP 测试，对于 8 岁以上的儿童，可以完成 vHIT、双温试验（如果 vHIT 正常）、cVEMP 和 oVEMP。针对儿童，可以进行适当的改良来完成前庭功能测试。

二、老年人的前庭功能检查

老年人定义为年龄超过 60 周岁者。由于老年人群倾倒明显增多，平衡功能的评价就更值得被关注。平衡障碍不能都归因于前庭系统疾病，年龄相关的平衡功能的减退也可能是引起老年人群倾倒的原因之一。据研究，70～95 岁时，前庭毛细胞减少约 20%（从出生就已经开始）。所以，人类步入老龄阶段，需要面对前庭功能减退的现实，同时在前庭功能检查中，需要注意年龄增加对前庭功能检查的影响。

1. 老年人的动态平衡评价 前庭系统不是平衡维持的唯一系统，平衡的维持需要多个系统如视觉、本体感觉、姿势运动、前庭系统的有效整合。CDP 检查是观察受试者完成一系列任务时的身体摆动。CDP 用作评价平衡三联的功能状态，即评价前庭觉、视觉和本体感觉在平衡维系中的作用。老年人群由于前庭传入和本体感觉传入可能降低，直接导致维系平衡对视觉的依赖。中年人群则没有视觉依赖的现象。中年人和老人身体摆动可能没有差异，但老年人皮层却有更多区域激活，说明老年人群为了补偿本体感觉的下降，需要更多皮层的参与才能达到和中年人群一样的平衡状态，也说明老年人 CDP 检查时需要投入更多的注意力。老年人脑白质改变（如脑白质高密度），在 60 岁以上的老年人中常见，可能会打断老年人从皮层到皮层的连接，从而影响运动控制和平衡功能。因此，评价脑白质病变老年人的平衡功能障碍，CDP 比 VNG 重要。可见，VNG 主要用于评价外半规管功能，而 CDP则是评价感觉整合与平衡的首选。所以，老年人群前庭功能检查，CDP 是不可或缺的。

2. 老年人前庭诱发的肌源性电位检查　VEMP 检查用以评价耳石器和对应的神经通路的功能，老年人群的 VEMP 结果可能发生以下变化：① VEMP 反应阈值随着年龄增长而提高，尤其是 50 岁以上人群；② VEMP 阈值则随着年龄增长而降低，尤其是 60 岁以上人群，这也是 VEMP 检查的局限性之一；③ VEMP 的潜伏期随着年龄增长较为稳定；④振动刺激检查法得到的振幅比气导刺激法高，振动检查法可能更有利于老年人群采用；⑤由于老年人可能对噪声的损伤敏感性提高，应用 VEMP 需要权衡这一问题，审视其对于老年患者的临床价值。VEMP 在老年人群的应用目前仍在探究中。

3. 视频头脉冲试验　视频头脉冲试验的优势之一在于在 VOR 检查中，可以分别评价每一个半规管。老年人群 vHIT 的变化体现在：①外半规管增益在 71 岁后减低，后半规管增益在 80 岁后增益逐渐减低，但没有症状，说明没有到异常的程度；②老年人群的急症筛查鉴别外周与中枢病变，后循环缺血导致的中枢性眩晕患者 vHIT 结果可以正常，在脑梗塞发生后的 48h 内，MRI 诊断的灵敏度为 80%～85%，而 vHIT 的灵敏度为 88%（要求正确实施检查）；③ vHIT 可以弥补低频检查方法的不足；④总体上，如果前庭双温试验 UW > 40%，vHIT 可以表现异常，如果 UW 在 25%～40% 之间，vHIT 检查可能漏掉这些患者。所以，对于老年人的前庭功能检查，综合评价还是目前的检查策略。

（吴子明　贾宏博　刘　波　任丽丽　刘兴健　杜　一　庄建华）

参考文献

1. 姜泗长, 顾瑞, 王正敏. 耳科学. 上海: 上海科学技术出版社, 2002
2. 张素珍, 吴子明. 眩晕症的诊断与治疗. 3 版. 北京: 人民军医出版社, 2010
3. CHRISTOPHER K Z. Rotational vestibular assessment. Montreal: Plural Publishing, Inc, 2018
4. 中国医药教育协会眩晕专业委员会, 中国康复医学会眩晕与康复专业委员会, 中西医结合学会眩晕专业委员会, 等. 前庭功能检查. 专家共识（一）（2019）. 中华耳科学杂志, 2019, 17(1): 117-123
5. 中国医药教育协会眩晕专业委员会, 中国康复医学会眩晕与康复专业委员会, 中西医结合学会眩晕专业委员会, 等. 前庭功能检查专家共识（二）（2019）[J]. 中华耳科学杂志, 2019, 17(2): 144-149
6. FIFE T D, COLEBATCH J G, KERBER K A, et al. Practice guideline: Cervical and ocular vestibular evoked myogenic potential testing: Report of the Guideline Development, Dissemination, and Implementation Subcommittee of the American Academy of Neurology. Neurology, 2017, 89(22): 2288-2296
7. 刘博, 傅新星, 吴子明, 等. 前庭诱发肌源性电位临床检测技术专家共识. 中华耳科学杂志, 2019, 17(6): 988-992
8. 刘博, 吴子明, 傅新星, 等. 眼性前庭诱发肌源性电位临床检测技术专家共识. 中华耳科学杂志, 2022, 20(1): 4-8
9. ROSENGREN S M, COLEBATCH J G, YOUNG A S, et al. Vestibular evoked myogenic potentials in practice methods, pitfalls and clinical applications. Clinical Neurophysiology Practice, 2019, 4: 47-68
10. EGGERS S, BISDORFF A, VON BREVERN M, et al. Classification of vestibular signs and examination techniques: Nystagmus and nystagmus-like movement, 2019, 29: 57-87
11. 王振华. 儿童前庭功能定量检查. 听力学及言语疾病杂志, 2020, 28(2): 229-235
12. 吴子明, 张素珍. 前庭诱发肌源性电位应用在中国 15 年. 中华耳科学杂志, 2016, 14(4): 442-445

第五章
影像学检查

在眩晕的鉴别诊断中,影像学检查的主要方法是磁共振和 CT 扫描,根据检查技术方法和成像原理不同,有多种影像检查项目供临床选择。在急性、发作性以及慢性前庭综合征中,不同的影像检查项目应用价值各异,需要合理选择。

第一节　概述

一、CT 检查

1. 颞骨 CT　由于耳部结构复杂细小,所以颞骨 CT 检查一般采用高分辨率 CT(high resolution CT,HRCT)。颞骨 HRCT 用于显示迷路的骨性结构,通常可作为内耳 MRI 检查的一种补充,但是在半规管裂的诊断中 HRCT 是最可靠的方法。需要注意的是,诊断依据的图像应该是与半规管平面平行和垂直的重组图像(图 2-5-1A、B),避免由于层厚较大引起容积效应所导致的假阳性。迷路瘘和大前庭水管畸形可以由颞骨 HRCT 提示性诊断,能各自显示骨性迷路局部缺损和增宽的骨性前庭水管及其扩大外口,但内耳磁共振水成像仍是诊断迷路瘘和大前庭水管的金标准。

颞骨 HRCT 的技术要点是薄层和重组,即采集层厚小于 1mm,如果是螺旋扫描,其螺距应小于 1。图像重组函数必须选择骨算法重组选项,不同厂家机器的重组函数命名不同,但是原理相同,即突出显示骨性结构。需要注意的是,骨算法重组函数的概念与骨窗不同,虽然图 2-5-1 所示均为骨窗,但是软组织算法重组图像(图 2-5-1A)对于骨性结构的细节显示明显不如骨算法重建(图 2-5-1B)。

2. CT 血管成像　CT 血管成像(computed tomography angiography,CTA)是通过肘静脉团注碘对比剂使血管腔密度明显高于血管壁及其周围组织,从而在 CT 上突出显示目标血管的方法。CTA 影像所见为含对比剂的血流,轮廓代表血管的内腔(图 2-5-2)。CTA 类似 DSA,二者不同的是 DSA 空间分辨率和时间分辨更高,对于眩晕患者,目前临床使用的多排螺旋 CT,颈部和颅脑 CTA 检查简单无创,多数情况可以取代 DSA。

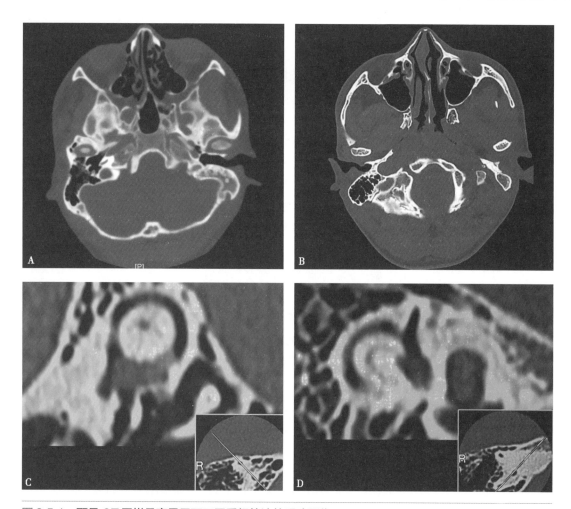

图 2-5-1　颞骨 CT 同样骨窗显示下不同重组算法的重建图像

A. 软组织算法重建，轴位重建；B. 骨算法重建，轴位重建；C. 骨算法重建，与前半规管平行重建；D. 骨算法重建，与前半规管垂直重建

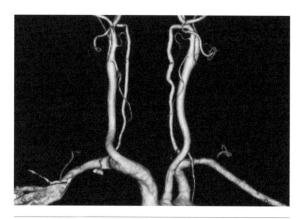

图 2-5-2　双侧颈部动脉 CTA 表现，双侧椎动脉清楚显示，无狭窄

二、MRI检查

主要有常规 MRI、弥散加权成像、磁共振血管成像、灌注成像、磁共振脑功能成像和内耳磁共振成像。

1. 常规 MRI　通过常规的 T_1WI 和 T_2WI 等序列，多方位显示颅脑及颈部的形态信号，可用于排除颅内占位，特别是与眩晕相关的病变，如脑桥小脑角区肿瘤。

2. 弥散加权成像　弥散加权成像（diffusion-weighted imaging, DWI）水分子的运动是导致磁共振信号减弱的一种因素，如果病变组织和正常组织中水分子运动的程度不同，则磁共振信号有差异，但是差异很小，在常规 MRI 上无法显示。因此，通过施加一定程度的额外磁场（弥散梯度场），把这种差异放大，即弥散加权成像，其信号高低主要和组织中水分子弥散强度有关。这种额外施加磁场强度和持续时间用 b 值表示。因此在讨论 DWI 时，应该注意 DWI 图像选用的 b 值是多少。b 值越大，对水分子弥散不同导致磁共振信号的差异就越敏感，但是图像信号噪声比降低，就是图像的质量越差。对于眩晕患者，DWI 主要用于急性脑梗死的鉴别。脑梗死后首先出现的是细胞内水肿，细胞肿胀，细胞周围间隙变窄，水分子的弥散运动受到限制，因此弥散加权为特征性的高信号。有临床报道孤立性眩晕患者早期梗死灶在 DWI 无法显示，这除了发病时间过短或血管再通因素外，还需要注意 DWI 的技术因素，包括选用的 b 值大小、扫描层厚和是否行高清弥散加权。常规颅脑 DWI 选择 $b=1\,000$，在急性眩晕综合征中，应该选择更高 b 值（$b=2\,000$），有助于减少假阴性。另外，层厚≤3mm 的扫描和选择高清弥散加权的成像方式有助于发现早期梗死灶。所谓高清弥散加权是相对常规弥散加权而言，由于脑干和小脑所处的颅后窝结构复杂，有气体、骨质、液体和软组织，各组织的磁化率差异大，局部磁场均匀性较差，在弥散加权上这些区域伪影明显，图像容易变形。近年在 DWI 序列中提供一种新的选项，即通过频率编码方向的多个节段采集方式来减少这种伪影，即所谓的高清弥散加权（图 2-5-3）。

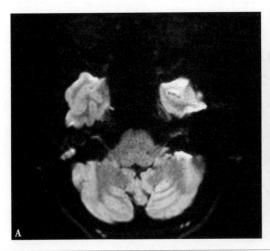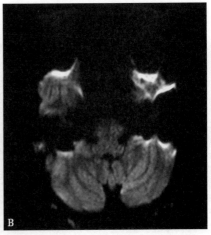

图 2-5-3　颅脑的高清弥散加权和常规弥散加权图像对比

A. 高清弥散加权：颞骨与脑实质间变形伪影明显减少；B. 常规弥散加权：小脑靠近颞骨处见伪影

选项中,节段数越多,弥散加权的变形伪影越不明显,但是扫描时间越长。实际工作中,需要平衡这种图像高清与扫描时间延长的关系。总之,弥散加权用于急性眩晕综合征中急性脑梗死的诊断,选择高 b 值($b = 2\ 000$)、层厚较薄(层厚≤3mm)和高清弥散加权模式可以减少梗死诊断的假阴性。

根据弥散成像原理衍生出来另外一种 MRI 方法用来显示脑内神经纤维束走形,即弥散张量成像(diffusion tensor imaging, DTI)(图 2-5-4)。

和 DWI 不同的是,DTI 成像时需要施加多个方向的弥散梯度磁场,探测体素内水分子弥散的方向,其中弥散程度最大的方向被认为是与神经纤维走行平行的方向,弥散程度最小的方向是垂直于神经纤维走行的方向,据此来模拟出神经纤维束。施加的不同方向的弥散梯度个数越多,则模拟的神经纤维束越接近实际,但是扫描时间越长。目前 DTI 在眩晕鉴别诊断上缺少特异表现,但从成像原理上分析,其对眩晕机制的探索有一定的潜在价值。

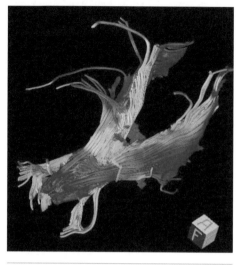

图 2-5-4　**DTI 图像**
不同色彩代表神经纤维的不同走行方向

3. 磁共振血管成像　临床常用的方法有 3 种:时间飞跃法 MRA、增强 MRA 和高分辨率 MRI 血管壁成像。

(1)时间飞跃法 MRA(time of flight-MRA, TOF-MRA):无需静脉注射磁共振对比剂,多用于颅脑血管成像,通过 3D 采集,层厚 <1mm,可显示脑内动脉及其 2、3 级分支,其所示显示细小血管能力和磁共振场强密切相关,场强越高的磁共振设备可以显示越细的血管分支(图 2-5-5)。

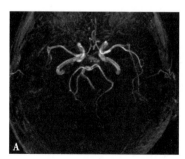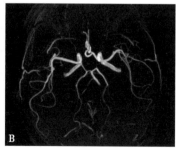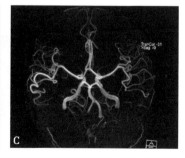

图 2-5-5　**不同场强磁共振下 TOF 法颅脑正常 MRA**
A. 0.5T,MRA 脑内动脉远端分支显示较少;B. 1.5T,MRA 脑内动脉分支显示介于图 A 和 C 之间;C. 3.0T,MRA 脑内动脉远端血管分支较多

MRA 所示血管代表血管腔的血流情况。TOF-MRA 是间接成像,受血流速度和血流方向影响较大,对血管狭窄程度的诊断有夸大效应。可用于颅内明显血管畸形的排查。颅

脑 TOF-MRA 示所见血管狭窄既提示该处血管腔狭窄，也可能是局部流缓慢，或者二者兼有，有夸大血管狭窄的缺点（图 2-5-6）。MRA 对眩晕的鉴别诊断价值不如 MRI。

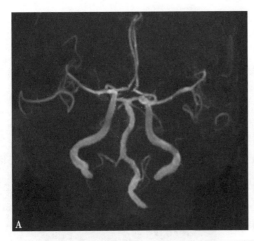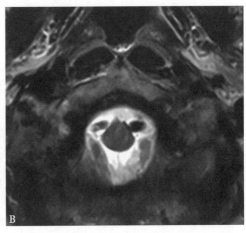

图 2-5-6　同一患者颅脑 MRA 和 MRI 对比
由于该患者颅脑 MRI 示右侧椎动脉轮廓存在，并不是先天发育异常，而是由于血栓引起的管腔明显狭窄以致 MRA 不显示。
A. 颅脑 MRA 显示右侧椎动脉 V4 段未见显示，不能排除是因为右侧椎动脉细小、左侧椎动脉粗大、直接延续为基底动脉的情况；B. 颅脑 MRI 的 T_2 加权相显示右椎动脉清晰可见，管腔内见血栓，流空影消失

（2）增强磁共振血管成像（ce-MRA）：通过肘静脉团注磁共振钆对比剂后快速成像的方法，多用于颈部血管成像，也可用于颅脑血管成像（图 2-5-7）。ce-MRA 所得血管代表血管腔的轮廓，与 TOF 法不同，血管管径代表真实的管腔，相当于 CTA 和 DSA。在高场强磁共振上，ce-MRA 可以取代 CTA，且无放射性。

（3）高分辨磁共振（high resolution magnetic resonance，HRMR）血管壁成像：TOF-MRA 和 ce-MRA 均无法直接显示血管管壁情况，而 HRMR 血管壁成像弥补了这一缺陷。HRMR 技术在不同厂家有不一样扫描序列名称，但是有共同特征，即空间分辨率 < 1mm，体素大小多达 0.5mm×0.5mm×0.5mm，组织对比为 T_1 加权，血流信号抑制完整为低信号（图 2-5-8）。

HRMR 通过 T_1 加权平扫和增强，可以精确评估血管壁的细节，比如血管壁有无斑块，斑块的纤维帽、脂核、有无出血及炎症等，也是诊断动脉夹层的最直观的影像方法。HRMRI 可用于颈部血管，也可用于脑内动脉，尤其是诊断脑内动脉夹层最理想的检查方法。

在眩晕患者中，磁共振血管成像一般不作为首选的影像检查，仅是临床发现有后循环梗死或缺血证据后，作为进一步检查的方法。一般先行颅脑 TOF-MRA 和颈部

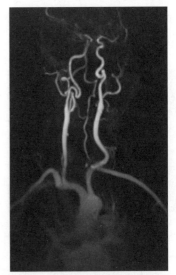

图 2-5-7　颅脑 ce-MRA 图像
所显示血管代表含钆对比剂的血管内腔，与 CTA 类似，无放射性。

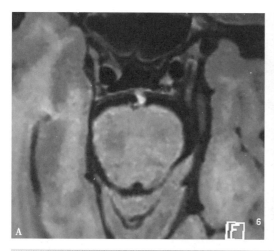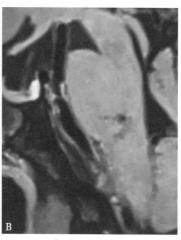

图 2-5-8　高分辨磁共振（HRMRI）血管壁成像

A. 水平位示颈内动脉和基底动脉管壁，基底动脉壁见斑块；B. 矢状位示基底动脉血管壁清晰可辨，局部增厚

ce-MRA 检查，从主动脉弓到脑内动脉全程显示血管情况，发现血管狭窄区域后，再行 HRMR 血管壁成像来显示局部血管壁情况，判断狭窄原因，包括局部动脉粥样硬化斑块、动脉夹层及血管炎等，可进一步分析粥样硬化斑块是否易损等。

4. 磁共振灌注成像　磁共振灌注成像用于反映脑组织的血流灌注信息，目前有 2 种方法：①通过肘静脉团注钆对比剂，利用动态磁敏感对比原理成像；②无需对比剂，通过标记动脉中 H 质子进行成像。二者均可获得脑区脑血流量、平均通过时间等信号，前者信噪比较高，结果更可靠。和 CT 脑灌注成像不同，上述 2 种磁共振灌注成像所得数值均为相对值。在眩晕鉴别中，磁共振灌注成像缺乏特异表现，但是可作为研究方法之一。

5. 磁共振脑功能成像　这里指血氧水平依赖性功能磁共振成像（bold oxygenation level-dependent functional magnetic resonance imaging，BOLD-fMRI），其成像原理是血红蛋白氧合水平依赖性，假设神经元的活动与颅脑局部毛细血管中氧合血红蛋白和去氧血红蛋白之间比例的变化相关，即大脑皮层局部血氧浓度的变化代表神经元的兴奋或抑制。由于去氧血红蛋白有很高的磁化率，因此神经元活动所导致的局部去氧和氧合血红蛋白比例变化，会引起局部磁场的变化，利用对磁场变化敏感的磁共振序列行颅脑扫描，可以动态观察到大脑皮层这种由于血氧变化引起局部磁场改变所导致的磁共振信号强弱变化，这种差异很微弱、肉眼无法识别，而且容易受多种生理因素的影响，因此功能成像需要专用的脑功能软件进一步处理，提取和分析这种差异，并融合到标准化的脑区上（图 2-5-9）。而且这种信号后处理过程中多项参数的不同选择对功能成像的结果影响巨大。总之，磁共振功能成像结果受众多因素影响，需要较大样本和严格的对照组，才有可能得出可重复或可证伪的结论。

磁共振脑功能成像分为任务态功能成像和静息态功能成像。

（1）任务态功能成像：是研究特定任务所引起脑区激活的方法，常用于运动和语言区定位，比如在扫描过程让患者一侧或双侧手做对指运动 10s，然后停止 20s，再对指运动 10s，停止 20s，如此反复多次，获得 2 组各数百幅图像。肉眼无法区别这 2 组图像的区别，通过脑功

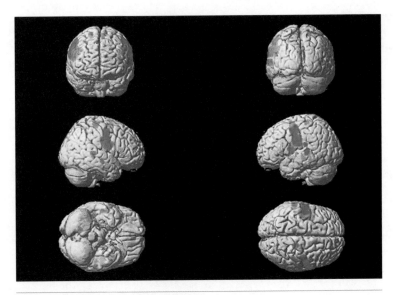

图 2-5-9 磁共振 BOLD 脑功能成像
标记为红色的脑区被认为与成像过程执行的任务有关

能分析软件,比较这两组图像中信号强弱差异,即找出手指运动和手指不运动两种情况下,颅脑 MRI 图像中哪些体素的差异有统计学意义,即这些体素所在的脑区就被认为与对指运动有关。

（2）静息态功能成像:通过采集患者安静状态下一定时间内颅脑的动态磁共振信号,通过多种数学模型来分析各脑区信号波动的相关性,推测哪些脑区存在功能上的相关、相关性的强弱以及先后顺序等,从而勾画出所谓的脑功能网络。静息态没有任务态那样的自身对照图像,因此需要设立严格的对照组,目前在精神和心理特征的研究中有一定的作用。因此在功能性眩晕的研究中,比如 PPPD 等,有潜在的价值。

磁共振脑功能成像的临床应用虽然已有大量的文献报道,但对于眩晕患者的鉴别诊断和评估方面仅限于研究,仍然没有临床应用价值。这项技术是基于脑皮层活动引起局部血氧浓度变化这个前提,实际情况显然要复杂得多。局部脑区血氧变化与神经元兴奋或抑制并不是简单的一一对应关系,磁共振信号强弱变化与血氧变化也不是线性关系,磁共振信号采集仍有时间分辨率和空间分辨率的限制,采集数据的后处理也存在多种方法差异,特别是静息态脑功能成像,所得出的那些网络连接及其强弱变化等结果,都极大依赖数据算法。总之,磁共振脑功能成像结果受众多因素的影响,可重复性差,限制其临床应用。

6. 磁共振内耳成像 内耳由不规则密闭的管道组成,包埋在致密的岩骨内,只有 2 个膜性开口,即前庭窗和蜗窗。这些不规则的管道称之骨迷路,自前向后分为耳蜗、前庭及其通过 5 脚相连的 3 个半规管。骨迷路充满了外淋巴,在外淋巴中还浸泡着独立的称之为膜迷路的管道系统,体积只有骨迷路的四分之一,位听感受器在膜迷路中,内淋巴充填膜迷路,内、外淋巴存在屏障。内耳磁共振成像分为以下内容。

（1）内耳水成像:其原理为利用磁共振水成像序列,即重 T_2 加权或 T_2/T_1 加权,让液体呈高信号,非液体组织,如血管、神经支等软组织都呈低信号,形成突出对比,从而勾画含液体结构的轮廓。内耳水成像即显示充满外淋巴的骨迷路的内腔轮廓(图 2-5-10)。另外内耳水成像时,扫描范围包含内耳道,可以清晰显示脑桥小脑角池内面的听神经及血管,内耳道中面神经支、蜗神经支、前庭神经上支和下支也能清楚识别,其中蜗神经支直径不能小于面神经支。内耳水成像在眩晕方面主要价值是诊断大前庭水管畸形和迷路瘘(图 2-5-11)。

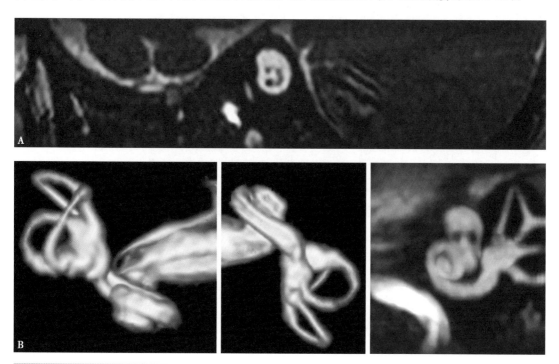

图 2-5-10　内耳 MR 水成像
A. 内耳道中充满脑脊液为高信号,其中 4 个点状低信号为蜗神经、面神经以及前庭神经上支和下支;B. 内耳结构多方位三维重建,耳蜗各转、前庭和三个半规管清晰可辨

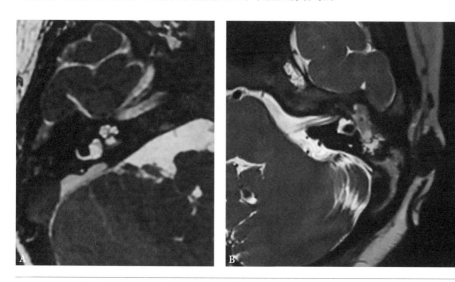

图 2-5-11　内耳水成像在内耳病变中的应用
A. 大前庭水管畸形的表现;B. 迷路瘘的表现

　　内耳道成像可以清晰显示前庭神经支与血管的关系，为临床诊断前庭阵发症提供依据，但是不能仅从影像学表现来诊断前庭阵发症。也可以显示内耳道内微细肿瘤（图2-5-12）。

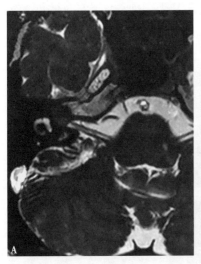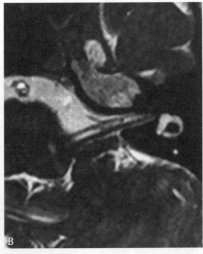

图2-5-12　内耳水成像中在内耳道病变中应用
A. 右侧内耳道底低信号小结节为听神经瘤；B. 左侧内耳道中面神经、听神经及血管袢

　　（2）内耳3D-FLAIR成像：FLAIR序列对于液体中蛋白含量的变化最为敏感，3D采集既可减少伪影，又能获得层厚＜1mm的高分辨内耳图像，主要用于迷路出血的诊断（图2-5-13）。所有突发性聋伴眩晕患者在治疗前有条件时建议行内耳3D-FLAIR成像，以排除迷路出血。

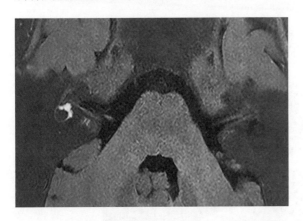

图2-5-13　1例突发性聋伴眩晕患者的内耳3D-FLAIR成像表现
患者男性，21岁。可见右侧迷路呈高信号，提示出血；左侧迷路正常，信号类似脑脊液。

　　（3）内耳MRI钆造影：这一中文术语最早出现在中华医学会第19次全国放射学学术大会上，影像学上增强扫描和造影虽然都需要对比剂，但是增强是强调组织间的对比，造影是把对比剂引入生理性管道或腔隙，这个影像检查方法统一命名为"内耳MRI钆造影"，其囊括了解剖部位、影像检查类别和所使用的对比剂种类，简单贴切，统一命名方便临床书写申请单和学术交流。早在2003年由邹静等在4.7T动物专用磁共振上实现"内耳MRI钆造影"，受限于当时临床型磁共振软硬件性能，直到2007年Nakashima等报道用于梅尼埃病患者膜迷路积水的观察。

内耳 MRI 钆造影是通过特定途径把钆对比剂引入到外淋巴中,由于内外淋巴屏障存在,对比剂不能进入内淋巴,在合适的磁共振扫描序列上,内、外淋巴信号差别明显,从而间接勾画出含内淋巴的膜迷路轮廓,达到膜迷路成像的目的。其中高信号为外淋巴,低信号所在区域为膜迷路(图 2-5-14)。

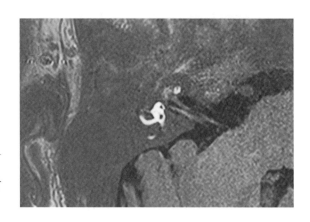

图 2-5-14 内耳鼓室法 MRI 钆造影
右内耳前庭和外半规管平面,高信号为含钆对比剂的外淋巴,低信号为球囊和椭圆囊。

技术要点是对比剂引入外淋巴的途径和扫描序列的选择。目前内耳钆造影的方法根据对比剂引入途径不同,分为鼓室法和静脉路法,前者又分鼓膜穿刺法和经咽鼓管注入法,以鼓膜穿刺法常用。鼓室法所用磁共振对比剂需要生理盐水 8 倍稀释后再注入鼓室,24h 后行磁共振 3D-Flair 扫描(图 2-5-15)。

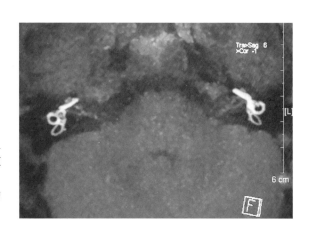

图 2-5-15 内耳鼓室法 MRI 钆造影(MIP 重建图)
右侧内耳膜迷路积水,前庭中见代表膜迷路的低信号影扩大,左侧内耳正常。

鼓室法内、外淋巴所含对比剂浓度较高,内、外淋巴信号对比好,所需采集时间短(4~6min),但有创且需要磁共振扫描前 24h 向鼓室内注入对比剂。静脉路法是通过肘静脉注入钆对比剂 4h 后行内耳 3D-FLAIR 成像检查,简便无创,但对比剂进入外淋巴的量较少,内、外淋巴信号对比差,需要更长采集时间(15~17min),容易产生运动伪影,与鼓室法比较,信噪比差(图 2-5-16)。

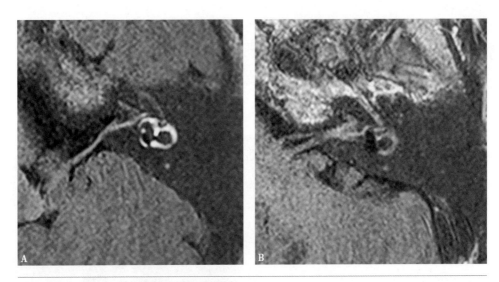

图 2-5-16　内耳 MRI 钆造影不同方法比较
A. 鼓室法，可见外淋巴信号高，信噪比好；B. 静脉路法，可见外淋巴信号较低，信噪比较差

　　由于各磁共振厂家机器型号不同，序列名称和参数有所不同，但原则上都是选择对液体弛豫时间变化敏感的序列，即 3D-FLAIR 序列，参数要点在于 TR 和 TI 时间比值的优化。

　　内耳 MRI 钆造影结果评估方法有面积测量法和目测评分法。Nakashima 提出基于面积测量法的膜迷路积水诊断标准，即在外半规管平面上：①前庭内低信号区面积占前庭总面积的 33.3% 以上，即为膜迷路积水；② 33.3%～66.6% 为轻度积水；③ > 66.6% 为重度积水。2012 年笔者团队基于更大样本的研究，提出目测评分法及其相应的诊断标准，如表 2-5-1 所示。这两种方法各有优缺点，面积测量法是以低信号区范围为评估对象，前提条件是钆造影剂在外淋巴间隙中均匀分布且膜迷路无破裂，量化较精细，但是需要手动勾画测量面积，操作烦琐，误差大。目测评分法是直接评估对比剂在外淋巴间隙中的分布范围，正常迷路 MRI 钆造影中，外淋巴间隙有充分的对比剂充填，应为完整的高信号，如果膜迷路积水，对应的外淋巴间隙受压，显影受影响，通过目测判断迷路结构是不显影、部分显影和完全显影，得分高低的影响因素可以是膜迷路积水挤占了更多的外淋巴空间，也可以是外淋巴间隙粘连使对比剂分布受阻，或者对比剂受扩大的球囊、椭圆囊阻滞而不易向半规管分布，评分法量化较粗糙，但是简便易操作，可重复性好。

表 2-5-1　在 3D-SPC-FLAIR（TI = 2100ms）序列中内耳迷路 MRI 评分标准

是否显影	耳蜗			前庭池	半规管		
	底转	中转	顶转		前半规管	外半规管	后半规管
不显影	0	0	0	0	0	0	0
部分显影	2(1*)	1	–	3#	1	1	1
完整显影	3	2	1	6##	2	2	2

　　注：* 指当前庭阶小于骨阶时；# 指前庭内有高、低信号区，且低信号影超过外半规管下缘平面；## 指前庭内有高、低信号区，且低信号区局限于外半规管平面以上。

　　内耳钆造影目前主要用于发作性眩晕综合征中梅尼埃病的鉴别诊断，对临床典型梅尼埃病患者膜迷路水肿诊断敏感度为 96.9%，特异度为 100%，在《梅尼埃病诊断和治疗指南（2017）》中被推荐使用。内耳钆造影还用于突发性聋或迟发性膜迷路积水患者膜迷路形态的观察。除此之外，鼓室法内耳钆造影时，钆对比剂从鼓室经蜗窗膜和镫骨足板周围纤维环渗透进入鼓阶和前庭外淋巴，除可诊断膜迷路积水外，还可以评估圆窗膜和镫骨足板周围纤维环的渗透性，提供中耳与内耳之间渗透性信息，为后续的鼓室内激素治疗或庆大霉素治疗提供参考。静脉路法内耳钆造影中，对比剂经迷路血管进入外淋巴，浓度较低，所以静脉注射钆对比剂一般使用 2 倍的常规剂量。静脉路法钆造影同样可以显示膜迷路形态外，还可以观察到血 - 迷路屏障功能，这将是内耳钆造影在临床应用上新的重要的研究方向。一些突发性聋或迷路炎患者，可见血 - 迷路屏障破坏。也可由于钆造影结果对扫描序列和硬件的很强依赖性，多中心研究时需要注意这些影响因素。

　　以上影像学检查技术各有特点和适用范围，临床根据需要合理选择组合，并遵循安全、无创、高效、经济的原则。

第二节　急性前庭综合征的影像检查及其应用价值

　　表现为急性前庭综合征的疾病众多，部位上包括迷路、前庭神经及小脑和脑干，病因有炎症、血管源性、外伤和肿瘤性病变等。各种影像检查项目的应用价值各异。

　　1. 前庭神经炎　主要靠临床诊断，常规 MRI 平扫和增强检查价值有限。需要利用静脉路法内耳 MRI 钆造影，即自肘静脉注入双倍剂量钆对比剂后，延迟 4h 行 3D-FLAIR 成像检查，受损前庭神经可强化，同时多伴有迷路异常强化（图 2-5-17）。

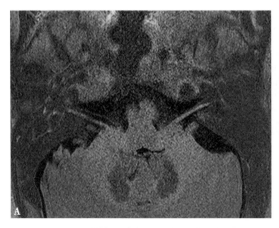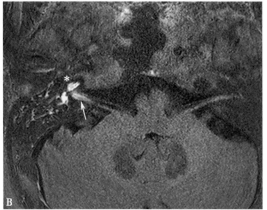

图 2-5-17　右侧前庭神经炎的静脉路法内耳钆造影表现（患者女性，62 岁）
A. 3D-FLAIR 平扫 T_1 未见异常；B. 增强扫描延迟 4h 示右侧前庭神经支强化（箭头），且迷路内高信号明显（*），提示血 - 迷路屏障障碍

2. 血管源性眩晕　迷路动脉发自椎 - 基底动脉的分支,最常见的是小脑前下动脉,迷路动脉狭窄或痉挛会直接影响内耳的血供,是引起血管源性眩晕最主要的原因。影像学血管成像,不管是 CTA 还是 MRA,包括 HRMRI 都只能显示小脑前下动脉,目前的空间分辨率无法直接显示迷路血管。

3. 伴眩晕的突发性聋　突发性聋患者建议行内耳水成像排除听神经瘤,特别是对于有些内耳道底或迷路内的微小占位患者(图 2-5-18)。常规颅脑 MRI 和 CT 均不易发现病灶。

另外所突发性聋患者抗凝治疗前,建议行内耳 FLAIR 平扫,以排除迷路出血(图 2-5-19)。

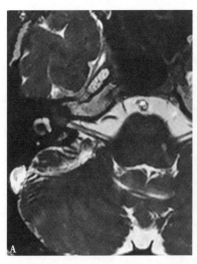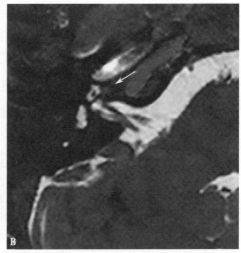

图 2-5-18　内耳及内耳道 MRI 水成像
A. 右侧内耳道底见低信号的听神经瘤;B. 右迷路中耳蜗底转低信号结节,为听神经瘤,如白色箭头所示

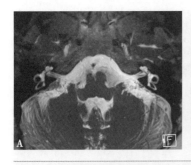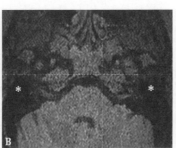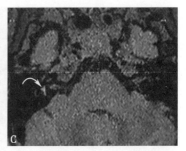

图 2-5-19　突发性聋患者治疗过程发现迷路出血的影像学表现
患者女性,40 岁,突发右耳听力下降伴耳鸣 3 天
A. 治疗前双侧内耳水成像未见异常;B. 治疗前内耳 FLAIR 成像,迷路未见异常(*);C. 给予抗纤溶治疗,治疗第二天突发眩晕,复查内耳 FLAIR 成像见右侧迷路出血,前庭呈明显高信号(弯箭头)

突发性聋伴眩晕患者也可能存在膜迷路积水,但二者之间的关系不是十分清楚。内耳 MRI 钆造影有助于膜迷路积水诊断(图 2-5-20)。

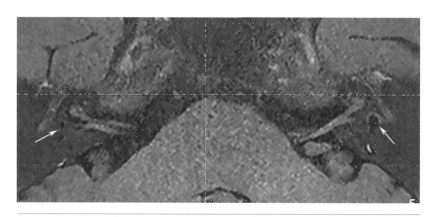

图2-5-20　突发性聋患者的内耳静脉路法MRI钆造影表现
患者男性，21岁，左耳突发性聋。可见左侧球囊和椭圆囊明显扩大，右侧正常（→）

综上，突发性聋患者影像学检查包括内耳水成像、3D-FLAIR序列和静脉路法内耳MRI钆造影，分别排除常规检查无法发现的内耳道或迷路内微小占位、内耳出血及评估是否有膜迷路积水。伴眩晕的突发性聋预后较不伴眩晕的差，上述3种情况，即占位、出血和膜迷路积水，发生的可能性更高。

4. 迷路炎　迷路炎症最敏感的影像检查是内耳磁共振平扫加增强，由于血-迷路屏障破坏，内耳增强扫描可强化，血-迷路屏障破坏导致迷路中内、外淋巴成分的变化，在3D-FLAIR上呈高信号，病变进展后期，迷路纤维化，内耳水成像为低信号（图2-5-21），进一步骨化，HRCT上迷路见高信号（图2-5-22）。

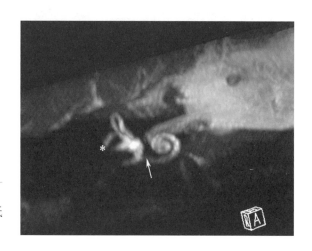

图2-5-21　迷路炎内耳水成像影像表现
患者男性15岁，左侧迷路炎。示迷路信号减低（箭头）或中断（*）

5. 迷路震荡　迷路震荡是在头部创伤后发生或不伴有前庭症状的感觉神经性听力损失。迷路震荡症状通常包括眩晕、耳鸣和感觉神经性听力损失。对于没有明显骨折的损伤，CT并不能做出准确诊断，需MR辅助诊断，但阳性率低，影像表现与磁共振扫描序列选择密切相关，而且没有特征性（图2-5-23）。

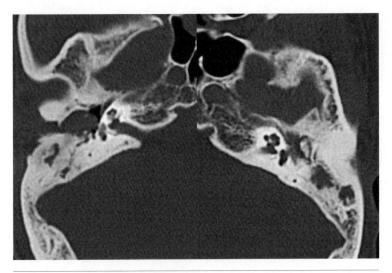

图 2-5-22 迷路炎 HRCT 影像表现
患者女性，41 岁，右侧中耳乳突炎继发右迷路炎症。可见前庭和部分蜗管骨化，密度增高，左侧迷路正常。

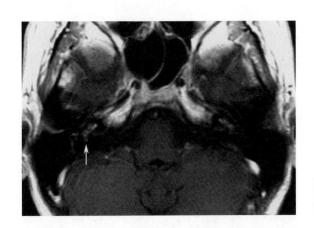

图 2-5-23 迷路震荡 MR 表现，增强后的 3D-FEPGR 显示迷路增强，右侧更明显

6. Hunt 综合征 Hunt 综合征是由水痘 - 带状疱疹病毒引起，主要侵犯第Ⅶ对脑神经与其邻近的脑神经，导致面神经麻痹，以及其他临床症状。1907 年由 Ramsey Hunt 首先详细描述了本病的临床症状，故称 Hunt 综合征。典型的临床症状、体征及水痘 - 带状疱疹病毒血清学检查，基本可明确诊断。影像学检查首选 MR 检查，仅作为辅助诊断。3D-FLAIR 序列比 T₁WI 更有效地评估 RHS 患者，3D-FLAIR 可以显示与临床症状相关的异常影像（图 2-5-24）。

7. 脑实质病变 急性前庭综合征最急需排除是脑内病变，包括脑出血和脑梗死，还有多发性硬化（如图 2-5-25）和视神经脊髓炎（如图 2-5-26）等，这些疾病多有神经系统其他症状和体征，易于鉴别。某些仅有眩晕症状无其他神经系统体征的后循环梗死患者，即所谓孤立性眩晕，磁共振弥散加权是首选影像检查，可发现常规 MRI 无法显示的病灶，如图 2-5-27 所示，有条件者选择高清弥散加权。

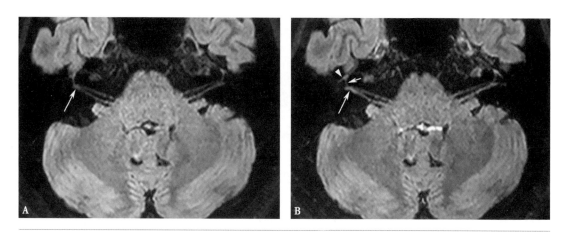

图 2-5-24　Hunt 综合征在磁共振 3D-FLAIR 表现

A. 平扫 3D-FLAIR 图像, 右侧内耳道底, 前庭神经上支呈较高信号(长箭头); B. 增强 3D-FLAIR 图像, 双侧面神经膝部及迷路段强化, 但右侧面神经迷路段(短箭头)和前膝(箭头)更明显一些, 平扫所见的右侧前庭神经上支异常强化(长箭头)。增强后的 3D-FEPGR 显示迷路增强, 右侧更明显。

(摘自 Laryngoscope, 125: 950-955, 2015)

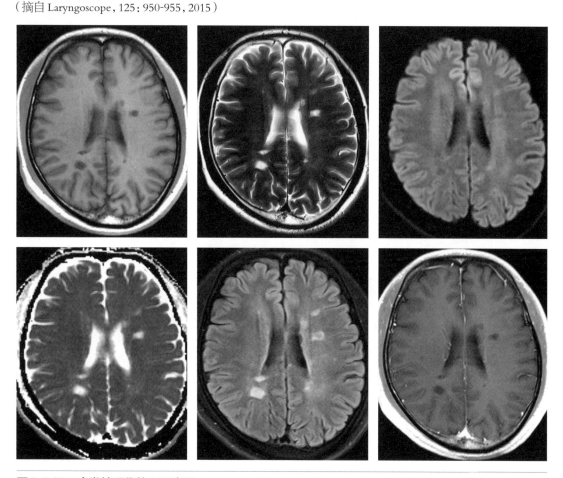

图 2-5-25　多发性硬化的 MR 表现

患者女性, 41 岁, 多发性硬化。可见双侧脑室周围白质多发长 T_1, T_2 异常信号, FLAIR 呈高信号, 部分病变弥散受限, 增强扫描可强化

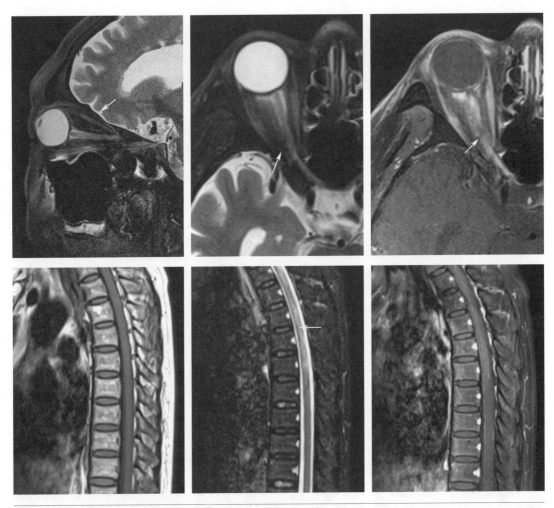

图 2-5-26　视神经脊髓炎 MRI 表现

患者女性, 33 岁, 右眼视物模糊 4 天, 右侧视神经和脊髓平扫呈 T₂ 信号, 增强扫描可强化。

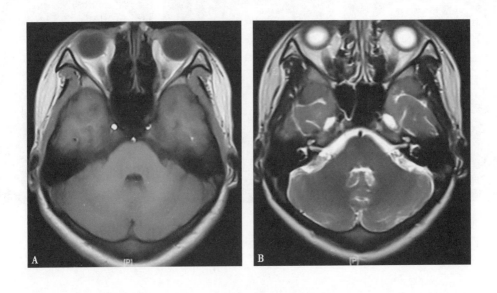

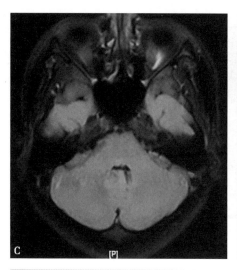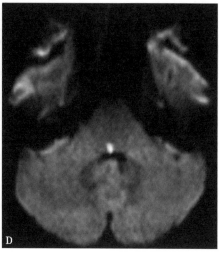

图 2-5-27 孤立性眩晕颅脑 MRI

患者男性，26 岁，入院前 3 天无明显诱因突发头晕、伴视物旋转、呕吐，无神经系统体征，常规 MRI 的 T₁WI、T₂WI 和 FLAIR 上未见异常信号，仅在 DWI 见脑桥背侧梗死灶

第三节 发作性前庭综合征的影像检查及其应用价值

发作性前庭综合征中最常见的良性位置性发作性眩晕（BPPV）主要依靠临床诊断，影像学检查无法提供支持性或排除性的诊断依据。影像学检查主要应用在下列疾病的鉴别诊断中。

（一）梅尼埃病

梅尼埃病的病理基础是膜迷路积水，显然影像学检查首选用于显示膜迷路的内耳 MRI 钆造影，鼓室法内耳 MRI 钆造影和静脉路法各有优缺点，参见本章第一节。内耳 MRI 钆造影可以判断膜迷路是否积水，有助于梅尼埃病的诊断，如图 2-5-28 所示。但是在疗效评价上，尚未有阳性发现，目前不能用于疗效评估。

（二）内耳第三窗病变

内耳除蜗窗和前庭窗外，存在其他骨性迷路缺损，增加迷路顺应性，形成所谓第三窗效应，与眩晕的发生有关。主要的病变包括大前庭水管综合征、半规管裂和迷路瘘。所有病变在 HRCT 上都有阳性发现，影像检查以颞骨 HRCT 为主，内耳磁共振水成像作为补充。

1. 大前庭水管综合征 其临床表现为进行性波动性感音神经听力损失，与 SLA26A4A 基因突变有关。纯音测听常见特异性负波，影像学检查可以确诊，磁共振水成像可以直观显示扩大的内淋巴囊（图 2-5-29），是诊断大前庭水管畸形的金标准。

颞骨 HRCT 诊断大前庭水管畸形最特异的征象是前庭水管深达前半规管与后半规管共水平，即共脚内侧裂隙征（图 2-5-30）。

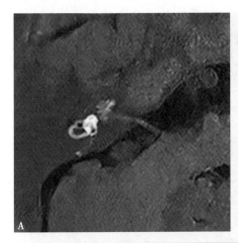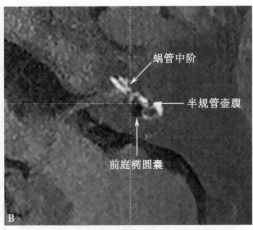

图 2-5-28　梅尼埃病鼓室法内耳 MRI 钆造影

A. 右侧内耳中膜迷路未见积水；B. 左侧迷路中高信号为含钆剂的外淋巴，扩大的低信号影为中阶和椭圆囊

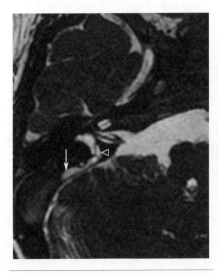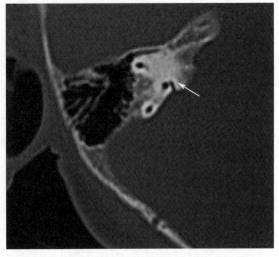

图 2-5-29　大前庭水管畸形 MRI 水成像

右侧岩骨后缘见扩大的淋巴囊（→），增宽的内淋巴管（△）延续至半规管共脚内侧进入前庭。

图 2-5-30　大前庭水管畸形的 HRCT 表现

右侧内耳前后半规管的共脚内侧见一低密度影（半规管共脚内侧裂隙征），为增宽的前庭水管（→），正常耳不能见此征。

磁共振还发现大前庭水管综合征患者，也存在内外淋巴间隙扩大畸形，外淋巴经骨性前庭水管向岩骨后缘疝出（图 2-5-31）。

2. 半规管裂　主要指前半规管裂，首选 HRCT 斜冠状位重构图，这个断面显示前半规管的最小横截面（图 2-5-32），可以克服常规轴位图易于产生容积伪影的问题。

3. 外淋巴漏　外淋巴漏的定义为各种原因引起的外淋巴和中耳腔之间的骨质破损、或膜性组织和 / 或韧带破裂致使外淋巴溢出到中耳腔的一组疾病，临床表现为听力下降、眩晕、耳鸣等。高分辨率 CT 可以清楚显示前庭窗、镫骨、蜗窗及骨迷路轮廓，慢性中耳炎继

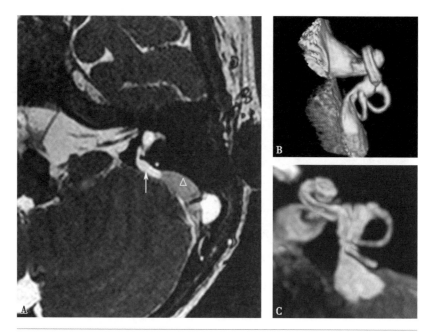

图 2-5-31　大前庭水管畸形 MRI 水成像和重建表现
A. 左侧岩骨后缘有信号强度高低截然不同的区域,二者界限清楚,低信号为扩大的内淋巴囊(△),高信号区为疝出的外淋巴间隙(→),这是因为内、外淋巴中蛋白含量不同导致信号差别;B. 容积重建表现;C. MIP 重建表现。

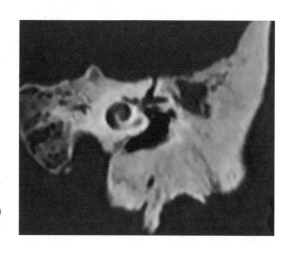

图 2-5-32　前半规管裂 HRCT
左侧颞骨斜冠状(与前半规管平面垂直的重建平面)示前半规管骨质局部缺损呈低密度。

发眩晕多发生有外半规管迷路瘘,HRCT 可明确诊断(图 2-5-33),可以用来观察是否存在先天性、外伤性及医源性外淋巴。虽然高分辨率 CT 可以观察到细微的骨性结构,但对一些膜性结构是否完整无法显示。内耳 MRI 水成像作为常规检查,可以直观显示迷路淋巴信号(图 2-5-34)。

4. 前庭性偏头痛　前庭性偏头痛的诊断标准是基于临床表现和患者的病史,目前没有任何特征性的辅助检查手段,耳 - 神经学检查结果与梅尼埃病存在重叠交叉,鉴别困难,目前主要是通过内耳 MRI 钆造影来诊断梅尼病来间接鉴别。有些功能磁共振显示患者在发作间期表现出多模态联合脑区（BA 40, BA 31/5）的活动增加以及枕区活动的减少，研究还发现了额颞区的活动减少（图2-5-35），但临床上尚不能以此作为诊断指标。

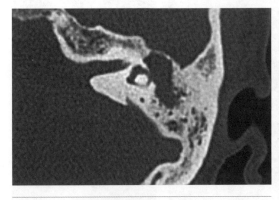

图2-5-33 迷路瘘管的HRCT表现
患者男性，15岁，可见左侧中耳乳突炎伴迷路瘘，左侧外半规管局部骨质破坏。

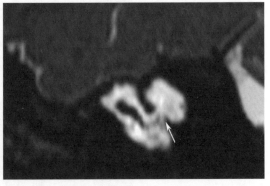

图2-5-34 迷路瘘的内耳MR水成像表现
患者男性，5岁，内耳先天畸形伴迷路瘘管，因反复化脓性脑膜炎4次入院治疗。可见瘘口在前庭窗（→）。

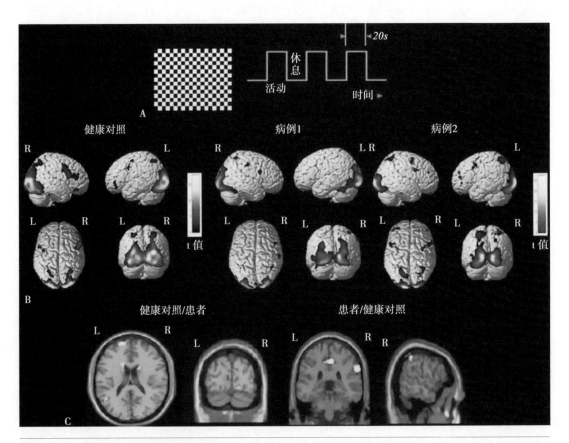

图2-5-35 前庭性偏头痛的脑功能成像
BOLD法任务态功能磁共振成像，有不同色彩标记的脑区表示与前庭刺激事件相关。

5. 其他表现为阵发性前庭综合征的疾病　其中内耳 MRI 钆造影用于诊断可用于支持迟发性膜迷路积水的诊断；内耳 MRI 水成像可以直观显示前庭神经支及其与周围血管的关系，但是仅为参考依据，不能据此确诊。其他病变，如发作性共济失调、癫痫性眩晕等，脑部常规 MRI 检查只是为了排除脑内其他病变，不能以此诊断。

第四节　慢性前庭综合征的影像学检查及其应用价值

慢性前庭综合征（PPPD）是一种功能性疾病。主要靠临床诊断，在脑磁共振等影像学方面，针对 PPPD 的研究目前尚无相关报道，但在研究人格特征方面，功能核磁共振（fMRI）发挥了一定作用。PPPD 患者的颅脑影像学检查方面无特征性改变，但这在 PPPD 与其他急性或发作性前庭障碍的鉴别诊断中有重要意义，翔实的病史收集及相关心理测量表评估是该病的重要辅助诊断依据。

（一）慢性前庭病

单侧外周前庭受损的头晕/眩晕患者颇为常见，但相关病因学研究较少。双侧前庭病（bilateral vestibulopathy，BVP）为一种以行走或站立时出现姿势和步态不稳为表现特征的慢性前庭综合征，其发病隐匿，进展缓慢，易漏诊或误诊。慢性前庭病主要靠临床诊断。影像检查主要是排除脑、耳和脑桥小脑角病变等。小脑脊髓性共济失调影像学检查没有特异性；帕金森综合征相关性共济失调常规颅脑 MRI 没有特征性表现，准 T_2 加权或 SWI 上，黑质、红核和纹状体等因为铁磁性成分较高，清晰可辨。

（二）正常压力脑积水

正常压力脑积水好发于老年人，随年龄增长发病率增加。是交通性脑积水的一种特殊类型，发病机制尚不完全明确，可能与颅内静脉系统顺应性降低有关，CSF 搏动性减弱和蛛网膜颗粒功能受损，从而影响了 CSF 的流动和吸收。少数可有陈旧性脑外伤史或蛛网膜下腔出血史。患者以步态障碍、认知障碍和尿失禁三联征为临床表现，脑脊液压力测定在 $70 \sim 200mmH_2O$。腰穿脑脊液放液测试和持续引流测试后症状改善可临床诊断正常压力脑积水，但影像学为非创伤性，可以提供丰富的解剖和功能变化的信息，对提示正常压力脑积水有重要作用。

正常压力脑积水的影像学表现缺乏特异性，主要表现为脑室系统普遍扩大，Evan's 指数（两侧侧脑室前角间最大距离与同一层面的最大颅腔之比）> 0.3，外侧裂增宽，部分患者脑室旁白质可见低密度影。患者双额顶外侧裂以上脑沟可变窄，与外侧裂及以下脑沟裂增宽形成特征性蛛网膜下腔不成比例扩大的脑积水（disproportionately enlarged subarachnoid space hydrocephalus，DESH）（图 2-5-36）。

不是所有的正常压力脑积水都会出现 DESH 征，有的甚至表现为脑沟裂增宽，与脑萎缩鉴别困难。CSF 动力学检查可为鉴别提供帮助，该类患者常常可见导水管脑脊液流动过速。这是因为该类患者中普遍存在着 CSF 高动力现象，但不具备其特异性。在冠状位测量胼胝体角（冠状位扫描定位垂直于前后联合连线，测量通过后联合的冠状层面）< 90°，矢状

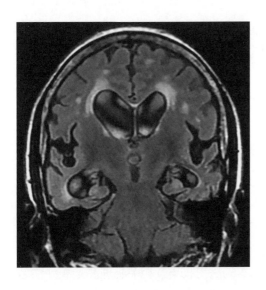

图 2-5-36　蛛网膜下腔不成比例扩大的脑积水征的颅脑 MRI 表现

患者女性，60 岁，正常压力脑积水，人格改变 5 年，腰穿压力 100mmH$_2$O。颅脑冠状位 MRI 的 FLAIR 序列示外侧裂及以下脑沟明显增宽，而外侧以上脑沟变窄，即蛛网膜下腔不成比例扩大的脑积水。

位影像胼胝体变薄伴有扣带回沟后半部较前半部狭窄，正常压力性脑积水患者中，如果在影像学上可观察到中脑导水管或第四脑室脑脊液流空信号，双侧脑室旁 T$_2$WI 和 FLAIR 像上高信号，以及矢状位上胼胝体变薄，则可能提示着患者脑室分流治疗效果比较好。

正常压力性脑积水主要应与脑萎缩鉴别。主要有以下几点可供鉴别：①重 T$_2$ 加权上，中脑导水管及相邻的三四脑室内出现流空低信号影，提示这些区域脑脊液的流动速度高于正常情况，考虑正常性压力性脑积水，而非脑萎缩（图 2-5-37）；②第三脑室前部扩大，多见于正常压力性脑积水患者，脑萎缩少见；③ MRI 矢状位上，测量乳头体至脑桥间距（即乳头体到脑桥突出部的距离），正常值一般为 12mm，正常压力性脑积水时一般为 7～8mm，而

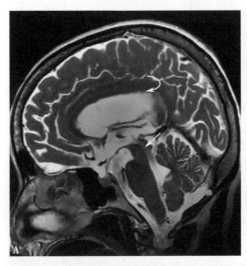
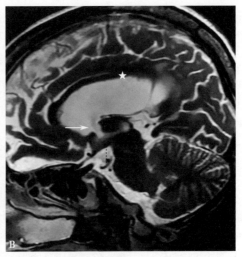

图 2-5-37　正常压力脑积水的颅脑 MRI 表现

A. 矢状 T$_2$WI 示胼胝体后部变细（弯箭头），直箭头所示低信号提示局部脑脊液流速较快。均见脑脊液瞬间流速较快所致低信号；B. 矢状位 T$_2$ 加权示胼胝体后部变细（★），直箭头所示低信号为室间孔区脑脊液快速流动影

脑萎缩变化不明显,乳头体这种位置变化,实际是上第三脑室扩大所致;④与严重的脑萎缩比较,所有正常压力性脑积水患者的颞角扩大明显,较具特征性;⑤在临床鉴别困难的情况下,采用分流方法测试患者的症状有无改善有一定价值,正常压力脑积水患者分流后症状可有明显改善,而脑萎缩患者则没有。

（三）颈性眩晕

颈性眩晕临床中较常见,其发病机制尚未完全明确,目前普遍认为各种内源性因素(椎-基底动脉形态异常)和/或外源性因素(周围结构改变)导致的椎-基底动脉血流下降,进而引起前庭感受器供血不足,导致了眩晕发生。在诊断上仍以排除法为主,其特征性发病特点、影像学及功能性检查有助于确诊及鉴别诊断。

首选CTA,其可以通过VR、MPR和CPR等多种图像重组方法,不仅能够直观显示椎动脉的形态学异常,同时可清晰观察椎动脉周围颈椎结构的改变,对颈椎骨性结构的显示优于X线平片和磁共振成像,能够全面评价椎-基底动脉形态异常以及周围颈椎结构异常,对颈性眩晕的病因诊断具有重要价值(图2-5-38)。影像学检查发现颈椎骨质增生,椎基动脉粥样硬化、椎动脉夹层、管腔狭窄等,并不能提示眩晕与这些影像表现相关,需要临床严格的逻辑证明。

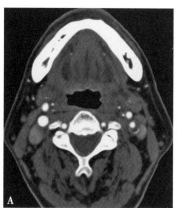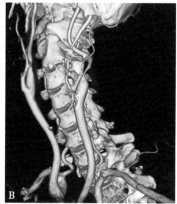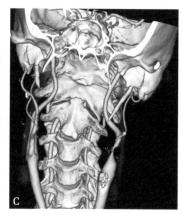

图2-5-38　颈部血管CTA及其三维重建表现
A. 水平位CTA原始断面见左侧颈内动脉管腔狭窄,局部管壁粥样硬化斑块,B、C. 为不同角度容积重建后彩色图,直观显示颈内动脉局限性狭窄以及颈椎骨质与颈部各动脉的空间关系。

（方哲明）

参考文献

1. ZOU J, PYYKKO I, BJELKE B, et al. Communication between the perilymphatic scalae and spiral ligament visualized by in vivo MRI. Audiology and Neurootology. 2005, 10(3): 145-152

2. NAKASHIMA T, NAGANAWA S, SUGIURA M, et al. Visualization of endolymphatic hydrops in patients with Meniere's disease. Laryngoscope. 2007, 117(3): 415-420

3. FANG Z M, CHEN X, GU X, et al. A new magnetic resonance imaging scoring system for perilymphatic space appearance after intratympanic gadolinium injection and its clinical application. The Journal of Laryngology &

Otology. 2012, 126(5): 454-459

4. CHEN X, ZHANG X D, GU X, et al. Endolymphatic space imaging in idiopathic sudden sensorineural hearing loss with vertigo. Laryngoscope. 2012, 122(10): 2265-2268

5. 陈曦, 张晓东, 顾晰, 等. 经鼓室钆注射内耳成像技术在梅尼埃病患者中的临床应用. 中华医学杂志. 2011, 91(46): 3246-3249

6. 方哲明, 刘颖, 曹代荣, 等. 外淋巴间隙钆成像 MR 评分及其对梅尼埃病的诊断价值. 中华放射学杂志.

2012, 8(46): 719-723

7. 刘颖, 曹代荣, 方哲明, 等. 伴眩晕突发性耳聋患者内耳外淋巴液增强 MRI 特征. 中华放射学杂志. 2014, 12(48): 996-999

8. 方哲明, 倪希和. 磁共振耳迷路成像技术初探. 中华放射学杂志. 1997, 31(12): 844-846

9. 方哲明, 娄昕, 兰兰, 等. 大前庭水管综合征内淋巴囊体积与听力损失相关性分析. 中华耳科学杂志. 2010, 2: 153-156

第三篇

临床各论篇

第一章
急性前庭综合征

第一节　前庭神经炎

前庭神经炎（vestibular neuritis，VN）是引起眩晕的常见周围性前庭疾病之一。其主要症状是急性旋转性眩晕发作，体征为朝向健侧的水平性自发性眼震（常伴旋转成分），朝向患侧的甩头试验阳性，伴姿势不稳或跌倒。前庭双温试验和头脉冲试验显示患侧的前庭眼反射功能下降。其病因可能是潜伏的单纯疱疹病毒 1 型感染的再激活。该病的治疗包括急性期治疗（应用前庭抑制剂）、病因治疗（类固醇激素）以及前庭康复治疗。

【流行病学特点】

国外流行病学资料显示，前庭神经炎的发病率约为每 10 万人 3.5 例，是外周前庭疾病的第三大常见原因，排在该病之前是良性阵发性位置性眩晕和梅尼埃病。前庭神经炎约占 7%。发病年龄一般在 30～60 岁，其中，40～50 岁为年龄分布的高峰。无显著性别差异。

【病因】

VN 的确切病因尚不清楚。20 世纪 50 年代，Dix 和 Hallpike 提出影响 Scarpa 神经节或前庭神经的感染过程可能是 VN 的病因。而 Lindsay 和 Hemenway 认为，缺血过程也可能是原因，尽管他们没有发现血管阻塞的直接证据。目前认为，病毒感染是最可能的病因，且有一些证据支持该学说。VN 患者的前庭神经组织病理学与耳带状疱疹患者相似。将单纯疱疹病毒（HSV）-1 接种于小鼠耳郭，可建立前庭神经炎动物模型。利用 PCR 技术，在尸检的人类前庭神经节中，有三分之二者可反复检测到 HSV-1 基因。而且，70% 的人类前庭神经节存在潜伏的相关转录。因此，这些结果提示，前庭神经节与其他神经节一样，存在 HSV-1 潜伏感染。贝尔面瘫也有类似的病因，且在患者的神经内液中发现了 HSV-1 DNA。

解剖学研究表明，前庭上神经（来自椭圆囊、前半规管、外半规管等前庭终器的传入）更有可能参与 VN 中。Goebel 等已经证实这一观察的解剖学基础，与前庭下神经相比，前庭上神经（及其分支）骨管的长度增加、直径减小，骨小梁增加。

【临床表现】

1.急性期症状　急性单侧前庭功能障碍的主要症状是持续的剧烈旋转性眩晕、明显的视野运动感、步态和姿势不平衡，并有向患侧倾倒的趋势，伴有恶心呕吐。患者无听力下降、耳鸣等耳蜗症状。患者头部或身体的运动可加剧上述症状，患者常试图通过静卧以尽量减少这些诱发运动。急性症状可持续数天到数周。

2.缓解期　经过一段时间，最初的急性眩晕症状会逐渐消退。但患者常会有较长的、持续的失衡期。这种不平衡感可能表现为难以快速转头或转身、头部运动时视物不稳（振动幻视）、走路时摇晃感或不稳感。或伴有头部沉重感。BPPV 也可继发于部分 VN 患者，其可在 VN 急性发作后的不同时间段出现。

3．复发特点 该病极少复发。有学者描述过 VN 的反复发作，可能为病毒再活化过程提供了证据。Huppert 等（2006）长期随访研究了 103 例 VN 患者（5.7～20.5 年，平均 9.8 年），仅有 2 例（1.9%）在第一次后 29～39 个月 VN 复发，累及其对侧耳，导致眩晕和姿势不平衡，但症状较轻。因此，与贝尔面瘫和突发性聋不同，未见同侧耳 VN 复发。

【并发症】

VN 中，10%～15% 的患者可在数周内继发典型的 BPPV，其发作时间可在 VN 急性发作后的不同时间段出现。可能的原因是炎症使耳石脱落。人类迷路中也发现了 HSV-1 基因，这是最终导致迷路炎和管石症的基础。

【神经耳科学检查】

1．体格检查 急性期的体征包括快相朝向健侧的水平为主的眼震。VN 的眼震因外半规管受累而呈水平相，并因垂直上管受累而带有扭转成分。固视时，这种外周性前庭自发性眼震幅度通常减少（VOR 的固视抑制），只发生于脑干和小脑的相关中枢结构正常时。但下列情况下可增强：闭眼、佩戴 Frenzel 眼镜及眼球辐辏运动时。如果患者固视和非固视条件下的眼震幅度无区别（即无固视抑制），则表明该眼震起源于中枢神经系统，并可排除 VN 的诊断。

正常的前庭终器产生双侧对等的前庭神经静息放电频率。VN 影响前庭终器或前庭神经的病理过程可改变其放电频率，从而造成两侧前庭放电失衡，导致自发性眼震，眼震慢相（即眼震的病理成分）方向为迷路的病变侧。这种失衡也可导致其他的临床表现，如知觉（旋转性眩晕、主观垂直视觉）、眼动、姿势改变（姿势不稳、朝向患侧跌倒、Romberg 试验阳性）及自主神经症状。此外，还可以进行头脉冲床旁试验，可出现阳性的追赶性扫视（catch-up saccades 具体见下文"（3）视频头脉冲试验"）。

2．前庭功能检查

（1）前庭双温试验：VN 的主要诊断标志是患侧的外周前庭功能损伤。常使用 Jongkees 公式比较受试者两侧外半规管在接受冷热刺激后的反应差异。VN 冷热测试显示患侧外半规管反应低下或无反应。

（2）前庭诱发肌源性电位（VEMPs）：VEMPs 包括颈性 VEMPs（cervical VEMs，cVEMPs）和眼性 VEMPs（ocular VEMPs，oVEMPs）。二者分别检查球囊 - 前庭下神经通路（cVEMPs）功能和椭圆囊 - 前庭上神经（oVEMPs）通路功能。目前 VEMPs 同通过声刺激、骨导振动以及直流电刺激诱发。近年来，通过不同的 cVEMPs 和 oVEMPs 结果，可以区分 VN 患者不同前庭神经受损情况，并据此提出"上前庭神经炎"及"下前庭神经炎"两种不同的"亚型"诊断。临床需要注意的是，VEMPs 测试受很多条件的影响（如年龄、肌力、电极放置等），解读结果要慎重，且需注意与其他前庭结果的互相验证。另外，VN 不同的"亚型"之间的治疗方法目前并无区别。

（3）视频头脉冲试验（vHIT）：vHIT 可通过视频技术记录甩头过程中的眼动及参数。应用甩头试验,可以判断前庭-眼反射功能低下,有助于VN的诊断。单侧前庭功能低下患者进行vHIT时,头快速向病变一侧旋转,眼睛可随着头部运动,患者必须进行追赶性扫视稳定凝视。该体征为甩头试验阳性,表明该侧的前庭-眼反射高频部分的缺陷。该技术可以分别评价每侧迷路的三个半规管的功能。VN患者vHIT的阳性率较高(出现追赶性扫视及眼动增益降低)。

【诊断】

根据病史、体格检查以及前庭功能检查,可做出VN诊断。

【鉴别诊断】

1. 假性前庭神经炎 假性前庭神经炎(pseudo-vestibular neuritis, PVN)主要临床表现为首次发作的中重度持续性眩晕,伴姿势不稳、恶心、呕吐等症状,患者来诊时易被误诊为VN。大部分PVN主要由小脑后下动脉的内侧支(medial branch of the posterior inferior cerebellar artery, mPICA)供血区小脑梗死所引起,少数患者为脑干病变,如前庭神经核、第Ⅷ脑神经在脑桥延髓交界处出入脑干段区的小梗死灶或者多发性硬化斑块引起。PVN与VN都属于急性前庭综合征(acute vestibular syndrome, AVS)范畴,临床表现较为相似,故与其鉴别非常重要。

VN和PVN主要鉴别点如下:① VN的眩晕症状一般在发病24h达到高峰,PVN眩晕症状可持续加重,甚至发病7~10天仍无法下地活动;② VN给予糖皮质激素、前庭抑制剂等对症治疗后症状逐渐缓解,而PVN常对上述治疗不敏感,症状缓解差;③ PVN和VN都可伴有高龄、控制不佳的高血压、糖尿病、高血脂、肥胖、动脉粥样硬化等血管危险因素,但PVN更为常见;④一些神经耳科学的床旁检查可资鉴别,包括:眼震检查(自发性眼震、凝视诱发性眼震、摇头后眼震)、眼动检查、甩头试验、Romberg试验、原地踏步试验、共济失调检查(跟-膝-胫试验、指鼻试验、过指试验、轮替试验等)、四肢肌力检查、平滑跟踪及扫视检查、眼偏斜检查等;⑤影像学检查:CT、头颅MRI,排除出血或梗死。VN为典型的外周性眩晕疾病,而PVN为中枢性眩晕。

2. 其他前庭疾病 其他一些周围性前庭疾病可与VN的某些特征类似,全面的病史调查、完整的听觉-平衡功能评估及影像学检查可有助于鉴别诊断。

(1)梅尼埃病或前庭阵发症:梅尼埃病的最初单次眩晕发作,或前庭阵发症的短暂发作,可与急性期前庭神经炎相混淆。主要鉴别点为这两者均为眩晕的短暂发作以及眩晕迅速恢复。另外梅尼埃病患者的患耳易出现耳蜗症状,包括出现听力下降、耳鸣或耳闷满感,这些症状有助于鉴别诊断。

(2)Hunt综合征:患者在耳周可出现疱疹、疼痛感以及听力下降、面神经麻痹等典型症状。

(3)Cogan综合征:常被忽视的一种严重的自身免疫性疾病,伴有间质性角膜炎和听力前庭症状,听力损失显著。

(4)听神经瘤:来源于前庭神经鞘膜的良性肿瘤,有些患者可表现为眩晕发作,部分患者可伴有听力下降,MRI是诊断金标准。

【治疗原则与方法】

前庭神经炎的治疗原则为:①急性期使用抗眩晕药物对症治疗,以减轻眩晕、头晕和恶

心 / 呕吐等症状；②抗炎治疗，促进周围前庭功能恢复；③前庭康复治疗，促进前庭代偿。

1. 急性期治疗　在急性期（发病第 1~3 天），当恶心呕吐等症状显著时，可使用前庭抑制剂，如异丙嗪、茶苯海明等。它们的主要副作用是全身镇静，因此使用时间不应超过 3 天，长期使用抑制了前庭代偿形成。

2. 抗炎治疗　应用皮质类固醇的抗炎作用可以减少肿胀，减轻颞骨内的前庭神经的机械性受压。因此，鉴于皮质类固醇能显著改善功能，可作为治疗急性前庭神经炎的推荐药物。

3. 前庭康复治疗　急性期后，鉴于患者仍有前庭功能代偿不全的症状，可进行前庭康复治疗。在理疗师的指导下，循序渐进地进行康复锻炼，可以通过前庭代偿改善前庭外周功能缺陷。方法包括凝视稳定性训练、平衡和步态训练等。

基于 VN 是由潜伏的 HSV-1 感染的再激活引起的假设，进行了一项前瞻性随机双盲实验，以确定类固醇、抗病毒药物或两者结合是否可能改善前庭神经炎的预后。该研究以安慰剂、甲泼尼龙、伐昔洛韦、甲泼尼龙联合伐昔洛韦治疗 114 例前庭神经炎患者，结果表明，类固醇单一治疗足以显著改善 VN 患者的前庭功能，没有证据表明类固醇和抗病毒药物联合使用的协同效应。

（刘　波）

参考文献

1. STRUPP M, BRANDT T. Vestibular neuritis. Semin Neurol, 2009, 29(5): 509-519
2. GODDARD J C, FAYAD J N. Vestibular neuritis. Otolaryngol Clin N Am, 2011, 44(2): 361-365
3. HALMAGYIA G M, WEBERA K P, CURTHOYS I S. Vestibular function after acute vestibular neuritis. Restorative Neurology Neuroscience, 2010, 28(1): 33-42
4. STRUPP M, ZINGLER V C, ARBUSOW V, et al. Methylprednisolone, valacyclovir, or the combination for vestibular neuritis. N Engl J Med, 2004, 351(4): 354-361
5. HUPPERT D, STRUPP M, THEIL D, et al. Low recurrence rate of vestibular neuritis: a long-term follow-up. Neurology, 2006, 67(10): 1870-1871
6. 刘波. 单侧前庭功能低下前庭康复治疗进展. 中国耳鼻咽喉头颈外科, 2019, 26(04): 171-173

第二节　血管源性眩晕

血管性眩晕（vascular vertigo）指主要由血管疾病（尤其脑血管疾病，有时也涉及心血管疾病）引发的一类眩晕、头晕或平衡障碍，常见于短暂性脑缺血性发作（transient ischemic attack，TIA）、缺血性或出血性卒中。典型的血管源性眩晕多伴有明显的局灶性神经系统症状和体征，而不伴有典型神经系统症状和体征的血管性眩晕（孤立性血管源性眩晕）在进行病因鉴别时具有一定的挑战性。本章主要针对脑血管病所致眩晕、头晕或平衡障碍进行阐述。

【流行病学特点】

人群队列研究显示卒中的临床表现中，眩晕 / 头晕症状的发生率为 2.1%。一项日本的研究数据显示脑血管疾病占眩晕病因的 7%，心血管疾病占眩晕病因的 3.6%。一项美国的研究数据显示卒中所致眩晕和头晕占急诊中全部头晕患者的 3%～5%，其中大多数是累及脑干和/或小脑的急性缺血性卒中。2011 年的一项 Meta 分析显示，急性前庭综合征患者中有 10%～40% 为卒中所致。目前国内缺乏大样本研究。

【病因与发病机制】

1. 缺血性脑血管病与眩晕/头晕

（1）前循环缺血：前循环（也称颈内动脉系统）包括双侧颈内动脉系统供血区，主要供应大脑前部 2/3 区域、部分间脑和视器。主要分支包括大脑前动脉、大脑中动脉、眼动脉、后交通动脉和脉络膜前动脉。前庭皮层由数个独立的皮层区组成，包括颞顶交界区、岛叶后区、颞上回后部、顶下小叶、额中回（相当于 Broadman 6 区的皮层）（图 3-1-1）。Broadman 6 区皮层受刺激可出现眩晕，因顶叶、岛叶皮层颞上沟或颞中沟接受来自半规管和耳石器的

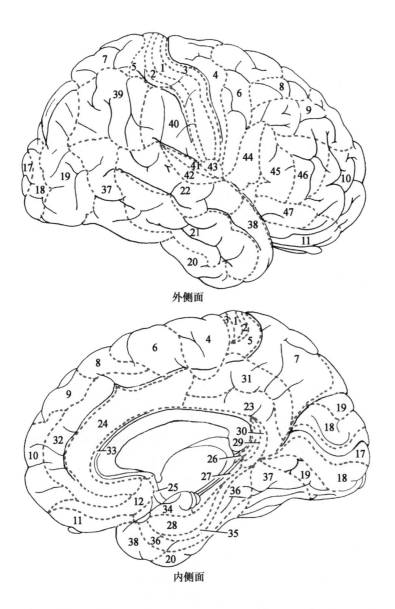

外侧面

内侧面

图 3-1-1　**大脑皮质分区（Brodmann 分区）**
（引自：丁文龙，王海杰. 系统解剖学. 3 版. 北京：人民卫生出版社，2015）

传入纤维。前庭和听皮层主要由大脑中动脉供血，该区域的梗死或出血可导致眩晕、头晕或平衡障碍。

（2）后循环缺血（posterior circulation ischemia，PCI）：后循环（也称椎-基底动脉系统）包括椎动脉、基底动脉（basilar artery，BA）、小脑后下动脉（posterior-inferior cerebellar artery，PICA）、小脑前下动脉（anterior-inferior cerebellar artery，AICA）、小脑上动脉（superior cerebellar artery，SCA）和大脑后动脉（posterior cerebral artery，PCA）（图 3-1-2）。后循环主要供血脑干、小脑、丘脑、枕叶、部分颞叶及上段颈髓。后循环缺血约占缺血性脑血管病的 20%，包括后循环 TIA 和后循环供血区梗死，常见于 50 岁以上人群。年轻患者的常见病因为椎动脉/基底动脉夹层或卵圆孔未闭，老年患者的常见病因为动脉粥样硬化，也可为心房颤动或凝血机制障碍。后循环缺血的机制包括：①后循环低灌注，表现为多个区域（前庭中枢和外周结构）同时缺血，常由于动脉粥样硬化导致椎基底动脉严重狭窄或闭塞所致；②单支供血动脉分布区缺血，表现为局限于某一区域的梗死，可由来自主动脉弓、椎动脉、基底动脉的栓子或者心脏附壁血栓脱落堵塞远端供血动脉所致，也可见于起源于椎基底动脉的穿支动脉起始处闭塞，这两种类型的缺血机制可并存，在侧支循环良好的情况下，血管病变可不引起任何临床症状，当代偿不良存在低灌注时，可导致相应区域缺血梗死；③血液成分改变，如凝血机制障碍类疾病。由于各种原因导致相关解剖结构受损可引发眩晕、头晕或平衡障碍，最常见的病变部位为脑干和小脑。

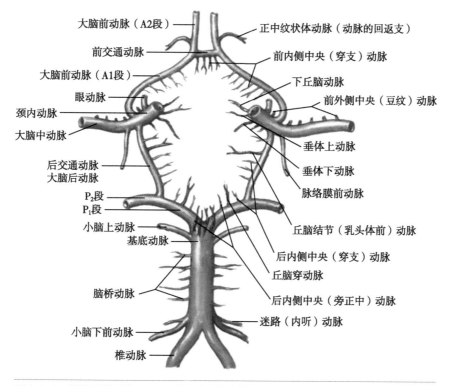

图 3-1-2　**基底动脉环（Willis 环）示意图（脉管解剖下面观）**
（引自：贾建平，陈弟生. 神经病学. 8 版. 北京：人民卫生出版社，2018）

2. 出血性脑血管病与眩晕 / 头晕　脑干和小脑出血常可导致眩晕或头晕,但多伴有其他神经系统受累的症状和体征。最常见病因为高血压、血管畸形、肿瘤、抗凝药物和创伤。脑干海绵状血管瘤较少见,占中枢神经系统海绵状血管瘤的 18%～35%。颅后窝脑动静脉畸形占所有脑动静脉畸形的 15%。静脉性血管瘤通常见于小脑。毛细血管扩张多为小病灶,病变血管类似毛细血管,多见于脑桥。

【临床表现】

(一)缺血性脑血管病

1. 前循环缺血　前庭皮质主要由大脑中动脉供血,前循环缺血可引起身体侧倾、步态不稳及旋转性眩晕或伴偏瘫或偏身感觉障碍。

2. 后循环缺血　PCI 以发作性眩晕或平衡障碍为特征,通常持续 1～15min,可伴有复视、视野缺损、构音障碍、共济失调、跌倒发作和四肢笨拙等不同症状。后循环梗死所致的眩晕通常伴随其他神经系统损害的症状体征,有时可以单独发生,易与周围性眩晕混淆。以下主要阐述与眩晕、头晕或平衡障碍相关的后循环梗死。

(1)延髓梗死

1)延髓(背)外侧梗死:延髓背外侧主要由 PICA 供血,PICA 通常起源于椎动脉颅内段,供应延髓背外侧部及小脑下脚和小脑后下部。经典的延髓背外侧综合征(也称 Wallenberg 综合征)(图 3-1-3 和图 3-1-4)多由于同侧椎动脉颅内段病变而非 PICA 闭塞所致,主要临床表现为:①前庭神经下核受损,表现为重度眩晕、恶心、呕吐、同侧扫视过冲(朝向病灶侧)、眼偏斜反应和伴有垂直成分的自发性旋转性眼震;②疑核、迷走神经、舌咽神经受损,表现为病灶侧软腭、咽喉肌瘫痪,出现吞咽困难、构音障碍、发音困难、同侧软腭低垂及咽反射消失;③三叉神经脊束核受损,表现为病灶同侧面部痛、温觉障碍;④髓丘脑束受损,表现为病灶对侧偏身痛温觉障碍;⑤交感神经下行纤维受损,表现为病灶同侧 Honer 征;⑥脊髓小脑束和小脑下脚(绳状体)受损,表现为病灶侧肢体和躯干共济失调。但在临床上,由于血管闭塞及梗死部位、范围不同、侧支循环不同,以及后循环存在较大变异等因素,典型的 Wallenberg 综合征较少见,多表现为不完全性延髓背外侧综合征。

2)延髓内侧梗死:延髓内侧梗死(也称 Dejerine 综合征)以对侧面部和肢体的中枢性瘫痪、深感觉减退以及同侧舌瘫为特征,很少引起眩晕 / 头晕(图 3-1-5)。

(2)脑桥梗死:脑桥背外侧部和脑桥被盖部梗死可引起眩晕症状,而脑桥基底部梗死很少引起眩晕症状,下文主要就前者进行阐述。

1)脑桥背外侧部梗死:脑桥背外侧由 AICA 供血,该区域梗死常以严重的眩晕、恶心和呕吐为最先出现且最显著的症状。此外还可出现严重的单侧听力损失、单侧面瘫、小脑性共济失调、同侧面部痛温觉消失、对侧肢体痛温觉减退。内听动脉多起源于 AICA,常由于 AICA 缺血导致内听动脉供血的膜迷路和耳蜗缺血,从而引发前庭及耳蜗症状。因此需注意,AICA 供血区梗死可表现为急性听觉及前庭功能丧失,合并或不合并脑干或小脑受累的症状和体征,其临床表现常同时兼有外周性和中枢性异常的特征。AICA 病变导致广泛梗死之前大多先出现急性前庭功能和听功能丧失,常表现为眩晕、听力下降和 / 或耳鸣。

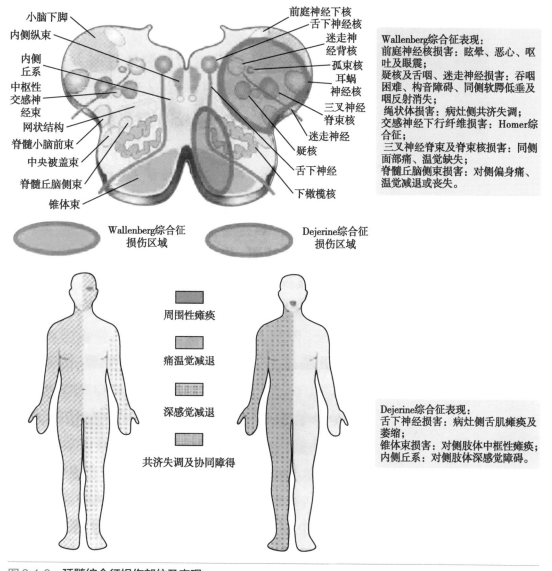

图 3-1-3　延髓综合征损伤部位及表现
（引自：吴江，贾建平. 神经病学. 3 版. 北京：人民卫生出版社，2015.）

2）脑桥被盖部梗死：脑桥被盖部由 BA 穿支动脉长旋支供血，该区域梗死可引起眩晕、眼震、霍纳综合征、水平凝视麻痹。图 3-1-6 显示脑桥被盖下部损害部位及临床表现。

3）脑桥基底部梗死：脑桥基底部由 BA 旁中央支供血。腹内侧梗死病灶主要累及一侧脑桥腹侧基底部、内侧边缘位于正中线。腹外侧梗死主要累及一侧脑桥腹侧基底部、内侧边缘处于中线外侧，常称 Millard-Gubler 综合征（图 3-1-6）。如腹外侧病变波及内侧，同时损伤内侧纵束，还可表现两眼向病灶对侧共同偏视，称为 Foville 综合征。脑桥基底部梗死常引起构音障碍、共济失调和肢体瘫痪，很少引起眩晕。单独此区域受累多由 BA 穿支病变所致（图 3-1-7）。合并其他区域（如小脑、中脑或枕叶等）受累时，多由于低灌注或栓塞机制导致梗死。

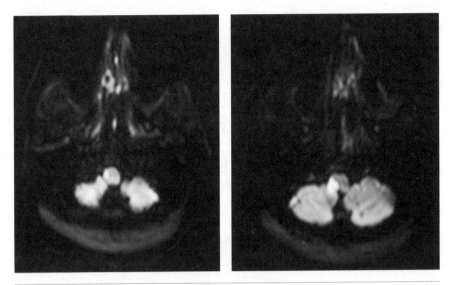

图 3-1-4 右侧延髓背外侧梗死的颅脑 MRI DWI 表现
示右侧延髓背外侧小片状高信号,提示急性梗死

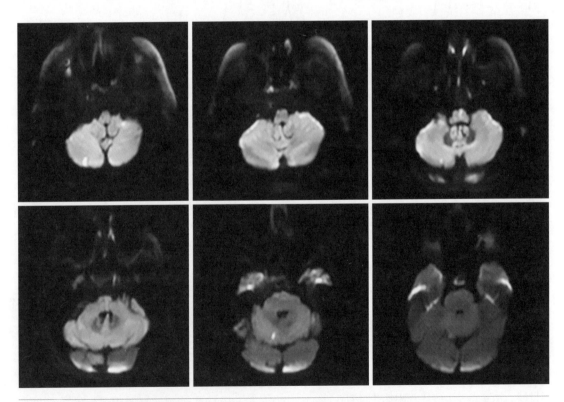

图 3-1-5 延髓内侧梗死的颅脑 MRI DWI 表现
示延髓腹侧偏左和右侧小脑半球(PICA 供血区)多发点状高信号,提示急性梗死

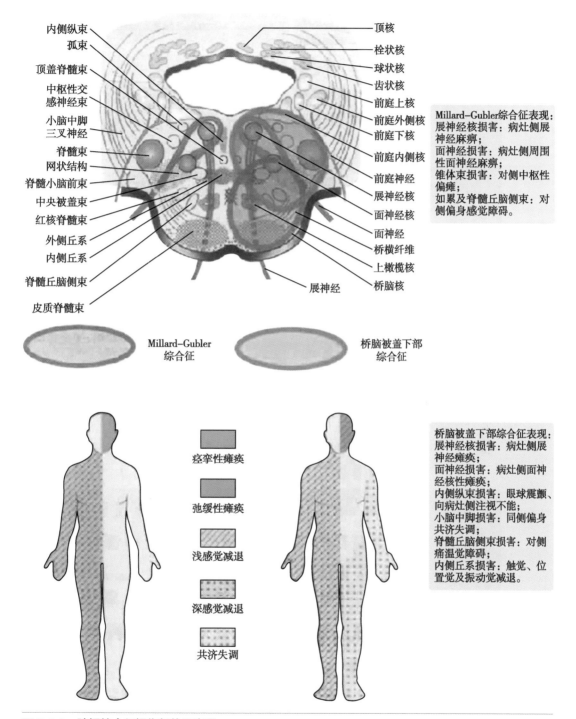

内侧纵束
孤束
顶盖脊髓束
中枢性交感神经束
小脑中脚
三叉神经
脊髓束
网状结构
脊髓小脑前束
中央被盖束
红核脊髓束
外侧丘系
内侧丘系
脊髓丘脑侧束
皮质脊髓束

顶核
栓状核
球状核
齿状核
前庭上核
前庭外侧核
前庭下核
前庭内侧核
前庭神经
展神经核
面神经核
面神经
桥横纤维
上橄榄核
桥脑核
展神经

Millard–Gubler综合征表现：
展神经核损害：病灶侧展神经麻痹；
面神经损害：病灶侧周围性面神经麻痹；
锥体束损害：对侧中枢性偏瘫；
如累及脊髓丘脑侧束：对侧偏身感觉障碍。

Millard–Gubler综合征

桥脑被盖下部综合征

桥脑被盖下部综合征表现：
展神经核损害：病灶侧展神经瘫痪；
面神经损害：病灶侧面神经核性瘫痪；
内侧纵束损害：眼球震颤、向病灶侧注视不能；
小脑中脚损害：同侧偏身共济失调；
脊髓丘脑侧束损害：对侧痛温觉障碍；
内侧丘系损害：触觉、位置觉及振动觉减退。

痉挛性瘫痪
弛缓性瘫痪
浅感觉减退
深感觉减退
共济失调

图 3-1-6　脑桥综合征损伤部位及表现
（引自：吴江，贾建平. 神经病学. 3 版. 北京：人民卫生出版社，2015.）

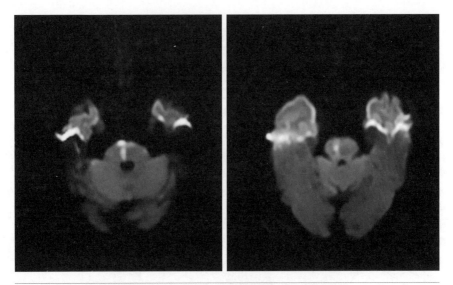

图 3-1-7　脑桥基底部梗死的颅脑 MRI DWI 序列和 Flair 序列表现
示脑桥基底部中线偏右侧高信号,提示急性梗死。

（3）中脑梗死：可由于同侧大脑后动脉局限性狭窄 / 闭塞、穿支病变或栓子阻塞所致。典型特征为大脑脚底梗死（称 Weber 综合征），表现为病变同侧动眼神经麻痹和对侧中枢性面舌瘫和偏瘫。如病变向背侧累及，可损害红核和黑质（图 3-1-8）。此部位病变较少引起眩晕。但在中脑顶盖前区小病灶由于损害内侧纵束喙侧间质核，可出现向下扫视异常、朝向病灶对侧的扭转性眼震；Cajal 间质核损害可表现为眼球垂直和扭转方向凝视维持障碍、病理性眼偏斜反应和朝向病灶同侧的扭转性眼震，患者可能因存在眼球运动障碍感到头晕。

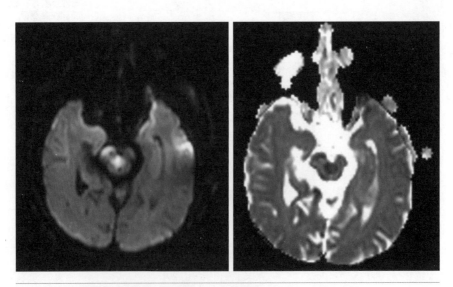

图 3-1-8　中脑梗死的颅脑 MRI 的 DWI 序列表现
示右侧大脑脚底和被盖中央部片状高信号,相应区域 ADC 显示低信号。

（4）小脑梗死：供应小脑的动脉有三条，分别为小脑后下动脉、小脑前下动脉和小脑上动脉。这三条动脉在发出分支供应脑干之后，主要供应小脑相应区域。小脑动脉的解剖变异常见，且在小脑表面形成广泛的吻合支。最常见的变异为一侧小脑前下动脉或小脑后下动脉占优势。急性小脑梗死可由于损害不同部位引起不同程度的眩晕 / 头晕、恶心呕吐和共济失调等症状体征。

1）小脑蚓部梗死：小脑上蚓部由 SCA 供血，蚓下部由 PICA 内侧支供血。小脑蚓部梗死可出现眩晕、恶心呕吐、自发性下跳性眼震、严重步态不稳、步基宽、躯干共济失调。

2）小脑绒球和绒球旁叶梗死：AICA 除供应小脑前上表面外，还供应绒球和绒球旁叶。当该区域单独损害时可出现眩晕、下跳性眼震和平衡障碍。

3）小脑半球梗死：小脑半球后下部由 PICA 供血，该区域大面积梗死可能会由于肿胀的小脑扁桃体疝入枕骨大孔压迫脑干，导致进行性脑干功能障碍，必要时需要手术解除压迫，否则患者会迅速出现四肢瘫、昏迷和死亡。

小脑半球上部由起源于基底动脉的 SCA 供血，SCA 同时还供应小脑上脚。病变时可出现眩晕、恶心、呕吐、病变对侧扫视过冲、病变侧肢体共济失调、步态异常（图 3-1-9）。

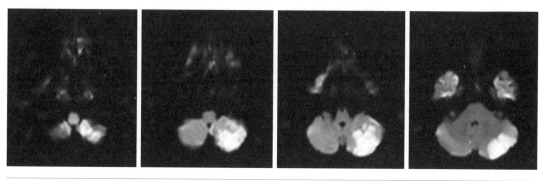

图 3-1-9　左侧小脑半球颅脑 MRI DWI 表现
示左侧小脑半球 PICA 供血区片状高信号，提示急性梗死。

（二）出血性脑血管病

1. 脑干和小脑出血　脑干和小脑出血分别约占颅内出血的 5% 和 10%，可引起突发性的眩晕和头痛伴恶心、呕吐，大多数可伴有局灶性神经系统体征。出血量较大的脑桥出血表现为眩晕、头痛和恶心，通常引起四肢瘫痪、去大脑强直、异常水平眼球运动（如眼球摆动等）、反应性针尖样瞳孔和昏迷。原发性延髓出血不常见，通常表现为突然发生的眩晕、头痛、恶心、呕吐、吞咽困难、构音障碍和循环呼吸衰竭（图 3-1-10）。小脑出血的特征性起病表现为重度眩晕、头痛、恶心、呕吐、无法站立或行走和突出的小脑体征。颈部僵直、重度共济失调或辨距不良、凝视诱发的眼震和甩头试验阴性提示小脑病变而非急性前庭病变。

2. 迷路内出血　自发性迷路内出血通常引起单侧突发性聋急性发作以及严重眩晕。出血通常见于潜在出血体质、抗凝药物治疗以及脑膜炎患者。

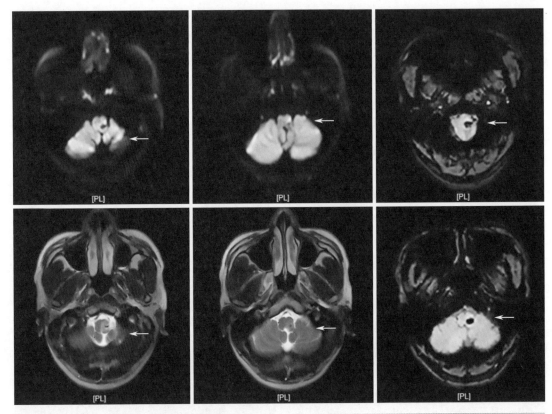

图3-1-10 左侧延髓出血的颅脑MRI DWI表现

示左侧延髓背外侧低信号周围混杂高信号（箭头所示），T_2序列相应区域片状长T_2信号混杂点状短T_2信号，SWI序列相应区域圆形低信号提示海绵状血管瘤出血

（三）孤立性血管源性眩晕

尽管后循环缺血引起的眩晕通常与其他神经系统症状和体征同时出现，但有时也可单独出现，容易与周围性眩晕混淆。孤立性眩晕是指患者表现为发作性或持续性眩晕，除伴有自主神经功能紊乱如恶心、呕吐、多汗、心慌以及腹泻等，没有其他神经系统症状或体征，如面部肢体麻木、无力、复视以及构音障碍等。常为累及小脑小结、桥延髓交界处第Ⅷ脑神经根入口区和前庭核等结构的小梗死灶所致，孤立性前庭神经核梗死表现类似于前庭神经炎，表现为孤立性眩晕、自发性水平眼震、头脉冲试验阳性、单侧半规管功能障碍。该区域梗死患者症状类似于急性外周前庭系统疾病，需要与良性内耳疾病所致眩晕鉴别（图3-1-11）。

孤立性血管源性眩晕的危险因素通常为老龄、吸烟饮酒、高血压、高脂血症、心脏病、糖尿病、既往卒中或TIA病史、椎基底动脉狭窄等。当存在以下情况时需要警惕后循环缺血的可能：①表现为孤立、自发性、持续性眩晕的老人；②存在血管危险因素的孤立的、自发性、持续性眩晕患者；③孤立的、自发性、持续性眩晕且伴有凝视性眼震、共济失调性步态或站立不稳的患者；④急性自发性眩晕伴新发头痛，尤其是枕部疼痛的患者；⑤在血管性危险因素、出现急性眩晕伴听力丧失且无梅尼埃病史的患者。

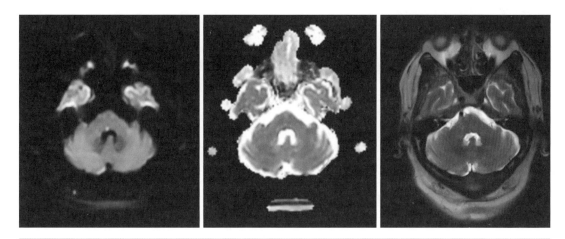

图 3-1-11　脑桥被盖第四脑室底部急性脑梗死所致急性孤立性血管源性眩晕的颅脑 MRI DWI 序列表现
显示脑桥被盖四脑室底小点状高信号，ADC 相应区域为低信号，T_2 序列高信号提示急性梗死

（四）其他少见病因所致血管源性眩晕 / 头晕

1. 白塞综合征　白塞综合征是以血管炎为主要病理基础的慢性多系统疾病。4%~29% 的患者出现中枢神经系统受累，临床表现为亚急性脑干综合征、偏瘫、孤立性脑静脉窦血栓形成和颅内高压。50% 的白塞综合征神经系统表现有前庭耳蜗症状，若涉及中枢前庭系统，则主要表现为眩晕和听力下降。

2. 韦格纳肉芽肿病　该病是一种不明原因的全身性疾病，特征是坏死性肉芽肿性血管炎，主要累及呼吸道、肾脏和神经系统，常表现为急性听力下降和面神经麻痹等症状。中枢神经系统受累是一种罕见的表现。患者通常患有双侧耳痛和持续性耳漏伴有典型的化脓性慢性中耳炎和非典型阵发性位置性眩晕。诊断依据临床标准，抗中性粒细胞胞浆抗体阳性以及病理检查中肉芽肿坏死性血管炎的证据。

3. 巨细胞动脉炎　该病是一种少见的系统性血管炎，主要影响大、中型动脉，是一种年龄相关性疾病。由于局部缺血可导致广泛性系统性损害，常累及神经系统和眼部。系统性表现包括下颌咀嚼痛、头皮压痛不适和眩晕、红细胞沉降率升高。患者可因缺血性并发症而出现位置性眩晕。眼部受累表现为前部缺血性视神经病变。

4. Susac 综合征　该病又称视网膜 - 耳蜗 - 大脑微血管病，目前不明原因，可能与免疫介导相关。主要临床特征为多发性脑病、视网膜分支动脉闭塞和听力下降，几乎一半患者可伴前庭周围系统微血管受累，出现眩晕、恶心呕吐、眼震、双侧波动性听力下降、耳鸣等前庭耳蜗功能障碍表现。

【辅助检查】

1. 一般检查　评估包括心电图、全血细胞计数、血电解质、肾功能及快速血糖和血脂测定。

2. 脑部影像学检查

（1）CT 检查：急诊头部 CT 平扫可准确识别绝大多数颅内脑干小脑出血，并帮助鉴别非血管性病变（如脑肿瘤），是疑似脑卒中患者的首选影像学检查。但检查后循环急性缺血性病变的准确性较低。灌注 CT 检查可区别可逆性与不可逆性缺血改变,因此可识别缺血半暗带,对指导急性脑梗死溶栓治疗及血管内取栓治疗有一定参考价值。

（2）颅脑 MRI 检查:常规颅脑 MRI 检查（T_1 加权相、T_2 加权相及质子相）在识别急性小梗死灶及后循环缺血性脑卒中方面明显优于平扫 CT。可识别亚临床缺血灶,无电离辐射,不需碘造影剂。但有费用较高、检查时间稍长及患者本身的禁忌证（如有心脏起搏器或幽闭恐怖症）等局限。DWI 在症状出现数分钟内就可发现缺血灶并可早期确定大小、部位与时间,对早期发现小梗死灶较常规 MRI 更敏感,被认为是诊断急性缺血性卒中引起的孤立性眩晕的金标准。梯度回波序列 /SWI 序列可发现 CT 检查不能显示的无症状性微量出血。

3. 血管病变评估　常用检查包括颈动脉超声检查、经颅多普勒检查、MR 脑血管成像检查、高分辨 MRI、CT 血管成像检查和数字减影血管成像检查等。

4. 心脏评估　疑为心源性栓塞或 45 岁以下颈部和脑部血管检查及血液学筛选未能明确病因者,推荐进行经胸 / 经食管超声心动图检查。可发现心脏附壁血栓、房间隔异常（如房室壁瘤、卵圆孔未闭、房间隔缺损）、栓子来源（二尖瓣赘生物以及主动脉弓粥样硬化斑块等）。

【诊断】

血管性眩晕多为脑卒中,尤其缺血性卒中所致。患者多急性起病,常有心脑血管病危险因素,包括年龄、性别、吸烟饮酒史、高血压、高脂血症、心脏疾病、糖尿病、高尿酸血症,以及既往卒中、TIA、颅内外动脉狭窄等病史。大多数患者除眩晕 / 头晕之外会出现其他局灶性神经系统损害体征,尤其以脑干或小脑损害为主。结合影像学检查（主要为头部 CT 或 MRI）有助于更准确地进行疾病定位诊断（如延髓、脑桥、中脑、丘脑或小脑）和定性诊断（脑梗死或脑出血）。

1. 脑干梗死　延髓外侧梗死患者常表现为自发性眼震、凝视诱发性眼震和摇头眼震,可存在位置性向地性眼震。几乎所有患者（93%）都表现出眼偏斜反应（OTR）或主观垂直视觉（SVV）倾斜。孤立性延髓出血患者可出现类似表现。

脑干梗死累及舌下前置核可出现明显的眼球运动异常,包括:①快相指向健侧的自发性眼震;②水平凝视诱发性眼震,凝视健侧眼震明显;③水平摇头性眼震;④平滑跟踪试验异常,朝向健侧时明显;⑤患侧静态眼偏斜异常。

累及内侧纵束的卒中除了核间性眼肌麻痹外,还可引起多种眼动异常,包括上跳或不稳的跷跷板样眼震,反向 OTR 和 SVV 倾斜,VOR 和平滑跟踪试验异常。

中脑梗死病例中,少有报道旋转性眩晕（14%）并且即使存在时也大多是短暂的（<1d）。中脑梗死病例的短暂性旋转性眩晕主要与涉及尾侧被盖部的病变相关,而摇摆或非特异性眩晕主要在涉及被盖前方或中脑 - 间脑连接处。

2. 小脑梗死　小脑梗死影响小结和小舌的患者可能表现出位置性眼震（低头时背地性眼震和头悬垂时下跳性眼震）,水平摇头后短暂的下跳性眼震（反常眼震）。小脑小结梗死可发现眼偏斜。

孤立性绒球梗死罕见。绒球主要由 AICA 分支供血,而 AICA 也供应脑桥背外侧和内耳。急性单侧绒球梗死可出现向患侧的自发性眼震,健侧平滑跟踪功能受损,反向 OTR 和 SVV 倾斜。

孤立性单侧小脑扁桃体梗死可出现向病变侧平滑跟踪功能正常和向健侧平滑跟踪功能受损，快相指向病变侧的低幅水平眼震，凝视维持障碍，前庭-眼反射正常。

孤立性前庭神经核梗死可表现为急性自发性眩晕，伴恶心和不稳，可有远离病变侧的自发水平扭转性眼球震颤，凝视性眼震。温度试验提示患侧外半规管功能减退。

【鉴别诊断】

后循环 TIA 主要表现为发作性自发性眩晕，而后循环卒中主要表现为急性持续性自发性眩晕。后循环 TIA 主要与良性阵发性位置性眩晕、梅尼埃病、前庭性偏头痛鉴别。表现为孤立性眩晕的后循环卒中主要与前庭神经炎鉴别。

1. 良性阵发性位置性眩晕　良性阵发性位置性眩晕（BPPV）是体位改变诱发的眩晕发作，持续时间为 10～40s，大多数不超过 1min，而后循环 TIA 为自发性眩晕，其持续时间为一至数分钟，有时数小时。BPPV 患者一般无听力等其他伴随症状，后循环 TIA 可伴有听力症状及其他神经功能缺损症状，如视觉障碍、跌倒发作、共济失调、肢体无力、意识模糊等。大多数 BPPV 患者进行位置试验时，可诱发出相应的位置性眼震。

2. 梅尼埃病　梅尼埃病是发作性眩晕疾病，好发于中年人，表现为反复发作性眩晕，每次发作多持续 20min 至 12h，伴有恶心、呕吐等自主神经功能症状，伴有听力下降、耳鸣及耳闷胀感和走路不稳等平衡功能障碍，无意识丧失。随着发作次数的增多，出现波动性听力下降。发作期除自发性眼震以外，纯音测听可发现低频听力下降，中枢神经系统检查正常。

3. 前庭性偏头痛　椎动脉夹层伴 TIA 可表现为眩晕、头痛和颈痛，临床上需要与前庭性偏头痛（VM）鉴别。VM 前庭症状为发作性自发性眩晕、头动诱发或位置诱发的眩晕或站立不稳。发作持续时间各异，为 5min～72h。其头痛分为无先兆偏头痛、先兆性偏头痛及慢性偏头痛。单次眩晕发作可在头痛前、头痛后或头痛过程中出现，偏头痛发作期间亦可不出现眩晕，二者时间关系不恒定。而椎动脉夹层引起的头痛主要在颈后、耳后，发作突然，程度较重，持续时间通常超过 72h，可长达数天。VM 的头痛逐渐发生，多在 30min 逐渐达高峰，通常程度不严重。VM 眩晕发作时可伴有畏光、畏声、视物模糊等。VM 发作间期多无异常体征，有时可见到水平或垂直扫视跟踪、位置性眼震、凝视诱发性眼震、自发性眼震等。

4. 前庭神经炎　前庭神经炎以孤立性眩晕形式出现的小脑梗死或位于脑干的位听神经根入脑干处和前庭神经核梗死可表现为孤立性眩晕，需要与前庭神经炎鉴别。急性期通过 HINTS（Head Impulse，Nystagmus Type，test of Skew）检查（包括头脉冲试验、凝视试验、眼偏斜反应）有助于鉴别诊断。上述部位脑梗死大多起病突然且急骤，通常有卒中相关危险因素（尤其动脉粥样硬化危险因素），发病前 3 个月或 4 周内可能有反复短暂性眩晕发作。急性期查体，HINTS 检查包括凝视诱发性方向变化性眼震、头脉冲试验（-）、眼偏斜反应阳性有助于鉴别诊断。前庭神经炎发病前可有感冒病史，通常表现为急性眩晕不伴听力下降且持续数日，常伴恶心、呕吐、振动幻视以及身体不稳感等。急性期 HINTS 检查可发现自发性朝向健侧的水平扭转性眼震，眼震方向不随凝视方向变化而变化，患侧头脉冲试验（+），站立时身体向患侧倾倒。相关辅助检查检查证实一侧外周前庭功能低下。

5. 伴前庭功能障碍的突发性聋 突发性聋可伴发眩晕、恶心、呕吐,主要表现为突然发生听力下降,可伴耳鸣、耳闷胀感、听觉过敏或重听、耳周皮肤感觉异常等。查体可见水平扭转性眼震,眼震方向不随凝视方向改变,Rinne/Weber 试验显示神经性听力损失,固视抑制(+)。后循环(AICA 供血区)梗死早期可表现为突发性听力下降伴眩晕,需相互鉴别。

【治疗原则与方法】

1. 后循环缺血性脑血管病急性期治疗

(1)急性期治疗原则:后循环缺血性脑血管病急性期的时间划分尚不统一,一般指发病 2 周内。对于严重头晕、恶心呕吐的患者,应监测和纠正体液和电解质紊乱。严重眩晕患者可限制其头部运动,并使用前庭抑制药物控制眩晕症状,一旦症状改善,应该逐渐减量药物,并尽快开始前庭康复。

目前尚没有专门针对后循环缺血治疗的大型随机对照试验,因此后循环缺血所致眩晕的急性期治疗应遵循缺血性卒中急性期治疗指南的推荐意见,尽可能选择卒中单元的组织化治疗模式。病因不明的单纯孤立性眩晕,脑血管病危险因素超过 3 个者,即使没有脑干和小脑体征,也应该警惕 PCI 的可能,必要时参考脑血管病急性期治疗。

(2)急性期的特异性治疗:后循环缺血性脑血管病患者急性期的特异性治疗包括改善脑血循环(静脉溶栓、血管内治疗、抗血小板、抗凝、降纤、扩容等方法)、他汀及神经保护等。

1)静脉溶栓治疗:对发病 4.5h 内的后循环缺血性卒中患者,有静脉溶栓治疗指征且无禁忌证的患者可以行静脉溶栓治疗,必要时考虑桥接血管内治疗。静脉溶栓药物包括重组组织型纤溶酶原激活剂、尿激酶、替奈普酶等。抗血小板药物应在静脉溶栓后 24h 开始使用。如果患者存在其他特殊情况(如合并疾病),在评估获益大于风险后可以考虑在静脉溶栓 24h 内使用抗血小板药物。

2)血管内科治疗和外科手术治疗:血管内治疗主要是机械取栓、动脉溶栓或支架置入。静脉溶栓禁忌的患者,建议将机械取栓作为大血管闭塞的治疗方案。椎动脉、基底动脉、大脑后动脉闭塞患者,可以考虑在发病 6h 内(至股动脉穿刺时间)进行机械取栓。发病在 6~24h 的急性基底动脉闭塞患者,可以考虑在影像检查评估后实施机械取栓。缩短发病到血管内治疗后恢复再灌注时间与更好的临床预后密切相关,推荐在治疗时间窗内应尽早开通血管。在机械取栓过程中,建议达到 mTICI(thrombolysis in brain infarction)2b/3 级的血流再灌注,以提高临床良好预后率。机械取栓时可以考虑应用血管成形、支架置入等补救措施,以使再灌注血流达到 mTICI 2b/3 级。

10%~20% 的小脑梗死患者可能后续出现脑疝或脑积水,高峰多发生于发病后 3 天至 1 周。尽管去骨瓣减压术的最佳手术时机尚不确定,对于大面积的小脑梗死且伴颅内压增高或脑积水引起意识水平下降时,可行颅后窝减压术,这可能是救命性的治疗手段。未手术的患者死亡率高达 85%。尚无足够的数据证明低温治疗、巴比妥类和糖皮质激素治疗半球或小脑梗死伴脑水肿患者有效,因此不推荐这些治疗方法。

颈动脉内膜剥脱术或支架置入术可能对合并血管变异(例如永存三叉动脉或永存舌下动脉等)的头晕 / 眩晕患者有益。对于症状性重度椎动脉狭窄、锁骨下动脉盗血综合征或药物治疗无效的旋转性椎动脉闭塞综合征患者,可考虑放置支架或外科手术治疗。

3）药物治疗：对于无溶栓、血管内治疗指征，采取内科保守治疗，应予以抗栓治疗，发病后尽早给予口服阿司匹林150～300mg/d，急性期后可改为预防剂量（50～300mg/d）。对于未接受静脉溶栓治疗的轻型卒中患者（NIHSS评分≤3分），在发病24h内应尽早启动双重抗血小板治疗（阿司匹林和氯吡格雷）并维持治疗21d，这有益于降低发病90d内的卒中复发风险，但应密切观察出血风险。对于存在阿司匹林禁忌证的患者，可考虑采用氯吡格雷、替格瑞洛等替代药物。

急性期的血压、血糖、深静脉血栓预防等管理也与一般缺血性卒中基本无异。其他治疗措施可参考国内外相关的治疗指南。

4）预防性治疗：后循环缺血的危险因素与前循环缺血性卒中的危险因素相同，一级预防方法相同。国内外相关指南均强调管理可控制的危险因素，如高脂血症、糖尿病、高血压、心房颤动、肥胖等。应建立筛查常规，及时识别高风险人群。对于疑似血管源性眩晕者，应实行常规危险因素筛查。如发现有相关危险因素，应及时采用药物治疗原发病和控制体重、调节情绪等控制相关危险因素手段，以降低血管源性眩晕的发生率。二级预防主要是应用抗血小板、他汀类药物等，对于出现后循环短暂性脑缺血发作者，诊断和治疗潜在的血管病变是二级预防的重要方法。

对频繁的短暂性脑缺血发作导致的发作性眩晕者，应及时给予抗血小板聚集或其他抗栓治疗，以减少其发作频率、预防脑梗死的发生。

2. 脑干小脑出血的治疗 脑干小脑出血的非手术治疗包括颅内压增高管理、体温、血压、血糖管理、营养支持，肺部感染、应激性溃疡、下肢深静脉血栓等并发症防治、神经保护等多方面内容。小脑出血手术指征：①小脑血肿直径＞3cm或10mL；②第四脑室、脑干受压或并发梗阻性脑积水。对于脑干出血，目前高血压脑干出血的手术治疗价值仍不明确，故手术清除血肿在许多情况下是不推荐的，仍以保守治疗为主。

（鞠 奕 赵性泉）

参考文献

1. RATHORE S S, HINN A R, COOPER L S, et al. Characterization of incident stroke signs and symptoms: findings from the atherosclerosis risk in communities study. Stroke, 2002, 33(11): 2718-2721
2. UNO A, NAGAI M, SAKATA Y, et al. Statistical observation of vertigo and dizziness patients. Nihon Jibiinkoka Gakkai Kaiho, 2001, 104(12): 1119-1125
3. NEWMAN-TOKER D E, HSIEH Y H, CAMARGO C A Jr, et al. Spectrum of dizziness visits to US emergency departments: cross-sectional analysis from a nationally representative sample. Mayo Clin Proc, 2008, 83(7): 765-775
4. TARNUTZER A A, BERKOWITZ A L, ROBINSON K A, et al. Does my dizzy patient have a stroke? A systematic review of bedside diagnosis in acute vestibular syndrome. CMAJ, 2011, 183(9): e571-592
5. WRIGHT J, HUANG C, STRBIAN D, et al. Diagnosis and management of acute cerebellar infarction. Stroke, 2014, 45(14): 56-58
6. 中华医学会神经病学分会，中华医学会神经病学分会脑血管病学组. 中国急性缺血性脑卒中诊治指南2018. 中华神经科杂志, 2018, 51(9): 666-682
7. WANG Y J, WANG Y L, ZHAO X Q, et al. Clopidogrel with aspirin in acute minor stroke or transient ischemic attack. N Engl J Med, 2013, 369(1): 11-19
8. POWERS W J, RABINSTEIN A A, ACKERSON T, et al. 2018 guidelines for the early management of patients with acute ischemic stroke: a guideline for healthcare professionals from the american heart association/american stroke association. Stroke, 2018, 49(3): e46-e110

第三节 突发性聋伴眩晕

突发性聋是耳科常见疾病，突发性聋同时伴发眩晕也不少见。但突发性聋伴眩晕的诊断名称一直没有明确。究其原因，一方面突发性聋病因不清，伴有的眩晕也由于前庭疾病认识水平的局限，多年来一般都诊断为突发性聋伴眩晕或伴眩晕的突发性聋，但这一诊断名词并不适当，眩晕作为症状不宜作为疾病名称。根据目前的认识，其合理的诊断应该包括 2 个部分：①突发性聋；②急性或发作性前庭综合征。突发性聋诊断有其诊断标准，眩晕的诊断在突发性聋中大体可以分为：①急性前庭综合征，外周/中枢急性前庭病（acute vestibulopathy，有别于前庭神经炎）；②发作性前庭综合征，BPPV 和前庭系统 TIA 等。本节主要讨论突发性聋的诊断与治疗。

【定义】

急性特发性感音神经性听力损失，也称突发性聋（sudden sensorineural hearing loss，SSHL）或特发性突聋（idiopathic sudden sensorineural hearing loss，ISSHL），简称突聋。按照《中华耳鼻咽喉头颈外科杂志》编辑委员会、中华医学会耳鼻咽喉头颈外科学分会制订的突发性聋诊断和治疗指南，定义为 72h 内突然发生的、原因不明的感音神经性听力损失，至少在相邻的两个频率听力下降≥20dB HL。

在世界范围内，更多的国家和地区采用的诊断标准是，72h 内至少在相邻的 3 个频率听力下降≥30dB HL，经过充分的检查未发现明确病因，即特发性的。

伴眩晕的突发性聋是指突然发生的原因不明的感音神经性听力损失，并在短时间内出现眩晕。也有首先表现为眩晕继而出现听力损失者，可伴有恶心、呕吐和头痛等症状。作者认为，按照 72h 内至少在相邻三个频率听力下降≥30dB HL 来定义，有助于排除一些其他原因引起的感音神经性听力损失，比如梅尼埃病首次发作、前庭性偏头痛和噪声暴露，因此更符合特发性突发性聋的特征，诊断上也更精准一些。

【流行病学特点】

我国突发性聋发病率近年有上升趋势，但目前尚缺乏大样本流行病学数据。美国突发性聋发病率为 5~20 人/10 万，每年新发 4 000~25 000 例。日本突发性聋发病率为 3.9 人/10 万（1972 年）、14.2 人/10 万（1987 年）、19.4 人/10 万（1993 年）、27.5 人/10 万（2001 年），呈逐年上升趋势。我国对突发性聋的多中心研究显示，发病年龄中位数为 41 岁，男女比例无明显差异，左侧略多于右侧。双侧突发性聋发病率较低，约占全部患者的 1.7%~4.9%，我国多中心研究中双侧发病比例为 2.3%。

单侧发病者超过 95%，80% 的患者有耳鸣和耳闷塞感，有眩晕和不平衡感者为 31%。还有报告在突发性聋患者中，20%~60% 有眩晕的症状，有时眩晕是其主要症状。多数学者报道突发性聋患者中伴眩晕者占比约为 30%~40%，双侧突发性聋患者中眩晕发生的比例（29.1%），与单侧突发性聋相近。

【病因与发病机制】

突发性聋的病因和病理生理机制尚未完全阐明，据推测，常见的病因包括：病毒感染、血管性疾病、自身免疫性疾病、内耳窗膜破裂等。只有10%~15%的突发性聋患者在发病期间能够明确病因，另有约1/3患者的病因是通过长期随访评估推测或确认的。特发性突发性聋是指还未查明原因，一旦查明原因，就不再诊断为突发性聋，此时突发性聋只是疾病的一个症状。

单侧突发性聋以特发性居多，而双侧突发性聋更多情况下是某种疾病的听觉表现。精神紧张、不良的工作生活环境和习惯可能是突发性聋的主要诱因，高血压、糖尿病、高脂血症等基础疾病是突发性聋的易感因素。

1. 病毒感染 病毒感染被认为是突发性聋伴眩晕的可能原因之一。Schuknecht 和 Donovan（1986）认为，流行性腮腺炎和风疹病毒引起的迷路炎之病理改变与 SSNHL 的相似。颞骨病理切片研究表明，SSNHL 的前庭毛细胞丧失在球囊最常见，但在半规管和椭圆囊则少一些，这与风疹感染者一样。

2. 血管因素 血管因素是突发性聋伴眩晕的另一个原因，小脑前下动脉（anterior inferior cerebellar artery, AICA）的梗死被认为有可能仅表现为突发性聋眩晕。Kim（1999）等在迷路梗死的病理生理学研究中发现，耳蜗和前半规管、外半规管壶腹嵴发生退行性变，而椭圆囊斑、后半规管壶腹和球囊斑则相对完好。这是由于前庭下的迷路部分，侧支循环较好，对于缺血的敏感度降低。

突发性聋和前庭神经炎两个最重要的病因是病毒感染和内耳微循环障碍，对于突发性聋更倾向于内耳的微循环障碍，而前庭神经炎的则主要以单纯疱疹病毒感染为主要病因。对于突发性聋，同样是前庭上神经伴行动脉的骨管比前庭下神经的骨管狭窄。其次，前庭下神经支配2个主要器官均有2个分支支配。这种双重支配有两种可能的解释，两支神经在不同的骨管内行走，不易受到炎症肿胀的影响。同时，两个分支可能不同时受到病毒感染的影响。因此，不管是前庭神经炎的病毒感染学说，还是突发性聋的微循环障碍学说，前庭神经及其伴行血管的局部解剖学是其病变的基础。

3. 内耳窗膜破裂 内耳窗膜破裂一直被推测是突发性聋的病因之一。最近的研究对经过3天类固醇激素治疗无效的82例单侧极重度突发性聋患者进行鼓室探查发现，28%存在外淋巴漏。

目前较公认的可能发病机制包括：内耳血管痉挛、血管纹功能障碍、血管栓塞或血栓形成、膜迷路积水以及毛细胞损伤等。可通过耳微循环障碍和感染两大学说解释和分析伴眩晕的突发性聋患者情况。内耳循环障碍学说认为迷路动脉（内听动脉）是内耳（耳蜗及前庭）血供的独一动脉，与邻近组织几乎没有侧支循环，且椎基底动脉-迷路动脉系统易出现解剖学的变化，尤其是发生血管栓塞或血栓造成供血障碍，可导致整个耳蜗供血障碍，由于耳蜗及前庭在血液供应上的这种密切关系，可表现为前庭功能异常而出现眩晕症状。

4. 自身免疫性疾病 自身免疫性疾病如复发性多软骨炎，可以引起双耳听力下降伴眩晕，一般认为是血管炎累及内听动脉，导致内耳供血障碍，进而出现相应的症状。

在有血管因素的耳蜗和后半规管 VOR 损伤者，可能是耳蜗总动脉缺血，单一的后半规管功能障碍伴 SSNHL，不能归因于前庭下神经炎，最常归因于后壶腹神经（常不伴有球囊受累）和耳蜗神经受累。这些神经在内耳道内密切相邻，有可能同时受到病毒或炎症侵扰，最简明的解释就是迷路动脉或其分支的梗死。

突发性聋伴眩晕的损害范围，按照内耳动脉的供应范围进行分类：①供应耳蜗顶转的耳蜗动脉；②供应椭圆囊、前和外半规管的前庭上动脉；③供应后半规管、球囊和耳蜗基底转的前庭蜗动脉。在 37 例突发性聋患者中，累及耳蜗动脉者占 13.5%（5/37），耳蜗动脉＋前庭耳蜗动脉者占 5.4%（2/37），累及耳蜗动脉＋前庭上动脉者占 43.2%（16/37），耳蜗动脉＋前庭上动脉＋前庭蜗动脉者占 32.4%（12/37）。损害范围可根据现有的检查手段判断，如前庭双温试验和 vHIT 反映半规管功能、VEMP 反映耳石器功能等。

【临床表现】

1. 听觉症状　①伴有眩晕的突发性聋，根据听力损失累及的频率和程度，都表现为高频下降型、平坦下降型和极重度听力损失；②耳鸣；③耳闷胀感；④听觉过敏或重听。

2. 眩晕或头晕　眩晕可以发生在听力下降之前，也可以伴随听力下降出现，由于突然出现的剧烈的眩晕，部分患者可能忽略了听力问题。也有一部分眩晕发生在突发性聋出现的数天后。患者主诉的症状包括眩晕、头晕，部分伴有恶心、呕吐、站立不稳及步态不稳，部分表现为位置性眩晕。

【诊断】

详细的病史询问及体格检查对正确的诊断有重要的意义。早期主要表现为高音调持续单调耳鸣，伴听力下降及耳闷塞感，发病前 3 天，听力损失可逐渐加重。

1. 床旁检查

（1）耳科专科体检：包括耳周皮肤、淋巴结、外耳道及鼓膜等。注意耳周皮肤有无疱疹、红肿，外耳道有无耵聍、疖肿、疱疹等。

（2）神经系统查体，阳性体征提示中枢受累。

（3）音叉检查：包括 Rinne 试验、Weber 试验及 Schwabach 试验，可发现单侧感音神经性听力下降。

（4）自发性、诱发性眼震检查，结果阳性提示单侧前庭功能受损；床旁 Dix-Hallpike 试验和 / 或 Roll 试验，阳性结果提示位置性眩晕。

2. 听力学及前庭功能检查

（1）纯音听阈测试：表现各异，但伴发眩晕的患者，多为重度以上全频型或高频下降型感音神经性听力损失。

（2）声导抗测试：包括鼓室图和同侧及对侧镫骨肌声反射。单侧病变者镫骨肌声反射提示同侧内耳病变，常同时有重振阳性。

（3）其他听力学检查：如耳声发射、听性脑干反应、耳蜗电图、言语测听（包括言语识别阈和言语识别率）等。听性脑干反应典型表现为 I 波潜伏期延长而 I-III 间期、III-V 间期及 I-V 间期正常，无蜗后病变迹象，常不能引出耳声发射。

（4）常用的前庭功能检查：包括眼震视图 / 电图检查、前庭肌源性诱发电位、视频头脉冲试验等。Park 根据前庭功能检测结果将突发性聋伴眩晕分为前庭功能正常者、单侧前庭功能低下者、良性阵发性位置性眩晕者、优势偏向者、前庭刺激者以及非特异性改变等六类。

3. 实验室检查　血常规、血生化（血糖、血脂、同型半胱氨酸等）、凝血功能（纤维蛋白原等）、C 反应蛋白、病原学检查（巨细胞病毒、风疹病毒、梅毒、单纯疱疹病毒、水痘带状疱疹病毒、HIV 等）。

4. 影像学检查　应行包含内耳道的颅脑 MRI 增强扫描，这是除外听神经瘤等脑桥小脑角病变的金标准。还可根据病情选择脑血管造影等检查。

【鉴别诊断】

急性眩晕伴突发性聋病因多样，包括迷路炎症和缺血。半规管和耳石器功能检查尚难于区别缺血和非缺血性病因。

由于没有迷路梗死引起的眩晕的有效标志物，评估有必要采用包括耳蜗和前庭功能测试、眼动测试以及影像学检查，并考量血管危险因素。

突发性聋首先需要排除脑卒中、听神经瘤等严重疾病，其次需除外常见的局部或全身疾病，如梅尼埃病、病毒感染如流行性腮腺炎、耳带状疱疹（Hunt 综合征）等。

1. 突发的低频感音神经性听力损失伴眩晕　需要考虑梅尼埃病首次发作、前庭性偏头痛和自身免疫性疾病，一般不考虑突发性聋伴眩晕。在与这些疾病的鉴别诊断中，详细的病史询问和规范的听力学检查十分重要。

Pogson 等报道了 27 例突发性聋伴眩晕病例，无一例纯音听阈曲线为上升型。Fujimoto 报道了 25 例突发性聋伴眩晕患者中，高频听力损失者占 24%，极重度听力损失者占 24%，听力曲线为平坦型者占 52%，无一例低频型听力损失。

2. 前庭性偏头痛（VM）　VM 的病史也很有特点，本书中相关章节有详细介绍。尽管 48% 的 VM 患者伴有听力症状，如听力损失、耳鸣、耳闷胀感，但是在病程发展中，听力损失往往是短暂和轻度的，伴或不伴进展性。其中，18% 的 VM 患者在低频范围内发生双耳轻度听力下降，听力损失并不能作为 VM 的诊断依据。

3. 肿瘤　即使激素治疗有效的突发性聋也有可能是蜗后病变，如听神经瘤引起的，因此合理的影像学检查不能省略。

4. 其他全身性疾病　伴眩晕的双侧突发性聋更需考虑全身性因素，如免疫性疾病（自身免疫性内耳病、Cogan 综合征等）、内分泌疾病（甲状腺功能低下等）、神经系统疾病（颅内占位性病变、弥散性脑炎、多发性硬化等）、感染性疾病（化脓性脑膜炎等）、血液系统疾病（红细胞增多症、白血病、脱水症、镰状细胞贫血等）、遗传性疾病（大前庭水管综合征、Pendred 综合征等）、外伤、药物中毒等。

【治疗】

不同类型的听力曲线可能提示不同的发病机制，在治疗和预后上均有较大差异。改善内耳微循环药物和糖皮质激素对各型突发性聋均有效，合理联合用药比单一用药效果要好。突发性聋急性发作期（3 周以内）多为内耳血管病变，建议采用糖皮质激素＋血液流变学治疗。

1．应用糖皮质激素　糖皮质激素可全身用药，也可选择经鼓室注射给药。有研究认为，联合用药比单独全身用药或单独局部用药效果更好。也有人建议激素治疗首先全身给药，局部给药可作为补救性治疗。对于有高血压、糖尿病等病史的患者，应首先考虑局部给药。

2．血液流变学治疗　包括银杏叶提取物、去纤维蛋白酶等。

3．高压氧　国内外尚有争议，有条件者可以选用，但要注意可能出现的中耳气压伤。

4．急性眩晕发作的对症处理　眩晕急性发作期，可选择使用前庭抑制剂，如盐酸异丙嗪、苯海拉明等。

5．前庭康复训练　包括耳石复位治疗和促进前庭适应和代偿的康复训练方法。

6．听力康复　伴有眩晕的全聋型患者预后不佳。研究表明，前庭双温试验和 cVEMP 异常组中，极重度听力损失的比例比至少一项检查正常者要高。Fujimoto 发现，受损一侧 PTA 为极重度听力损失者所占的比例，双温试验异常组要高于双温试验正常组。表明听力损失越重，前庭受累的范围也越广。外周前庭病变双温试验和 oVEMP 均异常时，其姿势不稳比只有一项异常时严重。评估突发性聋的前庭损伤，在姿势稳定性的预后判断上有意义，也能够帮助改进前庭康复策略。

对于最终治疗效果不佳者，待听力稳定后，可根据听力损失程度和耳鸣情况，选配助听器或植入人工耳蜗。

（卢　伟）

参考文献

1. SCHREIBER B E, AGRUP C, HASKARD D O, et al. Sudden sensorineural hearing loss. Lancet, 2010, 375 (9721): 1203-1211

2. CHANG T P, WANG Z, WINNICK A A, et al. Sudden hearing loss with vertigo portends greater stroke risk than sudden hearing loss or vertigo alone. J Stroke Cerebrovasc Dis, 2018, 27(2): 472-478

3. LU Y, ZHOU L, IMRIT T S, et al. Sudden sensorineural hearing loss in children: clinical characteristics, etiology, treatment outcomes, and prognostic factors. Otol Neurotol, 2019, 40(4): 446-453

4. 唐俊翔, 刘博, 陈秀伍, 等. 突发性聋伴眩晕患者临床特点分析. 中国耳鼻咽喉头颈外科, 2010, 17(10): 507-510

5. 中华耳鼻咽喉头颈外科杂志编辑委员会, 中华医学会耳鼻咽喉头颈外科学分会. 突发性聋诊断和治疗指南 (2015). 中华耳鼻咽喉头颈外科杂志, 2015, 50(6): 443-447

6. FETTERMAN B L, SAUNDERS J E, LUXFORD W M. Prognosis and treatment of sudden sensorineural hearing loss. Am J Otol, 1996, 17(4): 529-536

7. NOSRATI-ZARENOE R, ARLINGER S, HULTCRANTZ E. Idiopathic sudden sensorineural hearing loss: results drawn from the Swedish national database. Acta Otolaryngol, 2007, 127(11): 1168-1175

8. RAMBOLD H, BOENKI J, STRITZKE G, et al. Differential vestibular dysfunction in sudden unilateral hearing loss. Neurology, 2005, 64(1): 148-151

9. IWASAKI S, TAKAI Y, OZEKI H, et al. Extent of lesions in idiopathic sudden hearing loss with vertigo: study using click and galvanic vestibular evoked myogenic potentials. Arch Otolaryngol Head Neck Surg, 2005, 131 (10): 857-862

10. SARA S A, TEH B M, FRIEDLAND P. Bilateral sudden sensorineural hearing loss: review. J Laryngol Otol, 2014, 128 Suppl 1: S8-15

11. LEE H, SOHN S I, JUNG D K, et al. Sudden deafness and anterior inferior cerebellar artery infarction. Stroke, 2002, 33(12): 2807-12

12. LEE H, AHN B H, BALOH R W. Sudden deafness with vertigo as a sole manifestation of anterior inferior cerebellar artery infarction. J Neurol Sci, 2004, 222 (1-2): 105-107

13. YI H A, LEE S R, LEE H, et al. Sudden deafness as a sign of stroke with normal diffusion-weighted brain MRI. Acta Otolaryngol, 2005, 125(10): 1119-1121

14. 吴子明,张素珍,刘兴健,等. 突发性聋与前庭神经炎病因学比较研究. 中华耳科学杂志,2010,8(2):134-136

15. PRENZLER N K, SCHWAB B, KAPLAN D M, et al. The role of explorative tympanotomy in patients with sudden sensorineural hearing loss with and without perilymphatic fistula. Am J Otolaryngol, 2018, 39(1): 46-49

16. 张海艇,王立,闫琳毅,等. 复发性多软骨炎患者临床特征分析. 中华医学杂志,2015,95(29):2375-2378

17. PARK H M, JUNG S W, RHEE C K. Vestibular diagnosis as prognostic indicator in sudden hearing loss with vertigo. Acta Otolaryngol Suppl, 2001, 545: 80-83

18. KIM M B, BAN J H. Benign paroxysmal positional vertigo accompanied by sudden sensorineural hearing loss: a comparative study with idiopathic benign paroxysmal positional vertigo. Laryngoscope, 2012, 122(12): 2832-2836

19. EL-SAIED S, JOSHUA B Z, SEGAL N, et al. Sudden hearing loss with simultaneous posterior semicircular canal BPPV: possible etiology and clinical implications. Am J Otolaryngol, 2014, 35(2): 180-185

20. FUJIMOTO C, EGAMI N, KINOSHITA M, et al. Involvement of vestibular organs in idiopathic sudden hearing loss with vertigo: an analysis using oVEMP and cVEMP testing. Clin Neurophysiol, 2015, 126(5): 1033-1038

21. POGSON J M, TAYLOR R L, YOUNG A S, et al. Vertigo with sudden hearing loss: audio-vestibular characteristics. J Neurol, 2016, 263(10): 2086-2096

第四节　中枢炎症性眩晕

炎症性眩晕(inflammatory vertigo)是指由于前庭系统发生了炎症而导致患者出现前庭症状(特别是眩晕)的一组疾病。其中,外周炎症性眩晕(peripheral inflammatory vertigo)主要是前庭神经炎和迷路炎,中枢炎症性眩晕(central inflammatory vertigo)则包括累及脑干和/或小脑的各种炎症,本部分仅论述中枢炎症性眩晕。炎症性眩晕根据病因可分为自身免疫异常和病原体感染两大类,前者是指原发性或继发性免疫功能异常而导致中枢神经系统损害的非感染性炎症,后者是指由于病原微生物侵袭中枢神经系统而产生的感染性炎症,这些病原微生物主要包括病毒、细菌、真菌、螺旋体等。

一、免疫性脑干和/或小脑炎症

免疫性脑干和/或小脑炎症包括以白质受损为主的炎性脱髓鞘疾病(inflammatory demyelinating diseases, IDDs)和以灰质受损为主的自身免疫性脑炎(autoimmune encephalitis, AE)。IDDs 主要包括多发性硬化、视神经脊髓炎谱系疾病(neuromyelitis optica spectrum disorder, NMOSD)和急性播散性脑脊髓炎(acute disseminated encephalomyelitis, ADEM)。AE 主要包括抗细胞表面蛋白抗体脑炎和抗细胞内抗原抗体脑炎,前者以抗 NMDAR 抗体脑炎、抗 LGI1 抗体脑炎和 Bickerstaff 脑干脑炎等为代表,后者以抗 Hu 抗体脑炎、抗 Yo 抗体脑炎等经典副肿瘤综合征为代表。

(一)多发性硬化

多发性硬化(multiple sclerosis, MS)是一种常见的原发性细胞免疫异常为主、体液免疫异常为辅的中枢神经系统炎性脱髓鞘疾病,主要累及脑白质,但皮层灰质、脑干、小脑、脊髓、视神经等也可受累,其病灶分布具有空间多发性(dissemination in space, DIS)的特征(图 3-1-12),发病过程具有缓解-复发的时间多发性(dissemination in time, DIT)特征。

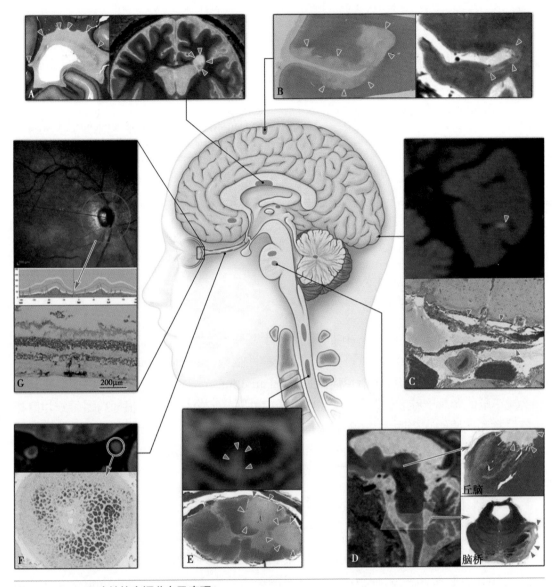

图 3-1-12 MS 病灶的空间分布及表现
A. 脑室周围白质；B. 皮层；C. 软脑膜；D. 丘脑和脑桥；E. 脊髓；F. 视神经；G. 视网膜

【流行病学特点】

　　全世界约有超过 200 万 MS 患者。我国目前仍缺乏关于 MS 的大规模流行病学研究，有小规模流行病学调查提示大陆 MS 患病率为（2～10）/10 万。MS 好发于青壮年，女性多见，男女患病比例为 1：1.5～1：2。MS 是仅次于卒中的第二大急性中枢性前庭综合征的病因，约有 10% 的急性中枢性前庭综合征是由于 MS 导致的。

【病因与发病机制】

　　MS 的病因尚不明确，可能与遗传、环境、病毒感染等多种因素相关，病理以炎性脱髓鞘病变为主要特点，可伴有神经细胞及其轴索损伤。MS 免疫学发病机制主要是外周血中的自身反应性 T 细胞进入中枢神经系统,进而攻击中枢神经系统中的髓鞘碱性蛋白,导致髓鞘脱落,使神经传导通路受到破坏。此外,有研究表明约 40% 的 MS 患者携带 HLA-DR2 的单倍型基因,表明基因在 MS 中扮演重要角色。病毒感染也是 MS 的触发因素,有些病毒可能与中枢神经系统中的蛋白质存在共同抗原,目前研究最多的是 EB 病毒。

【临床表现】

根据受累部位不同,MS 临床表现多样,常见症状包括视力下降、复视、肢体感觉障碍、肢体运动障碍、共济失调、膀胱或直肠功能障碍等。

1. 前庭症状及体征　文献报道 MS 患者中广义"头晕"(包括头昏、头晕、平衡障碍及眩晕等)的发生比例最高可达 59%,但眩晕并不是 MS 常见的症状,一项纳入了 1 153 例 MS 患者的研究发现有 6.8% 的患者在其病程中的某个阶段会出现真性眩晕,其中约 1/3 的患者眩晕表现与中枢脱髓鞘相关,约 1/2 的患者为合并的良性阵发性位置性眩晕(BPPV),手法复位治疗有效,其他则是合并了梅尼埃病和前庭神经炎等。根据 MS 病灶累及部位的不同,眩晕的表现形式也不相同,累及前庭神经核团以及第八对脑神经中段时的表现类似前庭神经炎,自发性头晕或眩晕可持续数日至数周不等,伴有恶心呕吐、眼球震颤、头动不耐受以及步态异常等。累及第四脑室周围时则表现为中枢性位置性眩晕,可能是由于小脑上脚中连接小脑顶核和前庭神经核的耳石器通路受损所致。伴有眩晕的 MS 患者,除了具有神经系统相应的体征之外,根据中枢前庭受累部位的不同,还可具有各种相应的神经耳科体征,尤其是眼球运动异常体征(图 3-1-13、表 3-1-1),比如各种形式的中枢性眼震(凝视诱发性眼震、下跳眼震、上跳眼震、分离性眼震、跷跷板样眼震、扭转眼震等)和类似外周性眼震(单向水平 - 扭转性眼震,朝快相侧注视时眼震强度增加,符合亚历山大定律)、平滑跟踪异常、扫视异常、眼偏斜反应等,有研究报道早期 MS 更易出现平滑跟踪受损。MS 患者核间性眼肌麻痹的发生比例很高,这与 NMOSD 不同,具有一定的鉴别诊断价值。HINTS 检查对于鉴别 MS 与前庭神经炎具有较高价值。

2. 听力方面的表现　25% 的 MS 患者可有听力损失,主要表现为突发性感音神经性听力损失,可能是由于脱髓鞘病变累及了中枢和 / 或外周听觉通路所致。

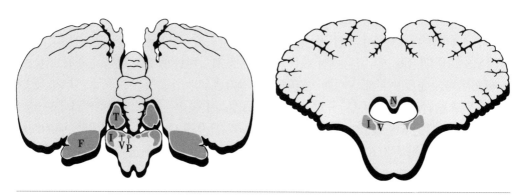

图 3-1-13　MS 患者不同幕下结构受累所致体征

左图:延髓水平的横断面;右图:桥脑水平的横断面

F:小脑绒球;I:小脑下脚;N:小脑小结;P:舌下前置核;T:小脑扁桃体;V:前庭神经核

表3-1-1 MS患者不同幕下结构受累所致体征

体征	前庭神经核 （V）	舌下前置核 （P）	小脑下脚 （I）	小脑小结 （N）	小脑扁桃体 （T）	小脑绒球 （F）
自发性眼震	对侧	同侧	同侧		同侧	同侧
凝视诱发性眼震	++ （同侧＜对侧）	++ （同侧＞对侧）	—	—	++ （同侧＞对侧）	+ （同侧＞对侧）
OTR/SVV	同侧	对侧	对侧	对侧	—	对侧
身体侧冲	同侧	对侧	同侧	对侧		
头脉冲试验 （磁线圈技术）	双侧 （同侧＞对侧）	双侧 （同侧＜对侧）	正常	正常	正常	双侧 （同侧＜对侧）
冷热反应减弱	同侧	—	—	—	—	—
平滑跟踪功能受损	同侧	同侧	同侧	—	同侧	？

3. 病程类型 根据 MS 病程的演变过程，可分为四种类型：①复发缓解型多发性硬化（relapsing remitting multiple sclerosis，RRMS），表现为明显的复发和缓解过程，每次发作后均基本恢复，不留或仅留下轻微后遗症，80%～85% 的 MS 患者最初病程表现为本类型；②继发进展型多发性硬化（secondary progressive multiple sclerosis，SPMS），约 50% 的 RRMS 患者在患病 10～15 年后疾病不再有复发缓解，而是呈缓慢进行性加重的过程；③原发进展型多发性硬化（primary progressive multiple sclerosis，PPMS），此型病程大于 1 年，疾病呈缓慢进行性加重，无缓解复发的过程，约 10% 的 MS 患者表现为本类型；④其他类型，根据 MS 的发病及预后情况，有以下 2 种少见临床类型作为补充，良性型 MS 和恶性型 MS，前者在发病 15 年内几乎无任何神经系统残留症状及体征，其日常生活和工作不受影响，后者呈暴发性起病，短时间内迅速达到高峰，神经功能严重受损甚至死亡。

4. 辅助检查 在考虑 MS 诊断时，所有患者均应行头部 MRI 检查。目前推荐应用 1.5T 及以上场强的 MRI，基本序列应该包括平扫（矢状面 FLAIR 序列，横断面 T_1、T_2、DWI）及增强（横断面 T_1）。脊髓 MRI 对于所有患者并非必要，但在脊髓受累为首发症状、原发性进展性病程以及在 MS 少见的人群（老年人或亚种人群）中考虑 MS，或者需要进一步资料增加诊断的可靠性时，应行脊髓的 MRI 检查。T_2 高信号改变反映白质炎症病变，可用于 MS 的早期诊断，高信号病灶数目、体积的改变，可评估 MS 疾病的进展；对比增强 T_1 上增强信号改变反映局部急性血 - 脑屏障破坏和活动性炎症反应，可确定疾病活动的特征。部分患者脑脊液检查可见特异性寡克隆带阳性。眼震电图在 MS 的诊断中有一定的参考价值，有研究报道 MS 患者中眼震电图的所有异常比例和中枢性异常比例分别为 90% 和 83.3%，而正常对照组均为 6.7%。VEMPs 检查在 MS 诊断中具有一定参考价值，一项系统回顾研究发现 819 例伴有前庭症状的 MS 患者中，71% 的患者存在 VEMPs 的改变，病程早期以中枢前庭通路受累为主，晚期则以周围前庭通路受累为主，这可能是 MS 发病早期病灶局限于中枢结构而随着病程的进展逐步波及周围结构所致，35.4% 的患者虽然磁共振检查未发现中枢前庭系统病灶，但存在 VEMPs 的改变。

【诊断与鉴别诊断】

MS 的诊断应遵循以下原则：①应以客观病史和临床体征为基本依据；②应充分结合各种辅助检查，特别是 MRI 与脑脊液特点，寻找病变的空间多发与时间多发的证据；③需排除其他可能疾病。此外，除满足以上 3 项条件外，应尽可能寻找电生理、免疫学等辅助证据。成人 MS 诊断标准推荐使用 2017 年 McDonald 的 MS 诊断标准（表 3-1-2），适合于典型发作 MS 的诊断。

表 3-1-2 2017 年 McDonald 的 MS 诊断标准

临床表现	诊断 MS 所需辅助指标
≥2 次发作；有≥2 个以上客观临床证据的病变	无 [a]
≥2 次发作；1 个（并且有明确的历史证据证明以往的发作涉及特定解剖部位的一个病灶 [b]）	无 [a]
≥2 次发作；具有 1 个病变的客观临床证据	通过不同 CNS 部位的临床发作或 MRI 检查证明了空间多发性
1 次发作；具有≥2 个病变的客观临床证据	通过额外的临床发作，或 MRI 检查证明了时间多发性，或具有脑脊液寡克隆带的证据 [c]
有 1 次发作；存在 1 个病变的客观临床证据	通过不同 CNS 部位的临床发作或 MRI 检查证明了空间多发性，并且通过额外的临床发作，或 MRI 检查证明了时间多发性或具有脑脊液寡克隆带的证据 [c]
提示 MS 的隐匿的神经功能障碍进展（PPMS）	疾病进展 1 年（回顾性或前瞻性确定）同时具有下列 3 项标准的 2 项：①脑病变的空间多发证据；MS 特征性的病变区域（脑室周围、皮层 / 近皮质或幕下）内≥1 个 T_2 病变；②脊髓病变的空间多发证据：脊髓≥2 个 T_2 病变；③脑脊液阳性（等电聚焦电泳显示寡克隆区带）

注：如果患者满足 2017 年 McDonald 标准，并且临床表现没有更符合其他疾病诊断的解释，则诊断为 MS；如有因临床孤立综合征怀疑为 MS，但并不完全满足 2017 年 McDonald 标准，则诊断为可能的 MS；如果评估中出现了另一个可以更好解释临床表现的诊断，则排除 MS 诊断。

[a] 表示不需要额外的检测来证明空间和时间的多发性。然而除非 MRI 不可用，否则所有考虑诊断为 MS 的患者均应该接受颅脑 MRI 检查。此外，临床证据不足而 MRI 提示 MS，表现为典型临床孤立综合征以外表现或具有非典型特征的患者，应考虑脊髓 MRI 或脑脊液检查，如果完成影像学或其他检查（如脑脊液）且结果为阴性，则在做出 MS 诊断之前需要谨慎，并且应该考虑其他可替代的诊断。

[b] 表示基于客观的 2 次发作的临床发现做出诊断是最保险的。在没有记录在案的客观神经系统发现的情况下，既往 1 次发作的合理历史证据可以包括具有症状的历史事件，以及先前炎性脱髓鞘发作的演变特征；但至少有一次发作必须得到客观结果的支持。在没有神经系统残余客观证据的情况下，诊断需要谨慎。

[c] 表示尽管脑脊液特异性寡克隆带阳性本身并未体现出时间多发性，但可以作为这项表现的替代指标。

儿童 MS 中 95% 为 RRMS，80% 与成人 MS 特点相似，其 MRI 相关空间多发、时间多发的标准同样适用。但 15%~20% 的儿童 MS，尤其是小于 11 岁的患儿，疾病首次发作类似于 ADEM 过程，所有 MS 患儿中 10%~15% 可有长节段脊髓炎的表现，推荐对患儿进行动态 MRI 随访，当观察到新的、非 ADEM 样发作时方可诊断 MS。临床孤立综合征（clinical isolated syndrome，CIS）系指由单次发作的 CNS 炎性脱髓鞘事件组成的临床综合征。临床上既可表现为孤立的视神经炎、脑干脑炎、脊髓炎或某个解剖部位受累后导致的临床事件，亦可出现多部位同时受累的复合临床表现。其常见的临床表现有视力下降、肢体麻木、肢体无力、尿便障碍等。病变表现为时间上的孤立，并且临床症状持续24h以上。神经系统查体、影像（MRI或光学相干断层成像）或神经生理学检查（视觉诱发电位）所示应与CIS的解剖位置相对应。临床应当谨慎将仅有患者主观改变的症状作为当前或以前的疾病发作证据。一半以上的欧美CIS患者最终发展为MS。CIS的临床表现与预后密切相关，预后良好者多表现为：仅有感觉症状，临床症状完全缓解，MRI表现正常，5年后仍没有活动障碍。预后较差者往往表现为多病变，运动系统受累，不完全缓解，影像显示有大病灶者。放射孤立综合征（radiological isolated syndrome，RIS）系指患者无神经系统表现或其他明确解释，MRI中出现强烈提示MS的表现。目前多数专家认为，需要临床受累才能诊断MS，而RIS患者以后一旦发生典型CIS，虽然MRI上缺乏与症状相符的病灶，但既往时间和空间多发性的MRI证据即能够支持MS的诊断。大约1/3的RIS患者发病后5年内能够诊断MS，通常为RRMS。对于早期的MS，尤其应注意与其他临床及影像上同样具有时间多发和空间多发特点的疾病进行鉴别（如NMOSD、ADEM等），尽可能完善实验室等辅助检查，如AQP4抗体、其他自身免疫相关抗体筛查，排除其他疾病可能，切忌仅凭脑室周围多发长T_2信号就片面做出MS诊断。

鉴别诊断需要综合考虑患者既往病史、症状、体征以及影像学、听力学、电生理和血清及脑脊液免疫指标等辅助检查，需要与MS相鉴别的疾病见表3-1-3。

表3-1-3　需与MS鉴别的疾病

疾病类别	疾病名称
其他炎性脱髓鞘病	NMOSD、ADEM、脊髓炎、脱髓鞘假瘤等
脑血管病	常染色体显性遗传病合并皮质下梗死和白质脑病、多发腔隙性脑梗死、烟雾病等
感染性疾病	莱姆病、梅毒、脑囊虫病、热带痉挛性截瘫、艾滋病、Whipple病、进行性多灶性白质脑病等
结缔组织病	系统性红斑狼疮、白塞综合征、干燥综合征、系统性血管炎、原发性中枢神经系统血管炎等
肉芽肿性疾病	结节病、韦格纳肉芽肿病、淋巴瘤样肉芽肿等
肿瘤类疾病	胶质瘤病、淋巴瘤等
遗传代谢性疾病	肾上腺脑白质营养不良、异染性脑白质营养不良、线粒体脑肌病、维生素 B_{12} 缺乏、叶酸缺乏等
功能性疾病	焦虑症等

【治疗原则与方法】

对于MS应该在遵循循证医学证据的基础上，结合患者的经济条件和意愿，进行合理治疗。MS的治疗分为：①急性期治疗；②缓解期治疗；③对症治疗；④康复治疗。

1. 急性期治疗　MS的急性期治疗以减轻恶化期症状、缩短病程、改善残疾程度和防治并发症为主要目标,有客观神经缺损证据的功能残疾症状,如视力下降、运动障碍和小脑/脑干症状等局灶性神经功能缺损时,方需治疗。主要药物有糖皮质激素(一线治疗)、血浆置换(二线治疗)及静脉注射免疫球蛋白(备选手段)。

2. 缓解期治疗　MS 为终身性疾病,其缓解期治疗以控制疾病进展为主要目标,推荐使用疾病修正治疗(disease modifying therapy, DMT),目前中国食品药品监督管理局已经批准上市的有口服特立氟胺和注射用重组人 β1b 干扰素,其他尚未被批准在国内上市的有阿仑珠单抗、米托蒽醌等。

3. 对症治疗　根据患者具体症状给予相应治疗,如呕吐明显者给予止吐剂,痛性痉挛者给予卡马西平等药物,早期剧烈的眩晕可给予短期的前庭抑制剂,某些异常眼动的药物治疗如下:①获得性钟摆样眼震可给予加巴喷丁或美金刚;②下跳性眼震可给予氯硝西泮、巴氯芬、加巴喷丁或达伐吡啶;③上跳性眼震或周期交替性眼震可给以巴氯芬;④核间性眼肌麻痹可给以达伐吡啶。

4. 康复治疗　MS 的康复治疗同样重要,对伴有肢体、语言、吞咽等功能障碍的患者,应早期在专业医生的指导下进行相应的功能康复训练,有研究表明平衡和眼动训练能够改善 MS 患者的预后。应对患者及亲属进行宣教指导,强调早期干预、早期治疗的必要性,合理交代病情及预后,增加患者治疗疾病的信心,提高治疗的依从性,在遗传、婚姻、妊娠、饮食、心理及用药等生活的各个方面提供合理建议,包括避免预防接种,避免过热的热水澡、强烈阳光下高温暴晒,保持心情愉快,不吸烟,规律作息,适量运动,补充维生素 D 等。

(二)视神经脊髓炎谱系疾病

视神经脊髓炎谱系疾病(neuromyelitis optica spectrum disorder, NMOSD)是一组以体液免疫为主、细胞免疫为辅的 CNS 炎性脱髓鞘疾病,此概念由视神经脊髓炎(neuromyelitis optica, NMO)发展而来。NMO 是一种免疫介导的、以视神经和脊髓受累为主的 CNS 炎性脱髓鞘疾病,其病因主要与水通道蛋白 4 抗体(aquaporin 4 immunoglobulin G, AQP4-IgG)相关,是不同于 MS 的独立疾病实体。NMO 临床上多以严重的视神经炎(optic neurotis, ON)和纵向延伸的长节段横贯性脊髓炎(longitudinally extensive transverse myelitis, LETM)为特征表现。随着深入研究发现,NMO 的临床特征更为广泛,包括一些非视神经和脊髓受累的表现,这些病变多分布于室管膜周围 AQP4 高表达区域,如延髓最后区、丘脑、下丘脑、第三和第四脑室周围、脑室旁和胼胝体等。而且临床上有一组尚不能满足 NMO 诊断标准的脱髓鞘疾病,可伴随或不伴 AQP4-IgG 阳性,例如单发或复发性 ON(ON/r-ON)、单发或复发性 LETM(LETM/r-LETM)、伴有风湿免疫疾病或风湿免疫相关抗体阳性的 ON 或 LETM 等,它们具有与 NMO 相似的发病机制及临床特征,部分病例最终演变为 NMO。2007 年 Wingerchuk 等把上述疾病统一命名为 NMOSD,2015 年国际 NMO 诊断小组制订了新的 NMOSD 诊断标准,取消了 NMO 的单独定义,将 NMO 整合入更广义的 NMOSD 疾病范畴中。

【流行病学特点】

NMOSD 的流行病学资料尚不完善,目前已知的患病率在全球各地区均比较接近,约为(1~5)/(10 万人·年),但在非白种人群中更为易感,亚裔的中枢神经系统脱髓鞘疾病患者中 NMOSD 的比例约为 22%～42%，远高于白种人患者的 2%～26%。在性别构成上，NMOSD 女性明显高发，女男患病比例高达 9:1～11:1。NMOSD 首次发病可见于各年龄阶段，以青壮年居多，常与一些自身免疫疾病，如干燥综合征、系统性红斑狼疮、桥本氏病等发生共病现象。NMOSD 为高复发、高致残性疾病，90% 以上患者为多时相病程，约 60% 的患者在 1 年内复发，90% 的患者在 3 年内复发，多数患者遗留有严重的视力障碍和/或肢体功能障碍、尿便障碍。

【病因与发病机制】

NMOSD 的发病机制复杂，可能是在遗传易感的背景下及生活环境因素的作用下导致免疫状态、免疫应答改变的自身免疫性疾病。NMOSD 具有基因易患性，其发病与复发存在地域性和季节性差异，90% 以上的 NMOSD 患者与 HLA 等位基因 DRBl*0501 与 DRB1*0301 密切相关。目前认为 NMOSD 经典的免疫机制是 AQP4 抗体介导的免疫反应。AQP4 是主要分布在中枢神经系统中负责水运输的细胞膜蛋白，以四聚体形式存在于星形胶质细胞的足突上，脑膜、脑室周围、导水管周围以及脊髓中央灰质是其主要分布区。当相关免疫耐受破坏时，浆细胞产生的 AQP4 抗体通过血管内皮细胞内吞作用或血-脑屏障通透性增高处进入中枢神经系统，与 AQP4 分子结合，导致水转运障碍、AQP4 缺失以及补体系统激活，导致星形胶质细胞损伤和死亡，继发性髓鞘脱失。同时 AQP4 与兴奋性氨基酸转运体（EAAT2）以复合物形式共表达存在，AQP4 抗体与 AQP4 结合亦可引起 EAAT2 表达的下调，导致细胞内外谷氨酸的稳态失衡，谷氨酸在细胞外蓄积，对神经元和少突胶质细胞产生毒性作用，从而导致 NMO 病灶的形成。随着病情的逐渐进展，病灶周围可见白质脱髓鞘和神经元坏死，少突胶质细胞大量丢失，部分病灶融合成片，形成胶质瘢痕。此外，对部分 AQP4 抗体阴性的 NMOSD 患者研究发现可能存在其他类型致病抗体，如抗髓鞘少突胶质细胞蛋白抗体（myelin oligodendrocyte glycoprotein antibodies，MOG-IgG）。

【临床表现】

根据病变部位不同，NMOSD 有 6 组核心临床症候，分别是视神经炎、急性脊髓炎、延髓最后区综合征、急性脑干综合征、急性间脑综合征和大脑综合征，前三者的临床及影像表现最具特征性，急性脑干综合征则可有前庭症状及体征出现。

1. 核心临床表现及影像学特征　具体见表 3-1-4。

2. 脑干及前庭表现　NMOSD 的患者有 31% 的比例会出现脑干综合征，在非白种人中更为普遍，受累部位以中脑导水管、第四脑室周围为主（图 3-1-14）。顽固性的呕吐和呃逆是最突出的症状之一，这是极后区受累所致，其他脑干受损表现按发生频率由高到低依次为复视、听力损失、面瘫、前庭症状、三叉神经痛、味觉丧失等。对于脑干内的前庭系统，NMOSD 更容易累及脑桥延脑交界处的双侧前庭内侧核（medial vestibular nucleus，MVN）和舌下前置核（nucleus prepositus hypoglossi，NPH）。患者可出现眩晕/头晕、不稳以及前庭-视觉症状（如振动幻视），我国香港的一项研究随访了 34 例 NMOSD 患者 2 年以上，5 名患者出现了前庭症状，韩国的一项研究则发现超过 50% 的 NMOSD 患者存在头晕/眩晕症状。NMOSD 患者查体除可见相应神经系统体征之外，还可见神经耳科学体征，如中枢性自发眼震（上跳眼震、下跳眼震）、凝视诱发性眼震（GEN）、位置性眼震、眼阵挛、OTR 异

表 3-1-4 NMOSD 的临床与影像学特征

疾病	临床表现	MRI 影像特征
视神经炎	可为单眼、双眼同时或相继发病。多起病急,进展迅速。视力多显著下降,甚至失明,多伴有眼痛,也可发生严重视野缺损。部分病例治疗效果不佳,残余视力 < 0.1	更易累及视神经后段及视交叉,病变节段可大于 1/2 视神经长度,急性期可表现为视神经增粗、强化,部分伴有视神经鞘强化等。慢性期可以表现为视神经萎缩,形成双轨征
急性脊髓炎	多起病急,症状重,急性期多表现为严重的截瘫或四肢瘫,尿便障碍,脊髓损害平面常伴有根性疼痛或 Lhermitte 征,高颈髓病变严重者可累及呼吸肌导致呼吸衰竭。恢复期较易发生阵发性痛性或非痛性痉挛、长时期瘙痒、顽固性疼痛等	脊髓病变多较长,纵向延伸的脊髓长节段横贯性损害是 NMOSD 最具特征性的影像表现,矢状位多表现连续病变,其纵向延伸往往超过 3 个椎体节段,少数病例可纵贯全脊髓,颈髓病变可向上与延髓最后区病变相连。轴位病变多累及中央灰质和部分白质,呈圆形或 H 形,脊髓后索易受损。急性期,病变可以出现明显肿胀,呈长 T_1 长 T_2 表现,增强后部分呈亮斑样或斑片样、线样强化,相应脊膜亦可强化。慢性恢复期:可见脊髓萎缩、空洞,长节段病变可转变为间断、不连续长 T_2 信号。少数脊髓病变首次发作可以小于 2 个椎体节段,急性期多表现为明显肿胀及强化
延髓最后区综合征	可为单一首发症候。表现为顽固性呃逆、恶心、呕吐,不能用其他原因解释	延髓背侧为主,主要累及最后区域,呈片状或线状长 T_2 信号,可与颈髓病变相连
急性脑干综合征	头晕、复视、共济失调等,部分病变无明显临床表现	脑干背盖部、第四脑室周边、弥漫性病变
急性间脑综合征	嗜睡、发作性睡病样表现、低钠血症、体温调节异常等。部分病变无明显临床表现	位于丘脑、下丘脑、第三脑室周边弥漫性病变
大脑综合征	意识水平下降,认知语言等高级皮层功能减退,头痛等,部分病变无明显临床表现	不符合典型 MS 影像特征,幕上部分病变体积较大,呈弥漫云雾状,无边界,通常不强化。可以出现散在点状、泼墨状病变。胼胝体病变多较为弥漫,纵向可大于 1/2 胼胝体长度。部分病变可沿基底节、内囊后肢、大脑脚锥体束走行,呈长 T_2、高 FLAIR 信号。少部分病变亦可表现为类急性播散性脑脊髓炎、肿瘤样脱髓鞘或可逆性后部脑病样特征

常、SVV、摇头眼震等。我国的一项研究观察了 90 例血清 AQP4-IgG 阳性的 NMOSD 患者,发现床旁检查可见 GEN 及扫视和平滑跟踪异常的比例为 37.8%,VNG 记录的扫视异常则高达 67%。韩国的一项 26 例 NMOSD 患者的研究发现自发性眼震、水平性 GEN 的发生比例超过 50%。

3. 实验室检查 实验室检查对于 NMOSD 的诊断具有重要价值,尤其是脑脊液检查,应常规进行血清及脑脊液 AQP4-IgG 检测。多数患者急性期脑脊液白细胞高于 10×10^6/L,

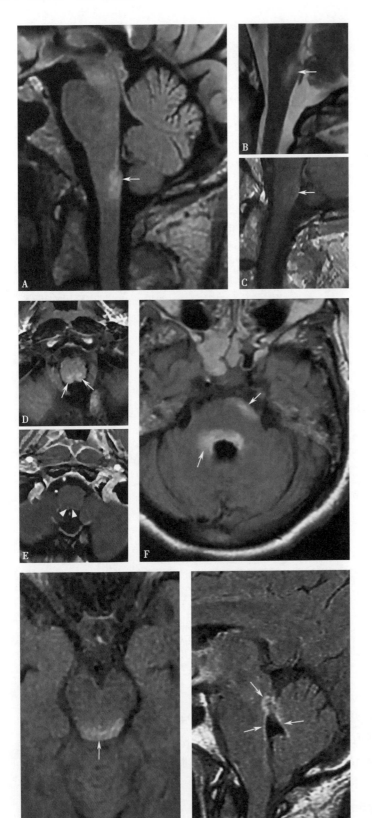

图 3-1-14　NMOSD 常见的颅内病灶

A~C. 矢状位 MRI，白色箭头指示延髓背侧极后区的病灶，其中 A 为 T_2 加权 FLAIR 序列，B 为 T_2 加权序列，C 为钆增强的 T_1 加权序列；D 和 E. 水平位 MRI 图像，白色箭头指示急性极后区综合症的病灶，其中 D 为 T_2 加权 FLAIR 序列，E 为钆增强的 T_1 加权序列；F. MRI 的 T_2 加权 FLAIR 序列，白色箭头指示脑桥病灶；G. MRI 的 T_2 加权 FLAIR 序列，白色箭头指示中脑背侧病灶；H. MRI 的 T_2 加权 FLAIR 序列，白色箭头指示第四脑室周围的信号升高病灶。

但很少超过 $500×10^6/L$。部分患者脑脊液中性粒细胞增高,甚至可见嗜酸粒细胞;脑脊液寡克隆区带(OB)阳性率 <20%,脑脊液蛋白多明显增高,有时可大于 1g/L。近 50% NMOSD 患者合并其他自身免疫抗体阳性。有 20%~30% 的 NMOSD 患者 AQP4-IgG 阴性,其血清 MOG-IgG 阳性较高,这些病例发病更年轻,男性居多,下段胸髓更易受累,临床症状相对较轻,复发不频繁。由于 NMOSD 患者常有视神经损害,所以视敏度、视野、视觉诱发电位、光学相干断层扫描等辅助检查也应进行。

【诊断与鉴别诊断】

1. 诊断　2015 年国际 NMO 诊断小组(international panel for NMO diagnosis, IPND)制订了 NMOSD 的诊断标准:将 NMO 纳入 NMOSD 统一命名,分为 AQP4-IgG 阳性与阴性组;列举了 6 大核心临床;强调影像学特征与临床特征的一致性;对 AQP4-IgG 阴性的 NMOSD 提出了更加严格的 MRI 附加条件。此外,伴随自身免疫疾病或自身免疫抗体阳性患者,脑脊液细胞数轻度升高及视神经轴索损害等证据亦提示支持 NMOSD 诊断。对于早期 NMOSD 或临床、影像特征表现不典型的病例,应该充分进行其他相关检查(表 3-1-5)。

6 大核心临床特征为:①视神经炎;②急性脊髓炎;③最后区综合征,无其他原因能解释的发作性呃逆、恶心、呕吐;④其他脑干综合征;⑤症状性发作性睡病、间脑综合征,脑 MRI 有 NMOSD 特征性间脑病变;⑥大脑综合征伴有 NMOSD 特征性大脑病变。

表 3-1-5　成人 NMOSD 诊断标准(IPND, 2015)

诊断项目	诊断标准
AQP4-IgG 阳性的 NMOSD 诊断标准	(1)至少符合 1 项核心临床特征。 (2)可靠方法检测 AQP4-IgG 阳性(推荐 CBA 法)。 (3)排除其他诊断。
AQP4-IgG 阴性或 AQP4-IgG 未知状态的 NMOSD 诊断标准	(1)在 1 次或多次临床发作中,至少符合 2 项核心临床特征并满足下列全部条件:①至少符合 1 项核心临床特征为急性视神经炎、急性 LETM 或延髓最后区综合征;②空间多发;③满足 MRI 附加条件。 (2)可靠方法检测 AQP4-IgG 阴性或未检测。 (3)排除其他诊断。
AQP4-IgG 阴性或未知状态下的 NMOSD 的 MRI 附加条件	(1)急性视神经炎:需颅脑 MRI 有下列表现之一(①颅脑 MRI 正常或仅有非特异性白质病变;②视神经长 T_2 信号,或 T_1 增强信号 >1/2 视神经长度,或病变累及视交叉)。 (2)急性脊髓炎:长脊髓病变 >3 个连续椎体节段,或有脊髓炎病史的患者相应脊髓萎缩 >3 个连续椎体节段。 (3)最后区综合征:延髓背侧/最后区病变。 (4)急性脑干综合征:脑干室管膜周围病变。

2. 鉴别诊断　需要进行相关鉴别的疾病主要包括:①其他炎性脱髓鞘病(MS、ADEM、假瘤型脱髓鞘等);②系统性疾病(系统性红斑狼疮、白塞病、干燥综合征、结节病、系统性血管炎等);③血管性疾病(缺血性视神经病、脊髓硬脊膜动静脉瘘、脊髓血管畸形、亚急性坏死性脊髓病等);④感染性疾病(结核、艾滋病、梅毒、布鲁氏菌病、热带痉挛性截瘫等);

⑤代谢中毒性疾病(中毒性视神经病、亚急性联合变性、肝性脊髓病、Wernick 脑病、缺血缺氧性脑病等);⑥遗传性疾病(Leber 视神经病、遗传性痉挛性截瘫、肾上腺脑白质营养不良等);⑦肿瘤及副肿瘤相关疾病(脊髓胶质瘤、室管膜瘤、脊髓副肿瘤综合征等);⑧其他(颅底畸形、脊髓压迫症等)。

【治疗原则与方法】

目前 NMOSD 的治疗推荐主要是基于一些小样本临床试验、回顾性研究以及专家共识并借助其他自身免疫性疾病治疗经验而得出。NMOSD 的治疗分为急性期治疗、序贯治疗(免疫抑制治疗)、对症治疗和康复治疗。

1. 急性期治疗 急性期治疗以减轻急性期症状、缩短病程、改善残疾程度和防治并发症为目的。可采用如下方案:①糖皮质激素治疗,短期内能促进 NMOSD 急性期患者神经功能恢复,延长激素用药对预防 NMOSD 的神经功能障碍加重或复发有一定作用,采用大剂量冲击,缓慢阶梯减量,小剂量长期维持的原则;②血浆置换可应用于部分重症 NMOSD 患者尤其是 ON 或老年患者,这类患者对大剂量甲基泼尼松龙冲击疗法反应差,用血浆置换治疗可能有效,特别是早期应用;③对大剂量激素冲击疗法反应差的患者,也可选用大剂量免疫球蛋白治疗;④在激素冲击治疗收效不佳时,因经济情况不能行免疫球蛋白或血浆置换治疗者,可以联用环磷酰胺治疗。

2. 序贯治疗 为预防复发,减少神经功能障碍累积,可采用免疫抑制剂的序贯治疗,对于 AQP4-IgG 阳性的 NMOSD 以及 AQP4-IgG 阴性的复发型 NMOSD 应早期预防治疗。临床上应该谨慎评估,目前尚无有效手段区分单时相及多时相 NMOSD,将单时相 AQP4-IgG 阴性的 NMOSD 进行过度免疫干预也是不必要的。一线药物包括硫唑嘌呤、吗替麦考酚酯、甲氨蝶呤、利妥昔单抗等,二线药物包括环磷酰胺、他克莫司、米托蒽醌,定期静脉注射大剂量免疫球蛋白也可用于 NMOSD 预防治疗,特别适用于不宜应用免疫抑制剂者,如儿童及妊娠期患者。

3. 对症治疗 根据患者具体症状给予相应治疗。痛性痉挛可选用卡马西平、加巴喷丁、普瑞巴林、巴氯芬等药物;慢性疼痛、感觉异常等可应用阿米替林、普瑞巴林、选择性五羟色胺再摄取抑制剂(SSRI)、去甲肾上腺素再摄取抑制剂(SNRI)及去甲肾上腺素能与特异性五羟色胺能抗抑郁药物(NaSSA);顽固性呃逆可用巴氯芬;焦虑、抑郁可应用 SSRI、SNRI、NaSSA 类药物以及心理治疗;早期剧烈的眩晕可给予短期的前庭抑制剂;某些异常眼动也可参考 MS 治疗的方案给药。

4. 康复治疗 对伴有肢体、吞咽等功能障碍的患者,应早期在专科医师的指导下进行相应的功能康复训练,在应用大剂量激素治疗时,避免过度活动,以免加重骨质疏松及股骨头负重。当激素减量到小剂量口服时,可鼓励活动,进行相应的康复训练。关于前庭功能障碍的康复尚缺乏针对性研究,可参考 MS 患者的平衡和眼动训练。

(三)副肿瘤性脑干和 / 或小脑炎症

因免疫异常而导致的灰质受累为主的自身免疫性脑炎(AE)占所有脑炎病例的 10%～20%,其中抗神经元细胞表面或者突触蛋白的自身抗体相关脑炎发病率最高,以抗 N- 甲基 -D- 天冬氨酸受体(N-methyl-D-aspartate receptor,NMDAR)抗体脑炎最常见,约占 AE 患者的 80%，其次为抗富含亮氨酸胶质瘤失活蛋白 1（leucine-rich glioma inactivated 1, LGI1）抗体相关脑炎与抗 γ- 氨基丁酸 B 型受体（GABA$_B$R）抗体相关脑炎等，主要通过体液免疫机制引起相对可逆的神经元功能障碍，其主要临床特征为弥漫性脑炎表现，以精神行为异常、认知障碍、近事记忆力下降、癫痫发作、言语障碍、运动障碍、不自主运动、意识水平下降与昏迷、自主神经功能障碍等为主，前庭系统受累表现并不突出。而另外一类经典神经系统副肿瘤性 AE，即肿瘤表达的蛋白与神经细胞的蛋白具有相同的抗原决定簇，机体针对肿瘤产生的抗体在作用于肿瘤的同时也攻击了神经系统，从而导致神经系统副肿瘤综合征的产生，其相关抗体的靶蛋白大多位于神经细胞胞内，主要介导细胞免疫反应，常引起不可逆的神经元损害，多累及小脑和脑干，常以亚急性或急性小脑性共济失调和脑干功能障碍为主要症状，常出现头晕 / 眩晕、不稳等症状以及各种眼动异常。

1. 副肿瘤性小脑变性　副肿瘤性小脑变性（paraneoplastic cerebellar degeneration, PCD）是最常见的一类神经系统副肿瘤综合征（paraneoplastic neurological syndromes, PNS），也称之为副肿瘤性小脑性共济失调（paraneoplastic cerebellar ataxia, PCA）或亚急性小脑性共济失调，有些文献也有"急性 / 亚急性小脑炎"的描述，但这一概念实际上包含有各种病因（感染、代谢、中毒以及副肿瘤综合征等）所导致的急性 / 亚急性小脑损害，缺乏病因针对性，本文所涉及的内容为副肿瘤性疾病，所以下文均采用 PCD 这一概念。患者出现急性或亚急性共济失调等逐渐进展的神经系统综合征，若 5 年内被诊断出肿瘤或者发现了特殊的肿瘤神经抗体，应当考虑为 PCD。

（1）临床表现：PCD 多与卵巢癌、乳腺癌、小细胞肺癌和霍奇金淋巴瘤相关，约占所有 PNS 的 20%，患者多为女性。通常起病为急性或亚急性，除小脑性共济失调外，可有眩晕 / 头晕、恶心呕吐、眼球震颤，数周至数月内可较快进展，还可伴有构音障碍、听力丧失、锥体外系表现、认知功能损害以及周围神经损害表现。眩晕常常在疾病早期出现，当病情稳定后可缓解，患者常常主诉头动不耐受和视物不清，后者多由振动幻视或复视引起。床旁查体可见各种异常眼动体征，如自发眼震（水平、垂直或旋转性）、异常扫视、眼阵挛等，共济失调也可以是眼阵挛 - 肌阵挛综合征（opsoclonus-myoclonus syndrome, OMS）的部分表现，这种综合征表现为眼阵挛、躯干性共济失调、弥漫性或局灶性肌阵挛、眩晕、构音障碍和认知及精神障碍，儿童患者多与神经母细胞瘤或星形胶质细胞瘤相关，成人患者则与肺癌或卵巢畸胎瘤相关。大多数病例的血清学检查可发现相关特异性抗体，但也有约 18% 的疑诊为 PCD 的患者血清中检测不出抗体。不同抗体所相关的肿瘤见下表（表 3-1-6），其中最为常见的是抗 Yo 和抗 Hu 抗体，约占 70%，抗 Yo、抗 Tr 和抗 Zic 抗体是小脑特异性的致病抗体。有研究报道抗 Yo、抗 Hu、抗 Tr 和抗 Ri 抗体所致 PCD 中眼震的发生率分别为 68%、69%、86% 和 33%。脑部 MRI 通常无异常表现，尤其是在病程早期，晚期可见小脑萎缩。脑脊液检查可见淋巴细胞增多。

（2）诊断：PCD 的诊断需要结合典型的临床表现、影像及脑脊液检查和血清学抗体检测，同时需要与其他病因所致急性或亚急性发病的小脑性共济失调进行鉴别，比如感染性（细菌、病毒及朊蛋白等）、医源性（苯妥英钠、锂剂等过量）、中毒（酒精、CO、铅、汞、甲苯）和维生素缺乏（维生素 E、维生素 B$_1$、叶酸）。

表3-1-6 PCD：自身抗体及相关肿瘤

抗体	相关肿瘤
抗Yo	乳腺及妇科肿瘤
抗Hu	小细胞肺癌
抗Tr	霍奇金淋巴瘤
抗CV2	小细胞肺癌，胸腺瘤
抗Ri	乳腺癌，卵巢癌，小细胞肺癌，神经母细胞瘤
抗Ma2	睾丸癌，肺癌
抗VGCC	小细胞肺癌
抗SOX1	小细胞肺癌
抗ZIC4	小细胞肺癌

（3）治疗：PCD通常是无法治愈的，即使早期发现了肿瘤并将其完全切除，神经系统损害仍然只是稳定不变，有时甚至继续进展。除了针对肿瘤的治疗，其他针对免疫机制的药物（如糖皮质激素、免疫球蛋白、环磷酰胺、他克莫司、麦考酚酯等）治疗也可选择，有报道称GABA能药物，如巴氯芬等，对于周期交替性眼震有效。及时恰当的康复措施对于改善患者生活质量有一定的帮助。

2. 副肿瘤性脑干综合征 副肿瘤性脑干综合征（paraneoplastic brainstem syndromes，PBS）相对少见，约占所有PNS的10%。能够导致PBS的抗体有抗Hu、抗Ri、抗Ma/Ta、抗双载蛋白和抗CRMP5/CV2抗体，在PCD中发现的抗Yo抗体也可导致PBS。不同抗体所产生的临床表现也各不相同，大部分抗Ma/Ta抗体阳性患者为脑干上部损害表现，可见凝视和眼动麻痹、眼震（伴或不伴下跳成分的旋转性眼震）、反向偏斜等，有些病例还有小脑脚损害所产生的共济失调，最常见于肺癌和乳腺癌。抗Ri抗体在成人多见于乳腺癌和肺癌患者，在儿童多见于神经母细胞瘤患儿，它可特征性地导致OMS，若同时伴有共济失调则称之为副肿瘤性眼阵挛-肌阵挛性共济失调（paraneoplastic opsoclonus-myoclonus ataxia，POMA）。抗Hu抗体最常见于肺癌患者，多累及脑干下部，可有构音障碍、吞咽困难、面瘫、听力异常，严重时出现呼吸抑制，有文献报道这类患者有慢扫视和凝视麻痹等异常眼动体征。PBS的诊断依赖于典型的临床表现、特异性抗体的检测和肿瘤的发现。同时应与其他原因所致脑干综合征进行鉴别，如感染、中毒、脱髓鞘疾病等。治疗策略与PCD类似。

二、感染性脑干和/或小脑炎症

中枢神经系统感染累及脑干、小脑者，既往文献有称为菱脑炎（rhombencephalitis），最主要的表现是头痛、发热以及精神状态异常。当感染累及中枢前庭结构时，可合并急性前庭综合征的表现。

由于缺乏关于伴有前庭症状的中枢神经系统感染的流行病学数据，此类疾病的发病情况尚不明了，目前能够获知的是所有中枢神经系统感染的流行病学情况。病毒是中枢神经系统感染的最常见病原体，每年全球病毒性脑膜脑炎的发病率约为10～20例/10万人，其中单纯疱疹病毒 1 型、水痘 - 带状疱疹病毒、肠道病毒以及流感病毒较为常见。急性细菌性脑膜炎的每年发病率为 1/10 万～3/10 万，少数地区稍高为 5/10 万～10/10 万，局灶性细菌性脑炎或脑脓肿的发病率较低（0.3/10 万～1.3/10 万）。常见病原菌为脑膜炎球菌、肺炎球菌、葡萄球菌、李斯特菌和肠道菌属。真菌所致中枢神经系统感染的流行病学资料尚缺乏，最主要的致病菌为新型隐球菌，还有曲真菌、念珠菌等，主要在免疫功能缺陷（如 HIV 感染、服用免疫抑制剂）的情况下致病。在众多病原体中，常累及脑干和小脑的有李斯特菌、单纯疱疹病毒、肠道病毒、水痘 - 带状疱疹病毒、朊粒蛋白等。

感染性脑干和 / 或小脑炎症的临床表现主要有两类，一是发热、头痛、疲劳感等感染表现，二是脑膜刺激征、精神异常、癫痫发作等神经系统损害的表现。头晕 / 眩晕并非常见表现。脑脊液检测在诊断感染性疾病中具有关键性作用，对于区分不同病原体有重要价值，从而指导临床制订相应治疗策略。

（魏　东）

参考文献

1. Gbd 2015 Neurological Disorders Collaborator Group. Global, regional, and national burden of neurological disorders during 1990-2015：a systematic analysis for the Global Burden of Disease Study 2015. Lancet Neurol, 2017, 16（11）: 877-897

2. PULA J H, NEWMAN-TOKER D E, KATTAH J C. Multiple sclerosis as a cause of the acute vestibular syndrome. J Neurol, 2013, 260（6）: 1649-1654

3. REICH D S, LUCCHINETTI C F, CALABRESI P A. Multiple Sclerosis. N Engl J Med, 2018, 378（2）: 169-180

4. ANAGNOSTOU E, VARAKI K, ANASTASOPOULOS D. A minute demyelinating lesion causing acute positional vertigo. J Neurol Sci, 2008, 266: 187-189

5. SERRA A, CHISARI C G, MATTA M. Eye Movement Abnormalities in Multiple Sclerosis: Pathogenesis, Modeling, and Treatment. Front. Neurol, 2018, 9: 31

6. SERVILLO G, RENARD D, TAIEB G, et al. Bedside tested ocular motor disorders in multiple sclerosis patients. Mult Scler Int, 2014: 732329

7. LIZAK N, CLOUGH M, MILLIST L, et al. Impairment of Smooth Pursuit as a Marker of Early Multiple Sclerosis. Front. Neurol, 2016, 7: 206

8. PRASAD S, GALETTA S L. Eye movement abnormalities in multiple sclerosis. Neurol Clin, 2010, 28（3）: 641-655

9. DI STADIO A, DIPIETRO L, RALLI M, et al. Sudden hearing loss as an early detector of multiple sclerosis: a systematic review. Eur Rev Med Pharmacol Sci, 2018, 22（14）: 4611-4624

10. DI STADIO A, DIPIETRO L, RALLI M, et al. The role of vestibular evoked myogenic potentials in multiple

sclerosis-related vertigo. A systematic review of the literature. Mult Scler Relat Disord, 2019, 28: 159-164

11. 中国免疫学会神经免疫分会，中华医学会神经病学分会神经免疫学组. 多发性硬化诊断和治疗中国专家共识（2018 版）. 中国神经免疫学和神经病学杂志，2018, 25（06）: 6-13

12. HEBERT J R, CORBOY J R, VOLLMER T, et al. Efficacy of Balance and Eye-Movement Exercises for Persons With Multiple Sclerosis（BEEMS）. Neurology, 2018, 90（9）: e797-e807

13. 中国免疫学会神经免疫分会，中华医学会神经病学分会神经免疫学组，中国医师协会神经内科分会神经免疫专业委员会. 中国视神经脊髓炎谱系疾病诊断与治疗指南. 中国神经免疫学和神经病学杂志，2016, 23（3）: 155-166

14. WINGERCHUK D M, BANWELL B, BENNETT J L, et al. International consensus diagnostic criteria for neuromyelitis optica spectrum disorders. Neurology, 2015, 85（2）: 177-189

15. LEE S U, KIM H J, CHOI J H, et al. Comparison of Ocular Motor Findings Between Neuromyelitis Optica Spectrum Disorder and Multiple Sclerosis Involving the Brainstem and Cerebellum. Cerebellum, 2019, 18（3）: 511-518

16. 中华医学会神经病学分会. 中国自身免疫性脑炎诊治专家共识. 中华神经科杂志，2017, 50（2）: 91-98

17. HEIDRUN G. RAYMOND V. Paraneoplastic Brainstem Syndromes//Brainstem Disorders. Berlin Heidelberg: Springer-Verlag, 251-255

18. KO M W, DALMAU J, GALETTA S L. Neuro-ophthalmologic manifestations of paraneoplastic syndromes. J

Neuroophthalmol, 2008, 28(1): 58-68

19. EDLOW J A, NEWMAN-TOKER D E. Medical and Nonstroke Neurologic Causes of Acute, Continuous Vestibular Symptoms. Neurol Clin, 2015, 33(3): 699-716

20. SINGH T D, FUGATE J E, RABINSTEIN A A. The spectrum of acute encephalitis: causes, management, and predictors of outcome. Neurology, 2015, 84(4): 359-366

第五节　迷路炎

迷路炎(labyrinthitis)指的是迷路的炎症过程,一般继发于急性或慢性中耳感染,炎症可能主要涉及骨或膜迷路。细菌感染从中耳延伸到外淋巴间隙,最终涉及膜迷路。而病毒感染最初影响膜迷路,可能通过血液传播。根据累及的范围和严重程度,可以只有轻微的症状,如隐性高频感音神经性听力损失,也可以出现严重不可逆的听觉和前庭功能损害。而且迷路炎可以出现内淋巴积水的后遗症。由于抗生素的应用,细菌性迷路炎导致的眩晕临床已经不常见。

【迷路炎的定义与分型】

迷路炎即内耳炎,是化脓性中耳炎较常见的并发症,近年也有研究发现由内耳免疫性疾病引发的迷路炎。由于内耳深藏于颞骨岩部,由致密的骨质构成骨迷路,其内有膜迷路,其内充满内淋巴,并含前庭平衡感受器(椭圆囊斑、球囊斑和三个壶腹嵴)和耳蜗听觉感受器(Corti 器),骨迷路和膜迷路之间充满外淋巴,所以迷路炎症因发生的部位不同、程度不同,其临床表现各不相同。按病变范围及病理变化可分为局限性迷路炎、浆液性迷路炎及化脓性迷路炎三种主要类型,其定义如下。

1. 局限性迷路炎　局限性迷路炎(circumscribed labyrinthitis)亦称迷路周围炎(perilabyrinthitis)或迷路瘘管(fistula of labyrinth),多因胆脂瘤或慢性骨炎破坏迷路骨壁产生瘘管,病变局限于骨迷路或迷路骨内膜但不侵入外淋巴间隙,导致对压力敏感的反复发作性眩晕。

2. 浆液性迷路炎　浆液性迷路炎(serous labyrinthitis)多因毒素等通过蜗窗膜或迷路瘘管等部位进入外淋巴间隙而引起以浆液或浆液纤维素渗出或颗粒沉积为主的弥漫性非化脓性迷路炎性反应。病变痊愈后内耳功能多能恢复,也可引起耳蜗近蜗窗膜处外毛细胞的不可逆损伤。如感染加重可进一步发展成化脓性迷路炎。

3. 化脓性迷路炎　化脓性迷路炎(suppurative labyrinthitis)是指化脓性细菌侵入内耳,引起迷路包括膜迷路内的弥漫性化脓性病变,极个别甚至可以形成死骨,内耳感受器被破坏,其功能可全部丧失。感染可继续向颅内扩散,引起颅内并发症,继之肉芽形成并纤维化和骨化。

【流行病学特点】

迷路炎的发病率报道不一,与医疗发展水平有关,且大样本流行病学调查不多。2014年巴西学者 Maranhão 进行的一项前瞻性观察研究发现,1 816 例中耳炎患者(急性 1 224 例占 67%、慢性 592 人占 33%)出现颞骨并发症有 15 例占 0.8%,其中迷路瘘管 7 例(36.8%)、迷路炎 3 例(15.8%),其他为面瘫等,其认为与发达国家相比巴西居民的颞部并发症的发生率仍然较高,迷路瘘管最常见,胆脂瘤是最常见的病因。肺炎球菌性脑膜炎幸存者 26% 发展为化脓性迷路炎,其他细菌性脑膜炎为 10%,而猪链球菌性脑膜炎高达 50% 并发迷路炎。

【病因与发病机制】

迷路在颞骨内有坚硬的骨质保护,但其通过蜗窗膜和前庭窗或病变所致的鼓岬和半规管瘘管与中耳连接,可引起由中耳炎导致的迷路炎;通过内耳道前庭蜗神经和血管周围隙到达内耳或经蜗水管到达耳蜗底转的鼓阶或经内淋巴囊和前庭水管到达前庭,还有通过少见的前半规管裂到达前半规管,都有可能引起脑膜炎来源的迷路炎;通过内听动脉等也有极少见的血液来源的迷路炎。迷路炎症因病变累及的范围和致病菌毒力的不同,可引起迷路骨内膜以外的局限性迷路炎、侵及外淋巴间隙的浆液性迷路炎和侵及膜迷路内淋巴的化脓性迷路炎。

迷路炎可由细菌、病毒和真菌以及自身免疫性疾病引起。报告病例中分离到的细菌均为耳科疾病的典型病原菌:铜绿假单胞菌、金黄色葡萄球菌、链球菌和流感嗜血杆菌,而肺炎链球菌和溶血性链球菌是最常见的化脓性脑膜炎而引发听力下降的致病菌。抗生素的应用使得病毒原因更为常见,巨细胞病毒、风疹病毒、麻疹病毒、流行性腮腺炎病毒和脑膜炎病毒均可引起迷路炎,病毒性迷路炎是引起球囊变性和膜迷路迟发性水肿综合征的最常见原因。关于内耳真菌感染的颞骨研究相对较少,真菌性迷路炎并不常见,通常见于全身衰弱性疾病患者。炎症介质如细胞因子、前列腺素、多肽、糖蛋白、白三烯、血小板活化因子、一氧化氮或其他氧源性自由基均可穿透蜗窗膜,引起内耳功能障碍和形态损伤。

【感染途径】

中耳来源迷路炎是从中耳、鼓窦或乳突的感染通过蜗窗膜、前庭窗或迷路瘘管到内耳。脑膜来源迷路炎是脑膜感染通过蜗水管或内耳道耳蜗轴传播到内耳。血源性迷路炎是当远距、相邻或系统感染,如脑膜炎、脑炎、脑脓肿等通过血管传播到内耳。

1. 局限性迷路炎 最常见的原因是中耳胆脂瘤侵蚀破坏迷路骨质,其次为慢性化脓性中耳炎,其他原因包括手术或外伤、先天性梅毒、中耳癌症或其他中耳肿瘤,如侵蚀迷路骨质的颈静脉球瘤。骨质受侵蚀的迷路瘘管形成了"第三窗",使膜迷路对温度和压力的变化变得敏感。也常因中耳腔压力变化,诱发反复发作的眩晕和快相向患侧的眼震。组织学病理学上可见瘘管局部的骨内膜增厚,由于瘘管常被胆脂瘤或肉芽包裹,使得临床表现不明显,通常只有中耳炎所致的传导性听力损失,而没有明显的骨导下降。当感音神经性听力损失同时发生时,应怀疑浆液性迷路炎的可能,尤其是瘘管位于鼓岬者,因耳蜗处的外淋巴隙较宽大,炎症易扩散。所以临床上应积极治疗,以防内耳化脓性炎症的发生。慢性中耳炎导致迷路瘘管的发病率约为 10%,最常见的受累部位是外半规管,也有后、前半规管及耳蜗其他部位瘘管的报道。少数情况下,瘘管可因新骨形成封闭而自愈。

2. 浆液性迷路炎 是由于病毒和细菌毒素或炎症介质如细胞因子和一氧化氮通过蜗窗膜、前庭窗前裂、瘘管或脑膜甚至血管内侵入内耳,导致以浆液或浆液纤维素渗出为主的内耳弥漫性非化脓性炎症。多表现为伴随急性中耳炎的突发性眩晕,也可继发于脑膜炎,继发于慢性中耳炎者较少,多出现在急性发作期。内耳开窗术或镫骨足板切除和近年来广泛开展的人工耳蜗植入后也可出现反应性浆液性迷路炎,甚至发展为化脓性迷路炎。

浆液性迷路炎的组织病理学特征是外淋巴间隙中有含蛋白的浆液(嗜伊红染色)和浆液纤维素,但无细菌和病毒病原体及炎症细胞浸润,浆液通常不出现在内淋巴中,可有内淋巴积水和外毛细胞的损失,以耳蜗基底转的鼓阶最为常见。水肿可能与迷路内液体中蛋白质含量的增加和炎症损伤了前庭膜(Reissner's membrane)的结构,引起膜两侧离子的不平衡,是造成眩晕和可逆性感音神经性听力损失的原因,耳蜗基底转起始部外毛细胞损失可能是永久性超高频感音性神经性听力损失的原因,通常纯音测听不包括 8~20kHz 听力测试,患者常常不会察觉有听力下降。如果浆液性迷路炎在化脓前被诊断并有效治疗,病情可逆转,预后较好。

蜗窗膜被认为是从中耳到内耳最可能的通路,是正常情况下中耳和内耳间唯一的软组织屏障。动物实验证明放置在中耳腔的蛋白质、细菌外毒素、抗生素等各种物质都能通过蜗窗膜。根据组织病理学发现,物质不仅可以从中耳传到内耳,也可以从内耳传到中耳。从中耳进入耳蜗的物质更多地局限在基底部,很少在蜗尖及前半规管。人类蜗窗膜表面覆盖着一层黏膜,可能是增加额外的屏障来抑制物质扩散,从而保护蜗窗膜。蜗窗膜与黏膜在超微结构上相似,由三层结构组成:外层是鳞状上皮层,中层是纤维细胞层;内层是间皮细胞层。蜗窗膜在与耳囊连接处较厚,在中心处较薄,人类的平均 70μm 厚度且不会随年龄而改变。研究发现慢性中耳炎患者蜗窗膜最厚,平均可增大到原来的 2 倍,主要是上皮下间隙的胶原蛋白增多,其渗透性降低并具有保护作用,其次为浆液性中耳炎和化脓性中耳炎,化脓性中耳炎的蜗窗膜渗透性可能最高。已有研究表明,无鼓膜穿孔的亚临床隐匿性中耳炎比临床表现明显的中耳炎更容易引起内耳改变,后者的表现和炎症可通过鼓膜穿孔而释放。Golz 等研究发现 58% 的中耳积液儿童前庭功能检查结果有异常,而对照组只有 4%,然而,96% 的儿童在插入鼓膜置管后平衡功能障碍的症状和体征得到了缓解。提示隐匿性中耳炎与浆液性迷路炎密切相关,如耳蜗积水和外毛细胞损伤,可引起高频永久性感音神经性听力损失。

3. 化脓性迷路炎 化脓性迷路炎是最严重的迷路炎,常表现为严重的听力损失和眩晕,甚至导致迷路功能完全丧失,感染严重者可经内淋巴管、蜗水管或内耳道等处向颅内扩散,引起脑膜炎及脑脓肿等颅内并发症,甚至威及生命。颞骨的组织病理学特征为浆液纤维性渗出物、脓细胞和肉芽组织的浸润,随后以纤维化和骨化为特征的晚期愈合,耳蜗通常比前庭系统受到更严重的影响。在对病毒性或细菌性迷路炎后听力严重受损的受试者的研究中显示,螺旋神经节细胞存活率仅为 28%~40%。临床病理分急性期、慢性期和愈合期三个阶段:①急性期以急性细菌侵入为特征,组织学上以多形核白细胞的出现为特征,首先在外淋巴间隙,然后在内淋巴间隙,此时患者遭受严重的眩晕(尤其是单侧受累者)和听力损失;②慢性期的特点是成纤维细胞增生遍及内耳的淋巴间隙,患者主要是听力损失,数周后眩晕已消退;③愈合期的特点是迷路逐渐骨化,蜗窗膜附近的鼓阶区是最常见的骨化部位,甚至病理性增生的骨质可充满内耳腔。化脓性迷路炎的转归最终是骨化性迷路炎,极少数可因患者的免疫力低下或并发糖尿病等发生坏死性迷路炎(sequestrum of labyrinth),内耳形成死骨,致使感染反复发作,常常导致面瘫、脑膜炎等,久治不愈。

化脓性迷路炎可表现为出血性迷路炎,由溶血性链球菌或肺炎球菌亚型引起的急性化脓性中耳炎向内耳蔓延引起内耳出血,常迅速转变为化脓性迷路炎。相比其他细菌性脑膜炎幸存者只有 10% 发展成听力损失,而猪链球菌性脑膜炎患者死亡率为 7%,约有 50% 会出现特征性听力损失,通常是双侧严重的、永久性的感音神经性听力损失,伴或不伴前庭功能障碍。既往认为是由于听觉神经感染或脑干脑炎所致听力损失,目前动物实验和人类电生理研究已经确定耳蜗为病变部位。目前认为链球菌是通过体外毒素的溶解作用经蜗水管进入膜迷路。据报道肺炎球菌性脑膜炎死亡率为 15%～25%,幸存者中有 26% 发生感音神经性听力损失,一旦引起严重的化脓性迷路炎,膜 - 迷路屏障破裂,毛细胞和螺旋神经节中的神经元细胞就会受损,活性氧和氮(特别是过氧亚硝酸盐)可能是脑膜炎期间耳蜗损伤和听力损失的重要介质之一。原发性血源性化脓性迷路炎罕见。

还有亚型为骨化性迷路炎(labyrinthitis ossificans),其病因包括感染性、创伤性、炎症性、营养不良和肿瘤,脑膜炎是造成骨化性迷路炎最常见的原因。如在骨化的迷路内还潜藏着部分化脓性病灶及肉芽组织,在一定的条件下感染菌复活,并向颅内蔓延,导致颅内感染,这种迷路的慢性炎性病变称为潜伏性迷路炎。骨化性迷路炎是耳科急症,需要在完全不可逆的耳蜗骨化前早期植入人工耳蜗恢复听力。

【临床表现及辅助检查】

1. 临床表现　迷路炎常有眩晕、恶心、呕吐、平衡功能障碍、听力下降、耳鸣、耳闷或可伴有面瘫、耳疼、耳流脓等中耳炎病史或头痛、高烧等脑膜炎病史。耳镜检查鼓膜可呈急性或慢性化脓性中耳炎征象,外耳道及鼓室内可有脓性分泌物。局限性迷路炎可出现 Tullio 现象,即在较大的噪声或中耳压力的改变(如头外伤、耳气压伤、弯腰用力搬重物、咳嗽、打喷嚏、乘飞机或潜水等)引起眩晕或振动幻视,瘘管试验可为阳性,即通过鼓气耳镜改变耳道的压力诱发出眩晕和眼震。头部外伤后的迷路积气,气体常在几周内消失,于外伤后 2 周内出现多为不可逆的进行性听力下降,程度轻重不等,头晕常在几个月内好转,如瘘口未愈可出现反复积气伴眩晕。眩晕床边查体迷路炎可见自发性水平或水平旋转性眼震等周围性眩晕眼震特点,早期迷路处于激惹状态时眼震方向可向患侧,晚期病变损毁迷路出现前庭功能下降或全部丧失时,眼震方向由向患侧转向健侧。闭目直立试验,早期向健侧倾倒。改良的昂白氏征平衡试验(modified Romberg balance test),即站在海绵垫闭目直立试验,早期向健侧倾倒,化脓性迷路炎周围前庭功能丧失则向患侧倾倒。

2. 听力学检查　根据纯音测听、声导抗或宽频声导抗、耳声发射及脑干诱发电位评估听力损失发生的部位、性质及程度。局限性迷路炎多为中耳炎所致的传导性听力损失。浆液性迷路炎多引起感音神经性听力损失且多可恢复,可能会遗留超高频永久性听力损失,也可以出现在中耳炎基础上的混合性听力损失。化脓性迷路炎多为不可逆的极重度感音神经性听力损失。

3. 前庭功能检查　迷路炎患侧前庭功能可正常、亢进、减退或完全丧失。前庭双温试验检查时有鼓膜穿孔的不宜使用冷热水,可用冷热气检测以免感染扩散。甩头试验和前庭肌源性诱发电位(cVEMP、oVEMP)可判断受累的半规管和球囊、椭圆囊的功能状态。动态和静态平衡姿势检查可评估迷路炎急性期平衡功能及慢性期平衡康复代偿的情况。

Miriam 等记录了一例左迷路梗死性迷路炎患者(以急性自发性眩晕持续数天,左耳突发性极重度听力损失为表现）的前庭检测资料：左耳骨导 oVEMP 和气导 cVEMP 都显得较小，但在正常范围内；左后半规管功能受损（增益 0.20 明显降低）；主观视觉水平无明显偏斜；纯音测听左耳 70dB 骨导听觉消失。

4. 影像学检查　计算机断层扫描（CT）可用于评估炎症或外伤性颞骨内骨质病变或间接观察颞骨内前庭蜗神经等，由于其对比度较低，磁共振成像（MRI）被认为是研究颞骨内脑神经及迷路内结构的金标准，尤其在明亮的内耳道内脑脊液和内耳淋巴背景下显示黑暗色脑神经和迷路内细微结构是最佳选择。钆造影后组织的增强与血-神经屏障或血-膜迷路屏障的破坏有关，可能继发于炎症、创伤、缺血、脱髓鞘、肿瘤和放疗等。以下列举典型病例，显示各类迷路炎的影像学表现。

（1）化脓性中耳乳突炎、出现骨导听阈下降的感音神经性听力损失伴眩晕常提示合并迷路炎，MRI 在急性期的诊断中起着重要作用。

（2）近年随着内耳人工耳蜗的广泛开展，术后引起迷路炎的病例时有报道，甚至出现严重后果。Warner 等报道了 1 例 75 岁男性双侧重度听力损失患者，曾有糖尿病及心脏移植手术史，在行右侧人工耳蜗植入术后 4 年发生耳流脓感染坏死性迷路炎，轴位颞骨 CT 表现为耳蜗弥漫性坏死，外半规管及面神经迷路段管结构消失，可见片状死骨。右前半规管前肢明显增大；因共病不适合人工耳蜗取出及病灶清除术，经过一年积极的保守治疗，迷路骨化愈合。术后 7 年，因中耳炎流脓出现右侧部分面瘫（因有人工耳蜗植入体不适合做 MRI）颞骨轴位 CT 可见右侧外半规管及前半规管骨化。

（3）Sameer 等报道一例 14 岁、男性，肺炎链球菌性脑膜炎在 2~3 个月内逐渐发展为双侧重度听力损失。MRI 显示 T_2 加权左侧耳蜗正常信号丢失，HRCT 也显示左侧耳蜗骨化，但右侧 MRI 显示前庭和半规管正常 T_2 高信号丢失，而 HRCT 上没有显示任何骨化，只是前、外半规管信号强度下降，这也可能是纤维化区域。因此，高分辨率 MRI 3D 序列 T2 加权像能在骨化性迷路炎纤维期显示正常信号丢失或低信号，较 HRCT 提供了更高的灵敏度。

（4）Tan 等报道一例 70 岁、女性，链球菌性脑膜炎患者出现双侧感音神经性听力损失，发病 3 周后磁共振成像 T_1 加权提示出血性迷路炎（haemorrhagic labyrinthitis），尚未见骨化。钆造影增强后双侧耳蜗明显强化，但前庭蜗神经复合体结构没有异常增强，提示炎症病变在耳蜗而不是听神经。发病 7 个月后，轴向 3D-FIESTA 图像提示双侧耳蜗部分纤维化和骨化，但右耳还是通过手术磨除封闭蜗窗的增生骨质，成功地植入了人工耳蜗。

（5）在颞骨外伤后出现眩晕和感音神经性听力损失的病例中，CT 可以检测到迷路瘘管，常发生在颞骨骨折穿越相对薄弱的蜗窗或前庭窗的位置，甚至在没有可见的骨折情况下也能检测到迷路积气（pneumatosis lost），常因挖耳勺意外戳伤鼓膜及听骨链或由头部钝伤引起，与前庭窗环韧带损伤或镫骨足板骨折或镫骨脱位有关。然而 MRI 非钆造影增强的 T_1 加权成像，则能检测到 CT 看不到的迷路或内耳道内高铁血红蛋白即出血（耳蜗和前庭或内耳道内高信号），特别是非增强 MRI 的 3D-FLAIR 扫描比 T_1 加权显示淋巴中成分细微变化更敏感。T_2 加权序列（驱动成像）还可检测到听神经损伤。我们对创伤患者常规做 3D-FLAIR 和驱动探索（drive exploration）MRI，包括敏感性加权成像和全脑的 2D-FLAIR 成像,以期发现迷路震荡引起的高频听力损失、耳鸣伴头晕的原因和听觉中枢脑血肿(中枢听觉通路包括耳蜗神经、脑干橄榄核、耳蜗核和下丘,穿过内侧膝状体,通过听放射与听觉皮层相连,发生在脑干听觉神经交叉的橄榄核血肿可能会导致对侧中枢神经性听力损失)。临床上还可见外伤后感音神经性听力损失患者,增强 MRI 的 FLAIR 序列显示创伤后内淋巴积水(post-traumatic endolymphatic hydrops),因此,对于外伤后感音神经性听力损失患者既无内耳出血也无瘘管的,可行钆造影增强 MRI 以寻找有无内淋巴水肿致听力损失的可能病因。曾有自身免疫性内耳病导致骨化性迷路炎的报道。

随着影像学的不断深入研究,对诊断迷路炎的各种类型和原因提供了确诊的依据。

【诊断及鉴别诊断】

1. 诊断依据 迷路炎诊断的主要依据为典型的临床表现、听力、前庭平衡功能检测及颞骨为主的影像学检查(表 3-1-7)。

表 3-1-7 三种迷路炎诊断依据比较

	局限性迷路炎	浆液性迷路炎	化脓性迷路炎
病史特点	多有慢性化脓性中耳炎或外伤病史	多有急性隐匿性中耳炎或分泌性中耳炎病史,或迷路瘘管、脑膜炎病史	多有慢性化脓性中耳炎急性发作或脑膜炎病史。坏死性可伴有头痛或面瘫
眩晕特点	发作性眩晕,偶伴恶心、呕吐,常在快速转身、压迫耳屏或擤鼻时诱发,持续数分至数小时	旋转性眩晕呈持续性伴恶心、呕吐,可达数月	严重的旋转性眩晕呈持续性,伴恶心、呕吐,可达数月。患者喜向健侧卧床不动,不敢睁眼
眼震特点	一般无,发作时可见自发性或压力诱发的眼震,眼震方向与瘘管所在半规管的位置(壶腹侧或管侧)有关,多向患侧,亦可向健侧	有眼震,快相多向患侧	有眼震,快相向健侧
瘘管试验	(+)或(-)	(-)或(+)	(-)
听力损伤特点	大多为传导性听力损失	高频感音性或混合性听力损失,骨导多可恢复	重度或极重度感音神经性听力损失,不可逆转
前庭功能	正常,少数亢进	不同程度减退	丧失
平衡功能	大部分患者并不表现出平衡障碍	闭目直立试验向健侧倾倒	闭目直立试验向患侧倾倒

2. 鉴别诊断

(1)前半规管裂:是因前半规管的先天性发育异常或后天性骨质缺损即前半规管裂所致的一种表现以听觉过敏与自声增强、声或压力诱发性眩晕或眼震,即 Tullio 现象和搏动性耳鸣为其临床特征,类似迷路瘘管,但多无中耳炎及外伤病史。在 3 个第三窗的诊断性试验中常呈阳性:①纯音听阈测试示骨导听阈为负值,可表现为低频传导性听力损失;② VEMP 反应增强(cVEMP 阈值降低、oVEMP 振幅增大);③无感音神经性听力损失情况下,耳蜗电图显示 SP/AP 增加。结合临床表现及冠状位 HRCT(层厚≤0.625mm)、前半规管层面 MPR

显示有骨裂存在，可明确诊断。

（2）自发性外淋巴漏：在镫骨切除术或创伤后出现突发性或波动性的听力下降、耳鸣和耳闷胀感，阵发性眩晕和平衡失调的患者，在行中耳探查术中，可观察到来自前庭窗的外淋巴漏。窗前裂被认为是有镫骨足板漏的先天性自发性外淋巴漏的证据，因蜗水管将脑脊液压力传送到内耳，导致外淋巴的"向外喷射"。外淋巴的总容积少于 0.1mL，手术直视观察外淋巴漏出的可靠性被质疑，如果可看到液体搏动溢出被认为可能是脑脊液，是由于内耳畸形先天性外淋巴漏导致的。因自发性外淋巴漏患者，其发生、病理生理学等尚不十分清楚，其诊断和治疗还没有一致的结论，鉴别较困难。主要根据临床特征和手术探查及 7T MRI 结合钆造影等的深入研究，与外淋巴漏的鉴别诊断。

（3）梅尼埃病：典型临床表现是发作性旋转性眩晕、波动性听力下降伴耳鸣、耳闷，除了迷路瘘管压力诱发眩晕外，浆液性迷路炎多表现为持续性眩晕，听力以高频下降为主，而梅尼埃病则以低频下降为主，有学者从解剖学角度分析梅尼埃病膜迷路水肿发生在感受低频音的蜗尖更严重，是因为蜗尖的基底膜相对于骨螺旋板较基底转（基底转骨螺旋板较长、基底膜较短）明显长，故移动范围大有关。

（4）迟发性内淋巴积水（delayed endolymphatic hydrops，DEH）：通常见于长期单侧严重内耳听力损失的患者，可能是由于膜迷路内淋巴吸收系统的延迟萎缩或纤维性闭塞所致。听力损失的发生和 DEH 发病之间的间隔时间可为 1～4 年不等。DEH 前听力损失最常见的是青少年病因不明的单侧极重度感音神经性听力损失，其次或许是各种原因引起的迷路炎以及内耳的物理和听觉创伤。迟发性内淋巴积水可能是迷路炎长期发展的结果，主要与梅尼埃病相鉴别，三者的因果关系、发病机制有待于进一步研究验证。

（5）小脑前下动脉梗死（anterior inferior cerebellar artery infarction，AICAI）：可引起孤立性急性听觉及前庭功能丧失的特点也是单侧听力突然丧失和持续性眩晕，与急性迷路炎的临床表现类似，所以在诊断迷路炎之前不要忽视中枢性病变，以免延误治疗而危及生命，小脑前下动脉梗死在发病后 48h，MRI 的 FLAIR 图像显示迷路信号增强外，在弥散加权成像（DWI）上还可见小脑前下动脉（AICA）供应区梗死灶，可明确病因及鉴别。

（6）前庭神经炎（VN）：表现为单侧急性眩晕伴恶心和呕吐，无听力损失。前庭神经炎可并发脱髓鞘致功能丧失，并不总是可逆的。钆增强后 MRI 的 T_2 加权像和 FLAIR 序列图像显示小脑脑桥角池前庭神经束和右侧迷路高信号。急性迷路炎与前庭神经炎相似，但临床上伴有听力损失和耳鸣。

【治疗原则与方法】

治疗原则为当发生迷路炎后应以手术治疗为主，手术要及时、彻底清理病灶，以利通畅引流，防止感染向颅内扩展。但要注意全身支持及对症治疗，预防更加重要。

1. 手术治疗

（1）迷路瘘管多采用乳突根治手术。可疑瘘管区域要小心操作，一般在手术最后处理这一区域的胆脂瘤上皮或肉芽，以保护内耳，免受吸引、冲洗或电钻磨骨的骨屑损伤。清理瘘管口表面病变组织后，滴入少许激素减轻刺激反应，可用筋膜或软骨膜及骨粉联合修补瘘口。彻底清除胆脂瘤并不会显著增加内耳损伤的额外风险。

（2）继发于急性中耳炎的浆液性迷路炎，治疗方法主要包括鼓膜切开术或鼓膜置管术及抗生素抗感染治疗，可用激素和黏液促排剂促进咽鼓管引流防止复发。如果疾病持续存在或有进展为化脓性迷路炎趋势，可行保留外耳道后壁的乳突根治除术，彻底清除病灶，并注意探查有无迷路瘘管，根据情况选择二期或同期鼓室成形术。

（3）化脓性迷路炎待炎症控制后，及时行乳突根治术，如果术前的听力和前庭功能测试显示内耳功能已完全丧失者，术中须切除镫骨足板，以利内耳引流，避免潜伏性迷路炎引发颅内感染。在少见的坏死性迷路炎病例中，如迷路内有脓及死骨，则需彻底清除病变，常需做迷路切除，操作时避免损伤硬脑膜、面神经或颈内动脉，有利于引流以控制颅内病变的发展。化脓性迷路炎患者，根据全面的临床评估，也可尽早应用糖皮质激素减轻炎症，以期改善部分听力，阻止或延迟骨化性迷路炎的发生。

（4）脑膜炎常引起双侧听力下降，听力可在脑膜炎后2~3个月内逐渐发展为双耳极重度感音神经性听力损失，迷路常可在3~6个月后发生纤维化、继之逐渐骨化，是小龄患儿伴言语障碍的病因之一。神经影像学对于确定听力受损部位（耳蜗或听神经）和评估耳蜗是否纤维化和骨化对人工耳蜗植入的有效性（听神经受损只能脑干植入）、可行性（耳蜗骨化电极无法插入）非常重要。由于脑膜炎引起的听力下降损伤部位多见于耳蜗，所以在脑膜炎后3~6个月内尽早植入人工耳蜗是婴幼儿重建听觉学习语言的抢救性措施。

2. 全身支持及对症治疗

（1）积极治疗隐匿性中耳炎、急、慢性中耳乳突炎及脑膜炎是预防本病的关键，尤其是伴有糖尿病、免疫力低下的患者，抗感染、抗炎治疗要足够疗程。

（2）全身使用足量、敏感、有效的抗生素静脉滴注，最好依据细菌培养及药物敏感试验选择抗生素。

（3）眩晕对症治疗可用镇静、抗晕、止吐药，可加用激素。化脓性迷路炎卧床静养，注意补液，维持水和电解质平衡。

（4）骨导听力下降早期，可应用神经营养类药物治疗。

（5）化脓性迷路炎恢复期配合药物积极进行前庭康复训练，促进前庭功能及平衡代偿。

（张 劲 于 刚）

参考文献

1. SEBAHATTIN CUREOGLU, PATRICIA A. SCHACHERN, ALESSANDRA RINALDO, et al. Round window membrane and labyrinthine pathological changes: an overview. Acta Oto-Laryngologica, 2005, 125(1): 9-15

2. HANSON J B, RUSSELL P T, CHUNG A T, et al. Effect of round window membrane application of nitric oxide on hearing and nitric oxide concentration in perilymph. Int J Pediatr Otorhinolaryngol, 2003, 67(6): 585-590

3. ROMANO N, FEDERICI M, CASTALDI A. Imaging of cranial nerves: a pictorial overview. Insights Imaging, 2019, 10(1): 1-21

4. MAILLOT O, ATTYÉ A, BOYER E, et al. Post traumatic deafness: a pictorial review of CT and MRI findings. Insights Imaging, 2016, 7(3): 341-350

5. PETROVIC B D, FUTTERER S F, HIJAZ T, et al. Frequency and diagnostic utility of intralabyrinthine FLAIR hyperintensity in the evaluation of internal auditory canal and inner ear pathology. Acad Radiol, 2010, 17(8): 992-1000

第六节　Ramsay Hunt 综合征

Ramsay Hunt 综合征（Ramsay-Hunt syndrome，RHS）是潜伏于膝神经节的水痘 - 带状疱疹病毒（varicella-zoster virus，VZV）再激活而引起多发性脑神经炎，病毒可侵犯第 3～10 对脑神经，其中以侵犯面神经最常见，临床常见周围性面瘫、耳部疱疹和耳痛三联征，又称带状疱疹膝神经节综合征。

【流行病学特点】

Ramsay Hunt 综合征发病率为 0.02%，多发于中老年人。冬春季发病率较高，但四季均可散发。常因劳累、受凉、感冒、机体抵抗力下降等原因诱发。

【病因】

水痘 - 带状疱疹病毒为 DNA 病毒，具有亲神经特性。初次感染常见于儿童，主要侵犯和潜伏在脊神经后根、神经节的神经细胞或脑神经的感觉神经节的神经细胞内。当某些诱发因素使机体免疫功能低下时，潜伏的病毒可被激活或复制。

【临床表现】

Ramsay-Hunt 综合征于 1907 年由 Ramsay Hunt 首先提出，并将之分为四种类型（表 3-1-8，图 3-1-15）。

表 3-1-8　Ramsay-Hunt 综合征的分型

分型	具体表现
Ⅰ型	面神经感觉支受累产生耳郭皮肤疱疹和疼痛
Ⅱ型	面神经感觉支及运动支同时受累，产生耳痛和面瘫
Ⅲ型	面神经感觉支及运动支受累，并出现听力损失
Ⅳ型	面神经感觉和运动支受累，并听力损失和眩晕

1. 外耳部疱疹　有时可侵犯头皮、面部、颈部、口咽黏膜和鼓膜，受累部位通常出现剧烈的疼痛。神经痛是带状疱疹特征之一，在 60 岁以上老年患者表现最重，且有 33% 的老年患者出现疱疹后神经痛。部分患者受带状疱疹病毒侵犯，仅耳后出现剧烈痛而无疱疹。

2. 同侧周围性完全或者不完全面瘫　带状疱疹病毒累及面神经，按面神经受侵犯部位不同而出现不同的症状：侵犯鼓索则舌前 2/3 味觉丧失；侵犯镫骨肌支则有听觉过敏；侵犯膝神经节，影响副交感神经，使泪腺分泌减少。

3. 听神经及前庭神经受损　耳带状疱疹通过中间神经累及第Ⅷ对脑神经，表现为听力下降、耳鸣、眩晕等症状。Arbusow 等对 21 例人体颞骨标本进行研究，取膝神经节、前庭神经节、半规管、囊斑组织进行巢式聚合酶链式反应检测单纯疱疹病毒 1 型，发现 48% 的前庭器官组织可检测到单纯疱疹病毒 1 型，认为单纯疱疹病毒可侵及前庭器官，引起前庭传入神经阻滞，从而导致继发性 BPPV。

4. 有些病例尚可侵犯同侧的三叉神经,甚至可以扩延至舌咽神经与迷走神经的神经节,以及颈部上段的脊神经和腮腺。累及舌咽神经与迷走神经,可出现饮水呛咳、构音不清、血压升高、声嘶及恶心呕吐等胃肠道反应,有些合并有心率及心律的变化。尚有部分患者出现脑与脑膜的症状以及脑脊液的改变。近年来,临床上 Ramsay-Hunt 综合征累及脑膜、脊髓及第Ⅵ～第Ⅻ脑神经的报道也有增加。

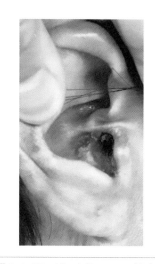

图 3-1-15 Hunt-Ramsay 综合征患者左侧外耳道及耳甲腔疱疹

【辅助检查】

1.实验室检查 血液中可见淋巴细胞增多。脑脊液亦可见淋巴细胞增多,蛋白轻度至中度升高。疱疹液中可分离出疱疹病毒。患者在发病初期病毒糖蛋白与核壳蛋白可诱导机体产生带状疱疹病毒抗体 VZV-Ig,主要是 IgG 和 IgM 抗体,对病毒起中和作用。用间接荧光免疫法测定疱疹病毒 IgM 特异性抗体,可发现血清和 CSF 中存在这种抗体。PCR 检测显示疱疹病毒感染的患者单核细胞中 VZV 抗体滴度水平升高及 DNA 阳性反应,早期检测具有较高的敏感性和特异性。

2.听力学检查和前庭功能检查 听力检测中大部分病例可出现高频听力下降较重的感音性听力损失,前庭双温试验、前庭诱发肌源性电位、视频头脉冲实验常显示患侧前庭功能损害。

3.影像学检查 MRI 平扫多未见面神经形态及信号异常,增强扫描多有患侧面神经的异常强化,在 T_1WI 上表现为高信号,做 Gd-DTPA 增强有敏感性和特异性。MRI 可有脑桥面神经核、内耳道和迷路内的面神经、前庭神经、耳蜗神经、迷路膜、膝神经节有不同程度信号增加。

4.其他 面肌电图及面神经轴突电图(ENOG)检查有利于了解面神经的损害程度及恢复情况。面神经损害 <70% 为完全恢复的临界值,当面神经损害 >90% 时较难恢复。

【诊断及鉴别诊断】

1.诊断 根据周围性面瘫、耳部疱疹和耳痛三联征,和/或耳蜗前庭及其他脑神经症状体征,诊断不难确立。其中疱疹是主要的诊断依据,血清 VZV 抗体阳性可协助诊断。

2.鉴别诊断 本病主要应与 Bell 麻痹鉴别后者无疱疹、前庭及耳蜗症状,在排除了引起周围性面瘫的其他疾病如中耳炎、外伤、听神经瘤、腮腺疾病之后,才能确立贝尔面瘫的诊断。如果患者症状不典型,如当时没有疱疹,或疱疹不在耳周而在其他部位(如鼓膜、扁桃体、软腭等)出现,或首先出现其他脑神经损害的症状,则给诊断造成困难,容易造成误诊,如误诊为三叉神经痛、面神经炎、神经性耳鸣等。有研究者发现,半数患者不出现疱疹或延期出现,而仅出现疱疹前神经痛(皮肤疼痛、感觉迟钝)临床症状,故提出把将皮肤神经痛作为主要的诊断依据可以提高诊断的敏感性,减少误诊率。如 RHS 合并多脑神经损害,还需与其他多脑神经损害疾病相鉴别。

【治疗原则与方法】

1. 药物治疗

（1）阿昔洛韦：属抗疱疹病毒药物，其进入疱疹病毒感染的细胞后，通过干扰病毒的DNA多聚酶，抑制病毒的复制。阿昔洛韦抑制病毒DNA复制，减少新损害形成，减少神经损伤，故早期应用阿昔洛韦对改善患者预后有重要意义。常规用量是 5~10mg/kg 溶于50g/L 葡萄糖注射液内静脉滴注，每 8h 一次，共 7~10d。但长时间应用该药易引起疱疹病毒耐药性，并可出现肝、肾功能损害等副作用。故阿昔洛韦疗程不应超过 2 周。

（2）皮质类固醇激素：具有抗炎作用，可以稳定溶酶体膜，增加肥大细胞颗粒的稳定性，抑制致炎物质的释放，从而减轻血管舒张，降低毛细血管通透性，减少炎性浸润性组织反应。故早期应用激素可减轻水肿和脱髓鞘，防止出现轴索变性，利于改善症状，促进面瘫恢复，并可以防止或减轻后遗连带运动等作用。激素可能导致血糖升高、血压升高、白细胞增高等，但可以通过药物予以控制，停药后可恢复。常用泼尼松片，剂量为 30mg/天，晨起顿服，7 天后逐渐减量。

（3）神经营养药物：如 B 族维生素（维生素 B_1、维生素 B_{12} 等）可以促进神经髓鞘恢复。Kinishi 等认为，早期联用阿昔洛韦和泼尼松可显著减轻面神经变性，增强神经兴奋性，恢复听力。于出现疱疹 72h 内及时联合应用抗病毒药物、激素和止痛药，有利于预防带状疱疹后遗神经痛及脑神经功能障碍。

2. 康复与理疗 患侧面肌活动开始恢复时应尽早进行功能锻炼，并辅以面部肌肉按摩。局部微波理疗可增强局部血液循环，增强局部松解粘连的作用，可使表情肌发生节律性收缩，提高病肌的肌力，防止肌肉萎缩。早期应用微波照射治疗可显著减轻面神经变性，增强神经兴奋性，并有利于听力的恢复。恢复期可行针灸治疗。

3. 对症治疗 如非甾体类解热镇痛药、抗眩晕等。

（汪 芹）

参考文献

1. DONATI D, DE SANTI L, GINANNESCHI F, et al. Successful response of non-recovering Ramsay Hunt syndrome to intravenous high dose methylprednisolone. J Neurol Sci, 2012, 318(1-2): 160-162

2. HUNT J R. On herpetic inflammations of the geniculate ganglion: a new syndrome and its complications. J Nerv Ment Dis, 1907, 34(2): 73-96

3. JEON Y, LEE H. Ramsay Hunt syndrome. J Dent Anesth Pain Med, 2018, 18(6): 333-337

4. POGSON J M, TAYLOR R L, YOUNG A S, et al. Vertigo with sudden hearing loss: audio-vestibular characteristics. Journal of Neurology, 2016, 263(10): 2086-2096

5. KIM S H, JUNG J, JUNG S Y, et al. Comparative prognosis in patients with Ramsay-Hunt syndrome and Bell's palsy. European Archives of Oto-Rhino-Laryngology, 2019, 276(4): 1011-1016

6. MONSANTO R D, BITTENCOURT A G, BOBATO NETO N J, et al. Treatment and prognosis of facial palsy on Ramsay Hunt syndrome: results based on a review of the literature. Int Arch Otorhinolaryngology, 2016, 20(04): 394-400

第七节　迷路震荡

创伤性脑损伤(traumatic brain injury, TBI)是一个日益普遍的公共卫生问题,是头部受到撞击或暴露爆炸,后出现一段时间的意识改变或丧失,然后出现的神经感觉类型的后遗症。机动车事故、运动伤害、被袭击、跌倒和工伤事故是主要成因。本病可以分为轻度、中度和重度TBI。中度和重度TBI通常涉及严重的颅脑损伤,复杂的神经系统损伤后的复杂症状包括头晕,诊断有挑战性。除了TBI,剧烈震动也可以导致眩晕等内耳损伤症状。本节讨论TBI和爆震等引起的迷路震荡的诊断与治疗。

迷路震荡(labyrinthine concussion)指闭合性颅脑外伤或爆震引起的耳蜗、前庭功能损害,主要表现为眩晕、听力下降、耳鸣等。既往对迷路震荡无明确定义,诊断多依据病史及症状,病因除闭合性颅脑外伤外是否包括爆震及耳气压伤以及与爆震性听力损失的关系等并无统一意见。早期研究认为迷路震荡主要损伤椭圆囊、球囊及相关神经而引起眩晕,故称之为前庭震荡。随着研究的增多,螺旋器的损伤越来越受到关注,现多称之为迷路震荡。

【病因与发病机制】

迷路震荡发病机制有机械损伤学说和代谢损伤学说。机械损伤学说认为,颅脑外伤时钝性作用力作用于颅底,听小骨惯性作用使镫骨足板活动度增大,导致前庭窗膜剧烈振动,作用力传至外淋巴,并进一步通过前庭膜和基底膜传至内淋巴,基底膜和盖膜产生剧烈运动,从而造成椭圆囊、球囊、基底膜、前庭膜、螺旋器、听神经纤维的机械损伤,表现为椭圆囊、球囊耳石斑消失,螺旋器从基底膜上撕裂,基底膜破裂,毛细胞静纤维与盖膜脱落,毛细胞底部传入神经纤维末梢水肿,毛细胞与神经纤维间的链接断裂,传出神经纤维变性坏死,螺旋神经节细胞数目减少等。更甚者听骨链剧烈震动使前庭窗膜或蜗窗膜破裂、外淋巴流入中耳腔形成外淋巴漏。爆震时鼓膜剧烈震动,听骨链将压力传递至前庭窗时也可引发上述过程,因此爆震、打耳光等外耳道压力突然改变也是迷路震荡的病因。代谢损伤学说认为,迷路震荡时内耳微循环紊乱,主要表现为乳酸脱氢酶、苹果酸脱氢酶在外淋巴中升高,血管纹 Na^+-K^+-ATP 酶活性下降影响内淋巴的阳离子浓度,内淋巴中 Ca^{2+} 超载,谷氨酰胺循环障碍使内毛细胞 Ca^{2+} 超载,一氧化氮合成酶合成大量的 NO 损伤血管纹、螺旋神经节,传出神经突触乙酰胆碱酯酶活性降低。

【临床表现】

迷路震荡损伤部位不同可引起不同的临床症状,病因不同也可引起不同的伴随症状。Sehukneeht认为,迷路震荡损伤部位为球囊、椭圆囊,故引起自发性眼震、位置性眩晕及前庭功能障碍,也可出现螺旋器损伤,引起听力下降。患者症状多于伤后立即出现,多出现于伤侧,极少数见于对侧。另外,由颅脑外伤引起迷路震荡的患者还常伴有头晕、记忆力下降,而由爆震引起的患者可能伴有耳痛、外耳道流血等表现。

1. 眩晕　患者可有旋转性眩晕和自发性眼震及平衡障碍,前庭损伤程度与听力损伤程度一致。患者患侧前庭功能减退,瘘管试验、位置试验和 Romberg 征可为阳性,眼动可异常,若合并中枢神经系统损伤可引起扫视试验和平稳追踪试验阳性。

2. 听力学表现及检查 就诊于耳鼻咽喉科的患者多表现为伤侧听力下降及耳鸣,纯音测听示高频听力易受损,部分爆震引起的迷路震荡患者听力在 4 000Hz 可见切迹。有研究对 106 例迷路震荡患者行听性脑干反应(ABR)检测显示,病损部位可能发生在脑干听觉通路近耳蜗段或听神经时,患耳波 I 缺失而波 I ~ 波 V 潜伏期正常,少数患者表现为波 I、波 III、波 V 引不出,I-III 波间期延长、波 IV ~ 波 V 潜伏期延长等。另外也有研究对 85 位迷路震荡患者行 ABR 后显示除 I-III 波间期、I-V 波间期差异不显著外,其余差异均有显著性。赵晓红等通过对 15 耳迷路震荡的法医临床学鉴定资料进行回顾性研究,发现以 ABR 和 40Hz AERP 评估听力,15 只患耳均有不同程度听力损失,且 40Hz AERP 可较好地反映 1kHz 的听力损失。对豚鼠的研究表明,脑震荡后 4 周 DPOAE 幅值降低。患者伤后不同时间的听力损失程度不一,有学者认为大部分听力于伤后 3 个月趋于稳定,故推荐法医鉴定时间为 3 个月后,另外也有学者认为受伤 1 年内听力均有波动可能。患者声反射随听力损失加重,而不易引出。

3. 影像学检查 单纯迷路震荡患者头部 CT、MRI 常无异常,少数患者 MRI 可见内淋巴积水,部分患者恢复期 MRI 可见骨化性迷路炎。患者就诊时需常规完善颞骨、头部 CT 除外颞骨骨折、颅内病变等其他原因。

【诊断与鉴别诊断】

患者明确的颅脑外伤或爆震环境暴露后迅速出现眩晕、耳鸣、听力下降等表现均需考虑此病,但迷路震荡仍需与中枢性眩晕、第 VIII 脑神经损伤、前半规管裂、良性阵发性位置性眩晕相鉴别,并需鉴别是否合并鼓膜穿孔、听骨链断裂、窗膜破裂等。

1. 中枢性眩晕 颅脑外伤后眩晕的患者首先应排除中枢性眩晕。中枢性眩晕发作时可有意识障碍,自发性眼震电图粗大(垂直型或斜行型),变温试验结果冷热反应分离,有患侧的优势偏向,若考虑中枢性眩晕建议于神经内科就诊。

2. 第 VIII 脑神经损伤 闭合性颅脑外伤患者颅内第 VIII 脑神经周围组织水肿、血肿压迫神经也可引起患者眩晕、听力下降,但症状出现时间相对较迟,MRI、ABR 可鉴别诊断。

3. 前半规管裂 前半规管裂为后天器质性疾病,多在外伤或上感后发病,也表现为眩晕,但前半规管裂患者常无自发性眼震,VEMP 阈值比常人低 15 ~ 30dB、振幅比常人高 2.5 倍以上,高分辨 CT 及 MRI 可显示前半规管裂。

4. 良性阵发性位置性眩晕(BPPV) BPPV 也表现为眩晕,且 BPPV 易由外伤诱发,故迷路震荡需与 BPPV 鉴别。BPPV 的眩晕持续时间多在 1min 以内,位置试验多可明确诊断,手法复位后多数患者症状缓解明显,故易于鉴别。

5. 窗膜破裂 听骨链剧烈震动使前庭窗膜或蜗窗膜破裂、外淋巴流入中耳腔形成外淋巴漏,表现为听力下降和眩晕,且治疗后听力下降及眩晕缓解不明显。患者健侧卧位时纯音测听相邻两个频率至少提高 10dB 和 / 或言语识别率提高,手术探查可确诊。

6. 爆震性听力损失 爆震性听力损失作为迷路震荡中一种最常见、最具体的类型常被单独诊断。爆震性听力损失主要表现为听力下降,偶伴眩晕,查体可见鼓膜充血、肿胀或穿孔,纯音测听显示感音神经性听力损失或混合性听力损失,结合患者明确的病史和听力学检查容易诊断。

【治疗原则与方法】

治疗原则为必要的头位限制及对因治疗;营养神经、改善微循环,及康复治疗。

1. 一般处理 对于颅脑外伤引起的迷路震荡患者,早期多就诊于神经内科,应注意休息,卧床时头部抬高30°,必要时限制其活动水平。

2. 药物治疗 酌情给予镇静、止痛、止晕剂,按感音神经性听力损失予以营养神经药物、改善内耳微循环药物、激素、高压氧等治疗,必要时适当补液。

3. 前庭康复训练 前庭康复训练包括凝视稳定性练习、姿势稳定性练习、习服练习。有研究表明,前庭康复训练作为一种安全、无副作用的物理疗法,可改善患者头晕。

4. 手术治疗 若保守治疗后症状持续不缓解或继续加重,可考虑行鼓室探查明确是否合并窗膜破裂,若明确有窗膜破裂,可于术中取颞肌筋膜或软骨膜覆盖破裂口,若明确合并听骨链断裂、鼓室积血应行听骨链重建术、鼓室积血清除。

5. 预后 患者预后与疾病程度、就诊时机、鼓膜充血消退情况等相关,大部分患者脑震荡症状于10~14天内明显缓解,约10%~15%患者症状持续时间较长。听力恢复一般早于耳鸣、眩晕,低频听力先恢复,合并眩晕、耳鸣等表现的患者听力恢复稍差。有学者认为患者听力约在1年后趋于稳定,前庭症状一般在1年内可恢复。

(邓安春)

参考文献

1. SEHUKNEEHT H F, DAVISON R C. Deafness and vertigo from head iniury. Arch otolaryngol, 1956, 63(5): 513-528

2. CHOI M S, SHIN S O, YEON J Y, et al. Clinical characteristics of labyrinthine concussion. Korean J Audiol, 2013, 17(1): 13-17

3. DENNIS C. Understanding labyrinthine concussion. The Hearing Journal, 2017, 70(4): 44-46

4. VILLARREAL I M, MÉNDEZ D, SILVA J M, et al. Contralateral cochlear labyrinthine concussion without temporal bone fracture: unusual posttraumatic consequence. Case Reports in Otolaryngology, 2016: e2123182

5. BOGLE J M, BARRS D, WESTER M, et al. Labyrinthine concussion following gunshot injury: A case report. International journal of audiology, 2016, 55(7): 425-428

6. 邢英姿,路虹,张燕卓,等. 2010. 迷路震荡致听力损害的临床探讨. 中华耳科学杂志, 2010, 8(02): 194-199

7. CHIARAMONTE R, BONFIGLIO M, D'AMORE A, et al. Traumatic labyrinthine concussion in a patient with sensorineural hearing loss. The Neuroradiology Journal, 2013, 26(1): 52-55

8. MURRAY D A, MELDRUM D, LENNON O. Can vestibular rehabilitation exercises help patients with concussion? A systematic review of efficacy, prescription and progression patterns. British Journal of Sports Medicine, 2017, 51(5): 442-451

9. NAGIB S, LINENS S W. Vestibular rehabilitation therapy improves perceived disability associated with dizziness postconcussion. Journal of sport rehabilitation, 2018, 14: 1-15

10. 杨燕珍,黄静辉,林怀洁,等. 前庭康复训练在眩晕疾病治疗中的应用. 中国康复医学, 2011, 26(6): 570-572

11. ALEXANDER M P. Mild traumatic brain injury: pathophysiology, natural history, and clinical management. Neurology, 1995, 45(7): 1253-1260

第八节 药源性眩晕

药源性眩晕（drug-induced vertigo）是指一种常见药物不良反应，因药物直接或间接作用而引起的眩晕。停药后症状自然消失，预后相对较好。按照药物副作用的时间和眩晕发生的速度，可将药源性眩晕分为急性药源性眩晕和慢性药源性眩晕。按照药物作用部位，可将其分为中枢性药源性眩晕和周围性药源性眩晕。其临床表现除有眩晕症状外，还可伴有头痛、恶心、呕吐、血压下降等症状。但药源性眩晕可在不同程度上影响患者生活，特别是对于老年人来说，严重时致跌倒和致残风险显著增加，带来巨大的社会和经济负担，需引起临床重视。

一、周围性药源性眩晕

耳毒性药物或化学试剂可导致以眩晕为主的功能障碍，是由于其耳毒性（ototoxicity）造成，引起耳蜗和/或前庭中毒（disorders of intoxication）。中毒症状有的以眩晕等平衡障碍为主，有的以听力下降、耳鸣为主。本节从药物的耳毒性入手，重点介绍药物的前庭毒性。

【流行病学特点】

耳毒性药物导致的内耳损伤的流行病学报道，主要集中在药物性聋方面。在聋哑学校中，20 世纪 50 年代因药物中毒致听力损失者不足 3%，70 年代这一百分比增至 28%～35%。据门诊数据分析，20 世纪 50 年代中毒性听力损失占全部感音神经性听力损失的 5% 左右，60 年代约占 15%。福建庄金梅等（1989）调查 240 例聋哑学生，其中 102 例（42.5%）的致聋原因与应用氨基糖苷类抗生素有关。延边医学院（1979）与内蒙古医学院（1981）统计分析，由链霉素中毒引起的听力损失分别占后天性听力损失的 29%、53.9%。随着各种新型抗生素的开发和应用，临床医师对抗生素的选择范围已明显拓宽，加之对氨基糖苷类抗生素耳毒作用的认识有了提高，诸如庆大霉素、卡那霉素、链霉素滥用的情况虽然已日渐减少，但是在医疗水平不发达地区，对这种药物导致的内耳损伤仍不能低估，防治工作不可有丝毫的松懈。

【药物种类】

常见的具有耳毒性的药物及物质至少有 90 余种。对前庭损害的常见药物有以下几种：①氨基糖苷类抗生素；②某些抗肿瘤药，如顺铂、卡铂、氮芥、博来霉素等；③袢利尿剂；④水杨酸制剂；⑤奎宁；⑥局部麻醉药，如丁卡因、利多卡因、可卡因、普鲁卡因等；⑦重金属，如铅、镉、汞、砷等；⑧吸入性有害气体，如一氧化碳、硫化氢、苯胺（靛青）、氨基苯、硝基苯、三氯乙烷、四氯化碳、甲醇等；⑨其他，如某些心血管药、降糖药、镇定药等，非氨基糖苷类抗生素如万古霉素、多黏菌素 B 亦有耳毒性。

1. 氨基糖苷类抗生素（AmAn） AmAn 是一类化学结构中均含有氨基糖分子的抗生素，为临床常用的抗革兰阴性菌的杀菌剂。AmAn 有下列共同特性。

（1）全部是有机碱，化学结构均具有多个氨基或胍基性的基团，是一组多阳离子化合物。

（2）在体内有类似的代谢过程，不易被胃肠道吸收。主要分布在细胞外液内。不易通过血-脑屏障。主要通过肾脏肾小球滤过作用而排泄。

（3）具有耳毒性、肾毒性等。

（4）抗菌原理是抑制细菌蛋白质的合成。

2．其他耳毒性抗生素

（1）大环内酯类：为一类有12～22个碳原子的内酯药物，包括红霉素、螺旋霉素、麦迪霉素等。其耳毒性作用少见，仅见于乳糖酸红霉素，听力一般为停药1～3d内开始恢复，偶尔需数月才能恢复，少数可发生永久性损害。

（2）多肽类抗生素：包括多黏菌素、万古霉素。中毒与剂量相关，注意早期检测中毒症状，及时停药可缓解症状。

3．抗肿瘤药　最常见的耳毒性抗肿瘤药物有顺铂（顺氨铂）、卡铂、长春新碱、氮芥、氟尿嘧啶、甲氨蝶呤等。这类药物往往在快速大剂冲击静脉注射时才产生耳毒性，耳毒性易感性的个体差异明显，受多种因素影响。顺铂是无机铂盐中最有效的抗肿瘤药，对治疗某些头颈肿瘤及泌尿系肿瘤有效，对耳、肾脏和骨髓有毒性作用。如一次大剂量给药，听力损失为不可逆性，发生率为25%～91%，亦可出现眩晕。

4．解热镇痛抗炎药　解热镇痛抗炎药又称非甾体类抗炎镇痛药，可分为解热镇痛药和消炎镇痛药两大类。前者包括水杨酸类、安乃近、保泰松等，后者包括吲哚美辛等。非甾体类解热镇痛抗炎药长期大量应用可引起眩晕、耳鸣及可逆性听力损失，特别是水杨酸类制剂，其抗风湿和抗炎的效力随剂量增加而增大，其血药浓度接近轻度中毒水平，不良反应相应增大。阿司匹林是目前治疗关节炎、风湿热及多种结缔组织病的常用药物。近年来，有主张较长期地服用，以预防心脑血管血栓病，应用范围更广泛。过量、大量口服后，可出现耳鸣、听力下降、眩晕。这些症状均为可逆性，及时停药多可恢复。吲哚美辛等亦可引起耳中毒，其发生与剂量呈正相关。

5．奎宁、磷酸氯喹、乙胺嘧啶　为抗疟药。不同抗疟药对抗疟原虫生殖过程不同阶段的作用各异。由于疟疾流行区域广，对人类危害大，所以抗疟药临床使用广泛，不良反应应予重视。有耳毒性的主要有奎宁、磷酸氯喹、乙胺嘧啶。长期使用可致迷路缺血、缺氧而出现耳鸣、听力下降及眩晕，可为暂时性，剂量大时可呈永久性。

6．利尿药　利尿药化学成分不一，但都作用于髓襻升支厚壁段，主要有依他尼酸、呋塞米、布美他尼。其利尿作用迅速、强大，对K^+、Na^+、Cl^-等转运系统有强大的抑制作用，同时该类药物又有很多不良反应，耳毒性是其最严重的毒性作用之一，这种不良反应与剂量有关。长期大剂量静脉给药，且速度过快时可致听力下降、耳鸣，肾功能不全或与氨基糖苷类抗生素联合应用，则可加重耳毒症状，可呈永久性。

7．其他

（1）甲基汞：WHO规定每周摄入甲基汞不能超过0.17～0.2mg。甲基汞可通过水、空气、食物等途径经呼吸道、消化道及皮肤侵入人体，90%从消化道吸收，绝大部分存于白细胞中，甲基汞由于有较强亲脂性，可破坏细胞代谢，导致细胞死亡。汞中毒后，耳蜗感觉上皮最早损害，在急性及慢性中毒时，前庭中的两型前庭毛细胞及部分经末梢均受损。汞中毒主要影响中枢神经系统，文献报道汞中毒的发生多系饮用含有大量甲基汞的废水所致，出现听力下降、共济运动失调、视野向心性缩小等。

（2）甲紫：作为抗真菌制剂，经鼓室应用时可具前庭毒性。

（3）氧己定：作为局部消毒剂，外用（经鼓室）时具有前庭毒性。

（4）苯衍生物：吸入可引起前庭损害，为一种职业病。

【致病机制】

1. 氨基糖苷类抗生素毒性机制 对氨基糖苷类抗生素耳毒性机制的研究，已近半个世纪，但尚无定论。一度得到公认的有代谢抑制、钙代谢紊乱、内淋巴药物蓄积、溶酶体破坏引起细胞自溶等学说，近年比较公认的有两种观点，内耳代谢障碍与线粒体基因突变。

（1）内耳代谢障碍：氨基糖苷类抗生素可以直接与耳内听毛细胞的细胞膜的粘多糖类和磷脂类相结合后破坏了膜的通透性，特别是细胞内的线粒体，造成糖代谢和蛋白质代谢的紊乱，导致细胞变性与死亡。同时氨基糖苷类抗生素减低了多种酶活性，如ATP、溶酶体酶和脱氨，造成内耳生理功能紊乱，细胞内粒子环境紊乱，导致感觉细胞损伤。而血 - 迷路屏障的存在，造成药物在内耳液和内耳组织中的积蓄使内耳感觉细胞中毒变性。氨基糖苷类抗生素对离子通道的阻断是电压依赖性的，是急性的、可逆的，但当被代谢后便会不可逆地阻断细胞内的信号转导途径（PIP），导致外毛细胞的死亡。

（2）线粒体基因突变：氨基糖苷类抗生素耳毒性是后天获得性听力损失最常见的原因，而且听力损失显示了母系遗传的特点。大量的研究表明，不同的个体对该药物耳毒作用的反应有很大的差别，不但大剂量、长时间的用药可引起耳蜗 - 前庭损害，患者在短期使用常规剂量的此类抗生素后即氨基糖苷类抗生素致听力损失（aminoglycoside antibiotic induced deafness，AAID），甚至小剂量的单次用药也可造成听力损失。一些学者也报道了AAID的家族聚集现象，这表明某些个体对这类抗生素较高的敏感性具有家族遗传性，提示存在遗传易感性。1988年，Wallen等报道了首例由线粒体DNA（mtDNA）突变引起的人类疾病，明确了mtDNA突变可引起人类疾病，首次提出线粒体病概念，其中氨基糖苷类抗生素致听力损失遗传易感性因其发生频率高、后果严重而受到高度的重视。研究发现部分氨基糖苷类抗生素致听力损失患者有母系遗传家族史，并与线粒体DNA的12 S rRNA基因的*A15550*均质性点突变有关，基因突变结合环境因素会引起无症状性的感音神经性听力损失，目前认为mtDNA突变在AAID的发病中起重要作用。

2. 非抗生素的耳毒性机制

（1）抗肿瘤药物：顺铂应用于治疗肿瘤已有十余年历史，但对其剂量相关性毒性作用的细胞及分子水平上的作用机制了解不多。顺铂的毒性作用受顺铂血清峰浓度清除动力学、顺铂与内耳感觉毛细胞的结合及酶活动的影响。其前庭耳毒性与氨基糖苷类损伤相似，主要影响前庭的感觉上皮，具有累积效应。

（2）水杨酸盐类：阿司匹林的耳毒性机制不清，可能为引起供给内耳的血管收缩，干扰毛细胞内酶的活性和代谢，其引起的耳鸣、听力下降、眩晕多可恢复。

（3）抗疟药：可能为该药物的血管收缩作用，致迷路缺血、缺氧，内耳毛细胞损害，血管纹内空泡形成，神经变性。

（4）利尿药：早期病变累及血管纹的边缘细胞、中间细胞及基底细胞层，晚期导致耳蜗及前庭毛细胞损害。

【药代动力学特点】

1. 药物进入内耳途径　全身或局部给药→外淋巴→内淋巴,或经血管纹而不经外淋巴直接进入内淋巴。椎管内给药可直接通过脑脊液经蜗水管进入鼓阶。由于此路径不受血 - 脑屏障影响常引起更严重的内耳损害。中耳局部用药可经蜗窗膜或环韧带渗入外淋巴。

2. 内耳药物的药动学　氨基糖苷类抗生素主要分布在细胞外液,一般于肌内注射后30~90min达血清峰浓度,但其在血清中的浓度并不代表各器官系统组织间中的浓度。其在血清中的半衰期为 1.5~3h,在组织间隙中的半衰期则很长。药物经血液进入内耳淋巴,由于其间存在的血 - 迷路屏障,使药物进出内耳淋巴的速度均较血中缓慢。AmAn 较慢透入外淋巴和内淋巴,皮下注射此类药物经 2~5h 后,淋巴中的浓度才达到峰值,其在淋巴中的半衰期也较血清中的半衰期长,如链素、阿米卡星、妥布霉素、庆大霉素、卡那霉素及新霉素,血清半衰期为 1.5~3h,而外淋巴中的半衰期分别为 3.5h、10h、11h、12h、15h 和 30h,可见淋巴中药物峰谷浓度的波动范围低于血中变化。因此,内耳膜迷路比其他组织接触高浓度药物的时间长得多,致使内耳易发生损害。AmAn 几乎都由肾小球滤过清除,尿中浓度达血中浓度的 10 倍,肾功能减退将导致药物清除率降低,致药物半期延长,血中药物峰谷浓度差增宽,在内耳淋巴中的半衰期会延长,长期用药将造成内耳药物蓄积,加重内耳损害。但有些学者的研究未能证明淋巴中此类药物的蓄积超过血浆浓度。另外,内耳中氨基糖苷类抗生素也可经血管纹再吸收而被清除,但由于药物耳毒性破坏了血管纹,导致再吸收率减慢,加重药物在内耳的蓄积。

【组织病理学特点】

1. AmAn 前庭损害的组织学特征

(1)主要损害在壶腹和囊斑,壶腹嵴较椭圆囊更易受损,病变程度以后壶腹最重,其次为上壶腹,最轻为外壶腹。感觉毛细胞可出现纤毛融合、减少、消失,胞质肿胀、变性、空泡化,核上区线粒体肿胀、空泡化,内含无定形物质,核周与细胞器及浆膜连接的中间丝分离,由肌动蛋白丝组成的中间丝分解退变,以致感觉细胞消失。实验证实,细胞凋亡是前庭毛细胞损害后的主要死亡形式。

(2)椭圆囊斑病变较球囊斑明显,球囊对 AmAn 耐受力较强。

(3)囊斑耳石膜表现为耳石数量减少,耳石脱落,病变耳石增大,失去六棱柱结构,耳石钙含量下降,导致耳石器功能障碍,此可能是 AmAn 引起前庭耳毒性的机制之一。有学者研究链霉素对豚鼠耳石层的影响,在停药 8 周或 10 周后,椭圆囊和球囊斑耳石层的形态可完全恢复正常。

(4)前庭系中枢病变中前庭外侧核及小脑浦肯野细胞受损明显,前庭内侧核和背侧核病变较轻。脑干的红核、网状外侧核也可有不同程度的病变。

2. 顺铂耳毒性的形态学改变　顺铂前庭耳毒性的形态学改变与用药剂量呈正相关。扫描电镜观察,发现病变轻者表现为壶腹中央区纤毛脱失,囊斑微纹区纤毛稀疏,周围纤毛排列紊乱、融合,表面有球状物突起及孔洞,细胞界限尚清;病变重者壶腹中央区及囊斑微纹区纤毛全脱失,细胞境界不清,表面有孔洞、突起及细胞碎片。透射电镜见毛细胞胞质稀疏、空泡,线粒体肿胀、空化退变。

【相关因素】

1. 用药剂量 AmAn 的用药剂量与耳毒性有密切关系，日剂量越大，用药时间越长，中毒的机会越多。一般认为，每日 1 次疗法较每日 3～4 次疗法具更强耳毒性。药物治疗超过 2 周或反复应用可增加耳毒性危险，可能使一过性可逆性病变转为永久性损害。

2. 给药途径 药物经口服、肌内注射、静脉注射、局部创面敷用、体腔或椎管注射、中耳滴药等途径，均可对内耳产生毒性作用。静脉注射可使血液中的药物浓度迅速升高，引起中毒的机会增多。肌内注射时，血液中药物浓度较低，中毒的危险性相对较小。向大面积烧伤创面、上颌窦腔、支气管、腹腔、胸腔、关节腔等局部投药，可从局部组织吸收而发生中毒。鼓室给药，药物可透过蜗窗膜及经中耳血管进入内耳，而发生中毒性前庭功能障碍和/或听力损失。在中耳存在炎症时更能增加药物的耳毒性。进入鼓室内药物的浓度与中毒的严重程度有关，浓度越高，中毒越重。鼓室内给药可引起内耳毒性损害的常见药物为新霉素、庆大霉素、链霉素，还有氯霉素、红霉素、多黏菌素 B 等。

3. 经胎盘进入胎儿血循环 胎儿血清中的药物浓度虽仅为母体血清浓度的 15%～50%，但由于药物在胎儿体内排泄速度慢，故可损伤胎儿内耳，特别在妊娠头 2 个月最明显。

4. 耳毒性药物的联合应用 AmAn 如与依他尼酸合用，或抗疟药与氨基糖苷类抗生素同时使用，均可发生耳毒性的协同作用，氨基糖苷类与碱性药（碳酸氢钠、氨茶碱等）联合应用，抗菌效能可增强，但耳毒性也增强。

5. 肾功能不良 AmAn 均经肾小球滤过后排出体外，且药物对肾亦有明显的毒性作用。如患者肾功能不全，药物由肾排出发生障碍，导致血清及内耳淋巴中药物浓度增高，组织内药物蓄积可增加耳毒性。

6. 年龄 婴幼儿和老年人对 AmAn 具有易感性，可能与婴幼儿体内酶系统发育不全、血浆蛋白结合药物能力弱、肾小球滤过率较低、致血药浓度增高和半衰期延长有关。

7. 遗传因素 某些个体或家族对 AmAn 具有高敏感性，少量药物即可引起耳中毒。这种高敏感性具有随母系遗传的特点，且在不同的 AmAn 之间存在交叉易感性，如家系成员中有链霉素耳中毒史，其他成员改用庆大霉素或卡那霉素，亦易发生耳中毒，晚近发现许多母系遗传的线粒体疾病，此可能是家族性链霉素中毒的原因之一。分子遗传学证实，线粒体基因组突变与家族性高敏感性完全相关，且多认为是常染色体显性遗传，但可具有不完全外显率，表现为隔代遗传。

8. 内耳疾病及其他因素 曾有前庭神经（前庭蜗神经疾病者，暴露于高强度噪声、振动环境，发热、脱水、饥饿状态，糖尿病和败血症等，血药浓度可增高，可促进或加重耳中毒。研究证实膜迷路积水的豚鼠较正常者更易出现中毒性耳病。

【临床评价】

1. 耳毒性药物史 应仔细询问所用药物的日剂量、疗程、用药途径，有无家族史、过敏史。家族中发生过同类药物中毒者，中毒的可能性比一般人大得多。有些患者往往有家族倾向和个体差异，在使用该类药物时，即使小剂量、短疗程、正常用药途径，也可能出现早期或严重的前庭毒性反应。致前庭毒性药物中以 AmAn 引起前庭损害发生眩晕和平衡失调的发病率最高，其中又以硫酸链霉素和庆大霉素最多见。这可能是这两种药对前庭毒性较大，在临床应用较多的原因。

2. 前庭相关表现 一般多在用药当日、数日或数月内，出现步态不稳等平衡障碍症状。多数在用药2周后出现不稳感、步态或位置性眩晕等。症状可持续数周或数月不等，多数患者的症状可因前庭代偿而消失，少数患者可长期存在。双侧前庭损害者步态非常不稳，必须靠支持物才能站立，这些症状在闭眼或黑暗处会更明显。全身用药导致一侧迷路损害引起的严重、急性眩晕者并不常见，但如单耳使用AmAn，损害发生很快，则可出现严重、急性眩晕发作，恶心、呕吐，睁眼时视物旋转，需卧床闭目休息，可有自发性眼震。部分慢性中毒，因代偿功能已逐渐建立，故可不出现前庭症状，仅通过前庭功能检查发现前庭功能障碍。前庭功能低下或丧失，一般经前庭功能代偿后可逐渐恢复平衡，也有长期不能恢复者。如损害已经稳定，并有一定的前庭功能未受损，经过锻炼和有计划的康复，可以完成中枢代偿，即使不完全，也可以达到正常生活的目的。一般来说，年轻人恢复快而完全，而老年人可能不会完全恢复，步态不稳可能会伴随余生。

前庭功能严重损伤的患者常出现的定向障碍和周围环境向一侧倾斜的感觉，可能与耳石终器病变有关。前庭终器严重中毒者可出现摆动性幻视，患者在头部或体位改变时可突然出现视物模糊、头晕和不稳，活动停止即刻消失。严重者还可伴发眩晕、恶心、呕吐和倾倒。故患者常使头保持正直、少动或不动，行立起坐和翻身、卧倒时尽量减慢，减少头位和体位活动的速度和幅度，以减轻症状和由此引发的不适，此称为Dandy征，又名前庭性视觉识别障碍综合征。AmAn前庭中毒致前庭功能丧失，使眼球位置的保持有赖于视觉跟踪系统，以及如颈部感受器等本体感觉的传入，但是这些传入并不能完全代偿行走中的高频摆动。头动中的视线调整仅依靠于潜伏期较长和速度较慢的眼球视动反射来完成，视线不能迅速对准新的前方外界景物，因而视物不清。一般摆动性幻视多为垂直性的，如将头部向左右两侧频频摇动，也可出现水平向的摆动性幻视。如患者坐在颠簸的交通工具中，周围的环境对患者来说就不停波动，而诱发摆动性幻视。故应尽量避免造成双侧前庭功能损伤，这种情况临床上处理困难，是一种严重的残疾。前庭症状可同时伴有耳蜗症状，两者程度可不一致，有的前庭症状重而耳蜗症状轻，也有的前庭症状轻而耳蜗症状重。襻利尿药类、水杨酸类、降压药等药物引起的眩晕一般较轻，无严重平衡失调症状，多数患者病程较短，前庭功能检查在正常范围。

3. 耳蜗相关症状 部分患者可同时或先出现耳蜗中毒症状，多在早期出现高调顽固性耳鸣，由于初期仅为高频听力受累（频率为4 000~8 000Hz），对低频（即语言频率，125~2 000Hz）影响不大。故常无自觉听力下降，随病情进展频率波及范围扩展，听力下降程度加重，出现听力损失。可发生在用药期或停药数周至数月后，随时间的延长而加重，有明显的延迟作用，晚期表现为全频程的听力损失。个体易感者可发生于用药早期。听力损失多为双侧性，两耳对称，少数患者可不对称，偶见全聋者。

4. 前庭功能检查

（1）自发现象的观察

1）自发性眼震：观察自发性眼震有无快慢相，若有快、慢相，应记录快相方向、眼震类型、强度、幅度、持续时间等。

2）Romberg 试验：是静态平衡功能检查法，让受试者直立，两脚并拢，两手以手指互交于胸前并向两侧拉紧，观察受试者睁眼及闭目时躯干有无倾倒，前庭末梢器官中毒者向患侧倾倒，中枢神经损害者则向各方向倾倒。

3）步态试验：让受试者沿直线走，先睁眼后闭眼。平衡功能障碍者不能沿直线行走。

4）过指试验：如一侧前庭末梢病变，则一侧臂偏向眼震慢相侧（患侧），且双臂偏向一侧，但病变早期则偏向健侧。

（2）诱发性前庭功能检查：临床常采用变温试验，以 ENG/VNG 描记，可记录自发性、诱发性、视动性、位置性眼震相、固视抑制表现等，有助于了解前庭功能状态。此外，可行旋转试验、静态姿势图描记、前庭肌源诱发电位、视频甩头试验、前庭自旋转试验、转椅试验等。检查结果多显示前庭功能单侧或双侧下降或丧失。

5. 听功能检查　纯音测听多显示双侧对称性感音神经性听力损失，早期主要在 4 000Hz 以上高频听阈提高，以后渐向低频扩展，呈下降型听力曲线。纯音阈上功能检查、声导抗测听可有重振现象。耳声发射、耳蜗电图及听性脑干反应提示为耳蜗性病变。

【诊断与鉴别诊断】

1. 根据有用耳毒药物史及 Dandy 综合征。

2. 潜伏一定时间后出现头晕、不稳感，平衡失调，少数重者有眩晕、恶心、呕吐，但眩晕无反复发作，可伴耳鸣及听力下降。

3. 前庭功能检查前庭双温反应减弱或丧失等表现，一般不难诊断。

4. 根据病史鉴别诊断一般不难。

【预防】

由于药物性耳中毒治疗的难度大，特别是听力损失、耳鸣症状难以治愈，平衡障碍主要依靠的是机体本身的代偿，眩晕和平衡失调症状大部分可以消失，但部分患者可失代偿或代偿不全，中毒引起的前庭损伤大部分不可逆，因此以预防为主。

1. 用药前注意事项

（1）严格把握适应证，慎重选用耳毒性药物，要特别慎用 AmAn，其他耳毒性药物也应合理应用。

（2）用药前要详细询问家族史、过敏史、用药史，AmAn 耳中毒有家族易感性，家族中发生过同类药物中毒者，中毒的可能性比一般人大得多，对有这种情况者用药更要慎重，有过敏史者禁用。最近使用耳毒性药物者，应注意防止蓄积中毒。

（3）6 岁以下儿童和 65 岁以上老人慎用，肾功能尚未发育完善的婴幼儿和肾功能减退的老年人，用药后血液中药物浓度偏高，可导致耳毒性药物蓄积而发生耳中毒，故不宜应用从肾排泄的耳毒性药物。

（4）妊娠期妇女禁用耳毒性药物。耳毒性药物在孕妇可通过胎盘进入胎儿，胎儿血中药物浓度约为母体血液浓度的一半，可造成胎儿耳中毒。

（5）氨基糖苷类抗生素中毒性前庭损害及听力损失者存在基因突变。这类人即使仅使用少量甚至一次耳毒性药物即能发生听力损失及前庭系统损害。因此，有必要筛出高危患儿，用药前开展遗传咨询，作基因诊断。根据检测结果实行个体化用药指导，尽量避免给他们使用耳毒性药物。因此临床医师应严格掌握氨基糖苷类抗生素的用药指征，严禁对易感个体及其母系成员使用该药，有效地预防 AAID 及药物中毒性前庭损害的发生。

（6）注意耳毒性危险因素：①每日剂量和总量；②长期治疗超过 2 周；③血药浓度升高；④发热、脱水和败血症时，血中药物浓度升高；⑤肾功能不全，使药物蓄积，加重其耳毒性作用的发生；⑥与其他耳毒性药物联合使用；⑦暴露于高强度噪声环境中；⑧有家族史者；⑨患耳感染或曾有听力异常者。

2. 用药期间注意事项

（1）严格掌握用药途径：尽量选用治疗有效，且对内耳损害小的途径给药。

（2）严格掌握用药剂量及疗程：前庭耳毒性多见于剂量大、疗程过长的病例。因此剂量要按体重计算，疗程应尽量减少到最低有效限度。

（3）注意药物间的相互作用：联合使用或先后使用耳毒性药物可使耳毒性加重，必须慎重。如 AmAn 与依他尼酸合用，顺铂与庆大霉素合用都可增加耳毒性。

（4）注意耳局部用药：特别对化脓性中耳炎鼓膜大穿孔或乳突根治术腔，忌用 AmAn 制剂，如新霉素滴耳剂、庆大素滴耳剂、卡那霉素滴耳剂等。由于氯霉素在耳部局部用药也可有轻度耳毒性，在应用氯霉素滴耳剂时应避免浓度过高和粉剂，并密切观察有无耳中毒症状。

（5）采取相应的监测手段

1）注意发现耳中毒症状：对接受耳毒性药物治疗的患者，每日要询问其听力及前庭平衡失调症状，早期毒副作用主要表现为：头痛、头晕、耳鸣、耳部满胀感、头晕、不稳感、平衡失调或眩晕、恶心、呕吐等耳毒性反应，并观察有无血尿、蛋白尿、尿量减少等肾毒性反应。

2）前庭功能检测：可疑前庭损害，如出现眩晕、平衡失调等，应做前庭功能及平衡功能检查，如双温试验、旋转试验、姿势图描记等。

3）听功能测定：在用药前、用药过程中及长期用药后，应定期进行听力检测。可应用音叉试验粗略测试气、骨导听力改变，但不能发现早期高频听力下降。纯音听阈测试，辅以超高频（8 000～20 000Hz）有助于早期发现耳蜗中毒。没有测听仪器，可做言语测试或秒表测试，即用简单易懂的词语或表声来测试听力。

4）血药浓度监测及肌酐清除率测定：在用药过程中宜进行血中药物浓度监测，以指导临床用药。不能测定血药浓度时，应根据血清肌酐清除率调整剂量，肌酐清除率可据以下公式计算。

成年男性肌酐清除率 =（140- 年龄）× 体重（kg）/72× 患者血肌酐浓度

成年女性肌酐清除率 =（140- 年龄）× 体重（kg）/72× 患者血肌酐浓度 ×0.85

或用血清肌酐含量来调整剂量。有下列情况之一者可作为停药指征：①血清肌酐 > 132.6μmol/L 或在原血清肌酐水平上增加了 35.36μmol/L（原血清肌酐水平正常）；②血清肌酐至少增加 44.2μmol/L，原血清肌酐升高，但在 265.2μmol/L 以下；③血清肌酐增加 88.4μmol/L，原血清肌酐 > 265.2μmol/L。

（6）逾量处理：由于缺少特异性拮抗药，主要用对症治疗和支持疗法，或采取一些特处理办法。

（7）保护内耳：据报道一些药物和元素，如维生素 B_1、维生素 B_{12}、维生素 C、泛酸钙、葡萄糖酸钙及铁、镁、锌元素等对内耳有保护作用，其效果尚不能肯定。

【治疗】

治疗原则为对因治疗，营养神经、改善微循环及高压氧等对因治疗以及前庭康复治疗。

1. 对因治疗 一旦发现药物中毒，若治疗原发病病情许可，应及时停药，改用无耳毒性的药物治疗。部分患者药物中毒时先出现耳蜗症状，后出现眩晕症状，若已有耳蜗症状也应立即停药。在停药同时应给予药物积极治疗。

2. 对症治疗 眩晕症状严重者可选用盐酸异丙嗪口服或肌内注射，地西泮口服或肌内注射。呕吐较重者可选用甲氧氯普胺或阿托品皮下注射，溴丙胺太林，多潘立酮（吗丁啉），西沙必利等药物。

3. 药物治疗

（1）神经营养药：可酌情选用或合用维生素 B_1、维生素 B_6、维生素 B_{12}、维生素 A、ATP、辅酶 A、辅酶 Q、泛酸钙，还可用甲钴胺，肌内注射或静脉滴注等。

（2）改善内耳血液循环：复方丹参、川芎嗪等，可加入 5% 葡萄糖溶液中静脉滴注和尼莫地平、氟桂利嗪，甲磺酸倍他司汀、活血素、倍他啶、藻酸双酯钠等口服。近年，银杏叶制剂应用于临床治疗眩晕、耳鸣和突发性聋有较好疗效，经动物实验和临床应用证实其具有调节血管张力，抑制血管壁通透性，改善血液流变学，对血小板活化因子有拮抗作用；有消除自由基作用，可保护脑组织免受缺血、缺氧的损害，改善其代谢功能，从而起到治疗作用。此类药物有多种，可根据具体情况选用。

（3）大脑营养药：奥拉西坦、脑活素、依达拉奉、脑苷肌肽等，可以保护并促进前庭细胞及神经损伤的恢复。

（4）抗眩晕药：地芬尼多、茶苯海明口服。异丙嗪，肌注。待眩晕症状缓解，及时停药。

4. 高压氧治疗 通过高压氧舱治疗，以改善内耳血供，提高血氧浓度，可能会促进内耳感觉细胞的修复。可作为辅助治疗方法。

5. 前庭康复治疗 当患者病情稳定后可进行前庭康复训练，促进前庭代偿，加速症状的缓解和消失。康复训练包括卧床、坐位、站立、行走时的平衡训练和视觉训练。

【展望】

动物实验表明，亚硒酸钠、硫代硫酸钠可拮抗顺铂。近年研究发现，脑衍生神经营养因子（BD-NF）可能参与前庭感觉上皮和前庭神经节的营养，以及庆大霉素损伤后神经再生和壶腹嵴毛细胞的修复。抑制参与细胞凋亡的酶系可能使前庭毛细胞不受损伤；NO 合酶抑制药和 SOD 对庆大霉素用药有保护作用。链霉素与 N 甲基 - 天冬氨酸（N-methyl-D-aspartate, NMDA）受体非竞争性拮抗药 Dizocilpine 联用可减少受损前庭毛细胞数，并防止毛细胞过度运动造成的前庭损害，提示 AmAn 的前庭耳毒性可受 NMDA 受体拮抗药的调节。有学者认为 AmAn 的抗菌作用和兴奋毒性作用是分离的，因而有望开发出新型的少或无前庭耳毒性的 AmAn。

（于立民）

参考文献

1. 王正敏, 朱家珠. 耳鼻喉科学新理论与新技术. 上海: 上海科技教育出版社, 1997
2. 黄选兆, 汪吉宝, 孔维佳. 实用耳鼻咽喉头颈外科学. 2版. 北京: 人民卫生出版社, 2018
3. 郭玉芬. 常用耳毒性药物临床使用规范. 北京: 北京出版社, 1999
4. 张素珍, 王延生, 赵承军. 儿童眩晕症. 中华耳鼻咽喉科杂志, 1994, 29(5): 266-268
5. SMITH P F. Pharmacology of the vestibular system. J Vestib Res, 2000, 13(1): 31-7
6. NIWA K, MATSUNOBU T, KURIOKA T, et al. The beneficial effect of Hangesha-shin-to (Tj-014) in gentamicin-induced hair cell loss in the rat cochlea. Auris Nasus Larynx, 2016, 43(5): 507-513
7. POLONY G, HUMLI V, ANDO R, et al. Protective effect of rasagiline in aminoglycoside ototoxicity. Neuroscience. 2014, 18(265): 263-273
8. HARVEY S C, LI X, SKOLNICK P, et al. The antibacterial and NMDA receptor activating properties of aminoglycosides are dissociable. Eur J Pharmacol, 2000, 387(1): 1-7
9. TUERDI A, KINOSHITA M, KAMOGASHIRA T, et al. Manganese superoxide dismutase influences the extent of noise-induced hearing loss in mice. Neurosci Lett, 2017, 642, 123-128
10. NAKAGAWA T, YAMANE H. Cytochrome credistribution in apoptosis of guinea pig vestibular hair cells. Brain Res, 1999, 847(2): 357-359
11. LEE J E, NAKAGAWA T, KIM T S, et al. Role of reactive radical in degeneration of the auditory system of mice following cisplatin treatment. Acta Otolaryngol, 2004, 124(10): 1131-1135
12. FORGE A, LI L. Apoptotic death of hair cells in mammalian vestibular sensory epithelia. Hear Res, 2000, 139(1): 97-115
13. TAKUMIDA M, ANNIKO M, SHIMIZU A, et al. Neuroprotection of vestibular sensory cells from gentamicin ototoxicity obtained using nit ric oxide synthase inhibitors, reactive oxygen species scavengers, brain-derived neurotrophic factors and calpain inhibitors. Acta Otolaryngol, 2003, 123(1): 8-13
14. POLLASTRINI L. ABRAMO A, CRISTALLI G, et al. Early signs of occupational ototoxicity caused by inhalation of benzene derivative industrial solvents. Acta Otolaryngol Ital, 1994, 14(5): 503-512
15. MATZ G J. Clinical perspectives on ototoxidrugs. Ann Onel Rhinol laryngol, 1990, 148(suppl): 39-44
16. SCHACHT J. Biochemical basis, of aminoglycoside ototoxicity. Otolaryngol Clin North Am, 1993, 26(5): 845-856
17. TAKUMIDA M, ANNIKO M. Brain derived neurotrophic factor and nitric oxide synthase inhibitor protect the vestibular organ against gentamicin ototoxicity. Acta Otolaryngol, 2002, 122(1): 10-15
18. SEDÓ-CABEZÓN, LARA, BOADAS-VAELLO P, et al. Vestibular damage in chronic ototoxicity: a mini-review. Neurotoxicology, 2014, 43: 21-27

二、中枢性药源性眩晕

药物导致中枢前庭功能异常机制尚不明确，且临床症状易被其他药源性不良反应掩盖，导致既往对中枢性药源性眩晕关注较少。

【作用机制】

药物导致中枢前庭功能异常机制尚不明确，推测可能和以下机制相关：①药物通过直接或间接作用改变中枢前庭系统的神经递质和调节肽数量，神经递质如乙酰胆碱、去甲肾上腺素、γ氨基丁酸（GABA）等，调节肽包括脑啡肽、促甲状腺激素释放激素、血管活性肠肽（VIP）、生长抑素（SS）等，上述物质能够直接影响大脑皮层前庭Ⅰ区中68%至100%的神经元，其增减可导致中枢前庭兴奋性和抑制性失衡，从而导致眩晕；②药物作用于中枢前庭神经的离子通道，导致其兴奋性改变；③药物在中枢前庭浓度蓄积而含量过高，药物导致血管源性或细胞源性水肿，进而导致神经毒性，影响细胞代谢，直接造成中枢前庭神经元功能障碍引起眩晕；④药物引起缺氧、低血糖、电解质紊乱等情况，导致中枢前庭神经元代谢障碍引起眩晕。

【致病药物】

1. 抗菌药物

（1）抗厌氧菌类药物：甲硝唑较易透过血 - 脑屏障，使脑内去甲肾上腺素活性增高，通过抑制蛋白合成、调节 GABA 抑制性神经递质以及血管源性或细胞源性水肿导致神经毒性，而甲硝唑也可通过自由基形成和维生素 B_1 代谢改变引起神经毒性，从而导致中枢前庭损害。

（2）喹诺酮类药物：可通过血 - 脑屏障，抑制中枢神经系统的 GABA 合成而致病。

2. 中枢神经系统药物

（1）抗癫痫药：引起眩晕的发生率依次为，奥卡西平（9.2%）、卡马西平（5.9%）、普瑞巴林（5.5%）、拉莫三嗪（4.9%）、托吡酯（3.2%）、左乙拉西坦（2.8%）、丙戊酸钠（0.6%）、加巴喷丁（0.5%）。其潜在机制可能是阻滞电压门控通道（卡马西平、苯巴比妥、拉莫三嗪），增强 GABA 介导的神经递质传递（氨己烯酸、加巴喷丁）。联合用药还可能导致药物副作用累加。有报道称普瑞巴林用于止痛治疗，可导致眩晕，突出表现为自身旋转感，且症状和剂量呈明显相关性，药物减量停用后可完全缓解。

（2）抗精神病药：可对脑内神经递质系统起抑制作用。

（3）抗焦虑药：苯二氮䓬类药物可增加神经元或突触内 GABA 浓度，并激活 GABA 受体，从而引起眩晕。

（4）抗抑郁药：影响 GABA 浓度以及氯离子通道，钾离子通道等。

3. 麻醉药　麻醉药导致眩晕仅为个案报道。吗啡硬膜外麻醉后导致急性眩晕，伴有恶心呕吐，在使用低剂量纳洛酮后症状完全缓解。鞘内注射布比卡因和芬太尼后迅速出现旋转性眩晕。但具体机制尚不明确。

4. 循环系统药物　抗心律失常药物，如他索洛尔通过调节钾离子电压门控通道控制心率，研究表明该作用机制也存在于脑干前庭内侧核，从而引起眩晕。相关报道发现眩晕发作与服药有紧密的时间相关性，推测是前庭神经核在药物作用下，离子通道兴奋性增高所致。胺碘酮也可能存在相同的致病机制。在使用抗癫痫药时应注意维拉帕米的使用，其可抑制 P450 酶，导致卡马西平、丙戊酸盐等抗癫痫药的血药浓度增加，从而引起神经毒性。

5. 呼吸系统药物　吸入沙美特罗可导致持续性眩晕，药物使用与症状的发生以及阳性再暴露之间的密切时间相关性表明二者存在因果关系，具体机制尚不明确。

6. 消化系统药物　组胺 H_2 受体拮抗剂西咪替丁能透过血 - 脑屏障进入脑脊液，因此存在药物不良反应。雷尼替丁、法莫替丁不易进入脑脊液，眩晕发生率较低。M 受体拮抗剂莨菪碱，可引起眩晕等不良反应，机制可能与抗胆碱特性有关。

7. 免疫抑制剂　甲氨蝶呤使用与严重眩晕存在密切的时间相关性，可能的机制为神经毒性。药物直接作用于中枢神经系统组织，影响代谢，如减少 s- 腺苷蛋氨酸含量导致低甲基化；提高同型半胱氨酸和腺苷水平，并增加含硫氨基酸含量。

【诊断和鉴别诊断】

1. 诊断　由于缺乏特异性临床表现和辅助检查，中枢性药源性眩晕的诊断存在一定的挑战。主要根据既往史，用药史、临床表现以及辅助检查进行综合分析，排除其他器质性疾病。对于无明显诱因的眩晕，应详细询问患者的用药史，包括非处方用药。在中枢性药源性眩晕中，眩晕与用药有明确的因果关系，若在用药过程中或用药后出现新的眩晕或原有眩晕发生改变，如频率增加、性质改变、程度加剧，而停用相关药物后眩晕消失或性质、程度恢复如前，结合头颅 MRI、脑电图排除其他引起眩晕的疾病，即可综合诊断为药源性眩晕。

2. 鉴别诊断 中枢性药源性眩晕应和周围性药源性眩晕以及其他中枢性眩晕相鉴别。

（1）周围性药源性眩晕：多合并听神经损害，如耳鸣、听力下降等，可结合有无耳毒性药物使用史，监测血药浓度、听力及前庭功能改变等协助判断。

（2）器质性病变、中枢前庭病变导致的出血性或缺血性病变、占位、炎症以及脱髓鞘改变等所致的眩晕：持续时间较长，停药后眩晕仍然存在，甚至加重。颅脑 MRI、血管评估以及脑电图、腰穿等辅助检查可提供鉴别诊断依据。

【预防和治疗】

中枢性药源性眩晕常见于药物的不合理使用，也可见于部分常规使用药物的患者。为预防中枢性药源性眩晕，临床医师应尽可能做到以下内容。

（1）临床用药要有明确的指征，如病情需要联合用药同样要有明确的指征。用药前询问患者患有的其他疾病、所用药物能否影响这些疾病的治疗预后。需要特殊注意的是，对于中枢性药源性眩晕的易感患者，应给予高度重视，谨慎给药。

（2）临床选药治疗时，应充分考虑患者病史、有无危险因素，注意药物相互作用，副作用明显的药物避免联合用药。对于已有眩晕病史的患者以及幼儿、老年人等特殊患者，应尽可能不用或少用易诱发眩晕的药物。必须使用时应密切观察，注意药物代谢和蓄积，谨防药物过量。

（3）掌握合理用药剂量，切忌盲目过量给药，也不应突然撤药。如对于长期使用抗精神病药物的患者，停药原则是逐渐减药至最小有效维持量，不可突然停药。必要时撤药过程中可监测血药浓度。

（4）指导患者合理用药，向患者或其家属解释所用药品的作用，服用用法、注意事项及可能出现的不良反应，尽可能减少患者自行盲目用药。若遇到严重不良反应，应及时向医师报告。

中枢性药源性眩晕的发生机制复杂，尚未完全明确。如有发生应采取个体化治疗措施。对于怀疑为药源性眩晕的患者，应首先暂停可疑药物，加强护理防跌倒，避免不良事件的发生。对于严重眩晕伴有恶心呕吐的患者，可给予适当止晕、止吐对症处理，必要时给予补液、纠正电解质紊乱等，保持正确姿势和体位，避免误吸。对于减药或停药后眩晕无明显改善、平衡功能受累的患者，应尽早进行积极的康复治疗。研究表明，积极的运动尤其平衡训练在颞上回皮质、视觉联系皮质、后扣带回皮质诱导结构可塑性。已知这些区域与前庭视觉运动处理有关，从而可以使平衡性能增加。因此，尽早进行康复锻炼患者受益，但同时应注意康复过程中的安全问题。

（赵桂萍）

参考文献

1. 刘皋林, 吕迁洲, 张健. 药源性疾病. 北京: 人民卫生出版社, 2019

2. IASNETSOV V V, PRAVDIVTSEV V A, MOTIN V G, et al. Effects of different neuromediators and regulatory peptides on the impulse activity of neurons in vestibular zone-I of the cerebral cortex. Aviakosm Ekolog Med, 2010, 44(2): 53-55

3. LEE S U, JUNG I E, KIM H J, et al. Metronidazole-induced combined peripheral and central vestibulopathy. J Neurol Sci, 2016, 15(365): 31-33

4. HOUNNOU P, NICOUCAR K. Delayed onset of rotatory self-motion perception, dysdiadochokinesia and disturbed eye pursuit caused by low-dose pregabalin. BMJ Case Reports, 2014, 11: doi: 10.1136/bcr-2013-201282.

5. PHILLIPS A, STROBL R, GRILL E, et al. Anticholinergic and sedative medications and the risk of vertigo or dizziness in the German primary care setting-A matched case-control study from the CONTENT registry. Pharmacoepidemiology Drug Saf., 2018, 27(8): 912-920

6. GOUNDREY J. Vertigo after epidural morphine. Can J Anaesth, 1990, 37(7): 804-805

7. GELLERFORS M, LUNDIN H, SVENSEN C H. Rotational vertigo and nystagmus rapidly after an intrathecal block with bupivacaine and fentanyl. British Journal of Anaesthesia, 2012, 109(3): 467-468

8. KAPA S, NAGEL J J, JAHANGIR A, et al. Reversible vestibular dysfunction secondary to sotalol use. Journal of Interventional Cardiac Electrophysiology, 2010, 27(1): 17-21

9. LÓPEZ-GUILLEN A, MARQUÈS L, LÓPEZ-LLORENTE M T, et al. Salmeterol-induced vertigo. European Respiratory Journal, 1994, 7(11): 2089-90

10. SWALE V J, SAHOTA A. Severe vertigo requiring hospitalization whilst taking low-dose oral methotrexate for psoriasis. Clinical & Experimental Dermatology, 2010, 30(3): 295-296

11. ROGGE A K, RÖDER B, ZECH A, et al. Exercise-induced neuroplasticity: Balance training increases cortical thickness in visual and vestibular cortical regions. NeuroImage, 2018, 179: 471-479

第二章
发作性前庭综合征

第一节　良性阵发性位置性眩晕

良性阵发性位置性眩晕（benign paroxysmal positional vertigo，BPPV）是一种内耳疾病，其特征是突然反复发作的位置性眩晕，是最常见的外周眩晕症，在世界范围内被认为是眩晕的主要原因。该病预后较好，约50%的患者在3个月内可自愈，几乎不与任何中枢神经系统疾病相关。

BPPV是指相对重力方向头位改变所诱发，以反复发作的短暂性眩晕和特征性眼球震颤为表现的外周性前庭疾病，俗称为耳石症，归类为发作性眩晕综合征。Adler（1897年）首先提出良性阵发性眩晕一词，Bárány（1921年）描述了一类持续时间短暂、以发作性眩晕为特点、头部置于与重力相关的特定位置时而诱发眩晕的综合征。Dix和Hallpike（1952年）重新确定了这一综合征，命名为良性阵发性位置眩晕并沿用至今。同时提出了检查后半规管BPPV的位置性试验。Schuknecht（1969年）首先提出的嵴帽结石症学说和Hall（1997年）提出管石症理论的发病假说，能够合理地解释该病的临床特点，认为源于椭圆囊斑上的耳石脱落后进入半规管，产生重力感应而引起眩晕和眼震。BPPV眼震方向等特征符合前庭基本生理定律。Semont（1988年）、Epley（1992年）分别设计了针对后半规管BPPV的耳石解脱法（liberatory maneuver）和耳石复位法（canalith repositioning maneuver）。Lempert（1996年）设计了对外半规管BPPV的270°耳石复位及此后更常用的360°翻滚（barbecue rotation）复位法。此后，不同学者又分别提出了针对前半规BPPV的反向Epley法、Yacovino法等。在上述经典方法之外，众多国内外学者提出了各类型BPPV的复位方法，极大丰富了BPPV的治疗方法。目前国内外均研发出手动或电动的机器复位仪用于临床。无论人工或仪器辅助复位，均使该病获得良好的疗效，使BPPV的诊治得到极大的推广。2008年美国耳鼻咽喉头颈外科学会发布了BPPV的临床诊治实践文件，并于2017年进行更新修订。2015年Bárány学会前庭疾病分类委员会制订了由多国学者协作的BPPV临床诊断标准文件，其受到关注。我国于2005年和2017年先后制订了BPPV的诊断和治疗指南，为规范BPPV的诊治提供了依据，进而迈入成熟的诊治时代。

【流行病学特点】

基于文献资料，目前BPPV被公认为是最常见、发病率最高的外周性前庭疾病，占20%～60%。在总人群一生中的累积发病率可达10%，年发病率为（10.7～600）/10万，1年患病率约为1.6%，终生患病率约为2.4%。BPPV可累及3对半规管，以后半规管BPPV最为常见(发生率为 60%~80%),其次为外半规管 BPPV(发生率为 10%~30%),前半规管 BPPV 最为少见,报告的发病率差异较大(1.2%~21.2%),但大多认为低于 2%。而发生于单管以上的 BPPV,发生率为 9%~10%。随着年龄增长 BPPV 发病率有增加的趋势,发病率高峰在 50~70 岁,女性与男性之比为(1.5~2):1。

BPPV 治疗后的复发常见,有报道复发率高达 50%~80%,而复发于同一半规管占 24%~48.75% 不等。BPPV 的反复发作及复发导致患者需要承担更多的经济负担,其中包括急诊治疗,且给高达 50% 的患者带来不同程度的精神心理影响,值得引起重视。

【病因与发病机制】

1. 病因　BPPV 虽为特发性疾病,但可能与以下因素有关:①头部创伤;②内耳病变,如突发性聋、前庭神经炎、梅尼埃病等;③耳外科手术;④与 BPPV 相关的共病,如高血压、糖尿病、高脂血症和偏头痛,这些共病本质上都是血管性的,BPPV 患者中可能存在潜在的迷路缺血,此外动脉僵硬(可以没有高血压)和 BPPV 也有关联;⑤长期卧床或强迫体位;⑥性别因素,女性患病多于男性;⑦骨量减少和骨质疏松症与 BPPV 相关;⑧年龄增长也是一个危险因素。

2. 发病机制　普遍接受的理论假说认为 BPPV 由椭圆囊斑上的耳石脱落并落入位于后方的半规管内所致。正常半规管对重力作用不敏感,耳石落入后而获得重力感应。耳石从椭圆囊斑脱落的因素包括自然或老年退化、外伤、微循环障碍及各种内耳病理下的损伤等。颞骨病理解剖及临床患者已证实半规管内耳石颗粒的存在。Kao 等在 2 例老年难治性 BPPV 患者的手术治疗中获取半规管膜迷路组织,电镜扫描发现其内存在退化的耳石及与耳石膜成分一致的碎片组织,为这一学说提供了证据。进入半规管内的耳石引发 BPPV 临床症状及体征,这一过程包括 2 个经典的学说:

(1)嵴帽结石症学说:该理论是 Schuknecht 基于 BPPV 患者的颞骨组织研究提出的。进入半规管的耳石黏附于后半规管壶腹嵴,使嵴帽相对于内淋巴的比重变化,对重力及直线加速度的敏感性升高,故体位变化时发生眩晕和眼震。目前认为耳石也可能黏附在壶腹嵴的前庭侧。

(2)管结石症学说:进入半规管低处的耳石颗粒呈游离状态,重力改变时耳石物质在半规管内向重力方向位移,牵引内淋巴发生重力方向流动、壶腹嵴帽同方向偏斜,产生前庭电位及神经冲动,出现眩晕症状和眼震。耳石位移至半规管腔内新低位处时,内淋巴随后停止活动,壶腹嵴帽回弹至原位,眩晕及眼震随即消失。

在前庭解剖及生理学中,各半规管分别通过各自相应的前庭神经与核团及相对应神经与眼外、内肌相联系,组成前庭-眼反射通路的解剖结构。Ewald 第一定律、第二定律、第三定律,分别可以解释发生于不同半规管 BPPV 的眼震方向、强弱程度,从而进行半规管定位,为 BPPV 的诊断与治疗提供理论基础。有学者通过流动力学模型,解释 BPPV 诱发的眼震特征,眼震强烈程度与壶腹嵴帽偏移程度有关,而持续时间与壶腹嵴帽偏移和回弹的时程有关,认为与耳石在管内的位置、颗粒大小和质量等有关。

目前不同眼震对应耳石位于半规管内位置仍然有待病理学研究的证实,外半规管 BPPV 患者的眼震类型较多。对持续时间有差异的水平背地性眼震类型患者,有学者认为耳石颗粒位于前臂位置,但是否为游离状态或在壶腹嵴的非椭圆囊侧黏附等是决定能否转换成向地性眼震类型并最终获得复位成功的关键。目前有文献研究发现发生于病毒性迷路炎的持续存在的水平背地性眼震患者,病理提示壶腹嵴帽存在病理改变,而非耳石黏附导致。同时动物模型研究亦发现小脑小结破坏的动物可出现水平持续性背地性变向性眼震。因此对临床上眼震不典型或难治病例,应进行细致的病史询问,常规的神经耳科学检查,选择性听力学检查、前庭功能检查以及影像学检查,并进行随访。

【临床表现】

1. 特征性症状 ①常有急性起病的病史及常诱发于头位位置改变时,与睡眠事件相关联,在起、卧床或床上翻身动作时诱发,平素在抬头低头等位置改变时亦常出现;②单次头位变动诱发眩晕的持续时间短暂,多为数秒至数十秒不等,一般不超过1min;③反复发作,并有自行缓解和自愈倾向;④发病诱因可有头外伤、过度劳累史或伴其他内耳疾病史,伴发梅尼埃病、前庭性偏头痛、突发性聋时应注意鉴别。

BPPV眩晕发作的激烈程度不一,严重者伴恶心呕吐,亦可仅表现为头晕,或出现走路不稳等平衡症状。部分患者因突然发作致空间定位错觉而跌倒,并可导致外伤,尤其高龄老人平衡能力差,更易导致骨折等并发症。相反地,也可因自行规避诱发位置而症状"消失"。

原发性BPPV患者无伴耳鸣及听力下降等表现,一般无需作相关听力学检查。伴老年性聋或原有听力症状患者亦无相关联的听力变化。对伴发内耳疾病(如梅尼埃病、突发性聋或前庭性偏头痛)出现听力方面症状时,需要了解眩晕发病时的听力状况及行相关听力学检查,在单次眩晕发作的持续时间特点上常可提示和鉴别。BPPV为外周性前庭疾病,无伴其他脑神经或脑血管病的相关症状与体征。

2. BPPV的位置性眼震检查 BPPV的确诊需要变位性眼震检查,各半规管BPPV具有相应的敏感试验。常用的BPPV位置性眼震检查方法如下。

(1)Dix-Hallpike试验(Dix-Hallpike test):用于诊断后半规管BPPV和前半规管BPPV。检查时,患者坐于床上,头向受检侧偏转45°,后仰卧至头低于床平面15°~30°,观察和记录眼震,建议至少30s,及至眼震消失。坐起后同样观察及记录眼震情况(图3-2-1)。

(2)侧卧试验(side lying test):用于诊断后半规管BPPV(图3-2-2),具体方法为患者坐于床沿,双脚下垂,头向非检查侧偏转45°,快速侧卧于床面上,观察和记录眼震,方法同Dix-Hallpike试验,坐起后观察和记录眼震。研究表明两者在诊断后半规管BPPV的有效性相一致。但前者更常被临床应用和熟识。

(3)滚转试验(roll test):用于诊断外半规管BPPV,具体方法为患者坐于床上,后仰平卧(头抬高约30°),头部分别再向两侧转动90°,每个头位停留观察时间至少1min,或至眼震消失,观察和记录眼震。

有学者报道的Bow-Lean方法诊断外半规管BPPV,临床较为少用。

(4)深Dix-Hallpike试验(deep Dix-Hallpike test):用于诊断前半规管BPPV的诊断试验,具体方法与Dix-Hallpike试验相近,检查时患者坐于床上,头偏向受检侧45°,后仰卧,尽可能使头部处于最大角度低于床平面的低位,达到尽可能使前半规管悬垂。注意刺激的半规管为同侧后半规管及对侧前半规管。

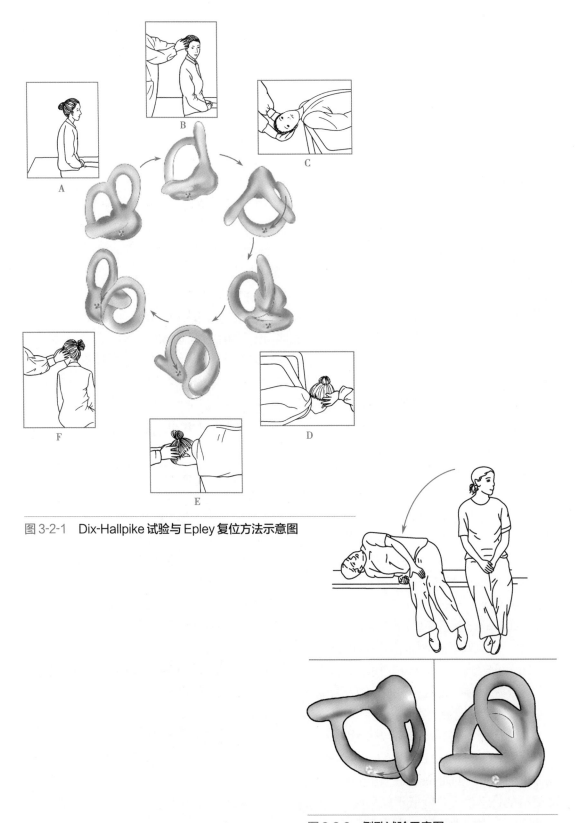

图 3-2-1　Dix-Hallpike 试验与 Epley 复位方法示意图

图 3-2-2　侧卧试验示意图

（5）直后仰悬头位试验（straight head-hanging test）：检查时患者坐于床上，头取正中位、直后仰卧至最大限度的悬垂位，坐起，每个头位停留观察时间至少 1min，或至眼震消失（图 3-2-3）。

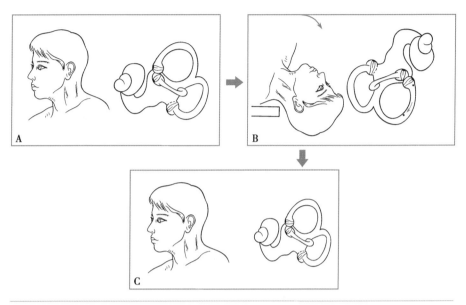

图 3-2-3　直后仰悬头位试验示意图
注意事项：上述位置性眼震检查对相应的半规管平面最大限度刺激，但更多是根据诱发的眼震方向来决定半规管定位，而非试验本身。

【诊断】

1. 诊断要点　BPPV 具有典型的临床特征，目前国内外及国际上对 BPPV 制订的诊断标准较为一致，诊断要点如下。

（1）临床症状：具有特征性的位置性眩晕，相对于重力方向头位改变出现的短暂眩晕或头晕，为反复发作性。

（2）位置性眼震：BPPV 的确诊需要进行位置性眼震检查来诊断，由各半规管敏感的试验诱发眩晕及相应特征性眼震，BPPV 眼震特征包括：①具有潜伏期；②短暂性，即持续时间短暂；③方向性，提示不同半规管定位；④强度渐变性，即眼震强烈变化出现渐强至渐弱的变化；⑤互换性，即于共轭半规管平面上变动时出现强度强弱不同的逆向眼震；⑥疲劳性，即多次位置性眼震检查诱发后眼震减弱或消失。

（3）排除其他疾病或无其他疾病可解释。

2. BPPV 分类　目前 BPPV 的分类尚无统一的标准，有助于临床诊疗的方法有按病因、病理类型及受累半规管进行分类。

（1）按病因分类

1）特发性 BPPV：有文献也称其为原发性 BPPV，指发病原因不明。文献报道差别较大，占 50%～97%。

2）继发性 BPPV：继发于耳科疾病或其他系统疾病，如梅尼埃病、突发性聋、前庭性偏头痛、前庭神经炎、外伤和手术后长期卧床等。此非专门的诊断名词。

（2）按病理类型分类：即按 BPPV 两个经典的、为临床实践所佐证的发病学说分类。

1）管结石症：特征为位置性眼震的持续时间＜1min。最为常见。

2）嵴帽结石症：特征为位置性眼震的持续时间≥1min。

（3）按受累半规管分类

1）后半规管 BPPV：最为常见，占70%～90%。

2）外半规管 BPPV：占10%～30%。

3）前半规管 BPPV：发病率最低，一般认为占1%～2%。

4）多半规管 BPPV：占9.0%～10%，文献研究较少。

3．分级诊断 2015 年 Bárány 学会前庭疾病分类委员会制订的诊断标准中强调 BPPV 完整的诊断应包括：受累半规管的定位及病理类型（管结石症和嵴帽结石症）的诊断，并基于文献的研究而进一步分类如表 3-2-1 所示。

表 3-2-1　2015 年 Bárány 学会前庭疾病分类委员会制订的分级诊断

分级诊断	内容
肯定的 BPPV	包括后半规管管结石症、外半规管管结石症和外半规管嵴帽结石症
自发缓解的可能 BPPV	指有典型症状的反复发作的位置性眩晕或头晕，但位置性眼震检查未观察到相应的眼震和眩晕
新出现及有争议的 BPPV	包括前半规管管结石症、后半规管嵴帽结石症及多半规管结石症。临床少见，尤其需要与中枢性位置性眩晕相鉴别
可能的 BPPV	位置性眩晕发作缺乏位置诱发的典型表现，位置试验未观察到眼震，或不典型位置性眼震经手法复位治疗后消失

4．常见各型半规管 BPPV 眼震特征及定位

（1）后半规管 BPPV：Dix-Hallpike 试验中患耳向下时出现带扭转成分的垂直上跳眼震，扭转成分方向指向下方的患侧耳，回复坐位时出现逆向眼震，潜伏期一般为数秒或数十秒不等。反复试验可有疲劳性。眼震持续时间＜1min 判定位管结石症，≥1min 考虑为嵴帽结石症诱发眼震侧即为患侧。对后半规管嵴帽结石症，有学者建议进一步行半 Dix-Hallpike 试验（half Dix-Hallpike maneuver）。操作方法为仰卧位，向左（或右）转头45°，随后稍微抬起约30°（图 3-2-4）。

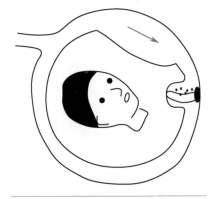

图 3-2-4　**半 Dix Hallpike 试验示意图**

（2）外半规管 BPPV：滚转试验时双侧转头位诱发变向性位置性眼震（direction-changing positional nystagmus，DCPN），根据眼震方向及持续时间分为两种类型。

1）水平向地性 DCPN：双侧转头位分别诱发短暂或无潜伏期的指向低位耳的水平眼震，持续时间＜1min，考虑为管结石症，眼震强度相对强烈或持续时间长一侧为患侧，耳石

位于外半规管后臂内。

2）水平背地性 DCPN：双侧转头位分别诱发方向背离低位耳的水平眼震，若持续时间＞1min，考虑为嵴帽结石症，耳石黏附于壶腹嵴帽，若持续时间≤1min，考虑为管结石症，耳石位于前臂，均以眼震强烈程度相对弱或持续时间短一侧为患侧。部分患者在头前倾时出现水平眼震，为后臂管石随半规管倾斜位移诱发，为假性自发性眼震。

（3）前半规管 BPPV：Dix-Hallpike 试验表现为双侧诱发略带或无扭转成分的垂直向下性眼震，以眼震强烈程度较弱一侧定为患侧。直后仰悬头位试验可诱发略带扭转成分的垂直向下性眼震，扭转成分指向方向为患侧。2 项实验同时执行，在确定病变半规管时可相互认证。

（4）多半规管 BPPV：由一个以上相应半规管敏感的位置试验出现相对应的眼震特征时，考虑为多半规管的 BPPV 共存。双侧 BPPV 少见，诊断应更为慎重。

【鉴别诊断】

1．其他发作性外周性前庭性眩晕　尤其需要与出现位置性眩晕的疾病进行鉴别。

（1）前庭性偏头痛：部分患者可出现头动诱发的眩晕，位置试验亦可出现水平背地性 DCPN，手法复位治疗不能转换成向地性眼震，或手法治疗无效。鉴别要点为病史符合前庭性偏头痛的诊断标准，发作时伴偏头痛、先兆症状，或有病史，按偏头痛用药有效，则支持前庭性偏头痛的诊断。

（2）梅尼埃病、突发性聋、前庭神经炎等：因前庭损伤出现的前庭功能低下，头动可诱发一过性短暂眩晕，病史、发作诱发动作、眩晕持续时间、发作时是否伴有听力学症状等可与 BPPV 鉴别。同时注意上述疾病亦常伴 BPPV 的发生，通过上述要点询问和位置试验检查鉴别本次的发病诊断。前庭阵发症休息时发作或某个特殊的头位或体位诱发，强调至少10 次和频繁眩晕发作，但 BPPV 的位置试验阴性，内耳道的影像学检查常可见血管与前庭蜗神经关系密切或血管神经压迫。

BPPV 的鉴别关键是进行细致的病史调查和问诊，根据相应的诊断指南，行必要的听力学检查和位置试验。

文献报道外伤或镫骨等手术后所致的气迷路、中耳胆脂瘤并发迷路瘘管时，滚转试验诱发类似外半规管 BPPV 的水平向地性或背地性 DCPN，对该类中耳疾病患者的鉴别，应行包括颞骨高分辨 CT 及听力学检查在内的评估。

2．中枢位置性眩晕　脑卒中、脑小血管白质病（cerebral small vessel white matter disease，SVD）、中枢肿瘤尤其第四脑室肿瘤、免疫性小脑炎等常表现为类似 BPPV 的位置性眩晕，称为中枢位置性眩晕 CPPV，因存在风险而又有恶性 PPV 之称。位置试验出现不带扭转成分的单纯垂直向下性眼震，该眼震应慎重诊断前半规管 BPPV 并加强鉴别，对累及小脑小结的病变可出现水平背地性 DCPN。

对不符合 BPPV 眼震特征的位置性眼震或难治性病例应加强神经定位体检，关注处理外周前庭信息的中枢通路，尤其与重力处理相关的中枢速度储存机制受损的小脑性眼动异常与姿势步态异常，应用必要的颅脑常规 MRI 检查及 DWI 序列扫描，以及脑脊液检查等实验室生化检查。

3. 轻嵴帽眼震 临床上出现一类在滚转试验左右卧位时出现持续性水平向地性 DCPN（＞1.5min），没有潜伏期和疲劳性；在滚转试验的平卧位时出现持续自发性眼震和在平卧转头过程中出现零平面（null position）为特征的位置性眩晕。眼震方向与外半规管管石症一致，但其他特征并不能由其解释，因而在临床上易与外半规管 BPPV 眼震相混淆。Aschan（1956）最早提出饮酒后因低于内淋巴比重的乙醇分子先后弥散于壶腹嵴和内淋巴内，出现水平持续性向地性和背地性 DCPN 两种眼震时相和类型，提出位置性酒精性眼震（positional alcohol nystagmus，PAN）概念。2004 年 Hiruma 等报道了类似位置性酒精性眼震的水平持续向地性 DCPN 临床现象，相对于水平持续背地性眼震——嵴帽结石症的“重嵴帽”一词，这一现象被命名为“轻嵴帽”。Kim、Ichijo 及国内外学者分别报道了轻嵴帽现象的特征及检测方法。轻嵴帽现象目前机制仍然未明，可见于突发性聋、前庭性偏头痛患者，理论学说包括浮力理论和重淋巴理论，主要认为由于壶腹嵴与内淋巴的比重发生相对改变所引起的病理性眼震类型，并非疾病诊断，常规的耳石复位治疗无效，具体的发病机制仍有待研究。

【治疗】

1. 耳石复位治疗 BPPV 治疗首选复位治疗，属物理治疗，通过复位能无创、有效、安全地获得缓解和治愈，后半规管 BPPV 的一次性复位成功率可达 85% 以上。治疗方法基于 BPPV 的发病机制学说，通过治疗者辅助患者头位改变，使半规管逐步旋转、倾斜的位置改变，使进入管腔内的耳石颗粒在重力线上最终从非壶腹侧开口重新回到椭圆囊。每个半管 BPPV 均有两种或以上的复位方法，物理治疗机制有所差别。人工手法复位是掌握 BPPV 治疗的基础，仪器复位仪同样基于人工手法复位方法。常用的方法如下。

（1）后半规管 BPPV 的复位方法

1）Epley 复位法（canalith repositioning procedures，CRP）：①患者取坐于床上，头向患侧偏转 45°；②向后仰卧、头伸出床沿并低至 15°～30°；③头向对侧偏转 90°；④身体连同头部继续向对侧偏转 90°；⑤坐起后头稍低 15°～30°（图 3-2-5）。

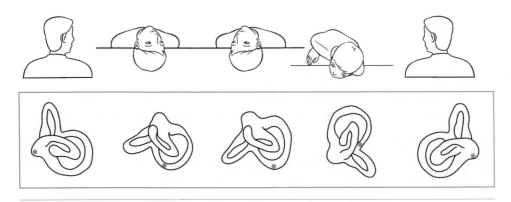

图 3-2-5　Epley 耳石复位法示意图

2）Semont 耳石解脱法（Semont liberatory manoeuvre）：①患者坐于床沿，头向健耳侧偏转 45°；②向患侧侧卧，头顶侧面接触床平面；③手持患者头部及身体，帮助患者快速向健耳侧方向旋转 180°，通过中央位并侧卧于对侧床平面，头部偏转方向及角度保持不变；④快速坐起后头稍低 15°～30°（图 3-2-6）。

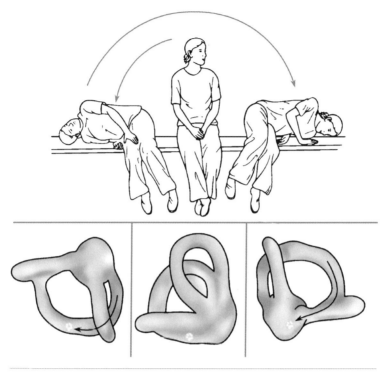

图 3-2-6　**Semont 耳石解脱法示意图**

（2）外半规管 BPPV 的复位方法

1）外半规管水平向地性眼震（管石症）BPPV 的复位方法

A. Lempert 360° 翻滚复位法（Lempert 360° rotation manoeuvre）：①患者取仰卧位，标准位置使头抬高 30°，使外半规管平面垂直；②头部连同身体向健侧方向转动 90°，侧卧；③头部连同身体继续按同一方向转动 90°，俯卧，标准位置头低于床平面 30°；④同样方法向同一方向转动 90°，侧卧于患耳侧；⑤回复至平卧位。

B. Gufoni 复位法（Gufoni manoeuvre）：①患者坐于床沿，头部保持直立，连同身体快速向健耳侧方向侧卧，头顶侧部接触床平面；②手持患者头部向位于下方的健耳侧方向快速转动 45°，身体保持侧卧；③手持患者头部和身体帮助其快速坐起，头部回复至直立位（图 3-2-7）。

2）外半规管水平背地性眼震（前臂管结石症、嵴帽结石症）BPPV 的复位方法：建议分两步——先行采用 Gufoni 复位法转换成水平向地性眼震即后臂管结石症，再选用上述外半规管水平向地性眼震 BPPV 的复位治疗。

（3）前半规管 BPPV 的复位方法

1）反向 Epley 复位法（reverse-Epley manoeuvre）：复位方法同 Epley，不同点在于头部连同身体转动方向为向患侧方向。

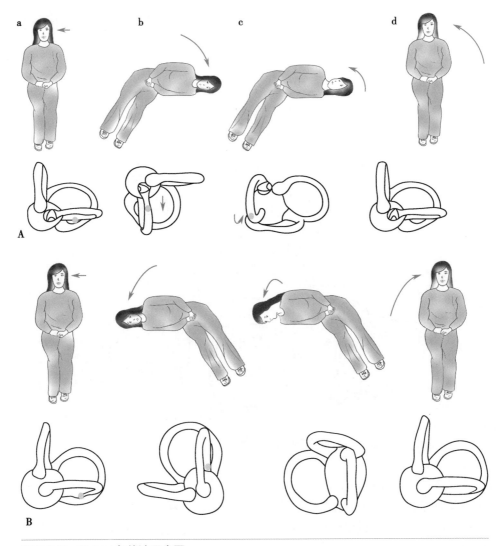

图 3-2-7　Gufoni 复位法示意图

2）Yacovino 复位法（Yacovino manoeuvre）：①坐床平面上，头部保持中央直立位；②快速向后仰卧，头颈部伸出床沿垂直后仰至最大角度；③手持患者头颈部快速上抬前曲，下颌抵于前胸部，身体躯干保持平卧；④快速坐起（图 3-2-8）。

（4）BPPV 耳石复位注意事项

1）每个体位保持 1min，或直至眩晕和眼震消失。

2）上述复位方法的机制不同，前一方法利用耳石重力作用脱出，后一方法通过快速和急停复位操作，提供额外的加速度。文献研究表明两种类型方法的疗效无明显差异，可结合患者年龄、肥胖状况及体型、身体状况、是否合并有颈椎疾病及治疗者掌握的熟练程度等综合因素合理选择即可，当一种方法治疗不成功时可改用其他方法。

3）对伴有高血压病、妊娠期、颈椎疾病等及各种手术后体位变动受限的患者应进行风险评估，控制原发病，知情告知。

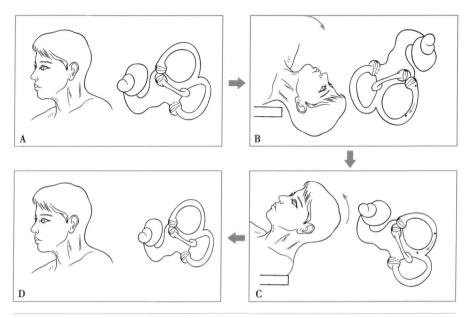

图 3-2-8 Yacovino 复位法示意图

4）并发症

A. 自主神经症状：复位过程会诱发眩晕发作，部分患者出现不同程度地恶心、呕吐，治疗前知情告知，并注意防止误吸呕吐物。

B. 耳石危象（Tuimarkin otolithic crisis）：复位治疗结束坐起后，耳石重回椭圆囊受重力刺激，部分患者出现耳石危象并突发跌倒，注意防护。

C. 耳石移位：治疗过程中眩晕加重或出现不同方向眼震变化，耳石发生移位异位于其他半规管，复查位置试验可排查。

D. 耳石嵌顿（canalith jam）：复位治疗后出现持续较激烈眩晕和眼震者，耳石堵塞于半规管管腔内不流动，导致壶腹嵴持续偏斜。

（5）疗效评价：包括位置性眩晕症状改善评价和位置试验症状与眼震消失评价。评价时机包括：①治疗后适当休息或 1 天后的即时疗效评价；② 1 周后短期评价；③ 1 个月后或更长时间评价。标准包括治疗成功与失败，或治愈、改善和无效等。

2. 前庭习服训练治疗 适用于反复复位治疗不成功的困难复位或残留有位置性头晕患者，常用的方法有 Brandt-Daroff 训练，目的是使患者反复暴露于眩晕诱发体位而产生习服。

3. 药物治疗 目前尚没有消除半规管内耳石的药物。有研究表明倍他司汀对改善 BPPV 症状有帮助，适用于无法进行或不接受复位治疗的患者，以及手法复位治疗后残留有头晕、平衡障碍症状者。急性发作眩晕症状激烈，伴恶心、呕吐时酌情使用对症药物包括前庭功能抑制剂，使用原则为短期，不超过 3 天。对反复复发尤其是老年女性患者，应进一步实验室检查是否存在骨质疏松或维生素 D 缺乏，相应专科就诊和进行药物治疗。

4. 手术治疗 文献有报道采用后壶腹神经切断术、半规管阻塞手术等，其中半规管阻塞手术较为简单和安全，Parnes 和 McClure（1990）首先报道成功应用于 2 例后半规管 BPPV

治疗,Britta 系统回顾分析文献报道的治疗该型管难治性病例 196 例,有效率达 100%,术后全聋发生率为 1%,前庭功能损伤发生率达 13%。技术要点在责任半规管磨出蓝线开窗,用筋膜等软组织局部填塞、压迫膜迷路,直至充分阻塞内淋巴流动。手术不可避免损伤前庭功能,因此要有严格的适应证——责任半规管诊断明确,反复复位无效的难治性、且症状明显并严重影响日常生活、行动、工作,从而降低生活质量的患者。

5. 残留头晕症状治疗 BPPV 复位治疗后部分患者易残留头晕症状,表现为头脑昏沉、不清醒感、不稳感等,持续时间为 6 天~2 个月,严重可发展为长期的持续状态,发生率为 31%~61%。机制仍然不明,可能的原因有耳石残留转为亚临床 BPPV 症状,可予密切观察出现典型症状。其他可能因素包括耳石器功能受损或中枢适应机制再调与平衡功能紊乱等,研究表明前庭康复有助于头晕症状的改善。另外值得关注部分患者即使发病后复位成功,可因症状反复或复发、恐惧等,导致精神心理及认知障碍,而出现慢性主观性头晕,尤其注意是否出现持续姿势性-感知性头晕(PPPD),应进行精神科、心理科等多学科会诊和相关治疗。

(区永康)

第二节 前庭性偏头痛

前庭性偏头痛(vestibular migraine,VM)是临床常见的具有一定遗传倾向的以反复发作性头晕/眩晕可伴头痛为主要症状的一种独立疾病。1917 年,Boenheim 首先描述了前庭性偏头痛的概念,此后既头痛又头晕或眩晕的患者曾经被诊断为前庭性偏头痛、偏头痛相关眩晕、偏头痛性眩晕,或偏头痛性前庭病等。2012 年国际头痛学会和国际眩晕 Bárány 学会共同制订并发表了前庭性偏头痛的诊断标准,同时被编入 2013 年第三版国际头痛疾病分类测试版(ICHD-3 beta)的附录中,成为临床研究的使用标准,2018 年在第三版国际头痛疾病分类(ICHD-3)的附录中进行新的修订。在国内多个学会组织专家讨论,发表了《前庭性偏头痛诊治专家共识》(2018)和《前庭性偏头痛诊疗多学科专家共识》(2019),推动了对前庭性偏头痛的流行病学、发病机制、临床表现和治疗的认识和研究。

【流行病学特点】

前庭性偏头痛可发生于任何年龄,女性平均发病年龄 37.7 岁,男性平均发病年龄 42.4 岁,女性患病率为男性的 1.5~5 倍。在终生患病率占总人群比例中,眩晕患者为 7%,偏头痛患者为 14%,前庭性偏头痛患者的发病占总人口的 1%。前庭性偏头痛发病率高,它是梅尼埃病发病率的 5~10 倍。前庭性偏头痛诊出率较低,研究表明为 20% 左右,其中神经内科医师诊出率 82%,耳鼻咽喉科医师诊出率 64%,约 14.5% 的神经内科医师和 19% 的耳鼻咽喉科医师从未诊治过前庭性偏头痛。

诊出率较低的原因是:①前庭性偏头痛属头痛病,约 30% 的患者以头晕或眩晕为表现,不伴有头痛或先兆症状的主诉就诊;②部分老年绝经期患者,有时典型的偏头痛发作的表现被发作性孤立性眩晕或头晕症状、不稳感取代;③部分儿童早期表现为良性复发眩晕;

④偏头痛的发病率在不同人种,如白种人、黄种人中的分布不同,都可能成为影响其正确诊出率的因素。

【病因与发病机制】

前庭性偏头痛的病因和发病机制不明确,因从属于偏头痛而依据偏头痛的发病机制推测引发头痛和前庭症状的 6 种可能机制。

1. 神经血管学说　偏头痛曾经被描述为血管性头痛,神经血管学说是偏头痛发病机制最早的学说,前庭性偏头痛考虑为原发性脑血管功能障碍,外部和内部诱因导致可逆性血管痉挛,影响内听动脉及分支,引发前庭和耳蜗症状,同时引起自发性眼震。如果影响小脑下前动脉,引起中枢性眼震。近年来,三叉神经血管学说成为主流观点,三叉神经节发出三叉神经眼支参与三叉神经血管反射系统,支配内耳血液供应,痛觉刺激通过三叉神经血管反射系统可以增加内耳血管通透性,导致血浆蛋白渗出,影响内耳功能,成为前庭性偏头痛可能机制同时也是药物和预防性治疗的机制。

2. 神经通路机制　前庭性偏头痛是前庭通路和疼痛通路在不同层面的交叉。在皮层水平,前庭中枢和痛觉中枢没有具体定位,位于颞骨交界区和后脑岛等的一些皮层区域参与前庭信号的传递,而后脑岛盖区被认为是初级痛觉皮层,在这些多感觉皮层区域,对多种感觉信号分别进行整合调制,前庭信号的传入会影响其他感觉系统。在脑干水平,前庭神经核包括下、中和外侧核与三叉神经尾侧亚核存在密切联系,Marano 等给予三叉神经支配区域的皮肤痛觉电刺激后前庭性偏头痛患者诱发自发性眼震,而正常人无反应,为前庭性偏头痛的神经机制提供证据。

3. 皮层扩散性抑制机制　皮层扩散性抑制(cortical spreading depression)学说被认为是偏头痛先兆和头痛发病的始动机制,细胞去极化波及相应皮层区域,神经细胞功能紊乱激活三叉神经血管反射系统。尽管利用皮层扩散性抑制进行其机制分析,但前庭性偏头痛的前庭症状不等同于偏头痛先兆。在丘脑水平,丘脑既是各种躯体感觉信息进入大脑皮质之前的最重要的传递中枢,也是重要的整合中枢,丘脑对来前庭和疼痛的信号以及多个神经通路信号进行多种模式整合异常,可以引起了前庭 - 丘脑 - 皮层通路的异常。

4. 神经递质机制　一些神经递质(如降钙素基因相关肽、血清素、去甲肾上腺素和多巴胺)参与中枢和外周前庭神经元的活动,被认为可能参与前庭性偏头痛的发病机制。头痛单侧发作时可引起这些递质的单侧释放,导致静止性前庭张力不平衡,引发旋转性眩晕。头痛双侧发作时引起这些递质的同时释放,则可以引发前庭兴奋性的改变,而导致类似运动病样头晕或位置性眩晕表现。

5. 家族性遗传机制　前庭性偏头痛具有明显的家族史,表明它可能和遗传因素有关。目前它的致病基因不明确。有单样本研究报道,常染色体 5q35 和常染色体 22q12 异常可能与家族性、遗传性前庭性偏头痛相关。有报道在同一家庭中的多个亲属以不同亚型表现存在,包括偏头痛、前庭性偏头痛和良性发作性眩晕,推测可能与多基因调控引发多样性表现有关,未来基因学研究的突破是最终发现前庭性偏头痛致病机制的关键。

6. 离子通道机制　由于发作性共济失调 2 型和家族性偏瘫型偏头痛的患者均可出现发作性眩晕和头痛症状,一些学者依据类似的临床表现推测其可能机制,前庭性偏头痛可能为一种离子通道病，和电压闸门性钙离子通道基因缺陷有关。

【临床表现】

1. 发作性前庭综合征 前庭性偏头痛属于发作性前庭综合征，它的临床表现具有多样性，有学者形象地比喻为"变色龙"，分为主要症状和伴随症状。在主要症状中，前庭症状可表现为自发性眩晕、位置性眩晕、视觉引发的眩晕、头部运动引发的眩晕、头部运动引发的头晕伴眼震和恶心。眩晕具有发作性的特点，发作持续时间个体差异很大，一般为 5min～72h，其中，约 30% 持续数分钟，约 30% 持续数小时，另 30% 则可持续数天，剩余 10% 仅持续几秒。当头部活动、视觉刺激或头部位置变化后可反复出现，有些患者可能需要几周时间才能从一次发作中完全恢复。根据诊断标准，前庭性偏头痛的前庭症状发作频率需符合发作 5 次以上。另一个主要症状是偏头痛症状，可表现单侧、搏动性头痛、畏光、畏声、视觉先兆等。眩晕发作和偏头痛的关系不固定，眩晕可发生在偏头痛之前，也可以出现在偏头痛发作之中或之后，约 30% 患者眩晕发作与头痛或先兆表现不同时出现。在伴随症状中，感觉异常最常见，已有关于耳痛与偏头痛相关性研究的报告。耳蜗症状，如听力下降、耳鸣、耳闷胀感，可表现为单耳或双耳，其中双侧耳闷胀感比较常见。前庭性偏头痛患者听力损失症状轻，不会出现进行性加重。其他伴随症状包括恐声、厌声，恶心、呕吐，视力模糊、盲点，震颤、言语障碍，行走不稳、侧步等，对前庭性偏头痛的诊断同样有重要价值。

2. 实验室检查要点 因为缺少特异性标志，前庭性偏头痛诊断是症状诊断附加排除诊断。在眩晕发作间期，体格检查和实验室检查，包括前庭检查和听力学检查大多无异常发现。在眩晕发作期间，患者前庭检查可发现中枢性、外周性和混合性眼震，提示影响前庭外周或中枢功能。部分患者前庭双温试验可以出现半规管轻瘫和优势偏向，推测影响半规管功能，前庭诱发肌源性电位检查可以发现耳石通路异常，却无特异性。内耳 MRI 钆造影可以发现部分前庭性偏头痛患者内耳膜迷路积水，只能为前庭性偏头痛继发内耳损害或合并梅尼埃病提供帮助，却无自身诊断价值。在发作期间，患者有听力下降的主观感觉，检查却无听力损失的客观证据，上述检查均无特异性诊断价值。

【诊断】

前庭性偏头痛的诊断标准如表 3-2-2 所示。

表 3-2-2 前庭性偏头痛的诊断标准

诊断	诊断标准
肯定的 VM	A. 至少 5 次发作符合 C 和 D。 B. 有或无先兆偏头痛病史（按照 ICHD-3 诊断标准）。 C. 中、重度前庭症状持续 5min～72h。 D. 至少有 50% 的发作中伴至少 1 个偏头痛症状：①头痛有 4 个特点（a. 一侧；b. 搏动性；c. 中、重度发作；d. 日常体力活动加重头痛）；②恐声、恐光；③视觉先兆。 E. 不符合其他前庭疾病或偏头痛标准。
可能的 VM	A. 出现 5 次前庭症状持续 5min～72h。 B. 符合前庭性偏头痛诊断标准中的 B 或 D。 C. 不符合其他前庭疾病或头痛标准。

【鉴别诊断】

1.与外周性前庭疾病鉴别

（1）梅尼埃病：是一种病因不明的内耳疾病，临床表现为发作性眩晕、波动性感音神经性听力损失、耳鸣和耳胀满感，其组织病理改变为内耳膜迷路积水，临床诊断根据典型四联症状和排除诊断，神经性听力损失是梅尼埃病与其他外周性眩晕区别的特点，和正常人群相比前庭性偏头痛多出现在梅尼埃病中，二者临床表现存在交叉但作为综合征又有各自特点，主要区别在听力损失方面，前庭性偏头痛的听力不会进行性下降至极重度听力损失。梅尼埃病和前庭性偏头痛的相关发病机制还不明确，前庭性偏头痛和早期及不典型梅尼埃病不易区分，患者在病程中只要有听力下降的证据，即使出现偏头痛，应该诊断梅尼埃病而不是前庭性偏头痛。在梅尼埃病的发作中可能出现会出现偏头痛、恐光、偏头痛先兆等表现，当患者分别出现两种不同发作表现，同时又分别符合两个标准诊断二元疾病。

（2）良性阵发性位置性眩晕：是最常见的外周性眩晕，指当头位快速移动至某一特定的位置时激发的短暂的、阵发性眩晕与水平型或旋转型眼震。眩晕发作时间短暂，几秒钟或几十秒钟，很少超过1min。发病机制可能和耳石脱落有关，但该机制和治疗机制一样仍是假说。内耳有三个半规管，其中Dix-Hallpike试验主要是针对后半规管和前半规管，滚转试验针对外半规管。耳石症可以出现在单侧耳、双侧耳，单部位、多部位。二者鉴别的要点是在急性期阶段直接观察眼震持续时间和发作频率，其中前庭性偏头痛眼震的特点为持续性、多变性，不显示以单一半规管特性，而BPPV位置性眼震特点时间短、潜伏期、疲劳性、角度性变位特性，只要没有复位或疾病自限，其眼震方向始终与刺激的半规管平面一致，耳石复位治疗有效支持BPPV。

2.与中枢性前庭疾病鉴别

（1）前庭阵发症：表现为发作性眩晕，持续时间1分钟到几分钟，每天多次，卡马西平治疗有效。尽管2016年颁布前庭阵发症诊断标准，它仍是存在学术争议的疾病，其发病机制或可能和小脑脑桥三角区血管与神经关系密切有关，但能否用一元论解释其发病机制仍在探索，因临床存在两种情况——一是MRI检查发现血管与神经关系密切却无眩晕症，二是部分症状典型并卡马西平治疗有效前庭阵发症患者，其MRI未发现神经血管之间的压迫现象，表明前庭阵发症研究需要继续深入，寻求新发现。前庭阵发症本身为良性疾病，手术探查需面对外周神经损伤和颅脑并发症的高风险，很少患者接受手术，因此它是症状诊断和排除诊断，最终确诊依赖于手术中确切发现、手术后根治性效果、尸检受损神经的病理证据。影像学是间接证据，内耳道的MRI可以显示神经血管的关系，同时排除小脑脑桥三角区占位性病变。通过听力学检查评价听力损失在病程中的状况是临床关注的热点。

（2）后循环缺血：指后循环系统短暂性缺血发作和脑梗死，有些患者早期症状不典型且病情变化迅速，可能会有头晕或眩晕同时伴有头痛症状的表现，急诊脑CT检查和有条件下的颅脑DWI检查可以提供有价值的信息。后循环缺血患者有基础疾病史，血管超声和血管造影资料结合临床表现的"6个D"为特点，即头晕（dizziness）、复视（diplopia）、构音障碍（dysarthria）、吞咽困难（dysphagia）、共济失调（ataxia）和跌倒发作（drop attack），为临床诊断提供帮助。

（3）颅脑肿瘤：该病患者同样可能出现头晕或眩晕同时伴有头痛症状的表现，无论前庭性偏头痛诊断标准和可能性前庭性偏头痛诊断标准中皆需要排除其他相关疾病，避免颅脑肿瘤患者误诊、误治。

3. 与其他头痛疾病鉴别

（1）偏头痛先兆：ICDH-2 中已经定义偏头痛先兆，尤其在发作时间上前庭性偏头痛发作很少像偏头痛先兆的 5～60min，它是偏头痛发作前的短暂眩晕。

（2）脑干先兆偏头痛（曾用：基底型偏头痛）：60% 的脑干先兆偏头痛出现眩晕，ICDH-3中定义的脑干先兆偏头痛：需要在偏头痛发作后有 2 个后循环缺血症状，持续 5～60min。

（3）儿童良性发作性眩晕：前庭性偏头痛可以出现在不同年龄，ICDH-2 偏头痛分类中有儿童良性发作性眩晕，诊断要点为无预兆发作 5 次严重的发作性眩晕，发作后数分钟到小时症状自动缓解，即具有自限性。儿童良性发作性眩晕被认为是偏头痛的前期，不一定会出现偏头痛症状。儿童型前庭性偏头痛有待进一步研究，与儿童良性发作性眩晕相比，眩晕发作持续时间是鉴别诊断的关键。

【治疗】

1. 非药物治疗　一些诱发偏头痛发作的因素同样可以诱发前庭性偏头痛的发作，如月经周期，睡眠不足、过多或不规律，压力过大、压力缓解（周末、假期开始），特定食物如发酵奶酪、红酒、含谷氨酸的物质，感觉刺激如亮光、闪光、强烈气味、噪声等。前庭性偏头痛的发作诱因个体差异很大，避免诱因是重要的非药物治疗方法，包括改变生活方式、避免诱发因素，如调整心情状态、避免焦虑和抑郁，规律睡眠，避免相关食物等。

2. 药物治疗　前庭性偏头痛的药物治疗缺少特异性、针对性的治疗方案。

3. 发作期治疗　参考偏头痛急性期治疗主要用特异性药物（如麦角类制剂和曲普坦类药物等）和非特异性止痛药（如非甾体抗炎药和阿片类药物等）。目前只有一篇文献报道曲普坦类药物用于治疗前庭性偏头痛，因为潜在诱发冠状动脉痉挛和肺动脉高压，不适用于有心脑血管疾病史的患者，不能与其他 5-HT$_1$ 激动剂合用，不能作为预防性用药。血管收缩剂麦角生物碱（如麦角胺）可缓解发作期头痛，因为可能诱发心梗、脑梗，以及药物性头痛，不推荐治疗前庭性偏头痛。有单个病例报道非甾体抗炎药物和激素用于前庭性偏头痛治疗。对症治疗可选用前庭功能抑制剂如异丙嗪、茶苯海明等，利用其镇静、催眠、止吐和抗眩晕作用。

预防性治疗同样参照偏头痛预防性治疗原则，目的为抑制皮层兴奋，恢复失调的疼痛调制。目前文献给出的治疗建议是专家经验，而非多中心、双盲、随机分组、平行对照、大宗量样本的前瞻性研究结果，因此，有些研究结果是试验性的，有些研究结果或可能存在错误。尤其在国内更需谨慎，一些药物的使用没有纳入药物说明书范围，因此，选择药物策略需要同时考虑药物有效性、安全性、患者顺应性及合并疾病的状况。目前研究和应用最多的是钙离子通道阻滞剂如氟桂利嗪，有效控制眩晕症状，减少眩晕和头痛的发作，需要注意体重增加和镇静作用。前庭性偏头痛和焦虑、抑郁症的共病率达到 50%～60%，而氟桂利嗪长期使用潜在抑郁和锥体外系的并发症，但在国内只有氟桂利嗪在说明书中描述用于治疗头痛、头晕。如果患者合并睡眠障碍、抑郁和焦虑状态，可以选用苯二氮䓬类药（如地西泮）

和三环类抗焦虑抗抑郁药（如盐酸多塞平、盐酸阿米替林），避免长期使用成瘾。如果精神心理为主要表现，建议精神专科干预和行为治疗。如果患者合并高血压，应用 β 受体阻滞剂（如普萘洛尔）对于预防眩晕也十分有效，哮喘、心动过缓患者禁用。如果患者合并癫痫，有研究报道抗癫痫药丙戊酸钠、拉莫三嗪和托吡酯可作为预防性用药。几乎所有报道多种类型药物在治疗前庭性偏头痛的有效率为 70%，间接证明其发病机制复杂，与多种疾病共病并涉及多个系统。

4. 针灸和中医药的治疗 有研究表明针灸治疗可以用于偏头痛和前庭性偏头痛的预防。前庭性偏头痛属中医"风眩（眩晕）""头风（偏头痛）"范畴，本病位于头窍，病因有外感和内伤两端。风阳、痰浊、血瘀、血虚、肾虚是发病主因，选用含天麻及川芎成分的药物可以治疗头痛、头晕症状。

5. 前庭康复 前庭康复训练可以改善前庭性偏头痛患者的主观自我感知能力和客观平衡功能，不能减少眩晕发作频率和发作严重程度。

由于针对发作性眩晕疾病，如前庭性偏头痛和梅尼埃病，很难制订预防疾病发作的前庭康复训练计划，目前前庭康复训练主要用于前庭性偏头痛并发症的治疗，如焦虑、视觉依赖和对治疗失去信心的患者。

（蒋子栋）

参考文献

1. 于生元，万琪，王武庆，等. 前庭性偏头痛诊治专家共识（2018）. 中国疼痛医学杂志, 2018, 24（7）: 481-488

2. FURMAN J M, BALABAN C D. Vestibular migraine. Ann N Y Acad Sci, 2015, 1343: 90-96

3. BOENHEIM, F. Uber familiar hemicrania vestibularis. Neurologisches Zentralblatt, 1917, 36: 226-229

4. LEMPERT T, OLESEN J, FURMAN J, et al. Vestibular migraine: diagnostic criteria. J Vestib Res, 2012, 22（4）: 167-172

5. Headache Classification Committee of the International Headache Society（IHS）. The International Classification of Headache Disorders. 3rd ed（beta version）. Cephalalgia, 2013

6. FURMAN J M, MARCUS D A, BALABAN C D. Vestibular migraine: clinical aspects and pathophysiology. Lancet Neurol, 2013, 12（7）: 706-715

7. VALENÇA M M. Central Integration of Canal and Otolith Signals is Abnormal in Vestibular Migraine: A Commentary. Front Neurol, 2015, 5: 263

8. NEUHAUSER HK, LEMPERT T. Vertigo: epidemiologic aspects. Semin Neurol, 2009, 29（5）: 473-481

9. NEUHAUSER H, LEOPOLD M, VON BREVERN M, et al. The interrelations of migraine, vertigo, and migrainous vertigo. Neurology, 2001, 56（4）: 436-441

10. LEMPERT T, NEUHAUSER H. Migrainous vertigo. Neurol Clin, 2005, 23（3）: 715-730

11. LEMPERT T, NEUHAUSER H. Epidemiology of vertigo, migraine and vestibular migraine. J Neurol, 2009, 256（3）: 333-338

12. MILLEN S J, SCHNURR C M, SCHNURR BB. Vestibular migraine: perspectives of otology versus neurology. Otol Neurotol, 2011, 32（2）: 330-337

13. STOLTE B, HOLLE D, NAEGEL S, et al. Vestibular migraine. Cephalalgia, 2015, 35（3）: 262-270

14. LEMPERT T, NEUHAUSER H, DAROFF R B. Vertigo as a symptom of migraine. Ann N Y Acad Sci, 2009, 1164: 242-251

15. ESPINOSA-SANCHEZ J M, LOPEZ-ESCAMEZ J A. New insights into pathophysiology of vestibular migraine. Front Neurol, 2015, 6: 12

16. CHU C H, LIU C J, FUH J L, et al. Migraine is a risk factor for sudden sensorineural hearing loss: a nationwide population-based study. Cephalalgia, 2013, 33（2）: 80-86

17. LEE H, LOPEZ I, ISHIYAMA A, et al. Can migraine damage the inner ear? Arch Neurol, 2000, 57（11）: 1631-1634

18. BAIER B, STIEBER N, DIETERICH M. Vestibular-evoked myogenic potentials in vestibular migraine. J Neurol, 2009, 256（9）: 1447-1454

19. KOO J W, BALABAN C D. Serotonin-induced plasma

extravasation in the murine inner ear: possible mechanism of migraine-associated inner ear dysfunction. Cephalalgia, 2006, 26(11): 1310-1319

20. BALABAN C D. Migraine, vertigo and migrainous vertigo: Links between vestibular and pain mechanisms. J Vestib Res, 2011, 21(6): 315-321

21. LEMPERT T. Vestibular migraine. Semin Neurol, 2013, 33(3): 212-218

22. TEDESCHI G, RUSSO A, CONTE F, et al. Vestibular migraine pathophysiology: insights from structural and functional neuroimaging. Neurol Sci, 2015, 36(Suppl 1): 37-40

23. RUSSO A, MARCELLI V, ESPOSITO F, et al. Abnormal thalamic function in patients with vestibular migraine. Neurology, 2014, 82(23): 2120-2126

24. MARANO E, MARCELLI V, DI STASIO E, et al. Trigeminal stimulation elicits a peripheral vestibular imbalance in migraine patients. Headache, 2005, 45(4): 325-331

25. BAHMAD F J R, DEPALMA S R, MERCHANT S N, et al. Locus for familial migrainous vertigo disease maps to chromosome 5q35. Ann Otol Rhinol Laryngol, 2009, 118(9): 670-676

26. LEE H, JEN J C, WANG H, et al. A genome-wide linkage scan of familial benign recurrent vertigo: linkage to 22q12 with evidence of heterogeneity. Hum Mol Genet, 2006, 15(2): 251-258

27. VON BREVERN M, TA N, SHANKAR A, et al. Migrainous vertigo: mutation analysis of the candidate genes CACNA1A, ATP1A2, SCN1A, and CACNB4. Headache, 2006, 46(7): 1136-1141

28. OPHOFF R A, TERWINDT G M, VERGOUWE M N, et al. Familial hemiplegic migraine and episodic ataxia type-2 are caused by mutations in the Ca2 + channel gene CACNL1A4. Cell, 1996, 87(3): 543-552

29. VAN OMBERGEN A, VAN ROMPAEY V, VAN DE HEYNING P, et al. Vestibular migraine in an otolaryngology clinic: prevalence, associated symptoms, and prophylactic medication effectiveness. Otol Neurotol, 2015, 36(1): 133-138

30. TEIXIDO M, SEYMOUR P, KUNG B, et al. Otalgia associated with migraine. Otol Neurotol, 2011, 32(2): 322-325

31. LOPEZ-ESCAMEZ JA, DLUGAICZYK J, JACOBS J, et al. Accompanying Symptoms Overlap during Attacks in Menière's Disease and Vestibular Migraine. Front Neurol, 2014, 5: 265

32. ZUNIGA MG, JANKY KL, SCHUBERT MC, et al. Can vestibular-evoked myogenic potentials help differentiate Ménière disease from vestibular migraine? Otolaryngol Head Neck Surg, 2012, 146(5): 788-796

33. GÜRKOV R, KANTNER C, STRUPP M, et al. Endolymphatic hydrops in patients with vestibular migraine and auditory symptoms. Eur Arch Otorhinolaryngol, 2014, 271(10): 2661-2667

34. NAKADA T, YOSHIDA T, SUGA K, et al. Endolymphatic space size in patients with vestibular migraine and Ménière's disease. J Neurol, 2014, 261(11): 2079-2084

35. SILBERSTEIN S D, MARMURA M J. Acute migraine treatment. Headache, 2015, 55(1): 1-2

36. NEUHAUSER H, RADTKE A, VON BREVERN M, et al. Zolmitriptan for treatment of migrainous vertigo: a pilot randomized placebo-controlled trial. Neurology, 2003, 60(5): 882-883

37. BISDORFF A R. Management of vestibular migraine. Ther Adv Neurol Disord, 2011, 4(3): 183-191

38. BIKHAZI P, JACKSON C, RUCKENSTEIN M J. Efficacy of antimigrainous therapy in the treatment of migraine-associated dizziness. Am J Otol, 1997, 18(3): 350-354

39. PRAKASH S, SHAH N D. Migrainous vertigo responsive to intravenous methylprednisolone: case reports. Headache, 2009, 49(8): 1235-1239

40. FOTUHI M, GLAUN B, QUAN S Y, et al. Vestibular migraine: a critical review of treatment trials. J Neurol, 2009, 256(5): 711-716

41. MALDONADO FERNÁNDEZ M, BIRDI J S, IRVING G J, et al. Pharmacological agents for the prevention of vestibular migraine. Cochrane Database Syst ev, 2015, 6: CD010600

42. VÉCSEI L, MAJLÁTH Z, SZOK D, et al. Drug safety and tolerability in prophylactic migraine treatment. Expert Opin Drug Saf, 2015, 14(5): 667-681

43. RAMADAN NM. Current trends in migraine prophylaxis. Headache, 2007, 47(Suppl 1): 52-57

44. LEPCHA A, AMALANATHAN S, AUGUSTINE A M, et al. Flunarizine in the prophylaxis of migrainous vertigo: a randomized controlled trial. Eur Arch Otorhinolaryngol, 2014, 271(11): 2931-2936

45. GODE S, CELEBISOY N, KIRAZLI T, et al. Clinical assessment of topiramate therapy in patients with migrainous vertigo. Headache, 2010, 50(1): 77-84

46. LINDE M, MULLENERS W M, CHRONICLE E P, et al. Topiramate for the prophylaxis of episodic migraine in adults. Cochrane Database Syst Rev, 2013, 6: CD010610

47. DA SILVA A N. Acupuncture for migraine prevention. Headache, 2015, 55(3): 470-473

48. LINDE K, ALLAIS G, BRINKHAUS B, et al. Acupuncture for migraine prophylaxis. Cochrane Database Syst Rev, 2009(1): CD001218

49. WHITNEY S L, WRISLEY D M, BROWN K E, et al. Physical therapy for migraine-related vestibulopathy and vestibular dysfunction with history of migraine. Laryngoscope, 2000, 110(9): 1528-1534

50. WHITNEY S L, ALGHWIRI A, ALGHADIR A.

Physical therapy for persons with vestibular disorders. Curr Opin Neurol, 2015, 28(1): 61-68

51. 蒋子栋. 关注前庭性偏头痛. 中华医学杂志, 2016, 96 (5): 321-323

52. 蒋子栋. 解读前庭性偏头痛诊断标准. 中华神经科杂志, 2013, 46(8): 567-568

53. 蒋子栋. 从耳鼻咽喉科医生视角看眩晕或头晕. 中华神经科杂志, 2015, 48(9): 815-816

54. 蒋子栋, 韩军良, 吴子明. 发作性前庭综合征的临床诊断和治疗. 中华内科杂志, 2016, 55(10): 751-753

55. 蒋子栋. 前庭性偏头痛相关问题再探讨. 中华耳科杂志, 2016, 14(4): 589-593

56. 蒋子栋. 多学科合作规范眩晕 / 头晕诊治. 中华神经科杂志, 2019, 52(2): 153-156

第三节　梅尼埃病

梅尼埃病(Ménière's disease, MD)是一种发病原因及发病机制不明、以内淋巴积水为主要病理学特征的内耳病变, 主要临床表现为发作性眩晕、波动性听力下降、耳鸣和 / 或耳闷胀感。

人们对梅尼埃病的认识经历了漫长的过程。关于迷路和半规管的描述可以追溯到 16 世纪。14 世纪开始, Falloppio、Ingrassia 和 Eustachio 分别出版了解剖学图谱, 对半规管和前庭的解剖进行了详尽描述。Cotugno 利用显微技术, 首次证明了迷路腔隙内充满了液体。到 18 世纪, Scarpa 通过敏锐的观察, 准确描述了膜迷路的解剖结构, 这被认为是 18 世纪耳科学最重要的进展之一。19 世纪以后, 人们对迷路的生理作用慢慢有了认识, Flourens 首次提出了半规管与人体平衡调节密切相关, 他从破坏鸽子的外半规管和后半规管等一系列实验中得出了半规管影响动物运动方向的结论。

1861 年, Meniere 提出有些眩晕源于内耳疾病的观点。文章于同年 9 月发表于《巴黎医学报》(Gazette médicale de Paris)。Meniere 的发现有重大意义, 因为当时还不知道内耳除了听觉功能以外, 还有调节平衡的功能。1867 年, Voltolini 首次提出 MD 的概念。1871 年, Knapp 指出 MD 是由耳蜗内压力升高引起的, 类似于青光眼是由眼内压升高引起, 他把这种疾病称之为 "auralglaucoma"。1924 年, Wittmaack 提出内淋巴积水的概念。1934 年, Furstenberg 开始研究通过干扰水代谢治疗内淋巴积水的可能性, 他通过对患者的饮食研究, 认为通过低钠饮食和利尿可以预防 MD 的症状。他的 "Furstenberg 饮食" 被引用至今, 是急性期患者的标准治疗方法。1938 年, 英格兰的 Hallpike 和 Cairns 发现 MD 患者的病理形态学特征为内淋巴积水。有 2 例 MD 患者行前庭神经切断术, 术后 1 例因颅内感染死亡, 1 例因颅内出血死亡。这两例患者进行尸检发现都有内淋巴积水。1940 年, Rollin 在人的岩骨标本上首次发现内淋巴积水同时伴有前庭膜破裂。1943 年, Altmann 和 Fowler 总结出内淋巴产生和吸收出现问题就会导致 MD。1965 年, Kimura 和 Schuknecht 通过破坏豚鼠内淋巴囊和内淋巴管, 成功建造了内淋巴积水的动物模型。我国曾根据英文译音, 长期称之为美尼尔(氏)病或美尼尔综合征。1989 年我国自然科学名词审定委员会根据法语的发音, 统一命名为梅尼埃病。

【流行病学特点】

不同地区的 MD 发病率差别很大。1954 年英格兰 Cawthorn 对一组为数 27 365 人的调查发现, 1 年内有 43 例患 MD, 发病率为 0.16%。而 1968 年 Harrison 和 Naftalin 统计, 英国的 MD 发病率为 0.1%。1999 年 Jahnke 等报道德国每年新增 3 200～9 000 例 MD 患者。2005 年芬兰的一项研究报道发病率为 0.17%。2014 年英国的一项调查显示,MD 在英国的发病率为 0.07%,而且白种人的发病率可能更高。由此可见,MD 的发病率可能与种族有关,还需要进行相关多因素的综合调查研究。

MD 在性别上没有明显差异,作者一项 198 例 MD 的研究发现其男女比例为 1.1∶1。其发病年龄多集中在 40～60 岁。儿童发病率不高,欧洲为 1.5%,亚洲为 2.9%,美国为 3%。主要累及 10 岁以上的儿童,报道的患者最小年龄为 4 岁。虽然儿童 MD 的百分比在各大洲之间有所不同,但人们普遍认为 MD 在儿童中的发病率很低,过去 30 年文献中报道的散发病例可为佐证。然而,因儿童对其耳部症状的描述欠佳可能会造成漏诊、误诊,导致儿童 MD 的数据统计存在偏差。因此,Brantberg 等人提出了存在特发性复发性眩晕发作超过 20min,伴有波动的低频听力损失的患儿可明确诊断为 MD 的观点。

文献报道的双侧 MD 患病率变异很大。Shojaku 等对 1 368 例 MD 患者随访 31 年,发现双侧 MD 占 9.2%。颞骨标本发现双侧 MD 的发病率较高,约为 30%。出现上述差异可能是因为当前双侧 MD 尚无统一的诊断标准,且各研究随访的时间不同。双侧 MD 的患病率与随访时间呈正相关,与遵守 MD 诊断标准的严格程度呈负相关。多数学者认为,双侧 MD 很少表现为双耳同时发病,大多为双耳先后发病,对侧耳的发病时间在初始耳发病后的 0～30 年,以 2～5 年最为常见,发病率随时间的推移而升高,且不存在对侧耳发病的安全时限。但是,也有学者认为随着时间的推移,双侧发病的概率会增加。日本 Kitahara 进行的一项大规模研究发现,9.1% 的患者在单侧发病 1 年后出现对侧发病;单侧发病 20 年后,41.5% 的患者出现对侧发病。

【病因与发病机制】

在梅尼埃病过程中发现了各种病理结果。也许最成熟的是内淋巴积水的发现。这一组织学发现首先于 1938 年由 Hallpike、Cairns 和 Yamakawa 报告,他们在同一时期证实了这种病理学发现。从那之后,出现许多与梅尼埃病的组织病理学上的发现相关的报道。但许多疾病内耳损伤后的共同病理改变是内淋巴积水。除梅尼埃病外,内耳创伤性疾病、突发性聋、低频感音神经性听力损失、复发性外周性前庭病、非典型 MD、半规管发育异常、前半规管裂综合征、大前庭水管综合征均可出现内淋巴积水的病理改变。然而,存在内淋巴积水者并非一定具有 MD 的临床表现,但 MD 患者大多存在内淋巴积水,其发生率明显高于其他内耳病变或正常人群。作者对确诊为梅尼埃病的 198 例患者经鼓室或静脉注射钆造影剂,分别于 4h 和 24h 后进行 MRI 的 3D-FLAIR 序列显示,198 例患者中,男性 102 例,女性 96 例,就诊年龄为 7～83(51.4±14.3)岁,发病年龄 7～83(45±15.8)岁。MRI 显示所有患者均存在内淋巴积水,87.3% 的前庭和 88.3% 的耳蜗为中度以上积水,156 例(78.8%)为单耳积水,42 例(21.2%)存在双耳积水,其中 25 例(12.6%)对侧积水耳有耳部症状,17 例(8.6%)对侧积水耳无耳部症状。与单耳积水患者相比,双耳积水患者的首发症状耳的积水程度更严重。积水程度与听力下降程度相关($P<0.05$)。对于其中的单侧 MD 患者健耳受累的情况已经颞骨病理学研究证实,即约 30% 的单侧 MD 患者存在双侧内淋巴积水。已知内耳听觉的低频感知结构位于耳蜗尖部,而高频感知结构在耳蜗底部,由于耳蜗尖部的基底膜更宽、

更软，内淋巴积水最初主要形成于耳蜗尖部，听力受损亦大多自低频听力开始下降，因此低频和中频听力降低程度可直接反映内淋巴积水的程度。在 MD 早中期，患者听力呈波动性下降，主要因听觉毛细胞在内淋巴积水发生时受到可逆性损害刺激所致，当这种短暂的可逆性有害刺激消失后，患者听力可恢复正常。对 MD 患者进行的颞骨病理学研究表明，其耳蜗中阶的前庭膜向前庭阶膨胀，但光学显微镜下并未观察到耳蜗感觉毛细胞和神经支配模式的改变，如此可以解释 MD 患者呈波动性改变的听力下降症状。另外，与早期 MD 患者相比，晚期患者内毛细胞和外毛细胞基底部的传入突触纤维数目明显减少，且长期患病者其螺旋神经节细胞呈自耳蜗尖部开始有退化的趋势，且呈不可逆性发展。

内耳膜迷路内淋巴的循环方式主要分为辐向式循环和纵向流动循环两种，前者内淋巴由暗细胞分泌，再由暗细胞吸收，其内淋巴的循环仅在暗细胞邻近区域形成局部环流，故椭圆囊和 3 个半规管内淋巴的循环是以辐向式循环为主。而球囊斑内无暗细胞，其内淋巴主要来自耳蜗血管纹的分泌，因此耳蜗和球囊的内淋巴循环是以纵向流动循环为主。内淋巴通往内淋巴囊的纵流十分缓慢，辐流则比较迅速。Gibson 和 Arenberg 提出因为内淋巴囊的阻塞，会刺激内源性钠重吸收抑制激素［又称囊蛋白（saccin）］的分泌，从而促进内淋巴的产生来冲破阻塞，同时内淋巴囊会产生糖蛋白，增加渗透压促进内淋巴的引流，当阻塞后的内淋巴压力达到一定程度，内淋巴会冲破阻塞的部位，从而导致眩晕的发作。

根据百余年来对其发病原因与病理生理学机制的研究，共提出十余种学说，如内淋巴机械阻塞及吸收障碍学说、免疫学说、遗传学说、内淋巴清除率降低和生成过多学说、病毒感染学说、内分泌障碍学说、创伤学说、解剖异常学说、钙离子超载学说、血流动力学改变、身心因素等。这些学说重点阐述了内淋巴积水的形成机制。下面是文献中报道的有关内淋巴积水的理论。

1. 内淋巴机械阻塞及吸收障碍 内淋巴腔为密闭的腔隙，内淋巴由血管纹和暗细胞生成，在内淋巴囊吸收。内淋巴生成与吸收为全身水和电解质代谢的一部分，水和电解质代谢是机体维持正常生理状态，保证基本活动的重要环节。不少耳科专家发现，MD 患者的内淋巴囊的囊腔内有细胞碎片堆积，内淋巴管、内淋巴囊上皮变性、纤维化、萎缩及囊腔消失，内淋巴引流过程中任何部位的狭窄、梗阻或吸收障碍都可能是内淋巴积水的原因，故致病过程比较缓慢，但如果内淋巴管被机械性阻塞，如头部创伤后的骨折形成的内淋巴积水，病程发展则较快。1967 年，Kimura 等在动物实验中，通过破坏豚鼠、猴、猫等动物的内淋巴囊或阻塞其内淋巴管造成内淋巴积水，成功地建立了内淋巴积水的动物模型，支持了该学说。不过前述只是产生了内淋巴积水的动物模型，并不能完全代表 MD 这一临床疾病。

2. 免疫学说 大量基础研究表明，内耳结构并非免疫的"豁免"部位，其具有免疫应答能力，内淋巴囊是接受抗原刺激并产生免疫应答的部位。早期有人提出 MD 的发病与细胞免疫、体液免疫介导的免疫损伤有关。随着对 MD 的研究深入，越来越多的人认识到免疫复合物在 MD 发病中的作用。目前关于免疫复合物的病理作用观点有两种：①免疫复合物沉积于血管纹：Harada 等用兔血管纹免疫豚鼠的实验中观察到血管纹上有 IgG_2 Fc 受体，淋巴中存在有 IgG 和补体，由此认为免疫复合物沉积于内耳血管纹，引起内淋巴的分泌及吸收功能发生障碍，最终导致内淋巴积水的发生；②免疫复合物沉积于内淋巴囊：Dornhoffer

等提出 MD 患者血清中的免疫复合物易于沉积于内淋巴囊,免疫复合物的沉积引起血管损伤将导致局部缺血、上皮损伤以及上皮下区域的纤维逐渐变性,这些对内淋巴囊的损伤将妨碍淋巴的运输,最终导致内淋巴积水。MD 的免疫学说是使用类固醇皮质激素进行治疗的基础。Riente 等用蛋白质印迹法检测到梅尼埃病患者血清中存在特异性抗牛内耳蛋白的抗体。Alleman 等用 30 例 MD 患者的血清与人内淋巴囊反应,发现 10% 的患者 IgG 抗体与内淋巴囊结合。证明了 MD 一部分患者与自身免疫反应有关。

3. 遗传学说 随着近年来基因分析技术的进步,梅尼埃病的基因学研究受到了越来越多的关注。现阶段对其基因方面的研究共分为 4 类,分别为免疫相关基因、离子与水通道基因、家族性基因以及其他候选基因。其中免疫相关基因有人类白细胞抗原(HLA)、巨噬细胞趋化抑制因子(MIF)、核转录因子 κB(NF-κB)、正常细胞表达分泌的活性调节蛋白(RANTES)等。参与水和离子通道的基因有钾离子通道基因(KCNE)、ADD1、SIK1、LC8A1、水通道蛋白基因(AQPs)等。家族性 MD 相关的候选基因有 12 号、5 号染色体相关基因、FAM136A 基因、DTNA 基因、EGFLAM 基因、ITGA8 基因、DPT 基因、SEMA3D 基因等。除了以上的基因,COCH 基因、HSP70 基因、宿主细胞因子 C1(HCFC1)等都被认为和梅尼埃病有关。但是由于发病原因较为复杂,目前 MD 的基因学研究没有突破性的进展,但是由于地区、种族之间的差异性和家族的聚集性使得很多学者认为遗传因素在梅尼埃病的发病机制中起到了一定的作用。

4. 内淋巴清除率降低和生成过多学说 Hornibrook 等人指出在内淋巴过多的状态下,内淋巴囊通过纵向流动去除内淋巴,内淋巴囊含有吸收细胞和分泌细胞,分泌细胞在过渡刺激状态下产生的亲水性糖蛋白,使内淋巴腔膨胀,改变了前庭膜的通透性或造成前庭膜破裂。由于前庭膜的代谢率较高,容易受到供血不足的影响而降低其代谢功能。一旦内耳缺氧即可引起内 / 外淋巴中离子浓度的变化,内淋巴钠离子滞留时,可使内淋巴的渗透压增高,导致外淋巴向内淋巴渗透,造成内淋巴总量增多,形成内淋巴积水。

5. 病毒感染学说 Vrabec 研究了 35 例采用前庭神经切断术治疗 MD 得到的前庭神经节标本,发现 MD 可能与 HSV 再激活相关。Selmani 发现 MD 患者组(n = 109)血清中带状疱疹病毒和腺病毒的 IgG 抗体滴度远高于对照组。Calenoff 等报道在 MD 患者(n = 10)血清中存在引起特异性 IgE 反应的 I 型 / II 型单纯疱疹病毒、EB 病毒和巨细胞病毒。病毒感染可能损伤血管纹、暗细胞等结构,造成内淋巴管和内淋巴囊等不同部位的损害,导致内淋巴环境紊乱,最终引起内淋巴水。然而,Welling 等学者则发现,与正常对照组相比,MD 患者血清中神经趋向性病毒 DNA 并未增加,故病毒感染和 MD 之前的关系尚未明确。

6. 内分泌障碍学说 有报道肾上腺皮质功能减退可致自主神经系统功能紊乱,位置觉敏感。甲状腺功能减退所致的黏液性水肿可发生于内淋巴腔,并有报道用甲状腺治疗后,内耳症状得到了缓解。肾上腺皮质功能减退可导致血管紧张素水平的异常,可引起内耳积水等。

7. 创伤学说 有文献报道了患者在头部创伤后出现了 MD 的症状,最早可以在创伤 1 个月后出现,也可以在受伤 1 年至数年后出现。一些理论认为是由于外伤后损伤了膜迷路,导致淋巴的生成增多,或者一些创伤后的碎片可阻塞内淋巴管从而出现内淋巴引流的障碍,而外伤后如果形成骨迷路的瘘管可引发内 / 外淋巴的压力失衡,如果骨折直接损伤前庭水管,则会影响内淋巴的引流,从而导致内淋巴积水。

8. 解剖异常学说 和正常人相比,MD 患者的乙状窦明显向前向内异位,前置的侧窦会对内淋巴囊造成一定的血管性压迫,引起阻塞并导致积水,这点可能是解剖学上的易感因素。并且 MD 与几种颞骨发育异常有关,包括乳突气化不良,前庭水管发育不全,内淋巴囊小及迷路下方的位置异常。

【临床表现】

主要病理特征为原因不明的内淋巴积水,主要临床表现为发作性眩晕、低频波动性听力下降、耳鸣、耳闷胀感。发作性眩晕多持续 20min~12h,常伴有恶心、呕吐等自主神经功能紊乱和走路不稳等平衡功能障碍,无意识丧失。间歇期无眩晕发作,但可伴有平衡功能障碍。双侧 MD 患者可表现为头晕、不稳感、摇晃感或震动感。听力方面一般表现为波动性的感音神经性听力损失,早期多以低中频为主,间歇期可恢复正常。随着病情发展,听力损失逐渐加重,间歇期听力无法恢复至正常或发病前水平。多数患者可出现响度重振现象。早期耳鸣及耳闷胀感可只出现在发作期,随着病情的发展可持续存在。

【辅助检查】

目前 MD 的诊断主要依据典型的临床表现,并参考听力学和前庭功能检查。但临床上部分患者常常表现不典型,尤其在疾病的早期,症状特征不明显,或出现耳蜗症状与前庭症状分离的现象,如部分患者以听力损失、耳鸣等耳蜗表现为首发症状,也有患者仅表现为反复的耳闷胀感,或是单独出现眩晕发作等。症状的不典型,致使临床医师难以及时作出准确的诊断,从而不同程度地影响患者预后。部分患者需要长期随访,直至出现符合诊断标准的典型症状,才能确诊并进行系统性干预,但此时患者可能已经出现了听功能与前庭功能的重度损害和残疾。因此,如何早期准确诊断是影响能否进行早期治疗,在患者器官功能受损到严重程度之前得到及时干预的关键。故 MD 的辅助检查就显得尤为重要。

1. 纯音听阈测试 纯音听阈测试是受检耳对不同频率的纯音恰能听到的最轻声音,是判断听觉敏度的标准行为测听法。MD 早期听力可出现波动性,多为低频下降,多次发作后高频、中频听力亦下降,根据这一特点,医师在临床工作中要对患者定期进行纯音听阈测试,然后依据听力图来判定病情变化情况。在最新的诊断标准指出:听力测试证实的单耳低中频感音神经性听力损失,定义患耳的听力损失至少有一次发生在眩晕发作前、眩晕发作中或眩晕发生后。明确了听力损失检查的重要性。

2. 甘油试验 至今已有 50 年历史,曾被认为是 MD 最重要的检查手段,既便捷又高效。其于 1966 年第一次开展,原理是由于甘油渗透压高,且分子直径较小,可穿过血管纹边缘细胞膜上的小孔进入细胞内,从而增加了细胞内的渗透压。胞内渗透压的升高可吸收内淋巴中的水分,然后转运至细胞间隙,内淋巴由此而减少,膜迷路水肿减轻,听力得到暂时性恢复。方法为甘油 1.2~1.5mL/kg,加入等量生理盐水口服,分别于服药前、服药后 1h、2h、3h 测试 4 次纯音气导听阈。甘油试验的阳性标准为:① 250Hz、500Hz、1 000Hz 气导平均听阈在服用甘油后下降≥15dB;②任何单一频率的听阈下降≥15dB;③相邻两个频率的听阈下降≥10dB。但是国内外对甘油试验阳性的报道差异性较大,阳性率在 25%~76% 之间。甘油试验结果阴性的 MD 患者,多数是在症状初缓解时进行的。甘油试验的阳性程度取决于波动性听力损失发生的时期,当患者症状缓解时,听力也随之恢复,故甘油试验为阴性。部分患者口服甘油后会出现恶心、呕吐、头痛等不良反应,因此对于反应较敏感的患者应该慎用甘油试验。

3. 耳蜗电图　为从外耳道或者骨岬记录到的产生于耳蜗内的听觉电反应。是一种能够准确反映内耳状态的客观检查方法,用于耳蜗病变的诊断及听力损失病变的定位。在高音刺激下主要获得听神经的动作电位,用低音检查时得到的是有关耳蜗状态的情况。它包括了耳蜗微音电位(CM)和电位(SP),以及听神经复合动作电位(AP),目前临床上把耳蜗电图 SP/AP≥0.4 作为判断内耳内淋巴积水的标准,但是由于技术的受限,其准确性有待商榷。并且目前逐步发展起来的 MRI 可以为积水提供直接的证据。

4. 前庭双温试验与视频头脉冲试验(vHIT)　半规管功能的评估是眩晕诊疗过程中很重要的一个环节,然而在临床中应用的半规管评估功能方法不多,前庭双温试验是最经典的一个检查方法,其采用冷热水 / 气为刺激源,分别刺激左右侧外半规管使迷路的内淋巴因温度变化而产生流动。根据眼震反应的潜伏期、强度、时间、方向等来判断外半规管的功能状态,但是它仅能评估外半规管低频的功能。1988 年 Halmagyi 首次描述了甩头试验,其原理是通过相应平面内甩头可以相应地评估 3 对半规管的功能。甩头的频率为 2 ~ 5Hz,属于半规管的高频功能测试。该检查能够鉴别中枢性及外周性前庭疾病。而且操作简便、耗时短、容易耐受,特异性高。在功能上,两者分别属于低频和高频的功能检查,起相互补充的作用。半规管壶腹嵴中存在着 I 型和 II 型毛细胞,I 型毛细胞分布在壶腹嵴的中央部位,主要感受高频刺激,II 型毛细胞分布在壶腹嵴的周边部位,主要感受低频刺激。故前庭双温试验与 vHIT 反应的是不同毛细胞的功能状态。vHIT 在 MD 中可正常(发生率为 45% ~ 73%)。MD 患者的前庭双温试验多异常(发生率为 67% ~ 91%)。2017 年 Ji Eun Choi 等通过分析单侧梅尼埃病(n = 24)和前庭神经炎(n = 22)的 vHIT 和前庭双温试验检查结果,显示 87.5% 的梅尼埃病患者 vHIT 正常而前庭双温试验结果异常,且双温试验检查结果与前庭积水程度相关。

5. 前庭诱发肌源性电位(VEMP)　是由声音刺激耳石器诱发的肌电位,VEMP 包括颈肌电位(cVEMP)和眼肌电位(oVEMP)。cVEMP 是强短声诱发在紧张性收缩的同侧胸锁乳突肌上记录的短潜伏期肌电反应,由一个正波或抑制波和其后的负波或兴奋波构成。它可以反映球囊和前庭下神经通路的功能。oVEMP 可以反映椭圆囊和前庭上神经通路的功能。由于 cVEMP 和 oVEMP 的引出与听力好坏无关,与球囊或椭圆囊功能及其通路的完整性相关。临床上将两者相联合可以客观、全面地评价耳石器功能和前庭上、下神经的功能状态,可以帮助明确诊断、确定病变范围及评估受累程度。cVEMP 用于检测同侧前庭 - 颈反射通路,54% 的患者患侧 cVEMP 无反应,听力下降与 cVEMP 改变相关。oVEMP 用于检测椭圆囊 - 眼反射通路,与 MD 的关系尚存在争议。应用前庭电刺激 VEMP 来检测梅尼埃病患者耳石器和迷路后的功能发现,相对于前庭传入神经,耳石器的损伤更明显并且球囊损伤程度比椭圆囊严重,迷路后前庭 - 颈反射和前庭 - 眼反射通路功能改变相近。近几年 VEMP 已成为临床 MD 诊断的工具之一,但是 VEMP 对于早期病变不敏感。可用于梅尼埃病中对疾病的评估,而不能作为诊断依据。

6. 自发性眼震 MD 在发作期可出现水平性眼震，McClure 等报道 8 例梅尼埃病患者开始为向对侧眼震，7 例数小时后，1 例几秒后转为向患侧眼震。其他也有研究显示发作期间开始即为向患侧眼震。作者观察 2 例发作期间就诊的患者，观察期间均为向患侧水平眼震。关于 MD 急性发作期眼震方向的变化，多数学者同意膜破裂钾中毒学说。即眼震由两部分组成，初期为刺激相眼震，眼震快相朝向患耳，后转变为麻痹相眼震，眼震快相朝向健耳。当内淋巴压力增高，膜迷路破裂，含有高浓度钾的淋巴与低浓度钾的外淋巴混合时，由于钾离子浓度增高，使传入神经纤维兴奋性增高，随着钾离子浓度的进一步增高，则出现自发性神经活动降低，动作电位发生阻滞，对于眼震就表现出了先出现快相向患耳的刺激性眼震，后转变为向健耳的麻痹性眼震。一些动物实验也验证了这一结果。

7. 内耳 MRI 钆造影 是近几年报道较多的一项影像学技术，造影剂可进入外淋巴而不进入内淋巴，从而将两者区分开来，从而可显示内淋巴积水情况，对于不典型病例的诊断具有较高的价值。内耳 MRI 钆造影分为经静脉和经鼓室注入钆造影剂两种方法。前者一般注入造影剂 4h 后进行检查，后者一般为 24h。根据 Nakashima 等提出的标准，将前庭、耳蜗 EH 程度分为三级：无积水或轻度积水、中度积水、重度积水（表 3-2-3）。内耳 MRI 钆造影检查发现：在诊断为可能的 MD 患者中存在 EH 的比例为 90%，而明确的 MD 患者中为 100%。作者对经静脉内耳 MRI 钆造影做了较多的研究，总的来说，经静脉内耳 MRI 钆造影可对 EH 程度及分布进行有效地评估，经钆造影证实的梅尼埃病患者，临床表现并非完全符合梅尼埃病诊断标准，一方面可解释为部分患者伴发前庭性偏头痛等疾病，另一方面也让笔者质疑 MD 的临床诊断标准的局限性。所以基于临床表现的 MD 诊断标准需要进一步探究，将 EH 列入梅尼埃病的诊断标准可提高梅尼埃病的诊断率。此外，据我们统计，EH 程度及分布与 MD 的眩晕程度无明显相关性，而与 MD 的听力下降程度有一定相关性。

表 3-2-3 内淋巴积水程度分级

积水程度	前庭（面积比例）[a]	耳蜗
无积水或轻度积水	≤1/3	无前庭膜异位
中度积水	>1/3~1/2	前庭膜异位，内淋巴间隙未超出前庭阶
重度积水	>1/2	前庭膜异位，内淋巴间隙超出前庭阶

注：[a] 面积比例即低信号区面积/（低信号区面积＋高信号区面积）。

【鉴别诊断】

1. 偏头痛 MD 和前庭性偏头痛是最常见的发作性眩晕疾病，虽然其发病机制不同，但是这两种疾病在诱因、临床表现方面均有很多相似之处，尤其在疾病的早期，两者的鉴别诊断非常困难，并且在 MD 的分类上，4 型 MD，散发性 MD 和偏头痛可以共同存在。一些研究表明偏头痛在 MD 患者中比在健康对照组中更常见。具有 MD 和前庭性偏头痛特征的患者已有多次报道。前庭性偏头痛也可能出现波动性听力下降、耳鸣等症状，一般表现为低频轻中度听力下降，多可恢复。Radtke 等认为当前庭性偏头痛发生听力损失时，通常是双侧，而 MD 患者在发病时双耳并发很少。虽然在 MD 发作期间可能存在偏头痛和畏声，但前庭性偏头痛和 MD 之间的病理生理关系尚不清楚。Gates 等提出了一种常见的病理生理学,即离子通道功能障碍。对于 MD 的内淋巴积水,前庭性偏头痛患者也有报道。

2. 自身免疫性内耳病　自身免疫性内耳病为局限性自身免疫损害,一般持续数周至数年,有波动性单侧或双侧感音神经性听力损失,检查提示耳蜗、蜗后性或两者兼有的听力损失,可伴有耳鸣、眩晕,血清免疫学参数如组织非特异性抗体、抗内耳组织特异性抗体等检测为阳性,有些患者还伴有关节炎、血管炎、肾小球肾炎等其他免疫性疾病。大剂量类固醇药物和免疫抑制剂对此病有效。几乎 50% 的患者会出现前庭症状,15%~30% 的患者同时存在全身性自身免疫性疾病。因为有听力下降及前庭症状,需要与 MD 进行鉴别诊断。张治华等通过定量检测患者周围血清 MPZ 抗体浓度认为其对快速进展性自身免疫性内耳病和梅尼埃病具有重要的诊断价值。

3. 短暂性脑缺血发作与脑卒中　听觉前庭综合征也是短暂性脑缺血发作和中风的标志,因为内耳的供血来源于椎 - 基底动脉循环。这种症状通常由小脑下前动脉(AICA)区域的缺血引起,因为内听动脉(IAA)大部分作为 AICA 的分支出现。然而,15%~20% 个体的 IAA 可直接起源于基底动脉,因此前庭和听觉混合症状可能是基底动脉闭塞的先兆。患者最初可能出现短暂性或偶发性症状,最终导致脑卒中,伴有急性永久性听力损失、永久性前庭功能丧失或两者兼有。短暂性头晕、听力损失和 / 或耳鸣在高达 42% 的病例中可能是短暂性脑缺血发作的先兆,并且早于急性听觉与前庭功能丧失。尽管基底部脑卒中患者可出现神经症状,如面神经麻痹或偏瘫,但部分综合征患者可表现出与梅尼埃病几乎不可区分的孤立听觉与前庭症状。此外,短暂性脑缺血发作症状可最终导致单独的迷路性梗死(无小脑或脑干受累)。所以当临床上存在重要疑问时,应考虑排除中风和短暂性脑缺血发作。梅尼埃的第一次发作可能与短暂性脑缺血发作没有区别,与眩晕相关的突发性感音神经性听力损失可能由迷路性梗死引起。

【诊断】

1. 梅尼埃病的分型　欧洲梅尼埃病协会在 2017 年采用聚类分析方法进行了 2 项大型流行病学研究,他们将 MD 分为 5 个亚型。在单侧 MD 中:①Ⅰ型最为常见(53%),无家族史、无偏头痛、无自身免疫性共病;②Ⅱ型 MD 为迟发性 MD,占 8%,以早于眩晕发作的突发性聋为特征;③Ⅲ型 MD(13%)包括所有家族性 MD;④Ⅳ型 MD(15%)为散发性 MD 并发偏头痛;⑤Ⅴ型 MD(11%)并发自身免疫性疾病。

Stoll 等对 15 例 MD 患者随访观察了 10~15 年,按照眩晕发作的不同方式分为 4 种类型(表 3-2-4)。这 4 种不同类型的自然转归方式对于解释诸多研究可能出现的结果偏差有

表 3-2-4　Stoll 等按照眩晕发作的不同方式对梅尼埃病病程分型

病程分型	发生率	发作方式
退行性病程	20%	随着病程的延长,眩晕发作的次数和强度逐渐减弱
交替性病程	13%	在间歇期内发作频率和强度发生变化
进行性病程	27%	开始为单一症状,发作频率逐渐增加,然后过渡到快速或缓慢的 I 型
长间歇期病程	40%	间歇期很长,间歇期内完全不发作

一定意义。因为如果没有注意这种自然转归方式，入组病例如果偏少，对于结果差异会有较大影响。

2. 特殊类型的梅尼埃病

（1）迟发性 MD：先出现感音神经性听力损失，然后数月或数年后才发生眩晕发作。该病于 1971 年由 Kamei 首次描述，1975 年由 Nadol 和 Wolfson 首次提出，1978 年 Schuknech 将其命名为迟发性内淋巴积水（delayed endolymphatic hydrops，DEH），并将该病分为 3 类：同侧型、对侧型和双侧型。根据文献报道，同侧型 DEH 是指患耳早期出现极重度听力损失，经过很长一段时间后出现发作性眩晕，通常可伴有耳鸣、耳闷、恶心和呕吐，而健耳听力与前庭功能正常。对侧型 DEH 患者表现为早期单耳极重度听力损失，后期对侧耳出现波动性听力下降，伴或者不伴有眩晕发作。双侧性 DEH 患者是在双耳听力损失后数年出现眩晕的症状。但是，内淋巴积水是病理发现，不能根据眩晕症状确认患者存在内淋巴积水，Bárány 学会在 2015 年的 MD 诊断标准中，建议采用迟发型梅尼埃病（delayed MD）的用词。迟发型 MD 多数（61.6%）表现为儿童或者成年时期不明原因的听力下降，还可见于炎性疾病（包括麻疹、风疹、白喉、先天性巨细胞病毒感染、腮腺炎、脑膜炎、迷路炎、中耳炎、乳突炎等）、创伤、自身免疫性疾病、听神经瘤等。

（2）家族性 MD：流行病学证据提示 MD 具有遗传易感性，白种人的 MD 患病率高于其他种族，据统计在欧洲及亚洲人群中，5%~15% 的 MD 患者存在家族史。家族性 MD 表现为常染色体显性遗传，且外显率降低。由于 MD 的遗传表现为低外显率，即便某个基因可以被遗传，也未必能够表现出实际属性。到目前为止，应用家族性 MD 病例，筛选出的相关基因有 FAM136A、DTNA、PRKCB、DPT、SEMA3D、OTOG、DPT 等，多个基因与自身免疫、淋巴稳态相关，也提示家族性 MD 遗传的异质性。然而，家族性 MD 相关研究的病例数较少，且筛选的基因并未被重复验证。而且也有 Requena 认为 MD 也存在隐性遗传及线粒体遗传的观点。对于散发性 MD 的遗传环境更为复杂，涉及多个感音神经性听力损失相关基因以及轴突导向信号基因的多重变异，例如 GJB2、USH1G、SLC26A4、ESRRB、CLDN14、NTN4 和 NOX3 等。由于家族性 MD 发病率低，且数据重复性差，MD 的遗传因素仍待研究。

（3）并发自身免疫疾病的 MD：Caulley 等通过对文献报道的病例进行总结发现最常见的与 MD 共病的自身免疫性疾病为类风湿性关节炎。其他有报道的还有强直性脊柱炎、银屑病等。但是所有研究数量较小且缺少重复性，部分自身抗体、白细胞抗原类型、基因多态性研究结果有矛盾且重复性差，所以自身免疫疾病与梅尼埃病的关系尚需进一步研究。

（4）Lermoyez 综合征：Lermoyez 于 1919 年首次报道了 Lermoyez 综合征（Lermoyez syndrome，LS）。其被描述为"病情加重，进行性听力下降，然后突然眩晕，听力改善"，就像雷雨带走阴天一样。LS 在临床上较为罕见，占 MD 发病率的 0.2%。大部分研究者认为该病是 MD 的一种变异，因为该病临床症状与 MD 相仿，但眩晕和听力下降出现的顺序却正好相反。我们收集了 9 例 LS 患者的临床资料，统计显示 LS 发病年龄在（40.9±12.0）（23~58）岁，男女比例为 7:2。LS 发作间期的内耳 MRI 钆造影显示所有 LS 患者均存在内淋巴积水，而且与典型的 MD 相比，LS 耳蜗积水程度较轻，以轻度和中度为主。Lermoyez 综合征的发病机制至今尚不完全明了，有着多种理论解释：①认为当内听动脉痉挛时内耳缺血缺氧，出现听力损失、耳鸣等症状。当痉挛解除，血流突然进入迷路，内淋巴压力增高，刺激前庭神经末梢，眩晕发作，耳蜗循环改善，听力可好转；②认为本病开始时出现耳蜗内淋巴积水，由于蜗管壁囊样膨出阻塞连合管而前庭内淋巴不受影响，当内淋巴压力继续上升，一旦冲开此堵塞，内淋巴流入前庭使前庭压力上升出现眩晕，而耳蜗内的压力降低，使耳蜗症状迅速缓解好转；③认为该病是耳石堆积在连合管，耳蜗内淋巴压力上升，先出现耳蜗症状，压力继续上升直至冲开耳石进入前庭引发眩晕。

（5）耳石危象 / 跌倒发作：其是以突然跌倒发作，不伴有意识丧失、眩晕等自主神经功能紊乱症状的一种很少见的现象。通常发生于 MD 晚期，会在典型发作前后发生，或者出现在典型发作之中。MRI 钆造影显示，跌倒发作的患者也都有内淋巴积水。梅尼埃病患者发生严重的耳石危象约为 6%，而轻度跌倒发作的发生率约 72%。Tumarkin 于 936 年首次报道了耳石危象。患者往往有头部撕裂感，可以用急性球囊或椭圆囊撕裂解释，称为耳石危象（Tumarkin otolithic crisis）或者跌倒危象（drop attack）。至今没有 Tumarkin 耳石危象的病理检查结果报告。目前认为发生机制是：不稳定的内淋巴压力梯度造成椭圆囊和球囊的耳石膜发生损伤，突然的刺激引起耳石输入信号的改变，导致错误的重力垂直参照，从而出现不正确的前庭 - 脊髓反射，出现跌倒。其发作十分迅速，通常出现后继损伤。患者主诉常为像被推了一把或者感觉处于运动状态中，发作持续时间很短，不伴明显眩晕。耳石危象很难预防或治疗，但可自行缓解。Qianru 等研究发现耳石危象更倾向于发生在具有长期眩晕，严重听力损失和内耳有着明显积水的 MD 患者中，虽然患者存在严重的前庭积水，但是其耳石器功能尚存并且对刺激信号敏感。其治疗方法类似于 MD，但是必须和与其他疾病鉴别，比如心源性椎基底动脉供血不足、偏头痛等。

3. 诊断　1995 年美国耳鼻咽喉头颈外科学会（AAO-HNS）发布的指南和分类中将 MD 分为可疑、高度可疑、确定和明确的 MD。2014 年，Bárány 学会提出了新的 MD 诊断标准，将其分为可能的 MD 和确定的 MD（表 3-2-5）。2015 年由 Bárány 学会前庭疾病分类委员会、日本平衡学会、欧洲耳科与神经耳科学会、美国耳鼻咽喉头颈外科学会听力及平衡委员

表 3-2-5　2014 年 Bárány 学会提出的 MD 诊断标准

诊断	诊断标准
确定的 MD	（1）2 次或 2 次以上自发性眩晕发作，每次持续 20min～12h。 （2）病程中至少有一次听力学检查证实患耳有低到中频的感音神经性听力损失。 （3）患耳有波动性听力下降、耳鸣和 / 或耳闷胀感。 （4）排除其他疾病引起的眩晕，如前庭性偏头痛、突发性聋、良性阵发性位置性眩晕、迷路炎、前庭神经炎、前庭阵发症、药物中毒性眩晕、后循环缺血、颅内占位性病变等。此外，还需要排除继发性内淋巴积水。
可能的 MD	（1）2 次或 2 次以上的眩晕发作，每次持续 20min～24h。 （2）患耳波动性的听力下降、耳鸣和 / 或耳闷胀感。 （3）排除其他疾病引起的眩晕，如前庭性偏头痛、突发性听力损失、良性阵发性位置性眩晕、迷路炎、前庭神经炎、前庭阵发症、药物中毒性眩晕、后循环缺血、颅内占位性病变等。此外，还需要排除继发性内淋巴积水。

会、韩国平衡学会共同制订了最新的 MD 诊断标准。不同于 1995 年的诊断标准,新标准将MD 分为两个诊断类别:确定的和可能的 MD。最主要的调整是明确了确定的 MD 的优先诊断标准是病史听觉症状和体征。但是由于 MD 的临床表现多不典型,而前庭型偏头痛、心源性眩晕、良性阵发性位置性眩晕等也可表现为类似 MD 的眩晕症状,所以增加了其诊断难度,单独根据临床表现经常造成 MD 误诊。

4. 临床分期 1995 年美国 AAO-HNS 关于梅尼埃病的指南中,提出根据患者纯音听阈分为 I ~ IV 期。我国 2006 年贵阳标准中提出按照听力变化特征,分为早期、中期和晚期。而 2015 年 Bárány 学会制订 MD 的诊断标准时并没有提出疾病的分期。我国《梅尼埃病诊断和治疗指南(2017)》中根据患者最近 6 个月内间歇期听力最差时 0.5kHz、1.0kHz、2.0kHz的平均纯音听阈进行分期(表 3-2-6)。MD 的临床分期与治疗方法的选择及预后判断有关。双侧 MD,需分别确定两侧的临床分期。

表 3-2-6 《梅尼埃病诊断和治疗指南(2017)》提出的梅尼埃病的临床分期

分期	最近 6 个月内间歇期听力最差时 0.5kHz、1.0kHz、2.0kHz 的平均纯音听阈
I 期	≤25dB HL
II 期	26 ~ 40dB HL
III 期	41 ~ 70dB HL
IV 期	70dB HL

【治疗】

由于 MD 至今病因未明,其治疗选择及各个治疗方案的效果尚在研究探讨之中。MD治疗的目的首先是控制眩晕的发作频率,其次是降低严重程度,使听觉功能损害最小,改善听力和耳鸣,不建议长期使用前庭功能抑制剂。国际共识(international consensus,ICON)强调治疗要根据症状进行,必须首先考虑保守治疗,无论听力如何,都可以采用保守治疗,而破坏性治疗优先用于有听力损失的患者。对于双侧 MD,难点在于初始表现为单侧、延迟累及对侧的情况,这就是通常选择保守治疗的原因。

1995 年美国耳鼻咽喉头颈外科学会(AAO-HNS)发布了指南和分类,2015 年由 Bárány学会进行了修订。虽然 MD 的国际诊断标准主要基于临床症状及病史,但医生在治疗前还会利用各种检查来确认诊断,然后根据诊治流程为患者量身定制治疗措施。2017 年 IFOS会议提出了基本的诊治流程(图 3-2-9)。

1. 第 1 步——内科保守治疗

(1)生活方式的调节:通过内科保守治疗,80% 的患者 MD 症状得到缓解,尤其是眩晕症状。MD 的内科治疗首先是改善生活方式,包括多饮水,减少咖啡因、烟草、酒精类制品,降低压力,改善睡眠,但是尚无证据可以支持限制盐、咖啡和酒精对 MD 的治疗有明显的疗效。

1)多饮水:有些研究显示 MD 患者血浆中血管紧张素升高,多饮水可能抑制血管紧张素的释放,从而维持内耳内环境稳态。

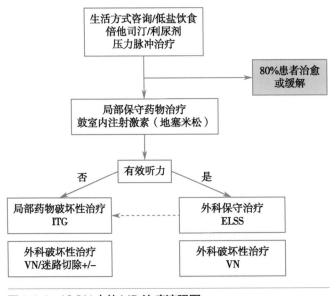

图 3-2-9　ICON 中的 MD 治疗流程图

2）减少特定食物的摄入：减少咖啡因的摄入量，避免香烟和酒精。早在 1934 年就有过报道，部分 MD 患者食用大量咖啡因、酒精后会诱发或加重症状；Inés Sánchez-Sellero 等研究也发现显示 MD 患者的咖啡因摄入量明显高于对照组。所以在日常生活中尽量避免该类食物。

3）保证良好的作息，注意睡眠，禁止熬夜。压力、抑郁、睡眠障碍、焦虑、头痛及其他情绪性问题可能加重 MD 的发作。因此，减少情绪波动，避免过度紧张、压力，改善睡眠有可能减少 MD 的急性发作。

（2）倍他司汀的应用

1）可能的作用机制：对内耳的毛细血管前括约肌有松弛作用，增加耳蜗和前庭血流量，还能增加毛细血管通透性，促进细胞外液的吸收。

2）效果评价：多项研究支持倍他司汀可减轻 MD 的眩晕症状。新近一项长期、多中心、双盲、随机、安慰剂对照研究显示，倍他司汀（48mg/d 和 144mg/d）与安慰剂相比，并不能减少 MD 的眩晕发作（Marco Mandalà，2018）。此外，倍他司汀的高剂量用药（288～480mg/d）在一些报道中效果更好，虽然不良反应罕见，但出于安全原因，不推荐使用该剂量。

（3）利尿剂的应用：利尿剂常被作为一线治疗药物，常用的有氢氯噻嗪、乙酰唑胺和氯沙利酮。应用利尿剂期间需定期监测血钾浓度。

1）作用机制：多项研究显示 MD 的内淋巴积水与内耳的水通道及离子通道失衡相关。MD 患者手术标本中，内淋巴囊 AQP2 表达较正常组升高（Marc-Henri Asmar，2018）。Gail Ishiyama 等在 6 名 MD 患者的临床标本中发现，前庭终器支持细胞中的 AQP4 表达显著降低，AQP4 与内耳离子通道关系密切，而且支持细胞中可能具有酸碱平衡功能的 AQP6 显著升高。但是也存在一定的问题。有部分研究显示 MD 患者中，AQP2 轴并不参与 MD 的发生，而且 10% 的正常患者、40% 无前庭症状但伴有纯音听阈＞45dB 感音神经性听力损失者、迷路炎、内耳畸形等患者可有耳蜗和 / 或球囊积水,此外,临床中作者也发现一例前庭腔占位患者存在患侧耳蜗积水,而 10% 的有 MD 症状的患者无 EH。所以积水可能为很多内耳疾病会出现共通的病理特征,内淋巴积水和 MD 之间的因果关联尚不清楚。因此利尿剂的作用机制尚待进一步研究。

2)效果评价:利尿剂的效果尚存在一定争议,2006 年 Burgess 和 Kundu 等对 10 项相关研究进行分析,因为研究缺乏高质量的医学证据,所以认为,尚无充足证据表明利尿剂可有效缓解患者的眩晕、听力下降、耳鸣、耳闷症状。2018 年 Andrés Rosenbaum 等分析了 3 篇系统综述,包括 19 项研究,其中 4 项为随机试验。笔者认为由于研究证据的确定性非常低,不能确定利尿剂是否可改善 MD 患者的眩晕及听力。2016 年 Crowson 等分析了 19 篇文献,多个低级别的证据研究显示,口服利尿剂治疗可能对 MD 的治疗有益,主要表现在对眩晕发作的有效控制,但对听力的改善尚缺乏可信的证据。笔者在复旦大学附属眼耳鼻喉科医院门诊收集的 230 例 MD 患者,服用利尿剂的有效率仅为 28.3%(65/230)。

(4)低压脉冲治疗:经外耳道脉冲式正压是一种较新的治疗方法,机制未明,可能与压力促进内淋巴吸收相关。该方法是一种微创治疗,治疗前需先行鼓膜置管,治疗次数根据症状的发作频率和严重程度而定。然而,多项研究对低压脉冲治疗的效果进行了系统性回顾,结果显示并没有足够证据表明低压脉冲治疗对 MD 有效,而且 2 项研究显示治疗后听力变差。

2. 第 2 步——类固醇激素治疗

(1)口服激素治疗:口服糖皮质激素治疗常被应用,被认为可以减轻炎症及免疫反应,但是少有研究证实其有效性,而且证据等级较低。先前有研究显示,患者通过 18 个月的口服激素治疗,50% 的患者眩晕、耳鸣症状有所减轻。但是,Laurel 等通过对 23 例 MD 和积水患者进行短期(14d)的口服激素治疗(60mg/d),结果显示患者听力并无明显改善。此外,口服激素治疗也存在一定的副作用。因此,口服激素的功效尚待进一步探究。

(2)鼓室内注射类固醇激素:ICON 推荐将鼓室内注射类固醇激素(ITS)作为二线治疗。

1)作用机制:蜗窗膜对很多物质都有通透性,包括抗生素、部分毒素、少量人血白蛋白、阳离子铁蛋白、类固醇皮质激素等。类固醇皮质激素地塞米松、甲泼尼龙和氢化可的松可能通过已经证明在内耳存在的受体发挥作用。类固醇皮质激素对眩晕疾病(如前庭神经炎、MD)的疗效已经得到证实。为了在内耳达到理想的有效治疗浓度需要大剂量,只有通过鼓室给药才能实现。动物实验证明,局部给予大剂量的激素能够通过蜗窗进入,在外淋巴中形成高浓度。Dodson 等在鼓室使用甲基泼尼松龙和地塞米松治疗 MD 的有效率为 54.2%,可以短期改善眩晕症状。Barss 等使用地塞米松(4mg/mL,4 周以上)取得好的疗效。Plontke 等模拟皮质类固醇的药物动力学并证实,在内耳能够确定的药物浓度可以通过调控在中耳的作用时间进行控制。

MD 患者外周血单核细胞的 IL-1β、IL-1RA、IL-6、TNF-α 等炎症因子基础量较正常组高。MD 患者中患自身免疫病(AA,以类风湿性关节炎为主,平均占 4.3%)的患者(1.0%~10.0%)高于普通人群(0%~1.1%)。因此鼓室内注射类固醇激素可能通过调节内耳内环境稳态发挥作用。

2）作用效果：地塞米松较甲泼尼龙应用更广泛。Patel 等报道间隔 2 周 2 次注射甲泼尼龙（62.5mg/mL）治疗难治性 MD，其有效性与鼓室内注射庆大霉素（40mg/mL）相同。大多数作者采用连续 5 天每天注射地塞米松（4mg/mL）的治疗方案。有报道每周注射 1 次，连续使用 1~4 周同样有效。治疗后 24 个月，与安慰剂相比，ITS 显著改善了眩晕发作的频率和严重程度。但系统评价结果显示，鼓室注射地塞米松可有效治疗 MD，80% 的患者症状得到缓解，眩晕发作频率和严重程度均可显著改善。但 Baeza 等通过分析 15 项相关研究的结果，分析得出鼓室内注射激素无明显副作用，但对 MD 耳鸣、眩晕、听力下降亦无明显的疗效。

3. 第 3 步——外科保守治疗 最常用的外科技术仍然是内淋巴囊手术，尽管长期以来被质疑并被认为是安慰手术，ICON 还是推荐将其作为 MD 的三线治疗之一。经过内科保守治疗控制欠佳的 MD 患者主张先进行功能性手术治疗。

（1）作用机制：球囊和椭圆囊管延伸为内淋巴管，终止于前庭水管的中间峡部，在此形成扁平漏斗性的内淋巴囊。内淋巴囊位于颞骨岩部后面的内淋巴囊压迹处，大小约 9.2mm×10.0mm，可维持内淋巴离子及体积平衡稳态，是内耳固有免疫、适应性免疫和免疫耐受的重要结构。Portmann 认为内淋巴囊对内淋巴有压力调节作用。手术的目的是进行内淋巴减压。切开内淋巴囊的单纯减压术，以及打开内淋巴囊后向乳突或者蛛网膜下腔进行引流，都被认为可以起到减压的作用。House 和 Plester 改良了内淋巴囊切开术和减压术，使之在临床上得到广泛应用。

但是，内淋巴囊并无明显的囊腔结构，其上皮明显凹凸不平、隐窝多而大，复合折叠。有观点认为，内淋巴囊对内淋巴成分的处理失败，可能导致大分子物质及细胞碎片的堆积，进而诱发内淋巴高渗透压，从而加重内淋巴积水。因此，旨在应用切开内淋巴囊的单纯减压术，以及打开内淋巴囊后向乳突或者蛛网膜下腔进行引流而达到促进内淋巴回流吸收的目标，并无有效的基础理论依据。

内耳 MRI 钆造影显示，MD 患者内淋巴囊区域没有内淋巴积水。不支持内淋巴囊减压术和切开引流术。

（2）作用效果：ELSS 治疗效果尚存在争议。2013 年 Pullens 等回顾分析了两项随机对照研究，由于报道中手术和非手术患者的多样性、眩晕潜在的自发缓解能力以及缺乏随机对照研究，并无充足证据证明内淋巴囊手术的有效性。2015 年，Lim 等通过系统性回顾分析 1990—2014 年的文献发现，仅有低水平的证据表明 ELSS 的有效性，需要更多的研究统计其疗效。我们的数据显示，内淋巴囊减压术没有效果；而内淋巴囊切开引流术，误以为内淋巴囊是个储水袋，将破坏内淋巴囊的功能，破坏内淋巴向内淋巴囊的纵向流动，与手术的初始愿望相违背。即使切除内淋巴囊，也无法控制眩晕发作。我们认为，内淋巴囊不直接参与眩晕的发生。

4. 第 4 步——药物破坏性治疗 ITG 处于 MD 第三和第四线治疗之间。鼓室注射庆大霉素（intratympanic gentamycin, ITG）可能是根除 MD 患者眩晕最有效的非手术治疗，但是也具有不可忽视的听力损失风险。目前 ITG 在美国和大多数欧洲国家受到青睐，而在法国、日本和澳大利亚，ITS 优于 ITG 作为二线治疗。Syed 等在一篇文献回顾中报道迄今关于 ITG

的治疗剂量和疗程尚未达成共识。2017年指南建议对于单侧发病，年龄小于65岁，眩晕发作频繁、剧烈，保守治疗无效的三期以上MD患者采用低浓度、长间隔的方式。ICON推荐对侧前庭功能良好的患者在听力受损时优先使用ITG作为破坏性治疗方法。基于Syed等的Meta分析，提倡一种"滴定"方案，反复进行ITG注射（40mg/mL）直到眩晕症状消失。这种"量身定制"的治疗流程比规律地每周或每个月注射更能预防听力损失。由于目前还没有对MD患者进行系统的基因筛查，因此不能对MRTNR1基因线粒体突变载体中的氨基糖苷类超敏反应进行筛查。这种突变将在单次氨基糖苷类药物注射后引起完全和明确的听力损失。

（1）作用机制：除了破坏前庭功能，也可能破坏暗细胞减少内淋巴的产生。早期多推荐庆大霉素注射达到前庭功能的完全破坏，以控制眩晕，现在则推荐部分破坏前庭功能，既能有效控制眩晕，又减少感音神经性听力损失的风险。前庭功能的完全破坏对于眩晕的控制并不必要，部分破坏可降低20%的听力损失风险。鼓室内庆大霉素注射，需注意有无双侧发病，注意对侧的前庭功能，注意听力变化。注射后3～10天会出现头晕或平衡功能障碍。床旁前庭功能检查（自发性眼震检查、摇头试验、甩头试验）、VEMP、vHIT较前发生改变。

（2）作用效果：笔者在复旦大学附属眼耳鼻喉科医院门诊收集的36例MD患者，鼓室内注射庆大霉素的单次有效率为69.4%（25/36）。599例Meta分析鼓室内注射庆大霉素结果显示，17%的患者有听力下降，71%的患者眩晕得到完全控制，87%的患者得到了有效的控制。循证医学表明，庆大霉素鼓室内注射是控制MD症状的有效方法，但可能存在听力损失风险。总的来说，单次或多次注射后眩晕控制100%，部分患者2～3年后复发，10%的患者有轻微听力损失（5～15dB），69%的耳鸣有所改善，因此不必过分担心ITG引起的听力损失，由于前庭功能有自我修复功能，庆大霉素造成的毛细胞及前庭暗细胞损伤可能因功能恢复而复发，可能需要再次治疗。庆大霉素治疗的优势之一就是患者的前庭功能有可能自行恢复，这是带有外科破坏性治疗做不到的。

5. 第5步——外科破坏性治疗　如果之前的治疗无法有效控制眩晕的发作，还可以选择破坏性手术治疗。包括半规管填塞术、前庭神经切断术（vestibular neurectomy，VN）、迷路切除术。VN比ITG更有效。ICON建议对药物治疗无效的难治性眩晕危象、对侧前庭功能良好、听力差但有实用听力的患者采用VN。在ITG治疗无效或有跌倒危险的患者中，VN有代替ELSS治疗的趋势。迷路切除手术越来越少，虽然其疗效接近VN，但与VN不同的是它完全破坏剩余的听觉功能。在MD的治疗方面，既往主要是控制眩晕发作，而现在更为关注的是尽量保留内耳功能（包括听力和前庭平衡功能），减少双侧发生MD的概率。基于这个原因，应尽量减少破坏性的治疗。

（1）半规管填塞术（semicircular canal plugging）：半规管填塞术最开始应用于顽固性良性阵发性位置性眩晕（BPPV）的治疗，取得了很好的疗效，也验证了其安全性。近年来国内外的研究也逐渐将半规管填塞术应用于治疗MD，动物实验提示了半规管填塞术并不影响正常的耳蜗功能。Gentine于2008年报道了使用外半规管填塞术治疗11例MD患者，9例眩晕得到控制。殷善开等报道应用3个半规管填塞术对内淋巴囊手术后复发的MD患者进行治疗，3患者中2例眩晕完全控制（A级），1例基本控制（B级）。樊兆民等在2012年报道了

3个半规管填塞术治疗顽固性 MD 的短期疗效,17例在术后半年内眩晕控制良好(100%),并认为可成为控制部分顽固 MD 的首选术式。我们的数据显示,3个半规管阻塞术对眩晕的控制率接近90%,部分患者出现听力下降。半规管填塞术将永久破坏患者的前庭功能,但 MD 的发病高峰年龄在45~60岁,高龄后很少发作,永久破坏患者的前庭功能需要谨慎对待。

(2)前庭神经切断术(vestibular neurectomy):选择性地切断一侧前庭神经(前庭神经切断术)是一种治疗 MD 的破坏性的,但是疗效很好的手术方法。可以通过不同的径路切断前庭神经。MD 的神经切断术要归功于 Dandy,他报道的有效率在90%以上。Dandy 选择的是经颅后窝径路。Mckenzie 通过枕下径路行前庭神经切断术。House 和 Fisch 对手术方法进行了进一步的改良,经颅前窝径路、经颅中窝径路完成手术。如果残留听力仍有保留的必要,则选择经颈径路或者经枕下(乙状窦后)径路,如果残余听力没有保留的必要,则可选择经迷路径路或者经外耳道径路。多项研究证实,前庭神经切断术有很好的疗效:Molony(95%,27例)、Thomsen 等(88%,42例)、Hillman(95%,39例)。因此前庭神经切断术治疗 MD 的疗效很高。Rosenberg 等发现一侧前庭神经切断术后的患者,比单纯用药物进行治疗的患者发生双侧 MD 的概率低(术后随访时间6.3年),不到10%的患者手术效果不好。这种手术方式不能影响 MD 的发病机制,由于积水仍然存在,因此对波动性听力损失没有帮助。目前一些文献正在讨论 MD 的阶段手术治疗,首先选择内淋巴囊手术,如果无效再进行前庭神经切断术。在一项研究中,有36%的术者首先采用耳蜗球囊切开术,24%的术者则首选前庭神经切断术。一侧前庭神经切断术后会出现相应的前庭功能丧失。因此术后要进行相应的药物治疗以及物理康复治疗,帮助前庭代偿。但是双侧 MD 患者不能采用该方法,以免出现 Dandy 综合征。而且由于前庭神经切断术可造成不可逆性前庭功能损伤,而 MD 随着时间进展有可能缓解,所以有一定弊端。在临床上前庭神经切断术应用较少,只用于难治性 MD。

(3)迷路切除术(labyrinthectomy):Schuknecht 和 Cawthrone 首次进行了经外耳道径路行迷路切除术。完整地破坏迷路,切除所有囊斑和壶腹嵴的神经上皮。该手术的适应证是听觉功能已经基本丧失,眩晕反复发作、持续时间长,影响生活质量,而且患者的身体条件较差,不允许全麻手术。如果膜性感觉结构切除得不彻底,可以引起持续性眩晕。有时不完全切除术术后出现的眩晕与前庭代偿不完全很难鉴别。Silverstein 将经外耳道的迷路切除术与耳蜗前庭神经切断术联合使用,得到很好的疗效(89%)。另外,使用酒精结晶或者电烧术进行的改良迷路切除术由于可能损伤面神经,现在已经不再使用。手术切除迷路,即使联合使用耳毒性药物,也不如前庭神经切断术可靠。该术式完全损伤听觉功能,目前在 MD 治疗中已很少使用。

6. 双侧 MD 的治疗 2017年 ICON 着重强调了双侧 MD 的治疗方案。有报道称35%的患者初次发病后10年内会发展为双侧 MD。作者收集的198例患者中,42例(21.2%)为双侧内淋巴积水,其中17例(8.6%)对侧耳无耳部症状。双侧内淋巴积水患者病程长于单耳积水病程(112.7±116.3)[60(32,140)]vs(84.8±133.1)[36(12,99)]个月。因此应考虑到 MD 的疾病转归,对明确的双侧 MD 更应保守治疗,避免双侧去前庭传入或破坏性治疗。

越来越多的团队倾向于 ITS 而不是 ITG。关于双侧 MD 的外科治疗,即使存在争议,最好的选择仍是 ELSS。

7. 前庭和听力康复治疗　在控制眩晕的基础上,应尽可能保留耳蜗核前庭功能,提高患者生活质量。

（1）前庭康复训练:适应证为稳定、无波动的前庭功能损伤的 MD 患者,可缓解头晕、改善平衡功能,提高生活质量。前庭康复训练一般包括一般性前庭康复治疗、个体化前庭康复治疗以及基于虚拟现实的平衡康复训练等。

（2）听力康复:对于病情稳定的Ⅲ～Ⅳ期 MD 患者,可根据听力损失情况酌情考虑配戴助听器或植入人工耳蜗。

8. 疗效评价

（1）眩晕疗效评价

1）MD 眩晕发作次数（需排除非 MD 眩晕发作）:采用治疗后 18～24 个月期间眩晕发作次数与治疗之前 6 个月眩晕次数比较。得分 =（结束治疗后）18～24 个月期间发作次数 / 开始治疗之前 6 个月发作次数 ×100。根据得分将眩晕控制程度分为 5 级:① A 级,0 分（完全控制）;② B 级,1～40 分（基本控制）;③ C 级,41～80 分（部分控制）;④ D 级,81～120 分（未控制）;⑤ E 级,>120 分（加重）。

2）眩晕发作的严重程度及对日常生活的影响:从轻到重划分为 5 级:① 0 分,活动不受眩晕影响;② 1 分,轻度受影响,可进行大部分活动;③ 2 分,中度受影响;④ 3 分,日常活动受限,无法工作,必须在家中休息;⑤ 4 分,活动严重受限,整日卧床或无法进行绝大多数活动。

3）生活质量评价:可采用头晕残障问卷等量表进行评价。

（2）听力疗效评价:以治疗前 6 个月最差一次纯音测听 0.5kHz、1.0kHz、2.0kHz 的平均听阈减去治疗后 18～24 个月期间最差一次的相应频率平均听阈进行评定。① A 级,改善 >30dB 或各频率听阈 <20dB HL;② B 级,改善 15～30dB;③ C 级:改善 0～14dB;④ D 级,改善 <0dB。双侧 MD,应分别进行听力学评定。

（3）耳鸣评价:耳鸣是 MD 的常见伴随症状,可发生在发作期间,也可为持续性耳鸣,发生在发作期及间歇期。耳鸣痛苦程度分级如下:① 0 级,没有耳鸣;② 1 级,偶有（间歇性）耳鸣,但不影响睡眠及工作;③ 2 级,安静时持续耳鸣,但不影响睡眠;④ 3 级,持续耳鸣,影响睡眠;⑤ 4 级,持续耳鸣,影响睡眠工作;⑥ 5 级,持续严重耳鸣,不能耐受。此外,还可以采用耳鸣残障问卷等量表评价耳鸣对患者生活质量的影响。

（史夙铭　王武庆）

参考文献

1. LOPEZ-ESCAMEZ J A, CAREY J, CHUNG W H, et al. Diagnostic criteria for Meniere's disease. J Vestib Res, 2015, 25（1）: 1-7

2. KIM B J, KIM A R, HAN K H, et al. Distinct vestibular phenotypes in DFNA9 families with COCH variants. Eur Arch Otorhinolaryngol, 2016, 273（10）: 2993-3002

3. 中国中西医结合学会. 梅尼埃病诊断和治疗指南（2017）// 中国中西医结合学会. 中国中西医结合学

会眩晕病专业委员会第二次学术大会暨河南省中西医结合学会眩晕病专业委员会第三次学术大会暨眩晕高峰论坛论文汇编. 北京: 中国中西医结合学会, 2017: 7

4. 孔维佳, 刘波, 冷杨名, 等. 我国 MD 与良性阵发性位置性眩晕诊断和治疗指南(2017)解读 // 中国中西医结合学会. 中国中西医结合学会眩晕病专业委员会第二次学术大会暨河南省中西医结合学会眩晕病专业委员会第三次学术大会暨眩晕高峰论坛论文汇编. 北京: 中国中西医结合学会, 2017: 13

5. NEVOUX J, FRANCO-VIDAL V, BOUCCARA D, et al. Diagnostic and therapeutic strategy in Meniere's disease. Guidelines of the French Otorhinolarngology-Head and Neck Surgery Society(SFORL). Eur Ann Otorhinolaryngol Head Neck Dis, 2017, 134(6): 441-444

6. FREJO L, MARTIN-SANZ E, TEGGI R, et al. Extended phenotype and clinical subgroups in unilateral Meniere disease: A cross-sectional study with cluster analysis. Clin Otolaryngol, 2017, 42(6): 1172-1180

7. MAGNAN J, OZGIRGIN O N, TRABALZINI F, et al. European Position Statement on Diagnosis, and Treatment of Meniere's Disease. J Int Adv Otol, 2018, 14(2): 317-321

8. WU Q, LI X, SHA Y, et al. Clinical features and management of Meniere's disease patients with drop attacks.

Eur Arch Otorhinolaryngol, 2019, 276(3): 665-672

9. SHI S, ZHOU F, WANG W. 3D-real IR MRI of Meniere's disease with partial endolymphatic hydrops. Am J Otolaryngol, 2019, 40(4): 589-593

10. FLOOK M, FREJO L, GALLEGO-MARTINEZ A, et al. Differential proinflammatory signature in vestibular migraine and Meniere. Front Immunol, 2019, 10: 1229

11. VAN SONSBEEK S, PULLENS B, VAN BENTHEM P P. Positive pressure therapy for Meniere's disease or syndrome. International Review of Victimology, 2015, 18(18): 57-71

12. SYED M I, RUTKA J A, HENDRY J, et al. Positive pressure therapy for Meniere's syndrome/disease with a Meniett device: a systematic review of randomised controlled trials. Clinical Otolaryngology, 2015, 40(3): 197-207

13. HUON L K, FANG T Y, WANG P C. Outcomes of intratympanic gentamicin injection to treat Meniere's disease. Otology & Neurotology, 2012, 33(5): 706-714

14. JORGE H, MARTIN D A, ANDRÉS R, et al. Positive pressure therapy for Menieres disease. Medwave, 2019, 19(3): 7610

15. PULLENS B, VERSCHUUR H P, VAN BENTHEM P P. Surgery for Meniere's disease. Cochrane Database Syst Rev, 2013(2): 5395

第四节 迟发性膜迷路积水

Kamei 等(1971)最早描述了一类病症, 患者早年出现单侧极重度感音神经性听力损失, 间隔数年后出现类似梅尼埃病的发作性眩晕。此后 Wolfson、Leriberman(1975)也分别描述了类似的疾病, Schuknecht(1978)将这类疾病重新归纳并命名为"迟发性膜迷路积水(delayed endolymphatic hydrops, DEH)", 并将其分为 3 型: 同侧型、对侧型及双侧型。Bárány 学会(2015)在制订梅尼埃病诊断标准时, 曾建议用"迟发性梅尼埃病"取代"迟发性膜迷路积水"。本节仍沿用"迟发性膜迷路积水"这一诊断名词。

【病因与发病机制】

1. Schuknecht 认为早期病毒性迷路炎可能最终导致 DEH。Huang 和 Lin 提出"DEH 和梅尼埃病主要是由病因不明的病毒性迷路炎引起的相关疾病。"

2. 很多学者认为 DEH 只是梅尼埃病的另一个名称。Kitahara 等发现 DEH 和梅尼埃病患者的内淋巴囊中抗利尿激素 mRNA 的过度表达没有差异。Takeda 等在同侧型 DEH 和单侧梅尼埃病患者的血清中发现了较高的抗利尿激素(高于中耳炎患者 1.5 倍), 而 pAVP 在内淋巴中对应的 2 型受体的蛋白表达也异常高(为听神经瘤患者的 35.8 倍)。

3. Harris 和 Aframian(1994)发现自身免疫机制可以合理地解释对侧 DEH: 一只耳朵受损, 释放抗原, 导致对侧耳朵出现症状。这一推测在某种程度上也适用于梅尼埃病, 梅尼埃病通常会随着时间推移累及对侧耳（发生率约50%，发生时间约为10年）。

【临床表现】

DEH 的临床表现与梅尼埃病基本一致，常见的症状有发作性眩晕，听力损失、耳鸣等，只是由于DEH 是继发于重度突发性聋，所以临床表现与典型的梅尼埃病略有不同。

Schuknecht（1978）曾经写道："迟发性膜迷路积水"是一种需要与梅尼埃病相鉴别的疾病。患者通常突然发生一侧重度听力损失，可能的原因是感染或创伤。然后很多年以后发生来自同一耳的反复发作的眩晕或波动性听力下降。

Hicks 和 Wright（1988）认为DEH 的临床表现分为两种，一种是一侧耳严重的感音神经性听力损失，长时间后从该耳发作的偶发性眩晕（同侧迟发性膜迷路积水）或波动性听力下降；另一种是长时间后（对侧迟发性膜迷路积水）对侧耳出现波动性听力下降和／或间歇性眩晕。Huang 和 Lin（2001）提出DEH 临床表现分3类：同侧、对侧或双侧。

从第一次突发性重度听力损失到后续发作的时间间隔各家报道不一，Casani 等（1993）报道12例病例平均延迟仅为12年。Kamei（2004）认为延迟可以短至1年，或长达74年。

受累耳是否出现波动性听力下降及耳鸣各家报道不一。一般认为同侧型因为初始听力为重度听力损失，一般后续眩晕发作时不应该出现波动性听力下降。如果累积到对侧，听力下降、耳鸣可能是波动性。

【辅助检查】

1. 纯音测听和声导抗检查　单耳极重度感音神经性听力损失或全聋，排除传导性听力损失。

2. 内耳 MRI 钆造影　通过给予钆造影剂后进行内耳 MRI 检查判断有无内淋巴积水，是近年来的一个重要进展。Fukushima 等应用内耳 MRI 钆造影评估 DEH 患者的内耳积水情况，出现同梅尼埃病膜迷路积水一样的表现，不仅可以发现耳蜗的积水，甚至发现在同侧型或对侧型 DEH 中均出现双耳膜迷路积水。

【诊断】

迟发性膜迷路积水目前暂时缺乏公认的诊断标准，根据以往文献报道可将诊断概括为（同侧型 DEH）：①早期为单侧极重度感音神经性听力损失或全聋；②间隔数年后出现反复发作性眩晕，可伴有自主神经功能紊乱症状；③无与眩晕相关的波动性听力下降；④排除中枢神经系统、第Ⅷ对脑神经肿瘤和其他耳蜗、前庭的疾病，如梅毒性迷路炎等。

【治疗】

DEH 的治疗方法与梅尼埃病基本相同。以往的文献通常支持这一点——饮食控制、药物和手术。由于DEH 患者就诊的时候大多数患侧耳重度听力损失，没有实用听力，所以DEH 治疗主要是减少或控制眩晕发作，保存听力并不是关注重点，这方面与梅尼埃病略有不同。

1. 发作期的治疗　治疗原则：控制眩晕、对症治疗。

（1）前庭功能抑制剂：包括抗组胺类、苯二氮䓬类、抗胆碱能类以及抗多巴胺类药物，可有效控制眩晕急性发作，原则上使用不超过72h。

（2）糖皮质激素：如果急性期眩晕症状严重，可酌情口服或静脉给予糖皮质激素。

（3）支持治疗：如恶心、呕吐症状严重，可加用补液支持治疗。

2. 间歇期的治疗 治疗原则：减少、控制或预防眩晕发作，预防对侧耳发病。

（1）患者教育：向患者解释该病相关知识，使其了解疾病的自然病程规律、可能的诱发因素、治疗方法及预后。做好心理咨询和辅导工作，消除患者恐惧心理。

（2）调整生活方式：规律作息，避免不良情绪、压力等诱发因素。

鼓励患者减少盐分摄入，每日的最大摄入量为2g，如能耐受则为每日1.5g。避免咖啡因制品，减少巧克力摄入，尽可能避免烟草和酒精类制品。

（3）药物治疗

1）口服药物治疗：常用的口服药物主要是倍他司汀和利尿剂两大类。倍他司汀可以改善内耳血供，平衡双侧前庭神经核放电率以及通过与中枢组胺受体的结合，达到控制眩晕发作的目的。利尿剂有减轻内淋巴积水的作用，可以控制眩晕的发作。目前认为，利尿剂是相对安全的治疗选择之一。

2）鼓室注射糖皮质激素治疗：可控制患者眩晕发作，治疗机制可能与其改善内淋巴积水状态、调节免疫功能等有关。该方法对患者耳蜗及前庭功能无损伤，初始注射效果不佳者可重复鼓室给药，以提高眩晕控制率。

3）鼓室注射庆大霉素治疗：其机制与单侧化学迷路切除有关，可有效控制大部分患者的眩晕症状（80%～90%）。庆大霉素注射最大的副作用是注射耳听力进一步下降，由于EDH患者患侧耳听力大多数是重度听力损失，即便出现听力下降，对患者生活质量没有实质性影响，所以EDH患者相对于梅尼埃病患者更适合选择庆大霉素鼓室注射。需要注意的是双侧、对侧或者老年患者要慎重。

（4）手术治疗：其包括3个半规管阻塞术、前庭神经切断术等。适应证为眩晕发作频繁、剧烈，经过正规的非手术治疗无效的患者。半规管阻塞术主要的优势在于可以保护听力，由于DEH患者患侧没有实用听力，这个手术方式的应用空间相对较小。前庭神经切断术目前很少开展，基本被庆大霉素鼓室注射等其他方式替代。

（王利一）

参考文献

1. KAMEI T, NORO H, YABE K, et al. Statistical observation of unilateral total deafness and characteristics of unilateral total deafness among young children with tendency towards occurrence of dizziness. Jibiinkoka, 1971, 43(5): 349-358

2. NADOL J B Jr, WEISS A D, PARKER S W, et al. Vertigo of delayed onset after sudden deafness. Ann Otol Rhinol Laryngol, 1975, 84(6): 841-846

3. ROBERT J W M D, LEIBERMAN A. Unilateral deafness with subsequent vertigo. Laryngoscope, 1975, 85(10): 1762-1766

4. HAROLD F S. Delayed endolymphatic hydrops. Ann Otol Rhinol Laryngol, 1978, 87(6): 743-748

5. SHOJAKU H, WATANABE Y, TAKEDA N. Clinical characteristics of delayed endolymphatic hydrops in Japan: a nationwide survey by the Peripheral Vestibular Disorder Research Committee of Japan. Acta Otolaryngol, 2010, 130(10): 1135-1140

6. ASO S, WATANABE Y. Electrocochleography in the diagnosis of delayed endolymphatic hydrops. Acta Otolaryngol, 2009, 114(suppl 511): 87-90

7. CASANI A, FATTORI B, BERRETTINI S, et al. Delayed endolymphatic hydrops: an analysis of 12 cases. Acta Otorhinolaryngol Ital, 1993, 13(4): 297-303

8. MUNEHISA F, RIE I, SINICHI M, et al. Preceding profound deafness and co-factors promote development of endolymphatic hydrops in preliminary patients with delayed endolymphatic hydrops. Acta Otolaryngol, 2016, 136(12): 1304-1308

9. FUTAKI T, YAMANE M, KAWABATA I, et al. Detection of delayed endolymphatic hydrops by the furosemide test. Acta Otolaryngol, 2009, 96(suppl 406): 37-41

10. GIANNONI B, PAGINI P, VANNUCCHI P, et al. Delayed endolymphatic hydrops. Acta Otorhinolaryngol Ital, 1998, 18(suppl 59): 66-70

11. GU X, FANG Z-M, LIU Y, et al. Diagnostic value of three-dimensional magnetic resonance imaging of inner ear after intratympanic gadolinium injection, and clinical application of magnetic resonance imaging scoring system in patients with delayed endolymphatic hydrops. J Laryngol Otol, 2014, 128(1): 53-59

12. HARCOURT J P, BROOKES G B. Delayed endolymphatic hydrops: clinical manifestations and treatment outcome. Clin Otolaryngol, 1995, 20(4): 318-322

13. HARRIS J P, AFRAMIAN D. Role of autoimmunity in contralateral delayed endolymphatic hydrops. Am J Otol, 1994, 15(6): 710-716

14. HUYGEN P L M, ADMIRAAL R J. Audiovestibular sequelae of congenital cytomegalovirus infection in 3 children presumably representing 3 symptomatically different types of delayed endolymphatic hydrops. Int J Pediatr Otorhinolaryngol, 1996, 35(2): 143-154

15. YOH-ICHIRO I, KEITA T, MASAFUMI K, et al. Bilateral delayed endolymphatic hydrops evaluated by bilateral intratympanic injection of gadodiamide with 3T-MRI. PLoS One, 2018, 13(12): 0206891

16. TAMIO K. Delayed endolymphatic hydrops as a clinical entity. Int Tinnitus J, 2004, 10(2): 137-143

17. KASAI S, TERANISHI M, KATTAYAMA N, et al. Endolymphatic space imaging in patients with delayed endolymphatic hydrops. Acta Otolaryngol, 2009, 129 (11): 1169-1174

18. KITAHARA T, MAEKAWA C, KIZAWA K, et al. Plasma vasopressin and V2 receptor in the endolymphatic sac in patients with delayed endolymphatic hydrops. Otol Neurotol, 2009, 30(6): 812-819

19. LIN M C, YOUNG Y H. The use of vestibular test battery to identify the stages of delayed endolymphatic hydrops. Otolaryngol Head Neck Surg, 2012, 147(5): 912-918

20. TAKEDA N, KOIZUKA I, NISHIIKE S, et al. Clinical features in patients with delayed endolymphatic hydrops. Nihon Jibiinkoka Gakkai Kaiho, 1998, 101(12): 1385-1389

第五节 前庭阵发症

第Ⅷ对脑神经与血管交叉压迫(neurovascular compression, NVC)所致阵发性眩晕称为前庭阵发症(vestibular paroxysmia, VP)。Jannetta(1975)首次报道血管压迫第Ⅷ对脑神经导致眩晕和耳鸣,Jannetta(1984)将神经血管压迫所致眩晕描述为致残性位置性眩晕(disabling positional vertigo, DPV)。第Ⅴ、Ⅶ及Ⅺ对脑神经与血管神经交叉压迫所致的三叉神经痛、半面疼挛及舌咽神经痛作为一种疾病实体已被广泛接受,并且已有较为成熟的诊断及治疗方法,而第Ⅷ对脑神经与血管交叉压迫所致的眩晕、耳鸣及听力损失症状多样而没有特异性,至今饱受置疑。主要原因是耳鸣和眩晕均可由多种疾病引起,而血管与第Ⅷ对脑神经压迫临床表现缺乏特异性,诊断标准未建立。近年来,随着影像学技术的进步和显微外科技术的不断成熟,加上内镜的辅助,确认了第Ⅷ对脑神经血管压迫的存在,并对该病的临床表现及治疗有了更深入的认识,VP 的临床表现特点、诊疗技术及治疗效果已得到越来越多的关注及认同。

【流行病学特点】

因为至今没有广为认同的诊断标准,难以获得准确的流行病学资料。Hufner 报道 VP 的发病率占眩晕门诊的 4%。多于中老年发病,无明显性别差异。

【病因与发病机制】

脑神经的外周部分与中枢部分连接区被定义为脑神经根部进入区(root-entry zone, REZ)。REZ 被认为是脑神经受压最敏感的部位。Ryu 等分析 29 例术中所见的压迫部位与临床症状的相关性,发现压迫第Ⅷ对脑神经腹侧面,仅有眩晕表现;压迫腹侧面和尾部,表现为耳鸣和眩晕;压迫尾部,则仅表现为耳鸣。研究认为临床症状与术中所见密切相关。作者经过研究发现,压迫神经的责任血管 68% 为小脑下前动脉,13% 为小脑下后动脉和椎动脉。然而,目前对神经血管压迫导致临床症状的机制知之甚少。尽管三叉神经痛和半面痉挛的微血管减压术效果良好,但其病理生理基础仍有争论。鉴于第Ⅷ对脑神经和三叉神经均为传入神经,以三叉神经痛为基础进行病理机制的讨论。早期理论认为血管搏动对三叉神经敏感部位的激惹为引起临床症状的唯一原因,神经遭遇慢性的搏动性的撞击后,通过易化神经元之间的接触传递而产生不正常的活动度升高,并在相邻的传入神经元之间产生异常的兴奋传导。推测在这种情况下,正常的、微小的面部刺激可产生信号异常放大的偏差,当神经元对这些异常放大的信号去抑制时,产生疼痛。第Ⅷ对脑神经受血管压迫时,可产生类似的病理改变:由于血管的压迫,前庭神经对正常的刺激产生复杂的异常反应,这种神经过度活动综合征也累及邻近的面、听神经。同时,长期的血管压迫可导致前庭神经发生脱髓鞘改变,功能下降。部分患者于头部或身体运动时诱发眩晕或不稳感,推测活动时血管搏动加剧对前庭神经的刺激,或者头部活动时对责任血管的牵拉加重了对前庭神经的压迫,因而出现运动不耐受的现象。

但也有认为血管环与脑神经的接触在无症状的人群中普遍存在,60% 三叉神经与血管有交叉压迫,且 20% 为双侧。不同脑神经对血管压迫为何有如此不同的反应?另一可能的病理基础为,出现症状的脑神经受压前已存在功能减弱或存在因感染或炎症所致的异常兴奋灶,或者之前有微小的损伤。上述推论需要更多的临床资料及更为深入的研究证实。

【临床表现】

1. 眩晕综合征 迄今关于 VP 临床表现的描述几乎涵盖了各类眩晕症的症状:眩晕、耳鸣、听力下降,大部分伴有恶心、呕吐、站立不稳及步态不稳,部分伴有耳痛及半面痉挛,因而确立特征性的临床表现非常困难。当 VP 与 MD 或 BPPV 合并存在时,其临床表现更具有疑惑性。

眩晕发作特点及诱因:反复发作的眩晕、头昏及不稳感或行动笨拙,运动时则症状持续,静坐或静卧时症状减轻或消失,因此症状严重时患者常常被迫调整体位或停止工作,前庭功能抑制剂、锻炼及抗组胺药均不能缓解,随着病史延长,症状呈加重趋势,每次发作持续时间数秒至数分钟,多于身体及头部转动时发作,亦可见于驾车、身体振动、深呼吸(或过度换气)及其他体力活动时。最常见伴随症状为站姿不稳及步态不稳、恶心呕吐,其次可伴有单侧耳鸣,部分患者耳鸣呈发作性、受累耳听力下降,部分患者出现听力波动、耳周压迫感、麻木感、轻微头痛及头部压迫感、头部间断针刺样疼痛、视物模糊、恐惧及腹泻等。

2. 听力学表现及检查 早期主要表现为反复发作的低频搏动性耳鸣或者高音调持续单调耳鸣,随着病史延长,出现高频听力下降,少数患者可感觉听力波动。听力学检查:纯音听阈多表现为高频下降型感音神经性听力损失,部分患者高频区听力波动,部分镫骨肌声反射阈提高,但常同时响度重振现象阳性。ABR的典型表现为Ⅰ波、Ⅱ波、Ⅲ波及Ⅴ波潜伏期延长,因延长主要出现在Ⅱ波、Ⅲ波潜伏期,所以Ⅰ-Ⅲ波间期及Ⅰ-Ⅴ波间期延长,而Ⅲ-Ⅴ波间期正常、有时可见Ⅱ波分裂,但上述表现亦见于早期听神经瘤。因VP多见于中老年,50岁以上听力正常人群中部分不能引出耳声发射,故耳声发射诊断价值极其有限。耳蜗电图多正常或呈耳蜗病变表现,可与膜迷路积水鉴别。

3. 前庭功能检查 VP患者前庭双温试验结果或正常,或患侧前庭功能减退。正常的ENG/VNG不能排除VP。但随着时间推移,前庭功能减退的比例增加。前庭功能综合评估,部分患者显示中枢性前庭功能损害。Hufner等对32例诊断为VP的患者进行前庭功能检查发现,症状初显期静态SVV检查发现2/32例异常,动态SVV检查发现7/32例异常。随访期发现,静态及动态SVV异常例数均为5/32。分析VP患者在慢性发展的病程中已实现前庭功能代偿。VEMP检查异常例数为11/20。推测各项前庭功能检查结果异常与神经受压部位有关,但现有的临床发现尚未能将ENG/VNG、SVV以及VEMP结果与术中所见的压迫部位一一对应。

听力学及前庭功能检查常规用于术前诊断及鉴别诊断,二者均缺乏特异性。但从已有资料看,对于受压部位的判断听力学测试比前庭功能测试更敏感。

4. 影像诊断 VP患者临床表现为眩晕综合征,因而内耳、内耳道及小脑脑桥三角区的影像诊断需作为常规,首先排除内耳畸形及内耳道占位。因为尸检发现小脑脑桥三角血管与神经的紧密接触并不少见,其中部分个体生前没有临床症状,因此影像学对神经血管压迫(neurovascular compression, NVC)的诊断的价值一度遭到质疑。然而,回顾既往的研究发现,尽管NVC可见于无症状患者,但绝大多数有症状者有阳性的影像学发现,Hufner分析发现,有症状的患者,至少有一个部位可见神经血管压迫。可以认为,对于有症状者,影像学上神经血管相互压迫的表现可提示压迫为症状出现的原因,并在制订治疗方案时将神经血管压迫予以考虑。

诸多的影像技术被用来诊断NVC,其可靠性亦不同。在三叉神经痛NVC诊断中证实,时间飞跃法MRA(time of flight-MRA/TOF-MRA)灵敏度达100%,特异度达96%。MRA作为诊断NVC的另一手段,其灵敏度高,而特异度低。有学者对MRI、MRA及MRTA在半面痉挛NVC诊断中的灵敏度及特异度进行比较发现,灵敏度:MRI < MRA < MRTA;特异度:MRTA优于MRI及MRA,因此有理由认为:MR(尤其是MRTA)将在NVC的诊断中扮演十分重要的角色。

【诊断】

Hufner等根据发作时的临床表现特点及随访过程的病情变化提出了确定诊断的前庭阵发症(definite VP)及可能诊断的前庭阵发症(probable VP)的标准,Bárány学会的诊断标准则相对简明扼要,二者均可供临床参考(表3-2-7)。

但近年来随着影像诊断技术及前庭功能诊断技术的进步,对VP的认识将越来越趋近统一,其原因为:①诊断VP需尽可能排除其他眩晕症;②患者因眩晕而丧失工作生活能力,规范的药物治疗不能缓解症状或不能耐受药物治疗时考虑微血管减压术;③ABR的异常

表 3-2-7　前庭阵发症的诊断标准

Hufner 等	Bárány 学会
确定诊断的 VP 至少 5 次眩晕发作，并符合如下 A～E A. 旋转性眩晕持续数秒至数分钟 B. 眩晕发作有如下 1 个或多个诱发因素：①休息时发作；②某个特殊的头位或体位诱发（但不是由 BPPV 的体位诱发试验诱发）；③改变头位或体位时诱发（但不是由 BPPV 的体位诱发试验诱发） C. 眩晕发作时有如下 1 个或多个表现特点：①无伴发症状；②站立不稳；③步态不稳；④单侧耳鸣；⑤单侧耳周压迫感或麻木感；⑥单侧听力下降 D. 符合如下 1 个或多个的额外诊断标准：① MRI 显示神经血管压迫；②过度换气诱发可被 ENG 检测到的眼震；③随访过程中有被 ENG 证实的前庭功能减退；④对抗癫痫药物治疗有效（第一次就诊不建议使用抗癫痫药物） E. 上述症状不能用其他疾病解释	**确定诊断的 VP** 需要满足 A～E A. 至少有 10 次自发的旋转或非旋转性眩晕发作 B. 发作持续时间小于 1min C. 症状刻板 D. 卡马西平 / 奥卡西平治疗有效 E. 不能用其他诊断更好地解释
可能诊断的 VP 至少 5 次眩晕发作，临床表现符合 A，以及 B～E 中的至少 3 条	**可能诊断的 VP** 需要满足 A～E A. 至少有 5 次旋转或非旋转性眩晕发作 B. 发作持续时间小于 5min C. 眩晕发作为自发性或由固定头位诱发 D. 症状刻板 E. 不能用其他诊断更好地解释

改变为重要的手术指征；④影像学诊断应作为术前必查项目，首先需排除占位性病变，同时尽可能确定压迫部位，部分学者甚至提出当 MRI 发现有神经血管压迫时才考虑手术。

【鉴别诊断】

与常见外周性眩晕症的鉴别如下：

（1）梅尼埃病：VP 无典型的眩晕发作及间歇，不伴耳闷胀感，无梅尼埃病的特征性的耳蜗性听力损失听力曲线。

（2）典型 BPPV：BPPV 为头部快速运动到特殊位置诱发的发作性眩晕及眼震，即眩晕不出现在头部运动过程中，而出现在特殊位置，且潜伏期短，持续 15～60s，易疲劳，间歇期无症状，日常体力活动不诱发眩晕及不稳感，手法复位可获得良好效果，特发性 BPPV 不伴有其他耳部症状。

（3）不典型 BPPV：双侧患病或累及多个半规管的 BPPV 可在一个以上体位诱发出眩晕及眼震，但其眩晕及眼震依然符合典型 BPPV 特点。

（4）前庭神经炎：其一次剧烈的眩晕伴恶心、呕吐，持续 12～24h。随之出现持续数天至数周的平衡失调。

（5）前庭性偏头痛：发作性眩晕持续数分钟到数小时，多由睡眠不规律、饮酒或其他食物诱发，30%～40%的患者以发作性眩晕为唯一症状，部分伴有头痛或其他偏头痛症状。大部分患者有偏头痛家族史，90%的患者可出现平衡失调。治疗以β受体阻滞剂为主。

【治疗】

1．药物治疗　对经手术确诊的VP资料回顾性研究发现，前庭功能抑制剂不能缓解症状甚至使症状加重为其共同特点，Molle发现，小剂量的安定或氯硝西泮可减轻症状。而三叉神经痛的药物治疗已有较为成熟的经验，75%的患者可通过药物治疗使症状得到长期控制，被证实有效的药物有：卡马西平、巴氯芬以及拉莫三嗪，目前临床药物治疗主要借鉴三叉神经痛的治疗经验。Hufner发现80%的患者可通过抗癫痫药物治疗成功控制症状，主要用药亦为卡马西平、奥卡西平及巴氯芬。疗程为2个月到16年不等，平均为（25.4±39.8）个月，卡马西平最大剂量为（568±200.9）mg/d。近年国内有研究发现甲磺酸倍他司汀联合奥卡西平或卡马西平与，连续治疗4周后可获得良好控制，盐酸氟桂利嗪可有效控制症状。因卡马西平可导致部分患者致死性剥脱性皮炎以及其他不良反应，而使得临床医生在选择卡马西平时诸多顾忌。随着基因检测技术的进步，可以在试用卡马西平前进行 *HLA-B*1502* 基因检测，仅对阴性者使用，可有效避免上述不良反应。

2．微血管减压术治疗　对于因VP而丧失工作生活能力，而药物治疗无效或者不能耐受卡马西平等药物副作用的患者，可采取手术治疗。从已有的相关报道看，均采用经乙状窦后径路脑神经微血管减压术（microvascular decompression，MVD）。减压措施为将责任血管从神经上移开固定于临近的硬脑膜或者在血管与受压神经之间放入 Teflon 片或筋膜。

如前所述，因为VP的诊断尚无公认的标准，手术探查发现神经血管压迫成为确诊NVC最直接、最有力的证据。同时，既往试探性手术的疗效亦为日后确定手术适应证的最重要依据。因而，众多的研究试图对VP患者MVD的疗效及安全性进行评估。Brackmann等从手术后生活能力的恢复程度、并发症发生率以及患者对治疗过程的满意度3方面分析了 House 耳科门诊20例术前拟诊VP患者经乙状窦后径路MVD的效果。生活能力的恢复程度以 AAO-HNS 听力及前庭功能障碍评分标准进行手术前后的评估。结果显示，85%的患者手术后生活能力明显提高，与术前比较，差异显著，术后听力及言语识别率均有提高，但差异不显著，83%的患者对手术过程满意，表示如有需要，愿意接受二次手术。1例术后前庭功能丧失但听力正常，未发生脑脊液漏、脑膜炎或听力损失降等并发症，认为经乙状窦后进路 MVD 为治疗VP安全有效的措施。Yap等分析了19篇经乙状窦后径路第Ⅷ对脑神经 MVD 的结果，涉及病例数为4～207例不等，共545例，发现针对VP进行的微血管减压手术有效率高达75%～100%，大部分的VP可通过 MVD 获得症状改善。轻度听力损失为最常见并发症，发生率为6.2%（34/545），其他（如暂时性面瘫、小脑共济失调、脑脊液漏、伤口感染等）较少见，无其他严重并发症。听力下降作为 MVD 最常见的并发症，主要因手术中过度牵拉、快速释放脑脊液及电凝热损伤所致，术中听性脑干诱发电位的监测以及改进手术方法可有效减少此类并发症的发生。

如同长期以来对VP这个疾病的质疑一样，针对VP而实施的 MVD 亦存在长期的争议，Bergsneider 等曾指出针对第Ⅷ对脑神经与血管交叉压迫所进行的微血管减压术是"用一种有争议的措施治疗一个有争议的疾病"的手术。导致这种局面的原因为：①因诊断技术所限，术前诊断及鉴别诊断缺乏公认的标准；②因手术者的技术、使用设备等不同，文献报道的手术疗效存在较大的差别。近年研究发现奥卡西平及卡马西平与甲磺酸倍他司汀结合，连续治疗 4 周后 VP 可获得良好控制。2015 年 Bárány 学会指南提出：谨慎选择微血管减压术。仅当患者不能耐受上述药物治疗时考虑。因为手术中或术后有导致血管痉挛进而引起脑干梗死的风险。

（曾祥丽）

参考文献

1. RYU H, YAMAMOTO S, SUGIYAMA K, et al. Neurovascular compression syndrome of the eighth cranial nerve：can the site of compression explain the symptoms?. Acta Neurochirurgica, 1999, 141(5)：495-501

2. HUFNER K, BARRESI D, GLASER M, et al. Vestibular paroxysmia Diagnostic features and medical treatment. Neurology, 2008, 71(13)：1006-1014

3. BERGSNEIDER M, BECKER D P. Vascular compression syndrome of the vestibular nerve：A critical analysis. Otolaryngol Head Neck Surg, 1995, 112(1)：118-124

4. STRUPP M, LOPEZ-ESCAMEZ J A, KIM J S, et al. Vestibular paroxysmia：Diagnostic criteria. J Vestib Res, 2016, 26(5/6)：409-415

5. REISSER C, SCHUKNECHT H F. The anterior inferior cerebellar artery in the internal auditory canal. Laryngoscope, 1991, 101(7 Pt 1)：761-766

6. MAJOIE C B, HULSMANS F J, VERBEETEN B, et al. Trigeminal neuralgia：comparison of two MR imaging techniques in the demonstration of neurovascular contact. Radiology, 1997, 204(2)：455-460

7. BRANDT T, STRUPP M, DIETERICH M. Vestibular paroxysmia：a treatable neurovascular cross- compression syndrome. J Neurology, 2016, 263(1)：90-96

8. ODKVIST L M, NIKLASSON M, THUOMAS K A. Macrovascular causes underlying otoneurological disturbances. Acta Otolaryngol, 1995, 115(2)：145-148

9. UMEHARA F, KAMISHIMA K, KASHIO N, et al. Magnetic resonance tomographic angiography：diagnostic value in trigeminal neuralgia. Neuroradiology, 1995, 37 (5)：353-355

10. ADLER C H, BERNARDI B, BOSLEY T M, et al. Hemifacial spasm：evaluation by magnetic resonance imaging and magnetic resonance tomographic angiography.

Ann Neurol, 1992, 32(4)：502-506

11. BERNARDI B, ZIMMEMAN R A, SAVINO P J, et al. Magnetic resonance tomographic angiography in the investigation of hemifacial spasm. Neuroradiology, 1993, 35(8)：606-611

12. RYU H, YAMAMOTO S. Neurovascular decompression of the eight cranial nerve for intractable vertigo and tinnitus. Operative Techniques in Neurosurgery, 2001, 4 (3)：142-152

13. SCRIVANI S J, MATHEWS E S, MACIEWICZ R J, et al. Trigeminal neuralgia. Oral Sueg Oral Med Oral pathol Oral Radiol Endod, 2005, 100(5)：527-538

14. SCHWABER M K, WHETSELL W O. Cochleovestibular nerve compression syndrome. Ⅱ. Vestibular nerve histo-pathology and theory of pathophysiology. Laryngoscope, 1992, 102(9)：1030-1036

15. KUROKI A, MOLLER A R. Facial nerve demyelination and vascular compression are both needed to induce facial hyperactivity：a study in rats. Acta Neurochirurgica, 1994, 126(2/3/4)：149-157

16. MOLLERM B, MOLLER A R, JANNETTA P J, et al. Microvascular Decompression of the eighth nerve in patients with disabling positional vertigo：selection criteria and operative results in 207 patients. Acta Neurochirurgica, 1993, 125(1/2/3/4)：75-82

17. 何兰英, 董为伟, 黄文, 等. 周围前庭阵发症 7 例的临床与影像分析. 中华医学杂志, 2009, 89(013)：909-911

18. 陈敏芬. 奥卡西平与卡马西平对前庭阵发症的疗效及安全性比较. 山西医科大学, 2019

19. YAP L, POTHULA V B, LESSER T. Microvascular decompressional of cochleovestibular nerve. Eur Arch Otorhinolaryngol, 2008, 265(8)：861-869

第六节　内耳第三窗病变与眩晕

一、大前庭水管综合征

大前庭水管综合征(large vestibular aqueduct syndrome, LVAS)是一种以进行性波动性听力下降为主的先天性内耳畸形,可同时伴有反复发作的耳鸣或眩晕等一系列临床症状。听力学检查通常表现为感音神经性听力损失,也有少部分患者表现为混合性听力损失。它是20世纪70年代末随着CT技术问世而被发现的一种内耳畸形疾病,1978年被正式命名为LVAS。前庭水管是一个细小的骨性管道,从前庭延伸到颞骨的岩部,包裹着充满了内淋巴的膜性内淋巴管,其作用是将前庭的膜迷路与颞骨内的内淋巴囊相连,维持内淋巴的正常代谢。胚胎时期的发育异常可导致前庭水管扩大,进而由于扩大的前庭水管引起一系列的临床症状,但目前致病原因还不十分明确。

【流行病学特点】

据保守估计,有1%~1.5%的感音神经性听力损失者和平衡功能障碍者会有大前庭水管综合征。也有报道表明,5%~7%不明原因的感音神经性听力损失患者可能与此综合征有关。但值得提出与关注的是,虽然有前庭水管扩大,但并不意味着一定会有听力损失。因为有报告指出,只有9.1%~11.8%的前庭水管扩大个体会出现听力损失,但也有数据表明这种畸形的发病情况可能会高达60%。有关前庭水管扩大者的发病情况可能与多因素共同致病有关,其发病的情况应在大样本调查的基础上,结合各国家地区情况进行分析和研究。

【病因与发病机制】

前庭水管扩大的发病机制与有关前庭水管扩大的基因研究起源学说很多,比较多见的有胚胎期前庭迷路的发育畸变或遏止学说、内淋巴管发育障碍学说、妊娠期母体病毒感染学说及遗传因素等均被认为是诱发前庭水管扩大的可能原因。2003年雷雳等利用颞骨组织病理切片结合计算机图像分析,研究了人胚胎6~38周前庭水管的生长发育,探讨了前庭水管的胚胎发育结构,为寻找前庭水管扩大的起源提供了有价值的解剖数据资料。

1.前庭水管扩大的发病学说　虽然前庭水管扩大约占先天性内耳畸形的31.5%,但对这种现象出现的认识还很有限,比较一致的观点认为,引起发病的可能原因主要有两种学说。一种学说认为,该病为胚胎发育性疾病,其发生与胚胎早期内淋巴管的发育障碍有关,若胚胎期内淋巴管发育障碍,前庭水管可保持宽大状态,出生后形成前庭水管扩大畸形;另一种学说认为,此现象的发生与遗传因素有关,潜在的分子缺陷异常表达是其发病的遗传学基础。截至目前,还不十分清楚引起前庭水管扩大的病因,对前庭水管扩大引起听力下降的发病机制也不甚明朗。但目前比较一致的观点是正常内耳环境的维持是由狭小的前庭水管和蜗水管协同作用,帮助内耳来缓冲迅速改变的颅内压带来的影响。一旦前庭水管扩大而蜗水管正常时,头部的创伤可造成脑脊液压力波动,脑脊液压力的快速波动经明显扩大的前庭水管传到内耳,造成耳蜗内部瞬间压力不平衡,并由此损伤膜迷路或引起耳蜗瘘管。

另一个重要的致病原因是,当前庭水管扩大时,可能引起内淋巴囊内的液体反流导致耳蜗受损。虽然目前人们还不完全清楚内淋巴囊的作用,但有研究发现它可能是激活并与脑脊液进行离子交换的部位。另外由于内淋巴囊具有对水的吸收功能,因此还可能作为内淋巴的蓄水池,起到调节压力的作用。由于内淋巴囊内蛋白质含量较高,其渗透压比膜迷路其他部分的淋巴高。因此,当内淋巴水管扩大时,特别是当脑脊液压力突然波动时,如头部外伤,压迫了淋巴囊周围的硬脑膜,有可能使淋巴循环从高渗的内淋巴囊逆流,迫使内淋巴囊的高渗溶液通过宽大的内淋巴管反流,并经扩大的前庭水管进入内淋巴循环,经连合管流入耳蜗,引起耳蜗损伤并最终导致感音神经性听力损失的发生。

2. 前庭水管扩大的基因研究　随着分子生物学技术在听力和言语障碍疾病研究中的应用,使遗传性听力损失的致病基因定位、分离、克隆和建立早期基因诊断成为可能,临床听力损失基因诊断的广泛应用,新生儿联合基因筛查的实施,为婴儿期诊断 LVAS 提供了有效的手段。多项研究发现内耳的非正常发育和迟缓发育可能与问题基因有关,有研究表明 39% 的感音神经性听力损失出现在家族的隐性遗传中。早在 1995 年 Baldwin 等在研究非综合征型听力损失家系时就将 DFNB4 定位于人类染色体 7q31,进一步的研究结果表明 *DFNB4* 基因与 Pendred 综合征(Pendred syndrome, PDS)致病基因发生连锁。并且免疫组化、原位杂交显示,*PDS* 基因表达定位于小鼠内淋巴管全长和内淋巴囊,表明这种基因可能与内淋巴代谢有关。更为有价值的是在大前庭水管综合征患者中检测到了 *PDS* 基因突变位点。更具体的研究表明,*PDS* 基因在甲状腺也有高水平表达,说明其与甲状腺功能有关。因此,它的突变或缺失将引起一系列 Pendred 综合征的临床表现。

前庭水管扩大是内耳常见的一种畸形,目前已知其基因标记在 D7S501 和 D7S2425 的 1.7cm 间隔内,有趣的是该部位与导致 Pendred 综合征的 *SLC26A4* 基因重叠。因此 *PDS* 基因的发现,使人们对先天性大前庭水管综合征及伴随的 Mondini 畸形有了新的认识。一系列的研究表明,不同的 *PDS* 基因突变可能引起一系列相关问题,从伴有前庭水管扩大的非综合征型听力损失到严重的 Mondini 畸形和 Pendred 综合征。另外也有一种理论认为,导致前庭水管扩大综合征的基因是由一个单独的基因控制,此基因距离 Pendred 基因位点很近,而 Pendred 综合征是两个基因同时突变导致的结果,若只有其中之一突变可能仅导致听力损失并伴发一系列的耳蜗畸形现象。随着听力损失基因诊断技术的发展,越来越多的研究发现,大前庭水管综合征与 *SLC26A4* 基因突变有密切关系。利用基因诊断技术对 *SLC26A4* 基因以及可引起遗传性听力损失的缝隙连接蛋白 26 基因和线粒体基因(mtDNA)进行检测,不仅可以发现部分遗传性听力损失患者的致聋突变基因,而且可为有再生育要求的遗传性听力损失家庭提供产前诊断与咨询。

随着对 LVAS 的深入研究,不少学者发现除了常见的 *SLC26A4* 基因突变外,*FOXI1* 基因与 *KCNJ10* 基因突变也在该类患者中被检测到。因此,对于临床诊断为 LVAS 的患者,若未检出 *SLC26A4* 基因突变或仅检测出 *SLC26A4* 基因杂合突变,应该进一步筛选上述易感基因,明确患者的遗传基因。相关研究还在不断深入。

【临床表现】

大前庭水管综合征是一个具有典型临床特点的疾病,波动性听力下降和混杂有低频传导性成分的感音神经性听力损失是其特有的听力学表现,影像学检查是目前诊断前庭水管扩大的金标准。

1. 主要症状

(1)多数患者出生后听力正常。听力损失在婴幼儿期出现,表现为渐进性和波动性的听力下降,也有直到十几岁时才出现进行性感音神经性听力损失,少数在青春期或成年以后被发现。

(2)一般以突发性听力损失形式出现,也可呈缓慢的波动性听力下降、感音神经性听力损失。但也有对于 33 例大前庭水管综合征患者的研究发现,其中 31 耳有感音神经性听力损失的成分,8 耳还存在传导性听力损失的成分,随时间推移有 65% 出现进行性听力下降。

(3)听力损失多为双侧,听力损失的变化范围很大,从轻度到极重度不等,严重者可有言语障碍。有研究报告,如果患大前庭水管综合征而无其他耳蜗畸形,听力损失会比较严重,而且高频损失比低频重。但据临床观察发现,畸形程度与听力损失间无明确的相关性。

(4)大龄儿童或成年人会主诉耳鸣。耳鸣多为高调,也可为低调或不定声调的耳鸣。其强度不定,但与听力损失程度多无相关性。

(5)约 1/3 患者有前庭症状,可反复发作眩晕,也可有平衡障碍和共济失调症状。

(6)部分患者有明确的头部碰撞后诱发听力损失及加重的病史。

2. 体征 前庭水管扩大的患者一般无特殊的体征表现,如无伴发其他畸形,则精神、形体发育与外、中耳结构的发育均表现正常。

3. 听力学检查

(1)纯音听阈测试:一般为感音神经性听力损失。

(2)声阻抗:有助于判断中耳有无异常。

(3)听觉诱发电位:对不合作的婴幼儿可在服用镇静剂的情况下进行听性脑干反应检查和多频稳态反应检查或 40Hz 听性稳态反应检查。

(4)前庭功能检查:前庭双温试验示反应低下或无反应,但此项检查不适用于年龄较小的儿童。

4. 影像学检查 由于前庭水管体积过小并深埋于颞骨岩部之中,过去人们对此解剖结构了解甚少,但自从 HRCT 和三维重建在临床广泛应用以来,使我们有可能观察到前庭水管。1978 年 Valvassori 首先根据成人颞骨前庭水管的测量资料描述了前庭水管扩大的颞骨影像学表现,他在 3 700 例内耳标本中发现了 50 例有前庭水管扩大,其外口直径 >1.5mm。

(1)颞骨 CT 检查与影像学诊断标准:目前 CT 一直是诊断前庭水管扩大综合征的金标准。虽然前庭水管的影像学变化与扫描技术有关,但通常颞骨水平位 CT 基本能满足显示前庭水管外口的要求。最常见的影像学特点是远段外口呈漏斗状,狭窄的近段因容积效应问题不易被显影诊断。Valvassori 等于 1978 年提出了前庭水管扩大的影像学诊断标准:前庭水管外口与总脚或狭部后方中点的直径 >1.5mm 即可判断为前庭水管扩大。也有少数作者认为 CT 横断面外口宽度应 >2.0mm 才可诊断为前庭水管扩大。虽然在一定范围内对前庭水管外口的影像学诊断还有争议,其影像学诊断标准还有待于进一步深入研究。但从临床观察到的结果来看,一旦出现典型的临床症状并且前庭水管外口直径 >1.5mm,即可诊断为前庭水管扩大。应引起注意的是，由于存在解剖上的变异，前庭水管的影像学正常值范围还有待统一。

（2）颞骨MRI诊断技术的应用：由于CT只能显示前庭水管的骨性结构，不能显示内淋巴管和内淋巴囊，且临床上前庭水管扩大和内淋巴囊扩大并不总是一致，因此矛盾的临床表现对内耳疾病的CT诊断提出了挑战。近年随着MRI技术的深入研究和临床的推广普及，特别是因为该技术突出了软组织和液体信号，清楚地显示了膜迷路结构、内耳道内的神经以及小脑脑桥三角和内耳道内的重要小血管，使其在内耳的应用日益推广。特别是近年快速自旋回波序列（fast spin echo, FSE）的广泛应用，也使MRI的空间分辨率和信噪比明显提高，尤其是3D FSE T_2W 具有层厚薄和三维重建的特点，可充分显示内淋巴囊扩大患者的内淋巴管狭部以及内淋巴囊的骨内和骨外部分。因此，Hamsberger等于1995年提出了根据MRI结果作为前庭水管扩大的诊断标准，避免单纯依靠CT诊断产生的误差，完善了影像学的临床诊断。至1997年Dahlen等在总结既往的资料后提出，不论是CT显示的前庭水管扩大，还是MRI显示的内淋巴囊扩大，只要与临床症状相符都应该诊断为大前庭水管综合征。根据首都医科大学附属北京同仁医院听力门诊的经验，对疑有大前庭水管综合征的患者应综合颞骨CT和MRI的检查，其目的是能够有效地帮助临床医生提高临床诊断的准确性。

（3）颞骨影像学检查正常范围：通常颞骨轴位和冠状位CT扫描可以显示内耳和内耳道的畸形。一般而言，4~5张1mm厚的轴位断层图像即可帮助诊断是否有耳蜗畸形，如果CT扫描发现可疑异常，则有必要进一步行颞骨MRI检查。

1）CT正常的前庭水管直径为0.5~1.4mm，直径>1.5mm即可被诊断为前庭水管扩大。有报道前庭水管的直径可扩大达8mm。

2）约有25%的正常人在MRI上看不到内淋巴管和内淋巴囊，在可看到内淋巴管和内淋巴囊的人群中，横断面直径应小于1.5mm。

（4）三维重建与颞骨矢状位CT检查：有学者用计算机三维重建系统对前庭水管的宽度、长度和面积等进行了显像后测量。重建结果显示，前庭水管宽度与面积相关。刘中林等率先在国内报道了关于矢状位CT扫描的研究结果，发现理想的扫描线应完全平行于其平面，由于前庭水管的几何平面接近或平行于人体矢状面，因此斜矢状面最能反映前庭水管全长，此种扫描位置能比较准确地显示前庭水管复杂的解剖结构。但由于解剖的变异，也会有一些个体差异。由于大前庭水管综合征患者多为婴幼儿发病，直接进行斜矢状位扫描比较困难，因此限制了该投射面检查的临床推广应用，故目前临床上仍多选择颞骨水平位加冠状位HRCT。

【诊断与鉴别诊断】

1. 儿童听力损失的诊断原则与要点 对儿童的听力损失，必须要综合病史、症状、体征、听力学和影像学检查的各项结果进行综合分析，完成规范的儿童听力诊断程序，对儿童的听力损失作出正确的诊断并提供准确的治疗与干预方案。为准确地进行儿童听力损失的诊断和鉴别诊断，在儿童听力门诊的临床工作中应包括详细的病史调查和完整的听力学检查。

（1）病史回顾

1）家族史：家族史的调查包括家族成员的听力损失病史、家族中有无耳毒性药物过敏史以及耳毒性药物中毒史、父母是否为近亲结婚。

2）妊娠史：包括感染史、用药史、地方病史、有无先兆流产、羊水情况以及是否接触有害环境，尤其要注意询问妊娠早期的病史。

3）分娩史：要注意询问产程、分娩方式、新生儿评分，有无难产、早产，有无助产史等。

4）儿童疾病史：包括新生儿溶血等围生期疾病史、外伤史、感染史、用药史、特殊传染病接触史等。

5）伴随听力损失的其他病史：外耳与骨骼系统疾病、皮肤与色素相关疾病、眼病、先天性心脏病、肾病以及甲状腺疾病等。

（2）听力学评估

1）儿童行为测听：正常婴儿在出生后就可对大的声音出现行为反应，因此可利用不同年龄的发育特点，选择相应的行为测听方法，父母在测试过程中要与检查者进行良好的沟通，同时不能给予儿童任何暗示。

2）中耳功能检查：中耳功能测试的目的是检查儿童的中耳情况，为临床诊断和鉴别诊断提供准确的信息，为正确选择临床治疗方法提供帮助。

3）客观听力检查：由于儿童对主观测听技术的理解和配合有一定困难，因此利用客观听力检测技术可弥补相应不足，对蜗性和蜗后性听力损失的鉴别也具有重要价值。

4）语言能力评估：语言的发育使儿童的高级神经活动出现质变，对儿童言语测听有助于判定言语发育年龄和制订听力言语康复计划，并可用于干预措施实施情况的效果评估。

（3）身体检查

1）儿童发育情况评估：包括精神、智力、肢体、行为、言语及情感等方面的评估，必要时需与心理医师和儿科医师协同评估。

2）包括全身的常规检查和必要的专科检查（如眼科、骨科、内科、心脏外科和儿科等相关科室）。

2. 大前庭水管综合征的诊断原则与鉴别诊断

（1）发病时间：大前庭水管综合征导致的听力损失多发生在出生以后。

（2）听力下降：一般听力下降通常会有两种表现形式：

①伴随波动的进行性听力下降；②突然的听力下降，同时也可随头部外伤和脑脊液的压力变化而波动。主要表现为双耳发生的感音神经性听力损失，占全部病例的80%～91%，然而由于内耳第三窗畸形的存在，听力损失也可能包括传导的成分。

1）突发性听力下降是大前庭水管综合征听力损失的一个重要特征，当头部受到碰撞或剧烈活动后，就会突然发生听力下降，甚至多次发生。

2）听力损失也可能由不严重的疾病引起，如感冒、过度紧张和突然的大气压改变。

3）骨 - 气导差可存在于此综合征患者中，这种传导的成分常常被误认为是耳硬化症或中耳炎所致。

4）常有医师把大前庭水管综合征导致的波动性听力下降与梅尼埃病混淆。前者多呈现平坦或高频下降型听力损失,而梅尼埃病则以低频听力损失为主。

3. 部分患者会有明显的耳鸣和眩晕主诉,应注意与梅尼埃病鉴别　以突发性听力损失为首发表现的应注意与特发性突发性聋鉴别。

4. 可靠的 CT 和 MRI 检查是此病诊断的关键,同时基因检查可提供有价值的线索　值得注意的是,如果很小的头部外伤、大气压改变和体质变化就引起了儿童明显的听力损失,病因很可能是大前庭水管综合征。

一旦确诊儿童患有大前庭水管综合征就应及时告诉家长,孩子的听力情况可能会因某种原因突然恶化。要使他们提早做出现实的教育、治疗和康复的决定,更重要的是要让家长采取预防措施避免听力的进一步下降。

【治疗】

多年的研究发现,虽然大前庭水管综合征是一种先天发育障碍,但由于它所导致的听力损失多发生在出生以后,可突然发病,也可呈波动性或渐进性听力下降,而且 90% 以上表现为感音神经性听力损失,因此早期发现和积极治疗多是有效的。

1. 药物治疗　听力急剧下降时可采用药物治疗,尽可能地恢复听力,争取患儿有一个较长时间维持听力的阶段,这样对儿童的语言发育非常有益。

一般采用综合治疗方案,主要是改善内耳微循环代谢和细胞膜通透性,常用银杏叶提取物注射液、低分子右旋糖酐、葛根素以改善患者微循环,亦常配伍使用泼尼松或地塞米松。此外也有医师采用配伍能量合剂的方案,包括细胞色素 C、ATP 和辅酶 A 等,疗程一般在 3~4 周,多数患者听力能有一定的恢复,但也有部分患者难以达到发病前的听力水平。

2. 手术治疗　曾有学者尝试用手术的方法,如内淋巴囊减压术、内淋巴分流术等,目的是防止听力下降,但得到的结果并不理想。目前临床上已不倾向采用手术治疗方案。

3. 配戴助听器或进行人工耳蜗植入手术　对于应用药物治疗效果不佳者,可在系统治疗的基础上观察 3 个月,如果听力无好转迹象即可选配助听器,若配戴助听器无助于听力的改善,则应建议患者咨询人工耳蜗植入等事项。大量研究显示,人工耳蜗植入对因大前庭水管综合征导致的重度听力损失患者很有帮助,术后效果比较理想。此手术虽然不能治好患者本身的缺陷,但可以有效地重建听力,使患儿保持一个良好的听力水平。

4. 加强语言训练　根据患者的实际情况,应当酌情加强听力下降患儿的言语训练,使之在学语期能保持良好的实用听力,为言语训练创造条件。

大前庭水管综合征引起的听力损失是逐渐加重的。早期发现,早期诊断,采取积极的防范措施,可明显地延缓病情发展。虽然患儿出生后听力接近正常,处于疾病的亚临床期,但细心的父母可能会发现这种患儿说话较晚,口齿不清,上呼吸道感染或外伤后听力下降,但有时听力下降呈可逆性,容易被家长忽视。如能及时去医院耳科进行听力和平衡功能检查,则非常有助于此病的早期诊断。

【预防】

预防措施非常重要。应告诉家长,患儿的残余听力可能会因为某些因素而发生突然变化,家长要提早采取预防措施,避免听力的进一步下降。

最后,针对此病提出几点建议。

（1）突然出现听力下降时，应积极选用合理的药物配伍进行治疗。

（2）治疗无效时宜选配合适的助听器，助听器放大效果不佳时，宜综合评估患者的情况，必要时考虑人工耳蜗植入。

（3）在言语形成关键期，尽量保护残余听力，用治疗的手段进行干预，帮助患儿学好语言。

（4）尽量避免对抗性的体育活动，保护头部，避免外伤。

（刘　博）

参考文献

1. VALVASSORI G E, CLEMIS J D. The large vestibular aqueduct syndrome. Laryngoscope, 1978, 78: 723-728

2. KODAMA S, SANDO I. Postnatal development of the vestibular aqueduct and endolymphatic sac. Ann oto rhinol laryngol, 1982, 91(S96): 3-12

3. ZALZAL G H, TOMASKI S M, VEZINA L G, et al. Enlarged vestibular aqueduct and sensorineural hearing loss in childhood. Arch Otolaryngol Head Neck Surg, 1995, 121(1): 23-28

4. BAUMAN N M, KIRBY-KEYSER L J, DOLAN K D, et al. Mondini dysplasia and congenital cytomegalovirus infection. The Journal of Pediatrics, 1994, 124(1): 71-78

5. 雷雳, 韩德民, 于振坤, 等. 人胚胎期前庭水管生长发育模式分析. 中华耳鼻咽喉科杂志, 2003, 38(4): 275-478

6. 雷雳, 韩德民. 耳蜗基因治疗的实验研究. 听力学及言语疾病杂志, 2003, 11(4): 299-302

7. 雷雳, 韩德民. PDS 基因突变与前庭水管扩大综合征. 国外医学《耳鼻咽喉科学》分册, 2003, 27: 198-201

8. BALDWIN C T, WEISS S, FARRER LA, et al. Linkage of congenital, recessive deafness(DFNB4)to chromosome 7q31 and evidence for genetic heterogeneity in the Middle Eastern Druze population. Hum Mol Genet, 1995, 4(9): 1637-1642

9. COUCKE P, CAMP G V, DEMIRHAN O, et al. The gene for Pendred syndrome is located between D7S501 and D7S692 and a 1.7-cM region on chromosome 7q. Genomics, 1997, 40(1): 48-54

10. ABE S, USAMI S I, HOOVER D M, et al. Fluctuating sensorineural hearing loss associated with enlarged vestibular aqueduct maps to 7q31, the region containing the pendred gene. Am J med genet, 1999, 82: 322- 328

11. 赵亚丽, 王秋菊, 兰兰, 等. 大前庭水管综合征家系 SLC26A4 基因突变分析. 中华耳科学杂志, 2006, 4（ 4): 7

12. 戴朴, 韩东一, 曹菊阳, 等. 家族性大前庭水管患者的 PDS 基因型分析. 临床耳鼻咽喉科杂志, 2006, 20（ 4): 147-150

13. 韩冰, 戴朴, 戚庆炜, 等. 缝隙连接蛋白 26 基因相关性聋和大前庭水管综合征家庭的产前诊断和生育指导. 中华耳鼻咽喉头颈外科杂志, 2007, 42(9): 660-663

14. 廉能静, 诸小侬, 兰宝森, 等. 大前庭水管综合征 55 例报告. 临床耳鼻咽喉科杂志, 1995, 9(5): 293-294

15. LAI C C, SHIAO A S. Chronological changes of hearing in pediatric patients with large vestibular aqueduct syndrome. Laryngoscope, 2004, 114(5): 832-838

16. CAN I H, GOCMEN H, KURT A, et al. Sudden hearing loss due to large vestibular aqueduct syndrome in a child: should exploratory tympanotomy be performed. Int J Pediatr Otorhinolaryngol, 2004, 68(6): 841-844

17. 刘博, 刘中林, 廉能静, 等. 大前庭水管综合征的临床特点. 中国耳鼻咽喉头颈外科, 2004, 11(4): 213-215

18. 刘博, 刘铤, 兰宝森, 等. 儿童波动性听力下降及眩晕与大前庭导水管综合征. 中国耳鼻咽喉头颈外科杂志, 1994, 1(2): 2-4

19. FUJITA S, SANDO I. Postnatal development of the vestibular aqueduct in relation to the internal auditory canal computer aided three dimensional reconstruction and measurement study. Ann oto rhinol laryngol, 1994, 103(9): 719-722

20. VALVASSORI G E, CLEMIS J D. The large vestibular aqueduct syndrome. Laryngoscope, 1978, 78: 723-728

21. HAMSBERGER H R, DAHLEN R T, SHELTON C, et al. Advanceds techniques in magnetic resonance imaging in the evaluation of the large endolymphatic duct and sac syndrome. Laryngoscope, 1995, 105(10): 1037-1042

22. 刘中林, 兰宝森, 廉能静, 等. 前庭水管扩大的 CT 研究. 中华放射学杂志, 1998, 32(4): 268-270

23. 杨伟炎, 张素珍, 赵承军, 等. 95 例大前庭水管综合征临床分析. 中华耳鼻咽喉科杂志, 2003, 38(3): 191-194

24. MIYAMOTO R T, BICHEY B G, WYNNE M K, et al. Cochlear implantation with large vestibular aqueduct syndrome. Laryngoscope, 2002, 112: 1178-1182

25. 韩德民, 赵啸天, 李永新, 等. 人工耳蜗在前庭水管扩大患者中的应用. 中华耳鼻咽喉科杂志, 2003, 38（ 2): 108-110

26. 王秋菊, 杜婉. 大前庭水管综合征的诊断与遗传咨询. 听力学及言语疾病杂志, 2016, 24(6): 630-635

27. 刘铤. 内耳病. 北京: 人民卫生出版社, 2006

二、前半规管裂和外淋巴漏

内耳第三窗口异常是内耳骨质缺损,使内耳与中耳和/或颅腔异常交通。正常情况下,内耳和中耳通过前庭窗(第一窗)和蜗窗(第二窗)窗膜相隔。第三窗口病变可发生在多个解剖位置,包括前半规管、后半规管和外半规管、前庭水管和耳蜗前庭阶等。出现内耳第三窗异常的病因包括特发性裂开、感染、炎症、肿瘤、颅内压增高、创伤、手术、先天性畸形和骨异常等。由于第三窗损失声能,会产生低频听力骨-气导差,出现"假性传导性"听力损失,纯音听阈测试显示气导降低和骨导增强。前庭功能障碍表现为强声或压力增加,出现眩晕和眼震(Tullio 现象和 Hennebert 征)。颞骨 HRCT 是评估第三窗口最重要的成像方法,对准确诊断和临床干预至关重要。本节重点介绍两种常见的内耳第三窗病变:前半规管裂和外淋巴漏。

(一)前半规管裂

Minor 等于 1998 年首次报道了以强声刺激、中耳压力或颅内压改变诱发的眩晕、耳内震动感及慢性平衡紊乱。诱发眼震方向与前半规管平面一致,颞骨薄层 CT 显示,前半规管顶部骨质部分缺损,经颅中窝径路手术探查证实前半规管顶裂,且经前半规管缺损封堵后患者症状缓解。

前半规管裂是前半规管和颅中窝之间的内耳"第三窗"或"第三开口"的局部骨质缺损,强声刺激或外耳道中的压力变化或 Valsalva 动作时致颅内压改变,从而引起阵发性眩晕和平衡失调。患者还可能出现自听过强、听觉过敏、波动性耳鸣和听力下降。磁性巩膜线圈可以记录到患者在强声或压力时出现垂直和扭转的眼球运动。临床上将这一组症状称之为前半规管裂综合征(superior semicircular canal dehiscence syndrome,SSCDS)。

【流行病学特点】

SSCDS 患者在一般人群中的发病率尚无确切数据,近期一多学科眩晕诊疗中心大样本研究报告显示,在其 17 000 余例眩晕与头晕病例中,SSCDS 所占比例不到 1%。SSCDS 可见于任何年龄段人群,但以中年人居多,目前报道的最小年龄为 13 岁,最大为 78 岁。无明显性别差异。

【病因与发病机制】

1. 前半规管顶部骨质先天发育不全 尽管该综合征的首次发病通常在成年期,仍怀疑先天异常是致病基础。近 1/3 的患者双侧前半规管上方半圆形管的骨质变薄,且可于儿童期出现症状。很多患者 CT 可见双侧前半规管顶部骨质缺损,即使是单侧缺损,对侧的骨质也往往变薄。Hirvonen 等发现正常人前半规管顶的骨质平均厚度为(0.67±0.38)mm,而 SSCDS 患者健侧的平均厚度为(0.31±0.23)mm,明显薄于正常人。因此目前大多数学者都认同前半规管顶部骨质发育不良的病因假说。尽管在幼儿 CT 中发现解剖学裂开的患病率很高,考虑与先天性异常有关,但从童年或青少年开始发病很少报道,更少的患者接受了手术修复,这提示 SSCDS 是渐进性的,但促使病变进展的真正原因尚不清楚。

2. 获得性疾病 例如,多种原因导致的低强度颅脑创伤(运动、潜水、军事活动等),前半规管顶薄弱,易因颅脑外伤而破裂,或由于颞叶、脑膜压迫前半规管表面的薄层骨质,而被吸收。再者,老年患病率偏高也支持获得性疾病,而非单纯先天性疾病。

3.内耳第三窗理论 前半规管裂为迷路中的第三个活动窗口,第三窗模型不仅有临床支持,包括通过堵塞和密封骨缺损可使症状改善或消失,也被实验支持。耳蜗前庭系统有两个功能窗:前庭窗——允许声波通过镫骨足板到内耳前庭阶,负责调节内耳声音传入;蜗窗——涉及声音和机械能量从内耳的鼓阶释放出来。这是一个封闭的液压系统,通过镫骨进入前庭窗的声压通常在弹性蜗窗处消散。前半规管裂提供了一个新的低阻抗通路,压力进入前庭窗,通过迷路而不是耳蜗消散。前半规管裂即在前庭窗和蜗窗之外,出现了"第三个活动窗"。内耳生物力学的这一变化扰乱了内淋巴的正常流体力学模式,内耳水动力系统的稳定性改变,使内淋巴过度运动。

内耳第三窗的临床表现可以通过以下机制解释。

(1)中耳强声经耳蜗的水声波传遍整个迷路,激活前庭系统,前半规管壶腹毛细胞受刺激,诱发眩晕和眼球运动。此外,颅内压也可以通过前半规管裂隙,刺激前庭末端器官,最后蜗窗将压力释放。

(2)内耳的压力传递可导致骨缺损处的膜管向外凸出到颅中窝侧。当膜迷路向外膨胀时,受干扰的内淋巴运动引起前半规管嵴帽的离壶腹偏移,大脑将其视为身体运动,从而导致前庭症状。颅内压波动或外、中耳负压可能导致膜管向内膨胀,与随之出现嵴帽向壶腹偏移。

(3)前庭窗和前半规管裂之间也可存在压力梯度,引起前半规管壶腹部内淋巴的流动,引起眩晕和眼震,对应于前半规管的兴奋或抑制。由大声、外耳道加压或捏鼻鼓气引起的压力梯度在壶腹引起兴奋性反应。相反,颅内压升高或屏气、外耳道负压引起壶腹抑制性反应。在正常人,镫骨的运动在前庭器官内只引起较小的体积变化,"第三窗"的出现,使内耳体积和压力异常传导,在前庭末梢形成巨大的感觉偏差是前庭肌源性诱发电位高振幅、低阈值的原因。

(4)内耳的顺应性增加导致传导性听力损失和波动性耳鸣。前半规管的异常开放可能减弱镫骨足板运动产生的能量传递,导致空气传导到耳蜗的声音减少,出现听力损失。而对于骨导,情况恰恰相反:前半规管裂的低阻抗使骨导声音通过迷路进入内耳的外淋巴,外淋巴与耳蜗的自由沟通致骨传导的声音好于正常情况。这种"骨导过敏症"表现为自声过强(听到自己的声音过大或扭曲)、波动性耳鸣,甚至可听见眼球运动、脚步声、咀嚼声甚至肠蠕动声等。听力学检查显示低频的气 - 骨导差,且有特征性的骨导负阈值,镫骨肌反射存在,不同于其他镫骨或听骨链固定的传导性听力损失。

除了前半规管裂,后半规管、外半规管、前庭水管、面神经管、内耳道以及颈动脉管等出现的第三窗病变均可产生类似SSCDS的症状。

【临床表现】

SSCDS患者多为单侧发病,表现形式不一。主要症状可有以下几种结合症状:声音和压力引起的眩晕、慢性失衡、自声过强、耳闷胀感、搏动性耳鸣和听觉过敏等。有些患者可仅表现有前庭症状,有些患者可仅表现耳蜗症状,主要表现为传导性听力损失,可伴自声过强。

SSCDS 的表现症状及程度与前半规管裂口的大小有关,裂隙大的患者(大于 2.5mm)既有前庭症状又有听力下降。而裂隙小的患者只有前庭症状或只有耳蜗症状。此外,前半规管裂隙的位置和临床表现无关。

1. 前庭系统的症状与体征　多数患者有前庭症状,可分为急性或慢性前庭症状。

(1)急性前庭症状最常见:强声刺激或外耳道、中耳压力变化(如 Valsalva 动作)、颅内压改变(如咳嗽、喷嚏、体位改变等)时引起眩晕、垂直旋转性眼震、头位倾斜,常于头部晃动或咳嗽、打喷嚏、擤鼻涕时触发。

(2)慢性前庭症状:慢性平衡失调和振动幻视,其中慢性失衡最常见,许多 SSCDS 患者经常述说有"头蒙"的感觉,这可能与前庭对注意力和认知的影响有关。也可见站立不稳、易倾倒等平衡功能紊乱症状。

(3)少见症状:约 20% 的患者在前半规管平面内有头部运动,以及听到响亮声音时表现出不均匀的垂直头部运动,这些运动也发生在后半规管的平面上。前庭对控制头部运动的肌肉的影响可以解释一些 SSCDS 患者的颈部肌肉拉伤。

2. 听力学表现及检查　通常表现为进行性听力下降,常表现为低频传导性听力损失。但听力损失在一段时间内亦可没有明显的变化,有时也可表现为外伤后听力突然下降。约 1/4 的 SSCDS 患者诉有骨导听觉过敏相关症状,多表现为自声增强,如患者不能耐受自己说话的声音而不敢大声讲话和唱歌,或不能耐受外界噪声,还有患者因对声音刺激敏感而不敢用患耳接听手机。有些患者能听到自己心脏跳动的声音,表现为与脉搏同步的搏动性耳鸣,感觉自己咀嚼声过响,能听到自己的脚步声、心跳声、眼球运动的声音(眨眼声)、肠蠕动声,甚至可听到关节运动的声音等。一些患者尚可表现有耳闷胀感。SSCDS 患者的自声增强为持续性,但不能感受到自己呼吸声音,不同于咽鼓管异常开放的患者。

听力学检查常规行纯音听阈测试和声导抗检查。典型的 SSCDS 其纯音听力多表现为低频(250~1 000Hz)传导性听力损失及超常骨导阈值,由于患者气导听力下降而骨导听力增强,甚至骨导听阈呈负值,从而存在有较大的气-骨导差,而低频鼓室导抗图正常和镫骨肌声反射存在,Weber 试验(256Hz)偏向患侧,Rinne 试验阴性。气-骨导差可随着前半规管开裂长度增加而加大,这经过模拟前半规管裂试验预测和验证。但有些 SSCDS 患者也可表现为感音神经性听力损失或混合性听力损失。

骨导听阈下降(即听力提高),骨导听阈常低于 0dB,气导听阈正常或提高(即听力下降),因而无论气导听阈是否正常,在低频部分均可出现明显的气-骨导差。在许多患者中,这些频率下的骨传导阈值为负或优于正常。然而,为了捕获这一点,必须适当地校准听力计,并且听力师需要意识到需要测试低于 0dB 听力水平的骨传导阈值。通常可以确定骨传导负阈值的临床评估是 Weber 音叉测试,音叉因骨传导性过敏症(即负阈值)可在患耳中听到较大响声。有时,当放置在内踝或其他远端骨突出部位时,可以在患耳中听到音叉声音。

临床上部分患者可表现为进行性听力下降,纯音测听结果呈低频传导性听力损失,Weber 试验偏向患侧,Rinne 试验阴性,声导抗测试表现为鼓室图和镫骨肌声反射正常,这类患者临床上容易被因"不明原因"的传导性听力损失被怀疑先天性听骨链畸形而行鼓室探查术或疑为"耳硬化症"而行镫骨足板切除术或人工镫骨手术,而术后症状和体征却没有变化。然而耳硬化症可与SSCDS共存,症状可表现得并不典型。

耳蜗电图多被用来测试是与梅尼埃病相关的膜迷路积水,也有人用该技术来帮助诊断SSCDS,同时监测手术过程中半规管裂修补状况。有研究发现SSCDS患者持续存在总和电位(SP)与动作电位(AP)之比升高,且该异常在前半规管裂堵塞手术后可得到纠正。虽然结果尚未与术后听力结果相关,但在手术期间经常观察到SP的快速上升等变化,并且可能反映了手术期间内耳生物力学的变化。虽该测试用于SSCDS诊断和术中使用的临床效果仍在观察中,但耳蜗电图似乎反映了第三个活动窗的存在,类似于其他诊断测试。

3. 前庭功能检查 SSCDS患者安静时无自发性眼震。当强声、外耳道给予正压或增加中耳压力、捏鼻鼓气时能观察到慢相向上、向健侧的垂直旋转性眼球运动。而当外耳道给予负压、吸气后屏气或压迫颈静脉时,眼球运动的慢相向下扭转至患侧。眼球运动的平面在前半规管所在的平面,即眼球为垂直旋转性眼震。外耳道加压或给强声刺激,在大多数患者中可诱发垂直或旋转性眼震。强纯音刺激,用500~2 000Hz纯音分别刺激患者左右耳,强度为100~110dB HL,持续时间为5s,如诱发出眩晕、眼震或头部运动即为强声刺激阳性。

前庭诱发的肌源性电位是肌电位反射测试,被认为反映了球囊(cVEMP)或椭圆囊(oVEMP)的功能。在SSCDS中,这些测试通常是异常的,而且声音或振动刺激引起肌源性电位特别敏感。SSCDS患者的cVEMP检测相对于正常人通常反应阈值较低(小于70dB,短纯音),cVEMP阈值结果诊断SSCDS的灵敏度和特异度可达到80%~100%。而oVEMP振幅增大,其灵敏度和特异度可大于90%。SSCDS患者通常cVEMP反应阈值低于正常阈值以及oVEMP波幅明显增大,对SSCDS有较好的诊断价值,是SSCDS诊断的重要组成部分,尤其是oVEMP对诊断SSCDS及手术中确诊前半规管裂有较好的特异度和灵敏度。因此,VEMP可作为一项必要的诊断手段。

4. 影像学检查 薄层、多平面颞骨CT扫描在诊断SSCDS具有较大价值,可以有效避免误诊、漏诊,提高疾病检出率。CT层厚对SSCDS的发现和诊断非常关键,常规颞骨CT由于分辨率较低(1~2mm)容易将前半规管表面薄层骨片误认为前半规管裂,因而其诊断的特异度较低,颞骨HRCT的特异度和阳性预测率较常规颞骨CT明显提高。其层厚应小于1mm,最好在0.625mm以下,且应在前半规管多平面重组,可有效显示前半规管表面是否有骨质缺损以及裂隙的具体位置和大小,为手术提供准确定位,其诊断的准确性要优于水平位、冠状位图像,否则SSCDS难以被发现或出现假阳性结果(图3-2-10)。

CT检查是SSCDS的重要诊断特征,但是它不足以用于诊断并且可能误导医师。由于体积平均和其他因素,CT成像仍然会出现假阳性。此外,许多具有开裂的CT证据的患者是无症状的,可能反映了非弹性硬脑膜在通过一些骨性开裂预防压力传递中的保护作用。因此,除了CT成像的开裂之外,患者还必须具有与第三活动窗的综合征和生理证据一致的症状。

磁共振成像(MRI)也可用于SSCDS的诊断与评价,研究发现其对于诊断SSCDS也非常有用。Browaeys等研究与CT检查相比,MRI的灵敏度为100%,特异性度96.5%,阳性预测率为61.1%,阴性预测率为100%。

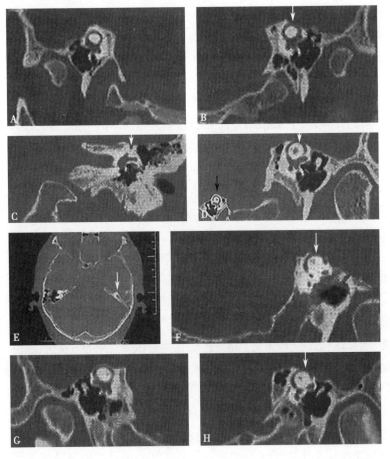

图 3-2-10 颞骨 HRCT 同时行前半规管重建所见

A. 右侧前半规管表面骨质完整；B. 左侧前半规管近颅中窝有 3mm 的骨质缺损；C. 常规颞骨冠状位 CT 示左前半规管表面骨质缺损（箭头）；D. 颞骨 HRCT 同时行前半规管重建显示左前半规管表面近颅中窝有 3.5mm 的骨质缺损（白箭头），右前半规管表面骨质完整（黑箭头）；E. 常规颞骨水平位 CT 示前半规管近颅中窝处骨质缺损（箭头）；F. HRCT 伴前半规管重建示左前半规管表面弓状隆起处 2mm 骨质缺损同时伴有左中耳乳突炎症（箭头）；G. HRCT 伴前半规管重建示右侧前半规管表面薄层骨质覆盖；H. HRCT 伴前半规管重建示显示左前半规管表面近颅中窝有 4.5mm 的骨质缺损（箭头）。

【诊断】

当患者出现由声音或压力引起的眩晕及眼球震颤，眼球运动与前半规管在同一平面上，是 SSCDS 经典的特征，这时应高度怀疑 SSCDS。在临床表现相符时应进行颞骨高分辨率 CT 检查加以证实，并同时排除中耳病变。由于颞骨 CT 诊断 SSCDS 具有一定的假阳性率，且许多患者颞骨 CT 显示有前半规管裂，但并未都表现有 SSCDS 症状，CT 结果阴性可以排除本病。因此，只有具备典型症状、体征及 CT 表现方能诊断 SSCDS。

在既往的研究中，SSCDS 的诊断都是基于前庭和听觉症状以及 CT 成像的证据。在大多数研究中，VEMP 阈值也被用作诊断工具，但不是统一认可的，并且在许多研究中它们不是强制用来诊断 SSCDS。2021 年，Bárány 学会针对 SSCDS 出版了最新的专家共识文件，其诊断标准如下：

1. 以下症状中至少存在一个，且与内耳第三窗病变一致：

（1）骨传导亢进；

（2）声音诱发的眩晕和 / 或与刺激时间同时程的振动幻视；

（3）压力诱发的眩晕和 / 或与刺激时间同时程的振动幻视；

（4）搏动性耳鸣。

2. 至少存在下列体征或检查中的一项阳性结果,表明内耳有非固定性"第三窗":

（1）声音,中耳压或颅内压的变化诱发受累前半规管兴奋或抑制,产生相应眼震;

（2）纯音测听显示低频骨传导阈值呈负值;

（3）VEMP 反应增强（低 cVEMP 阈值或高 oVEMP 振幅）。

3. 颞骨 HRCT 与多平面重建显示前半规管骨质裂开。

4. 排除其他前庭疾病。

【鉴别诊断】

1. 耳硬化症 本病易与耳硬化症混淆。文献报道部分 SSCDS 患者曾首先诊断为耳硬化症,经镫骨手术或鼓室探查术发现中耳及听骨链正常且术后传导性听力损失无好转时才考虑到前半规管裂可能,因此临床诊断耳硬化症者术前应行声反射、VEMP 及薄层颞骨 HRCT。耳硬化症者声反射不能引出,VEMP 阈值高于正常或不能引出,且颞骨 CT 未发现前半规管骨裂。

2. 偏头痛 偏头痛也可引起类似 SSCDS 的临床表现,但两者治疗方法不同。在进行手术之前,控制偏头痛对于避免术后偏头痛恶化以及辨别不太可能通过手术来缓解的症状至关重要。最近研究显示偏头痛患者比无偏头痛患者（包括术后）有更严重的头晕障碍。

3. 咽鼓管异常开放 咽鼓管异常开放患者也可伴有自声增强、语音失真和搏动性耳鸣,但患者在仰卧位时可听到自己呼吸声音（即呼吸性自声增强）,且症状可缓解。然而 SSCDS 中呼吸性自声增强并不见见,但有一半的 SSCDS 患者在仰卧时可能会出现症状缓解。

4. 岩上窦压迹 在 SSCDS 的 CT 诊断过程中,应当注意与岩上窦压迹鉴别。因为部分人的前半规管顶壁上可有岩上窦通过,其在 CT 图像上典型的表现为深浅不一的压迹。在这部分人中,如果压迹和前半规管之间骨质层较厚或压迹较浅,常规横断面结合冠状面图像对其诊断并不困难。目前高分辨率 CT 的分辨率已经达到了亚毫米级,但是由于部分容积效应的影响,在其常规的横断面和冠状面图像上还是很容易将其与 SSCDS 相混淆。与常规横断面及冠状面图像相比,利用 MPR 重组的前半规管最大层面的图像可提供更多信息（可以显示整个骨性前半规管形态）,再加上高密度的耳囊骨（其 CT 值为 1 800～2 000HU）与周围低密度的脑组织及内／外淋巴（其 CT 值为 0～40HU）之间形成的典型对比,所以对于厚度低于 0.1mm 的听囊骨也能较好地显示。在其 MPR 图像上可见岩上窦压迹下面延续的骨质,而在常规的横断面和冠状面图像上,常显示为骨壁缺损,因此利用 MPR 技术可以将其与 SSCDS 区分开,大大提高了诊断的特异性和阳性预测值。

【治疗】

SSCDS 的治疗选择取决于患者的症状程度,如仅有偶发症状或症状较轻微者可采取保守治疗;对于症状较重者、伴有明显功能障碍者、保守治疗难以奏效者,且严重影响到患者的正常学习、工作和生活时,可考虑手术治疗。SSCDS 儿童选择手术治疗应慎重,因 3 岁以下儿童的前半规管可能仍处于发育过程之中,应予以观察及保守治疗包括试配助听器。双侧 SSCDS 在选择手术治疗时,应先选择有症状一侧或症状较重一侧手术。

1. 保守治疗 症状轻微者应保守治疗。保守治疗措施包括避免诱因、药物治疗、和前庭康复。可通过避免诱发眩晕的相关因素（如大声叫喊、Valsalva 动作等）,避免耳部和头部外伤,避免外界噪声,预防上呼吸道感染,低盐饮食等保守治疗起到延缓病情加剧的作用。对于合并前庭功能损伤的患者可以给予前庭康复训练。目前 SSCDS 尚无高证据级别的药物治疗建议,临床常采用前庭功能抑制剂、前庭功能代偿药物等对症治疗。当患者症状严重且严重影响正常工作生活时,应建议其行手术治疗。

2. 手术治疗 手术治疗的适应证为临床症状明显且无法耐受、严重影响患者的生活质量,如自声增强明显或眩晕严重影响日常生活的患者。

手术的目标是消除内耳第三窗而达到治疗目的,通常经颅中窝径路(可内镜辅助)或经乳突径路行前半规管裂管腔填塞术或修复术。旨在通过封闭裂口和 / 或堵塞半规管来缓解患者症状。

经颅中窝径路前半规管裂堵塞修补术目前仍被视为治疗 SSCDS 的标准术式。该径路优点是对前半规管顶部缺损暴露清晰、视线直观、易于对病变进行处理。带角度的内镜可以经颅中窝径路扩大可视角度利于完全堵塞。缺点是需开颅手术,手术创伤较大、时间较长,发生手术并发症的潜在风险较大。

目前更趋于采用经乳突径路手术。一些学者采用经乳突径路前半规管裂堵塞修补术取得较好的治疗效果。该径路方法相对简单,手术及住院时间短、并发症少、再手术率亦较低、效果明显,当前半规管裂口位于岩上窦附近或靠近管总脚附近时,乳突径路为首选径路。近来系统评价建议采用经乳突径路前半规管裂堵塞术。缺点是不能通过手术来验证半规管裂的具体位置和大小,从而有可能在开裂的任何一侧堵塞不足。同时要求乳突气化良好,而且只能行管腔填塞术,不能行管腔修复。当患者存在乳突硬化和板障低垂时乳突径路难度较大。也有学者认为可以通过提升硬脑膜并使用内镜确保充分堵塞裂口来避免乳突径路的不足。

有些学者尝试采用经外耳道径路行蜗窗组织加固:蜗窗龛封堵术(round window niche occlusion)或蜗窗封固术(round window reinforcement),阻塞蜗窗可以部分地抑制"第三移动窗"效应。可分别用骨蜡、肌肉和筋膜进行三层封闭加固蜗窗,或同时将筋膜放置于镫骨足板周围,获得了很好的短期效果,这类手术尤其适于伴有明显听觉过敏的患者。但蜗窗加固仅为 SSCDS 提供了暂时的缓解,并且有报告术后听力损失和耳鸣。这种暂时缓解是否由听力减少或其他一些机制引起还有待确定,且该术式的起效机制尚无定论。

手术径路及术式的选择可依据患者的颞骨解剖特点和手术医师的手术经验与技巧而定,经颅中窝径路和经乳突径路在症状缓解方面都表现出很高的成功率。近期 Gioacchini 等通过对 20 项研究 150 例手术病例的系统评价显示,前半规管裂修补术包括堵塞术、覆盖术及堵塞加覆盖术的总成功率达 94%,各种术式的成功率及并发症发生率无明显的差别。目前更趋于采用经乳突径路手术。此外,接受 SSCDS 再次手术的患者成功率常低于初次手术。

3. 手术后疗效 一般在手术后,患者自声增强、头晕与整体健康相关的生活质量可得到明显改善。这与消除第三窗有关,术后 cVEMP 阈值、oVEMP 振幅、SP/AP 及低频听阈气 - 骨导差可变为正常。大约 1/3 的患者有暂时的前庭功能减退。据报道,多达 25% 的患者出现良性阵发性位置性眩晕。约 25% 患者术后可出现高频感音神经性听力损失。

Ossen ME 等评估不同手术治疗后效果发现,通过不同径路进行堵塞和覆盖术后,均可缓解大多数病例的症状，如噪声引起的眩晕，同时大多数患者的不稳症状也可得到改善或消退。经颅中窝径路行堵塞＋覆盖术及蜗窗加固，可显著降低耳内饱满感、显著改善自声增强症状。经乳突径路行堵塞术可缓解骨导听觉过敏症状。经外耳道径路的蜗窗加固后，可减轻耳鸣，保护听力。

尚无文献比较不同手术技术对前庭-眼反射（VOR）增益的影响。然而，有文献表明通过颅中窝堵塞结合覆盖术可导致 VOR 增益显著降低，以致前半规管的功能减退以及外半规管功能暂时性丧失。

（徐开旭　胡荣义）

参考文献

1. MINOR L B, SOLOMON D, ZINREICH J S, et al. Sound and/or pressure-induced vertigo due to bone dehiscence of the superior semicircular canal. Arch Otolaryngol Head Neck Surg, 1998, 124: 249-258

2. ADDAMS-WILLIAMS J, WU K, RAY J. The experiments behind the Tullio phenomenon. J Laryngol Otol, 2014, 128: 223-227

3. HIRVONEN T P, WEG N, ZINREICH S J, et al. High-resolution CT findings suggest a developmental abnormality underlying superior canal dehiscence syndrome. Acta Oto-Laryngologica, 2003, 123: 477-481

4. DIAZ M P, LESSER J C C, ALARCÓN A V. Superior semicircular canal dehiscence syndrome-diagnosis and surgical management. Int Arch Otorhinolaryngol, 2017, 21(2): 195-198

5. GRIESER B J, KLEISER L, OBRIST D. Identifying mechanisms behind the Tullio phenomenon: a computational study based on first principles. J Assoc Res Otolaryngol, 2016, 17: 103-118

6. SHUMAN A G, RIZVI S S, PIROUET C W, et al. Hennebert's sign in superior semicircular cana ldehiscence syndrome: a video case report. Laryngoscope, 2012, 122(1): 412-414

7. NIESTEN M E F, STIEGER C, LEE D J, et al. Assessment of the effects of superior canal dehiscence location and size on intracochlear sound pressures. Audiol Neurootol, 2015, 20: 62-71

8. ARTS H A, ADAMS M E, TELIAN S A, et al. Reversible Electrocochleographic abnormalities in superior canal dehiscence. Otol Neurotol, 2009, 30: 79-86

9. YU Y F, ZHANG Y B, DAI C F, et al. Use of the loud sound stimulation test in diagnosis of semicircular canal dehiscence syndrome. Eur Arch Otorhinolaryngol, 2011, 268: 513-518

10. ZUNIGA M G, JANKY K L, NGUYEN K D, et al. Ocular versus cervical VEMPs in the diagnosis of superior semicircular canal dehiscence syndrome. Otol Neurotol, 2013, 34: 121-126

11. 戴春富, 沙炎, 迟放鲁, 等. 上半规管裂综合征的诊断. 中华耳鼻咽喉头颈外科杂志, 2008, 43: 27-31

12. ELMALI M, POLAT A V, KUCUK H, et al. Semicircular canal dehiscence: frequency and distribution on temporal bone CT and its relationship with the clinical outcomes. Eur J Radiol, 2013, 82: 606-609

13. BROWAEYS P, LARSON T L, WONG M L, et al. Can MRI replace CT in evaluating semicircular canal dehiscence. Am J Neuroradiol, 2013, 34: 1421-1427

14. CARTER M S, LOOKABAUGH S, LEE D J. Endoscopic-assisted repair of superior canal dehiscence syndrome. Laryngoscope, 2014, 124: 1464-1468

15. ZIYLAN F, KINACI A, BEYNON A J, et al. A comparison of surgical treatments for superior semicircular canal dehiscence: a systematic review. Otol Neurotol, 2017, 38: 1-10

16. CHILVERS G, MCKAY-DAVIES I. Recent advances in superior semicircular canal dehiscence syndrome. J Laryngol Otol, 2015, 129: 217-225

17. SILVERSTEIN H, KARTUSH J M, PARNES L S, et al. Round window reinforcement for superior semicircular canal dehiscence: a retrospective multi-center case series. Am J Otolaryngol, 2014, 35: 286-293

18. WARD B K, VAN DE BERG R, VAN ROMPAEY V, et al. Superior semicircular canal dehiscence syndrome: Diagnostic criteria consensus document of the committee for the classification of vestibular disorders of the Barany Society. J Vestib Res, 2021, 31(3): 131-141

19. GIOACCHINI F M, ALICANDRI-CIUFELLI M, KALECI S, et al. Outcomes and Complications in Superior Semicircular Canal Dehiscence Surgery: A Systematic Review. Laryngoscope, 2016, 126: 1218-1224

20. OSSEN M E, STOKROOS R, KINGMA H, et al. Heterogeneity in Reported Outcome Measures after Surgery in Superior Canal Dehiscence Syndrome-A Systematic Literature Review. Front. Neurol, 2017, 8: 347

（二）外淋巴漏

1962 年，Farrior 报道了镫骨切除术后导致的外淋巴漏（perilymphatic fistula，PLF）。当时认为 PLF 是一组手术相关的医源性疾病，随后研究发现头颅外伤、中耳或内耳疾病、内源性或外源性的气压伤等均可能为 PLF 的病因，部分未能找到病因的 PLF，称之为自发性 PLF或特发性 PLF。该疾病临床表现多样，可表现为突发的或渐进的听力下降、眩晕、耳鸣、耳闷胀、平衡障碍。与一般的感音神经性听力损失及眩晕相比，PLF 患者通过外科手术封闭瘘口可极大改善听力，并减轻患者眩晕症状。对于该疾病的诊断需要综合临床表现和辅助检查，如前庭功能检查、听力学检查、影像学检查等。虽然已经有大量关于外淋巴漏的临床和实验研究，但至今有关 PLF 的诊断、治疗以及是否存在自发性 PLF 仍无定论。

PLF 是充满液体（外淋巴）的内耳与充满空气的中耳和乳突或颅腔之间的异常连通，是由声音和压力共同引起的眩晕综合征。PLF 可能位于蜗窗或前庭窗、骨迷路的微裂缝和异常的镫骨足板，并且可能在头部创伤、气压伤、慢性炎症或耳囊裂开后发生。通过手术探查可发现外淋巴与中耳或乳突之间存在瘘口。

【流行病学特点】

PLF 在人群中的发病率为 1/10 万。PLF 最初是在一个多世纪以前提出，但对关于其流行病学、自然病史、管理甚至关于其是否存在引发了长期争论。PLF 患者可见于任何年龄段人群，儿童 PLF 近 50% 的患耳存在先天性中耳异常。Foster 回顾 2009—2015 年的病例，确定了 11 名 PLF 患者，年龄为 36～55 岁，其中 5 名女性和 6 名男性。

【病因与发病机制】

外淋巴漏常见病因分先天性、外伤性及医源性等，也有不少病例缺乏明确病因，称之为自发性 PLF 或特发性 PLF。成人中双侧和单侧 PLF 的发生可能取决于施加于中耳或内耳的压力水平。儿童中双侧受累的比例显著高于成人，并且在大多数情况下与中耳和 / 或内耳的畸形有关。镫骨畸形是儿童中最常见的先天性中耳异常，可分为 3 种类型：①Ⅰ型，镫骨的前脚缺失，而后小腿正常；②Ⅱ型，单脚镫，其中单个小腿位于镫骨足板中间；③Ⅲ型，后小腿正常，但前小腿位于镫骨足板的中间（图 3-2-11）。

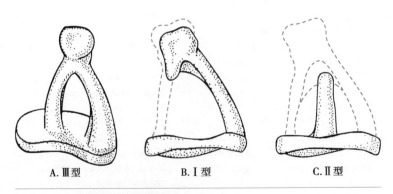

图 3-2-11　三种类型的镫骨畸形
A. Ⅲ型，后小腿正常，但前小腿位于镫骨足板的中间；B. Ⅰ型，镫骨的前脚缺失，而后小腿正常；C. Ⅱ型，单脚镫，其中单个小腿位于镫骨足板中间

PLF的病因可按先天性和后天性分类如下：

1. 先天性病因

（1）内耳骨性包囊的孤立缺损：镫骨足板漏，蜗窗畸形，内耳道的筛状板缺损，窗前裂未闭，岩大神经管裂孔畸形等。

（2）先天性PLF伴颞骨或颅外畸形：Mondini型内耳发育不全，蜗小管宽大而开放，前庭小管扩大，先天愚型等。

2. 后天性病因

（1）创伤性：中耳和内耳直接穿通伤，闭合性头颅外伤或头颅顿挫伤，耳创伤，气压伤。

（2）医源性：中耳或乳突手术直接损伤或通过听骨链间接损伤镫骨。

（3）侵蚀性：胆脂瘤、恶性肿瘤或梅毒侵犯内耳骨性包囊。

（4）特发性：原因不明，无外伤、气压创伤史、耳部手术史，由于中耳或蛛网膜下腔（脑脊液）压力的急剧变化，如用力擤鼻、大便、剧烈咳嗽，从事需用力屏气的体力劳动（如抬举重物等）引起。

外淋巴腔是一个开放的腔，外淋巴经蜗水管和内耳道的血管、神经周围间隙与蛛网膜下腔的脑脊液相通。但是，外淋巴的生化特性与蛛网膜或血液并不相同。人类蜗水管的耳蜗端由一层薄膜所封闭，管腔内还被网状绒毛组织充填。尽管如此，多项实验结果都证明人的蜗水管仍具有可通透性。Goodhill将特发性迷路窗膜破裂分为内爆和外爆两种机制，认为其是由于中耳或蛛网膜下腔压力的急剧变化引起的：①内爆是由于头部外伤、耳外伤、气压外伤等原因，急剧上升的鼻咽腔压力经咽鼓管传到中耳，或经外耳道传到中耳，使鼓室腔压力急剧增加，将蜗窗膜和前庭窗膜由外向内冲压而致穿孔；②外爆是由于屏气用力过度等原因，使颅内压升高，升高的脑脊液压经过蜗小管或经过内耳道底的神经周围小孔，流到外淋巴腔从内侧将蜗窗膜和前庭窗膜压向外侧，也就是向中耳腔推破。脑脊液压最主要的传达径路是蜗小管，蜗小管是鼓阶底转和颅后窝蛛网膜下腔的交通小管，开口于蜗窗附近。耳蜗小管的长度、直径和形态的个体差异很大。粗而短的蜗小管属于形态异常，是膜破裂的最主要原因，因为脑脊液压力经过蜗小管向外淋巴传递。

另外，动物实验发现，单纯的蜗窗膜破裂并不产生严重的耳蜗功能损害，据临床报告，对蜗窗或前庭窗瘘修补后，不少患者眩晕改善或消除，但听力改变不明显。同时有学者提出"双膜破裂学说"，即蜗窗膜和环状韧带与前庭膜同时破裂。综合所有动物实验结果，本病引起感音神经性听力损失和眩晕的机制可能为：①双膜破裂后，使外淋巴向蜗窗纵向流动导致广泛的内外淋巴混合，引起一系列生物化学和病理生理变化，使耳蜗感觉神经上皮功能严重受损；②外淋巴流失，空气逸入外淋巴，使内淋巴流动受到干扰，对声波传导受到破坏，并对耳石器和壶腹终顶产生异常刺激；③继发性膜迷路积水，螺旋器退变；④浆液性或纤维素性迷路炎。

蜗窗膜破裂后一部分可以自然治愈，另一部分蜗窗膜破裂同时出现急性高度听力损失，推测蜗窗膜破裂同时膜迷路也发生破裂，引起内/外淋巴混合，外淋巴中 K^+ 浓度升高，听神经兴奋传导受阻所致。部分膜迷路随着外淋巴压、脑脊液压的变化而摇动，刺激耳石器、半规管的感觉细胞，引起前庭症状，称之为"迷路浮动（floating labyrinth）"。外淋巴漏引起内淋巴积水,尤其耳蜗明显积水。实验研究表明,中耳压力迅速上升到一定程度就能产生蜗窗膜破裂,此时空气很容易进入外淋巴腔内,抑制内耳行波的传播,引起所谓"内耳传导性听力损失"。此外推测内耳出血、机械性冲击所致的毛细胞、支持细胞、盖膜等障碍引起重度听力损失。

【临床表现】

听力损失、眩晕、耳鸣为 PLF 三联症,只有两个症状较少,仅有一个症状更少。由于许多症状都是非特异性的,特别是在没有创伤史的病例中,PLF 可能与其他特发性前庭疾病相混淆,如梅尼埃病,前庭神经炎或特发性突发性感音神经性听力损失。在听力损失方面,表现为突发性聋或听力损失快速进行性恶化,一般是在头部/耳部外伤、体力劳动、激烈运动时即出现听力损失,听力损失的程度是不断变化的。

前庭功能障碍被认为是 PLF 患者最普遍的主诉,持续性平衡失调特别是发作性眩晕和位置性眩晕是最重要表现,在体位、头位变动时眩晕加重,特别是患耳向下时加重。眩晕呈发作性,有些病例反复发作,与梅尼埃病鉴别有一定困难。在气压急剧变化时眩晕可加重,部分患者有向患侧倾倒的现象。

耳鸣是没有外部刺激的情况下对声音的感知,在气压急剧变化、弯腰拿重物、咳嗽等动作时耳鸣加重,单有耳鸣症状不能诊断 PLF。20% PLF 患者可出现耳闷胀感。Meyerhoff 和 Pollock 探讨了 120 名有多种症状者后提出:进行性听力下降、耳鸣可能是 PLF 患者仅有的症状。行蜗窗和前庭窗修补术,获得最大改善的症状是平衡障碍,仅有耳鸣或突发性聋的改善最差。

1. 前庭表现　用于 PLF 前庭症状的术语是"头晕""不平衡""眩晕"。在 PLF 文献中,眩晕被广泛使用,可能作为一个术语来涵盖任何前庭症状。

与 PLF 相关的眩晕特征为创伤后的位置性眩晕和不平衡,部分患者出现自发性刺激性眼球震颤,这表明急性半规管功能丧失。而部分 PLF 患者描述为头晕,这可能是由短暂的耳石功能障碍或外淋巴摄动引起的。PLF 患者是否具有独特的平衡异常问题,不能通过受累耳的积水或前庭功能减退来解释。PLF 患者的不平衡归因于特定耳石器官功能障碍的研究很少,但这也是一种可能,需要进一步研究。

2. 听力学表现及检查　外淋巴压力突然变化会在膜迷路中产生形态变化,从而导致耳蜗分区的振动功能和 Corti 器官的功能发生变化。在外淋巴漏的情况下,突然的压力不平衡可能是感音神经性听力损失的致病因素。

纯音听阈检查:发病初期听力呈进行性下降或波动性变化,因此发病前几日需连续检查。PLF 无特征性听力曲线,听力性质是感音性听力损失,因外伤听骨链离断伴有传导性听力损失时,呈混合性听力损失。

耳蜗电图(EcochG)检查:EcochG 异常提供了对内淋巴积水(endolymphatic hydrops, ELH)的客观评估。总和电位(SP)的幅度和极性取决于各种因素,例如刺激频率、刺激强度、记录部位和毛细胞的状况。研究发现抽吸外淋巴后:①抽吸后立即发生一些 SP 变化;②观察到耳蜗微音电位(CM)和复合动作电位(CAP)阈值变化之间的密切一致;③ CM 和 CAP 的幅度在所有强度下均降低。PLF 的 EcochG 的变化可以从异常到正常波动,在手术修复 PLF 之前 SP/AP 增加,但在手术后比率可恢复正常。Gibson 在镫骨切除术和耳蜗瘘口手术中使用术中音调刺激 EcochG，在蜗窗或前庭窗上放置银球电极，镫骨切开术后，EcochG 没有变化，但在抽吸外淋巴时出现 AP 急剧减少和 SP 增加。

3. 前庭功能检查 早期尝试使用眼震电图和鼓气耳镜预测某些患者存在 PLF。前庭双温试验前庭功能低下显示半规管麻痹，其瘘孔试验阳性约 45%。使用鼓气耳镜进行瘘管测试结果始终是阴性时，说明已经存在自发性眼球震颤暂停之后，不能引起位置性眼球震颤。

位置性眼震检查更为重要，有如下特征：①潜伏期短或无；②没有良性发作性位置性眩晕样激烈的眼震；③多数眼震持续时间较长；④无疲劳现象，即使有也很缓慢；⑤位置变换眼震检查，眼震方向不逆转；⑥眼震方向不一定向患侧；⑦患耳向下时产生眼震；⑧很少出现旋转性眼震；⑨悬垂头位要比患耳向下头位更易出现眼震，大多数向患侧。因为悬垂头位时颅内压上升，外淋巴压力也随之上升，从破裂部位流出外淋巴量要比患耳头位向下时多，因此易出现眼震。部分患者出现自发性眼球震颤，其发作方向固定在瘘管对侧。

4. 影像学诊断 非常小的中耳结构成像需要高的局部分辨率，薄切片厚度的使用是 CT 和 MRI 高质量图像的基本要求。在全身麻醉下，通过腰椎穿刺鞘内注射 1mL 碘化造影剂，CT 检查在冠状和轴向平面上获得具有 1mm 切片间隔的 1.5mm 厚切片，具有高分辨率算法和 512×512 矩阵。CT 脑池造影显示基底池的脑脊液中存在造影剂，还可显示中耳畸形，镫骨部分发育不全（图 3-2-12）。

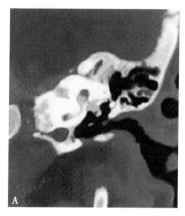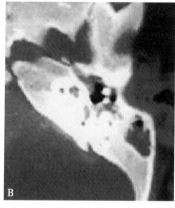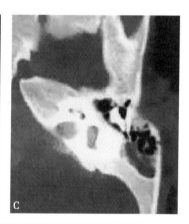

图 3-2-12 鞘内注射造影剂后的颞骨 HRCT 表现
A. 冠状位 HRCT 示左中耳畸形，液体通过前庭窗的裂口积聚在中耳；B 和 C. 轴位 HRCT 示左侧中耳畸形，镫骨缺失和砧骨发育不全，乳突中液体积聚。

蜗窗和前庭窗是中耳和内耳之间的两条路径，外淋巴漏是中耳和内耳之间的异常通信。前庭窗受到镫骨底骨折或环状韧带损伤的影响，环状韧带可能被隔离或与镫骨前庭脱臼或镫骨脱位（外部或内部）相关。当蜗窗受到影响时，CT 在轴向和冠状平面上进行扫描可以在蜗窗边缘看到骨折线（图 3-2-13）。CT 看到骨折线累及镫骨足板或蜗窗应怀疑 PLF。在没有颞骨骨折的患者中，无法解释的中耳内分层积液可能是 PLF 的继发症状。

与 CT 相比，MRI 的灵敏度更高，MRI 估计裂缝存在率为 42%。外淋巴漏的诊断是在 T$_2$ 加权成像的情况下，看到内耳和中耳或乳突之间存在异常通信，并通过手术探查进一步确认（图 3-2-14）。

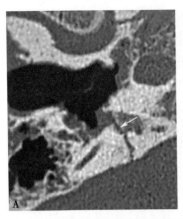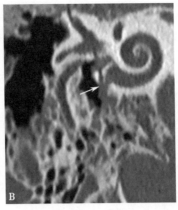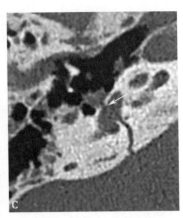

图 3-2-13　外淋巴漏的 CT 表现

A 和 C 为轴位 CT，B 为斜矢状位 CT。可见骨折线穿过蜗窗（A、B 中箭头）和前庭窗（C 中箭头）的裂缝。

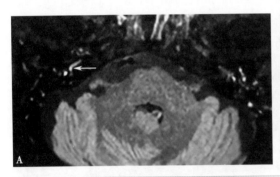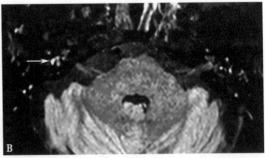

图 3-2-14　经外科手术证实的外淋巴漏患者的 3D-FLAIR 序列表现

显示蜗窗、前庭窗以及镫骨区域（→）的高信号液体

【诊断】

当患者出现不明原因的突发性感音性听力损失伴眩晕（治疗后不减轻，或减轻但仍有平衡失调）或在引起脑脊液压和鼓室压急剧变动之后，产生耳闷、听力下降、耳鸣、眩晕、平衡障碍时，应怀疑 PLF。如发病前有颅脑外伤史或中耳病史手术史（尤其是镫骨手术），鼓室压或颅内压骤升者更应高度怀疑本病。PLF 的诊断往往基于临床表现和功能检查的结合，而确诊则有待于手术探查，一些标记物也用于辅助 PLF 的诊断，如耳蜗蛋白（cochlin-tomoprotein，CTP）等。

PLF 的相关功能检查主要包括音频前庭测试和高分辨率成像：

（1）体位性测听可帮助诊断甚至定位 PLF：患者位于侧卧位，朝向疑似侧 30min（应评估双耳），如果在至少 3 个连续频率中存在 10dB HL 或更大的阈值偏移，则测试结果阳性，但此测试不敏感。

（2）PLF 患者的颈部前庭诱发肌源性电位（cVEMP）通常呈现阈值降低和幅度增加。

（3）HRCT 扫描和 MRI 扫描均对 PLF 诊断有重要意义，可能显示骨足板 - 前庭窗骨折 / 脱位、穿过蜗窗的骨折、原因不明的中耳液性迷路炎。研究显示 CT 扫描梯度阈值的变化可提高 PLF 的诊断率，但影像检查正常的患者并不能排除 PLF。

日本 2017 年提出了最新的 PLF 推荐诊断标准如下。

（1）症状：听力损失、耳鸣、听觉饱满、前庭症状，并同时具有以下病史：

1）患有或曾患有中耳和 / 或内耳疾病（创伤、胆脂瘤、肿瘤、畸形、SCCD 等），中耳和 / 或内耳手术史。

2）外源性气压伤史（例如爆破、潜水或飞行等）。

3）内源性气压伤史（例如吹鼻、打喷嚏、紧张或携带重物等）。

（2）实验室结果

1）耳显微 / 内镜检查：通过耳显微 / 内镜可见中耳与内耳间瘘管，瘘管可发生于蜗窗、前庭窗、骨折部位、微裂缝、畸形、由炎症等引起的骨性迷路破坏处。

2）生化试验：在中耳检测到外淋巴特异性蛋白，例如 CTP（CTP < 0 ~ 0.4 为阴性，0.4≤CTP < 0.8 为中性，0.8≤CTP 为阳性）。

（3）诊断

1）疑似 PLF：只有（1）中列出的症状。

2）确诊 PLF：（1）中列出的症状和（2）中列出的实验室结果。

【鉴别诊断】

1. 已知原因的内耳疾病，如病毒感染、遗传、前庭神经鞘瘤等。

2. 其他特发性前庭疾病，如梅尼埃病、前庭神经炎或特发性突发性聋。

3. 听神经瘤、小脑脑桥三角区等其他占位性病变。

4. 前半规管裂，可通过 CT 排除。

5. 单侧耳蜗 - 前庭征，可通过 MR 成像排除。

【治疗】

1. 保守治疗　症状轻微者应保守治疗。卧床休息，头部抬高 30°~40°，禁止做增加颅内压及鼓室压的活动，如重体力劳动、用力擤鼻、咳嗽等。禁止咽鼓管鼓气，否则加重眩晕发生。避免耳部和头部外伤，避免外界噪声，安静期避免改变中耳内压力的检查和处置。预防上呼吸道感染，低盐饮食等保守治疗可起到延缓病情加剧的作用。同时可予镇定、补液、前庭功能抑制剂等对症治疗。

2. 手术治疗　手术治疗目的是改善听力，解除眩晕，预防脑膜炎。经保守治疗无效可作鼓室探查术：手术取外耳道内切口，暴露鼓室，探查蜗窗及前庭窗。检查淋巴漏时，可压迫同侧颈内静脉，观察蜗窗或前庭窗膜处有无清亮液体溢出。术中发现蜗窗或前庭窗及其他部位有明确外淋巴漏时应予以修补，对于术中没有明确发现有外淋巴漏的患者，建议常规行蜗窗或前庭窗修补。瘘口修补材料可用耳屏软骨膜、乳突骨膜、脂肪、颞肌筋膜及结缔组织。手术后患者需卧床休息，6 个月内禁止重体力劳动。

外淋巴漏患者部分可保守治疗后治愈，部分患者手术修补瘘口后眩晕、耳鸣、听力得到缓解，部分患者仅有眩晕或耳鸣的改善，听力得不到提高。术后仍有前庭症状者，可行迷路破坏术、前庭神经切断术。而以听力下降为主要症状的外淋巴漏患者术后听力大多不能恢复，但可防止进一步恶化。

（尹时华）

参考文献

1. DEVEZE A, MATSUDA H, ELZIERE M, et al. Diagnosis and Treatment of Perilymphatic Fistula. Adv Otorhinolaryngology, 2018, 81: 133-145

2. FOSTER P K. Autologous intratympanic blood patch for presumed perilymphatic fistulas. J Laryngology Otology, 2016, 130(12): 1158-1161

3. WEBER P C, PEREZ B A, BLUESTONE C D. Congenital perilymphatic fistula and associated middle ear abnormalities. Laryngoscope, 1993, 103(3): 160-164

4. 王育瑶. 外淋巴瘘的研究现况. 国外医学耳鼻咽喉科学分册, 2002, 4: 218-221

5. 王雪梅. 外淋巴瘘的病因、诊断与治疗. 华夏医学, 2002, 2: 263-265

6. BISDORFF A, VON BREVERN M, LEMPERT T, et al. Classification of vestibular symptoms: towards an international classification of vestibular disorders. J Vestibular Res, 2009, 19(1/2): 1-13

7. PARK G Y, BYUN H, MOON I J, et al. Effects of early surgical exploration in suspected barotraumatic perilymph fitulas. Clinical and Experimental Otorhinolaryngology, 2012, 5(2): 74-80

8. SIMMONS F B. The double-membrane break syndrome in sudden hearing loss. Laryngoscope, 1979, 89(1): 59-66

9. ARENBERG I K, ACKLEY R S, FERRARO J, et al. ECoG results in perilymphatic fistula: clinical and experimental studies. Otolaryngology-Head and Neck Surgery, 1988, 99(5): 435-443

10. DASPIT C P, CHURCHILL D, LINTHICUM F H, JR. Diagnosis of perilymph fistula using ENG and impedance. Laryngoscope, 1980, 90(2): 217-223

11. STROUD M H, CALCATERRA T C. Spontaneous perilymph fistulas. Laryngoscope, 1970, 80(3): 479-487

12. LOVBLAD K O, OZDOBA C, NEGRI S, et al. CT cisternography in congenital perilymphatic fistula of the inner ear. J Computer Assisted Tomography, 1995, 19(5): 797-799

13. MAILLOT O, ATTYE A, BOYER E, et al. Post traumatic deafness: a pictorial review of CT and MRI findings. Insights into Imaging, 2016, 7(3): 341-350

14. WEINREICH H M, CAREY J P. Perilymphatic Fistulas and Superior Semi-Circular Canal Dehiscence Syndrome. Advances in Oto-rhino-laryngology, 2019, 82: 93-100

15. ATTYÉ A, ELIEZER M, GALLOUX A, et al. Endolymphatic hydrops imaging: Differential diagnosis in patients with Meniere disease symptoms. Diagnostic and Interventional Imaging, 2017, 98(10): 699-706

16. MODUGNO G C, MAGNANI G, BRANDOLINI C, et al. Could vestibular evoked myogenic potentials (VEMPs) also be useful in the diagnosis of perilymphatic fistula? European Archives of Oto-Rhino-Laryngology and Head & Neck, 2006, 263(6): 552-555

17. WACKYM P A, BALABAN C D, MACKAY H T, et al. Longitudinal Cognitive and Neurobehavioral Functional Outcomes Before and After Repairing Otic Capsule Dehiscence. Otology Neurotology, 2016, 37(1): 70-82

18. MATSUDA H, SAKAMOTO K, MATSUMURA T, et al. A nationwide multicenter study of the Cochlin tomo-protein detection test: clinical characteristics of perilymphatic fistula cases. Acta Oto-Laryngologica, 2017, 137: S53-S59

19. PRISMAN E, RAMSDEN J D, BLASER S, et al. Traumatic perilymphatic fistula with pneumolabyrinth: diagnosis and management. Laryngoscope, 2011, 121: 856-859

20. 黄选兆, 汪吉宝, 孔维佳. 实用耳鼻咽喉头颈外科学. 2版. 北京: 人民卫生出版社, 2007

第七节 发作性中枢性眩晕

一、短暂性脑缺血发作

短暂性脑缺血发作(transient ischemic attack, TIA)被定义为任何由局灶性脑、脊髓或视网膜缺血引起的短暂性神经功能缺损,且没有急性脑梗死成像的证据的疾病。TIA 多发生在前循环,通常表现为偏瘫和/或偏身感觉障碍,有时合并失语或仅表现为失语,少数出现交叉性黑矇与偏瘫,极少出现或合并眩晕或共济失调。后循环 TIA 通常也表现为偏瘫和/或偏身感觉障碍,有时表现为失衡和共济失调,可合并眩晕发作、构音障碍及复视,但很少表现为单独的眩晕发作。对于少数近期首发的眩晕,当患者合并脑血管病危险因素时,临床应当警惕后循环 TIA 的可能。对于那些已反复发作数月或更长时间,但却从来没有合并其他神经功能缺损表现的患者,TIA 的可能性较小,临床应重点查找其他可能的病因。

【流行病学特点】

2010 年流行病学调查显示,我国成人 TIA 患病率为 2.27%,但仅 4.07% 接受了规范化治疗。后循环 TIA 占所有 TIA 人群 20% 左右,部分患者合并眩晕发作。OxVasc 研究显示,在后循环卒中发生前 3 个月内,22% 患者有轻微短暂的神经系统症状,最常见的是眩晕。Blasberg 等对孤立性眩晕发作人群进行研究发现,12% 会发生 TIA 或卒中。Hoshino 等学者的研究结果类似,发现眩晕是后循环卒中发生前最常见的症状。Kim 等报道 3 例患者发生小脑前下动脉梗死前数天,均反复出现发作性眩晕、听力损失和 / 或耳鸣的孤立性发作。

后循环 TIA 的患者发病年龄多为中老年,具有相关的脑血管病危险因素,例如吸烟、高血压、糖尿病或高脂血症等,常见病因为动脉粥样硬化性血管狭窄或心源性栓塞,少见原因为基底动脉延长扩张、椎动脉起始处近端的锁骨下动脉狭窄。

【病因与发病机制】

后循环 TIA 有时可以表现或合并眩晕发作,主要与缺血范围累及前庭核或绒球小结等中枢前庭结构有关。短暂性孤立性眩晕则可能与小脑后下动脉内侧支、小脑前下动脉或迷路动脉的缺血相关(图 3-2-15、图 3-2-16)。前循环 TIA 偶然也可出现头晕症状,可能主要累及岛叶和顶叶皮层等前庭皮层结构。

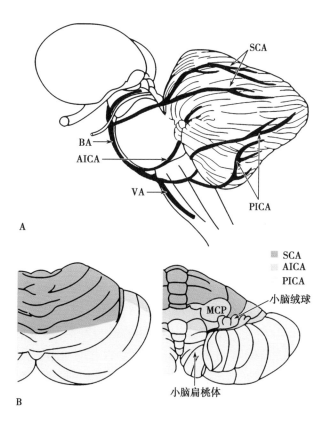

图 3-2-15 后循环的脑血管解剖(A)和小脑的供血区域(B)示意图

MCP. 小脑中脚;BA. 基底动脉;VA. 椎动脉;PICA. 小脑后下动脉;AICA. 小脑前下动脉;SCA. 小脑上动脉。小脑接受 3 对动脉血供,PICA 通常源自椎动脉远端动脉,AICA 通常来自基底动脉近端或中段分支,SCA 通常起源于基底动脉远端。通常,3 条较短的近端的小脑动脉分支全部供应一部分脑干,而较长的周边的分支则供应小脑。

(资料来源:CHOI K D, LEE H, KIM J S. Ischemic syndromes causing dizziness and vertigo. Handb Clin Neurol, 2016, 137: 317-340)

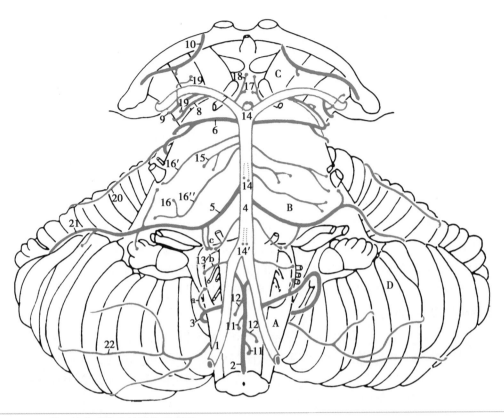

图 3-2-16　椎 - 基底动脉系统结构示意图

A. 延髓；B. 脑桥；C. 中脑；D. 小脑。1. 椎动脉；2. 脊髓前动脉；3. 小脑后下动脉；4. 基底动脉；5. 小脑前下动脉；6. 小脑上动脉；7. 大脑后动脉；8. 丘动脉；9. 脉络膜后正中动脉；10. 脉络膜前动脉；11. 延髓动脉前正中群；12. 延髓动脉前外侧群；13. 延髓动脉外侧群 14. 穿过基底沟的脑桥动脉前正中群；15. 脑桥动脉前外侧群；16. 脑桥动脉外侧群；17. 中脑动脉前正中群；18. 中脑动脉前外侧群；19. 中脑动脉外侧群；20. 小脑上动脉分支；21. 小脑前下动脉分支；22. 小脑后下动脉分支；a. 小脑后下动脉下支；b. 椎动脉中支；c. 小脑前下动脉上支

【临床表现】

　　大多数 TIA 发作导致的神经功能缺损症状常持续 2 ~ 15min，极少超过 60min。目前后循环 TIA 的诊断标准仍采取 1975 年美国国立卫生研究院确定的标准：①肢体运动障碍，包括轻瘫、笨拙、任意组合的肢体瘫痪；②感觉障碍，包括任意组合的肢体及面部或口周麻木或感觉缺失；③完全或部分性皮质盲；④同向偏盲；⑤没有眩晕的共济失调、失衡或不稳；⑥单独发作的眩晕、复视、吞咽困难或构音障碍，不能诊断后循环 TIA，需两项以上组合或与①~④项之一相互组合才能诊断后循环 TIA；⑦上述表现的组合。

　　与前循环相比，后循环 TIA 较为少见。患者常在症状加重或反复发作后就医，此时，后循环脑梗死的临床或影像学事实已经发生，通常是医师在追溯病史时发现患者前不久曾出现过后循环 TIA 的表现。对于少数近期发作的首发孤立性眩晕，若患者合并有高血压、糖尿病、高脂血症、吸烟、酗酒、心房颤动、高龄等脑血管病危险因素时，需警惕后循环缺血的可能，应优先进行脑血管病的相关检查进行评估。若眩晕反复频繁发作，且病程超过数月或者更久,则后循环缺血的概率较小,临床应该积极查找其他病因。

【辅助检查】

首先需要进行颅脑 MRI 平扫,排除急性脑梗死,之后需要进行脑血管检查或必要的心脏以及血清学等检查,具体可参照本书本篇第一章第三节"急性血管性眩晕"。

【诊断与鉴别诊断】

符合美国国立卫生研究院诊断标准的患者,可以诊断为 TIA。部分近期发作性的自发性单纯眩晕,需要与良性阵发性位置性眩晕、前庭性偏头痛、晕厥前和药源性眩晕进行鉴别。

(1)前庭性偏头痛:多见于女性,主要表现为自发性眩晕,症状多持续数分钟到数小时,少数患者可持续数天。部分发作频繁者或持续时间较长者常合并姿势性症状及视觉性头晕,少数表现为位置性眩晕。既往史或现病史中存在偏头痛表现,临床表现不能用其他前庭疾病更好地解释。中老年女性近期发作的偏头痛性眩晕,需要与后循环 TIA 鉴别。

(2)晕厥前:多见于老年与女性。表现为:①起立过程(从躺到坐/站或从坐到站)或站立状态所触发的头晕/眩晕或不稳,坐下或躺下后症状消失;②全身软弱无力/疲乏、思考或集中注意力困难、视觉模糊或心动过速/心悸;③查体或倾斜试验中记录到直立性低血压、姿势性心动过速综合征或晕厥;④不能用其他疾病更好解释。老年患者近期发作直立性眩晕/头晕时,需要与后循环 TIA 鉴别。

(3)良性复发性眩晕:由 Slater 于 1979 年提出,表现为孤立性眩晕反复发作,曾一度被认为与前庭性偏头痛关系密切,但近年的临床研究发现,大部分患者并未转化为前庭性偏头痛或梅尼埃病,而是依然重复最初的表现形式,病因和发病机制以及长期转归均不明确。近期首发的孤立性眩晕,应尽可能积极查找其他病因,而非简单地诊断为良性复发性眩晕。

(4)药源性眩晕:部分抗癫痫药、前庭功能抑制剂、化疗药等可导致暂时性的中枢前庭功能紊乱,出现中枢性眼动异常或共济失调的表现,影像学检查正常,停药后症状逐渐缓解,有时需要与后循环 TIA 等鉴别。

【治疗】

全面严格控制 TIA 危险因素。对发病 24h 内、具有脑卒中高复发风险(ABCD2 评分≥4)的急性非心源性 TIA,应尽早给予阿司匹林联合氯吡格雷治疗 21 天,此后应单种药物长期预防性治疗。另外,需要筛查大血管病变,对重度狭窄或闭塞动脉进行血管内介入治疗。对于心源性 TIA 应及早启动抗凝治疗。

(张红鸭 韩军良)

参考文献

1. BLUM C A, KASNER S E. Transient ischemic attacks presenting with dizziness or vertigo. Neurologic Clinics, 2015, 33(3): 629-642.
2. 中华医学会神经病学分会. 中国缺血性脑卒中和短暂性脑缺血发作二级预防指南 2014. 中华神经科杂志, 2015, 48(04): 258-273
3. 短暂性脑缺血发作中国专家共识组. 短暂性脑缺血发作与轻型卒中抗血小板治疗中国专家共识(2014 年). 中华医学杂志, 2014. 94(27): 2092-2096
4. BLASBERG T F, WOLF L, HENKE C, et al. Isolated transient vertigo: posterior circulation ischemia or benign origin?. BMC Neurol, 2017, 17(1): 111
5. HOSHINO T, NAGAO T, MIZUNO S, et al. Transient neurological attack before vertebrobasilar stroke. J Neurol

Sci, 2013, 325(1/2): 39-42

6. KIM S H, PARK S H, KIM H J, et al. Isolated central vestibular syndrome. Ann N Y Acad Sci, 2015, 1343(1): 80-89

7. KIM S H, KIM H J, KIM J S, et al. Isolated vestibular syndromes due to brainstem and cerebellar lesions. J Neurol, 2017, 264(1): 63-69

8. ZHOU Y, LEE S, MANTOKOUDIS G, et al. Vertigo and dizziness in anterior circulation cerebrovascular disease: a systematic review. Neurology, 2014, 82(10 Suppl): 3.092

9. DONALD E J, JEFFREYL S, ALBERS GREGORY W, et al. Definition and Evaluation of Transient Ischemic Attack: A Scientific Statement for Healthcare Professionals From the American Heart Association// American Stroke Association Stroke Council, Council on Cardiovascular Surgery and Anesthesia, Council on Cardiovascular Radiology and Intervention, Council on Cardiovascular Nursing, and the Intedisciplinary Crouncil on Peripheral Vascular Disease: The American Academy of Neurology affirms the value of this statement as an educational tool for neurologists. Stroke, 2009, 40 (6): 2276-2293

10. Advisory Council for the National Institute of Neurological and Communicative Disorders and Stroke. A classification and outline of cerebrovascular diseases. II. Stroke, 1975, 6(5): 564-616

11. PAUL N, SIMONI M, ROTHWELL P M, et al. Transient isolated brainstem symptoms preceding posterior circulation stroke: a population-based study. Lancet Neurol, 2013, 12(1): 65-71

12. ALEX R, ANTONI R G, SALVADOR P, et al. Diffusion-weighted MR imaging in the acute phase of transient ischemic attacks. AJNR Am J Neuroradiol, 2002, 23(1): 77-83

13. 中国医师协会神经内科医师分会. 前庭性偏头痛诊治专家共识(2018). 中国疼痛医学杂志, 2018, 24(7): 481-488

14. MICHAEL K, WILFRIED L, LEONHARD S, et al. Predictive value of ABCD2 and ABCD3-I scores in TIA and minor stroke in the stroke unit setting. Neurology, 2016, 87(9): 861-869

15. PRASAD K, SIEMIENIUK R, HAO Q, et al. Dual antiplatelet therapy with aspirin and clopidogrel for acute high risk transient ischaemic attack and minor ischaemic stroke: a clinical practice guideline. BMJ, 2018, 363: 5130

二、发作性共济失调

发作性共济失调(episodic ataxia, EA)是一组少见的常染色体显性遗传的中枢神经系统离子通道病,通常在儿童或青少年期发病,以短暂的反复发作的共济失调和平衡障碍为特点,通常由体力劳动、情绪压力、感染等诱发,依据受累染色体的不同分为 8 种亚型,其中EA1 与 EA2 相对多见。

(一)发作性共济失调 1 型

发作性共济失调 1 型(EA1)特点是短暂性发作性共济失调伴发作间期肌纤维颤搐,多在儿童期发病。

【流行病学特点】

发病率约为 1/500 000,儿童期发病,男女发病率无区别。

【病因和发病机制】

EA1 是第一个定位在特定染色体的 EA 综合征,受累染色体为 12p13,突变发生在 KCNA1 基因,大多为错义突变,小部分是无义突变(图 3-2-17)。KCNA1 是目前唯一公认的与 EA1 有关的基因。该基因高度保守,只有一个外显子,编码电压依赖性钾离子通道 kv1.1 的 α1 亚基。Kv1.1 在小脑、海马、外周神经有不同的表达模式:①在小脑中呈现出一种离散的亚细胞定位模式,通过 Kv1.1、Kv1.2 复合体通道延长动作电位的持续时间、增加篮状细胞末段突触前膜的兴奋性、促进钙离子内流,同时释放大量 GABA,抑制浦肯野细胞动作电位的产生,显著降低小脑的抑制性输出,临床出现典型的小脑症状体征;②海马 CA3

苔藓纤维通过表达由 Kv1.1、Kv1.4、Kvβ1.1 组成的通道复合体,调节高频刺激时谷氨酸的释放,导致认知症状和癫痫发作;③髓鞘近结旁区的 Kv1.1 是轴突兴奋性的关键调节因子,Kv1.1、Kv1.2 和辅助亚基 Kvβ1.2 在外周神经髓鞘近结旁区和轴突分支点形成一个大分子复合体,提高轴突的兴奋性,表现出神经肌肉强直/肌纤维颤搐。

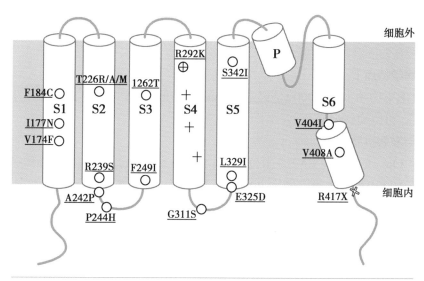

图 3-2-17 Kv1.1 通道亚基的拓扑结构和目前确定的突变位置图
每个亚基有 6 个跨膜片段,S1～S6,以及连接 S5 和 S6 的 P 环。每个通道由 4 个这样的单位组成。O = 缺失突变;X = 无义突变。

【临床表现】

通常在儿童/少年期,也可婴儿期起病,临床症状随年龄的增长逐渐减轻。应激、情感创伤、惊吓、剧烈运动、焦虑、反复的屈膝动作、摄入咖啡因、旋转木马、发热、高温天气、前庭热刺激等可以诱发或加重发作。发作期主要表现为短暂的发作性共济失调、平衡障碍、构音障碍,通常不伴眩晕、眼球震颤和头痛。发作持续数秒钟到数分钟,部分可持续数小时。每日发作数次,最多可达数十次,有些患者发作频率很低,1 个月发作 1 次。部分患者出现特征性的肢体远端或面部肌肉抽搐。有些患者可伴发部分性癫痫,多为强直阵挛发作、部分性发作或部分性发作继发全面发作。一些患者合并发育迟缓、平衡障碍、舞蹈手足徐动症、肌痉挛、肌张力增高、认知和言语功能障碍、运动协调障碍、上下肢肌肉肥大、骨骼肌畸形和呼吸系统症状等。发作间期部分患者有特征性的小肌肉(多为眼周或手部的肌肉)颤搐、肌纤维颤搐、神经性肌强直。大多不伴有神经功能进行性恶化,约 20% 的患者会出现永久性小脑症状和体征。

【辅助检查】

1. 影像学检查 头颅 CT/MRI 等均可正常。

2. 肌电图 发作时静止状态下可显示神经肌强直和肌纤维颤搐样放电,发作间期基本正常。诱发小腿缺血以及过度换气可出现连续肌纤维颤搐的异常表现。自发的肌肉颤搐频率通常为每秒 10 次左右,过度通气的情况下会变得更加活跃。

3. 运动神经传导检查　EA1 患者的常规感觉和运动神经传导研究显示正常的运动传导速度和振幅,但对单个刺激可以表现出多个重复的复合肌肉动作电位(CMAP)。

4. 脑电图　大多数正常,少数异常表现为孤立慢波或棘波,伴有癫痫的患者可见癫痫样异常放电。

5. 基因检测　突变可以发生在整个基因的任何位置,因此需要检测 *KCNA1* 的整个编码区。目前多采用全外显子测序(WES)来代替候选基因和基因组筛查,经济有效。

（二）发作性共济失调 2 型

【流行病学特点】

EA2 发病率约为 1/100 000,是最常见和最具特征的 EA 综合征。通常在儿童期发病,多在 20 岁前,可持续到成年。

【病因与发病机制】

1996 年 Ophoff 等发现 EA2 是由位于 19p13 的 *CACNA1A* 基因突变所致(图 3-2-18)。该基因编码 P/Q(P 代表浦肯野细胞,Q 代表颗粒细胞)型钙离子通道 Cav2.1 的 α1 亚单位。Cav2.1 主要表达在小脑浦肯野细胞和颗粒细胞、脑干神经元及神经肌肉接头的突触前膜,调控细胞膜的兴奋性和神经递质的释放,从而引起共济失调、小脑萎缩、肌无力。

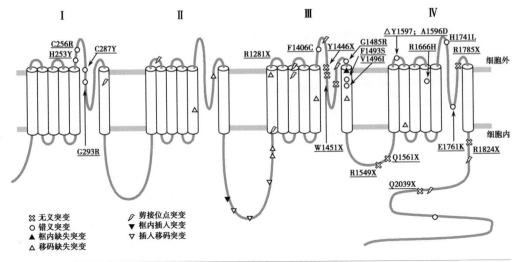

图 3-2-18　**Cav2.1 通道亚基的拓扑结构和目前确定的突变位置图**
完整的通道复合体由这种孔型电压感受器组成,包括 1 个细胞内的 ββ 亚基,1 个跨膜的 γ 亚基和 1 个较大的细胞外 α2δ 亚基。

【临床表现】

该病发病率约为 1/100 000,是最常见和最具特征的 EA 综合征。通常在儿童期发病,可持续到成年。精神紧张、运动、过度疲劳、胃肠道刺激、应激状态、发热、压力、感染、酒精、咖啡、某些药物如苯妥英钠等均可诱发发作,一般与惊吓无关。发作期主要表现为发作性共济失调、眼球震颤、构音障碍。发作持续时间较长,多为数小时至数日。发作频率不定,可为 1 年 1~2 次,也可 1 周 3~4 次。约 1/3 的患者出现特征性的垂直向下眼震,约 1/2

的患者有偏头痛、眩晕、恶心呕吐，一些患者出现四肢无力，偶有脑干及皮层受累的症状如偏瘫、感觉异常等，可伴有耳鸣、眼睑下垂、复视等，偶可出现振动幻觉，少数患者可有精神发育迟滞、癫痫发作、肌强直，通常不伴有肌纤维颤搐。发作间期常有特征性的凝视诱发性眼震，下视、外视时尤为明显。某些患者在共济失调发作期伴全身性无力，或者在发作开始前的数年内有过发作性无力。某些患者可出现进行性小脑性共济失调，临床表现与脊髓小脑共济失调 SCA6 相似，后期可以出现小脑萎缩，特别是小脑蚓部的萎缩。

【辅助检查】

1. 影像学检查 部分患者头颅 MRI 可见小脑萎缩，以小脑蚓部最为显著。PET 则显示发作期双侧小脑半球、颞叶前部及丘脑的糖代谢明显减低。

2. 肌电图检查 单纤维肌电图可见颤抖增宽和阻滞，提示神经肌肉接头传递障碍。

3. 脑电图检查 大多属正常，少数异常表现为孤立慢波或棘波，伴有癫痫的患者可见癫痫样异常放电。

4. 前庭功能检查 扫视潜伏期和速度正常，但准确性轻度异常，平稳追踪及视动性眼震明显异常，VOR 增益正常或轻度增高。可见自发性眼震、凝视诱发性眼震、反跳性眼震，约 1/3 出现垂直向下性眼震。

5. 基因检测 需要检测 *CACNA1A* 的整个编码区，必要时需要全外显子测序。

【诊断与鉴别诊断】

EA 的诊断主要依靠家族史、临床表现以及基因检查。各型 EA 早期需要与重症肌无力、肌无力综合征、副肿瘤综合征、后循环 TIA、多发硬化、癫痫、小舞蹈病等进行鉴别。此外 EA 各类型之间以及与下列疾病均需仔细鉴别（表 3-2-8）。

表 3-2-8 不同亚型发作性共济失调的遗传学和临床特点表

项目	EA3*	EA4	EA5*	EA6	EA7*	EA8*	迟发 EA*
OMIM	606554	606552	601949	612656	611907	616055	未获得
遗传方式	AD	AD	AD	AD	AD	AD	AD/散发的
位点	1q42	不明	2q22-q23	5p13	19q13	1p36-p34	不明
突变基因	不明	不明	*CACNB4*	*SLC1A3*	不明	*UBR4*	不明
突变蛋白	不明	不明	Cav2.1	EAAT1	不明	UBR4	不明
起病年龄	1~42 岁	23~60 岁	<20 岁	<20 岁	<20 岁	儿童期	48~56 岁
发作持续时间	数分钟至数小时	较短	数小时	数小时至数天	数小时至数天	数分钟至数小时	数小时
诱发因素	无	运动	压力	发热和其他	压力	疲劳、压力	压力
肌纤维颤搐	偶尔	无	无	无	无	无	无
眼球震颤	无	时常	时常	偶尔	无	无	时常
癫痫发作	偶尔	偶尔	时常	偶尔	无	无	无
耳鸣	时常	偶尔	无	无	无	无	无
治疗	ACZ	非 ACZ	尚无	ACZ	尚无	非 ACZ	ACZ

注：ACZ. 乙酰唑胺；AD. 显性遗传。

1. EA1 患者的常规感觉和运动神经传导研究显示正常的运动传导速度和振幅是 EA1 的重要特征,可用于鉴别其他可以引起外周神经过度兴奋的疾病,如运动神经元病、前角细胞病、遗传性压力易感性神经病、遗传性运动和感觉神经病,特别是 HMSN1a 型。

2. EA2、家族性偏瘫型偏头痛(FHM)、脊髓小脑共济失调 6 型(SCA6)三种疾病的临床症状有广泛重叠,均与 *CACNA1A* 基因突变有关,需要仔细甄别。

(1)脊髓小脑共济失调 6 型:为 *CACNA1A* 基因编码区的 CAG 三核苷酸重复序列扩增所致,突变为基因末端 CAG 小范围扩增(20~30 倍),突变蛋白表达增加,散发性频率高,病变累及小脑及小脑外结构如脊髓,发病年龄在 16~73 岁。表现为迟发性、缓慢进展性小脑共济失调及本体感觉丧失。而 EA2 以点突变为主,突变蛋白的表达不增加,散发性频率低,病变累及小脑,极少累及小脑外结构,发病年龄通常在 20 岁之前,进行性共济失调并不多见。

(2)家族性偏瘫型偏头痛:由 *CACNA1A* 的错义突变引起的离子通道电压敏感性、离子的选择性和膜通透性的改变,导致 5-HT 释放缺陷,产生周期性单侧肢体瘫痪伴偏头痛发作。发病年龄常为 10~20 岁,有明确的家族史,为有先兆偏头痛。临床特点为头痛发作的同时或过后出现不同程度的肢体瘫痪,偏瘫对侧的大脑半球脑电图检查可发现慢波。国际头痛学会(IHS)的 FHM 诊断标准为:①符合有先兆偏头痛的诊断标准;②先兆包括一定程度的偏瘫;③至少有一个一级亲属有相同的发作。

3. 前庭性偏头痛 女性常见,任何年龄均可发病,37~46 岁为发病高峰期。眩晕为自发性、旋转性、位置性、视觉诱发性,持续的时间从数秒、数分钟到 72h 不等,但运动不耐受和不稳感持续时间较长,可达数天。眩晕可以发生在偏头痛之前,类似于先兆,或者在头痛之中或头痛之后。常有畏声、畏光、嗅觉过敏等,偏头痛的药物治疗及预防有效。

4. 葡萄糖转运蛋白 1 型缺陷综合征 葡萄糖转运蛋白 1 型缺陷综合征(glucose transporter type 1 deficiency syndrome,GLUT1-DS)是一种代谢性脑病,由染色体 1p34 上的 *SLC2A1* 基因突变引起,该基因编码负责转运葡萄糖通过血脑屏障的膜蛋白。突变导致葡萄糖不能正常转运到大脑。GLUT1-DS 的典型表型为早期癫痫、轻度至重度发育迟缓、获得性小头畸形。GLUT1-DS 还与多种运动障碍有关,包括但不限于舞蹈手足徐动症、肌张力障碍、共济失调和交替性偏瘫。在少数情况下,发作性共济失调或其他阵发性运动异常是最突出的临床症状,而更典型的症状如癫痫则不存在。治疗上也与 EA 相似,乙酰唑胺治疗有效。所以对于儿童发作性共济失调的鉴别诊断应考虑 GLUT1-DS。基因检测和脑脊液(CSF)有助于鉴别诊断。CSF 中糖偏低同时血糖正常。除了突变的类型之外,患者的饮食习惯可以影响表型。目前生酮饮食仍是 GLUT1-DS 的首选治疗方法。

【治疗】

由于缺乏对离子通道紊乱机制的透彻了解,目前针对各型 EA 的治疗主要是基于临床经验而来。

1. 基本治疗 鼓励患者保持心态平和,适度运动,减少生活压力,健康饮食和保持充足的睡眠,酌情进行物理康复、心理治疗及应用步态矫正器,生物反馈、遗传咨询也是可以选择的治疗方法。

2. 药物治疗

（1）乙酰唑胺是一种碳酸酐酶抑制剂，迄今仍然是EA的主要治疗药物。每日服用25～250mg，3～5天后根据临床表现和耐受情况逐渐增加至每日2次，每次500mg。儿童需从10～15mg的低剂量开始服用，再根据情况增加微量。服用此药需注意有患肾结石的风险。其他常见的副作用包括食欲减退和体重减轻，这可能是由于味觉改变，四肢刺痛和麻木造成的。治疗EA2效果明显优于EA1，对EA4、EA8无效。

（2）4-AP（4-氨基吡啶）：一般用于对乙酰唑胺过敏，不能耐受或服用乙酰唑胺无效者。通过阻断几种外向钾电流来延长动作电位的持续时间并增加神经递质的释放。每日用3次，每次服用5mg。缓释剂型治疗EA2也有效且耐受性良好。

（3）硫噻嗪：硫噻嗪是另一种碳酸酐酶抑制剂，同样可以改善EA1症状。常见不良反应是感觉异常和间歇性腕疼挛。

（4）苯妥英钠：电压门控钠离子通道的调节剂，即能减轻EA1患者的共济失调和肌纤维颤搐症状，还能改善肌肉僵硬和运动表现。

（5）卡马西平：可以稳定电压门控钠离子通道的失活状态，使这些通道的开放减少。用于改善EA1的症状，降低发作频率。

（6）氟桂利嗪：钙离子通道阻滞剂，对少数EA2患者有效。乙酰唑胺无效时可以考虑使用。

（7）氯硝西泮：对EA8效果明显。

3. 脑深部电刺激　脑深部电刺激对EA的继发性肌张力障碍有效。

EA综合征不影响患者生存期，但病情严重者如果不治疗或者治疗不耐受可影响生活质量，甚至导致残疾。本病经过早期诊断、早期治疗，同时进行前庭康复，预后一般良好。

（毕国荣）

参考文献

1. JEN J N, WAN J J. Episodic ataxias. Handb Clin Neurol, 2018, 148: 521-529

2. CHOI K D, CHOI J H. Episodic Ataxias: Clinical and Genetic Features. J Mov Disord, 2016, 9(3): 129-135

3. CRISTINA D M, SONIA H, LUCA G, et al. New insights into the pathogenesis and therapeutics of episodic ataxia type 1. Frontiers in cellular neuroscience, 2015, 9: 317

4. GRAVES T D, CHA Y H, HAHN A F, et al. Episodic ataxia type 1: clinical characterization, quality of life and genotype-phenotype correlation. Brain, 2014, 137(4): 1009-1018

5. KARALOK Z S, MEGARO A, CENCIARINI M, et al. Identification of a New de Novo Mutation Underlying Regressive Episodic Ataxia Type I. Front Neurol, 2018, 9: 587

6. TACIK P, GUTHRIE K J, STRONGOSKY A J, et al. Whole exome sequencing as a diagnostic tool in a family with episodic ataxia type 1. Mayo Clin Proc, 2015, 90 (3): 366-371

7. ALAIN V, JEAN C F, MARC T, et al. Magnetic resonance imaging in familial paroxysmal ataxia. Arch Neurol, 1988, 45(5): 547-549

8. BAIN P G, O'BRIEN M D, KEVIL S F, et al. Familial periodic cerebel arataxia: aproblem of cerebelar intracelular pH homeostasis. An Neurol, 1992, 31: 147-154

9. VANBOGAERT P, VANNECHEL C, GOLDMAN S, et al. Acetazolamide responsive hereditary paroxysma lataxia: report of a new family. Acta Neurol Belg, 1993, 93: 268-275

10. TCHAPYJNIKOV D, MIKATI M A. Acetazolamide-responsive episodic ataxia without baseline deficits or seizures secondary to glut1 deficiency: a case report and review of the literature. Neurologist, 2018, 23(1): 17-1

三、癫痫性眩晕

癫痫性眩晕（epileptic vertigo，EV）是由前庭系统皮质中枢神经元的异常放电所导致的临床综合征，表现为反复性、发作性、短暂性和刻板性的机体对空间定位障碍而产生的一种运动性或位置性错觉。可表现为自身或周围景象的旋转感（旋转性眩晕）、晃动感和倾斜感、上下移动、跳跃感、滑动感（非旋转性眩晕）等。眩晕可以作为 EV 的一种先兆，也可以是 EV 发作的主要表现形式。临床上每次发作或每种发作的过程称为痫性发作，一个患者可有一种或数种形式的痫性发作。根据 2017 年癫痫发作的国际分类标准，"眩晕性发作"归类为知觉保留的局灶性起源，属于知觉保留中感觉性发作的一种类型，即一种特殊类型感觉性癫痫，也称为癫痫性眩晕或前庭性癫痫。

【流行病学特点】

癫痫虽然是神经系统的常见疾病，流行病学资料显示活动性癫痫的平均患病率为 7.2%，癫痫患者的死亡率约为普通人群的 3 倍。癫痫可发生在任何年龄，儿童、老年是两个发病的高峰时期。但是目前一般人群中 EV 的流行病学资料尚不明确。既往的研究均表明该病发病率低，EV 可能在头晕疾病中约占 0.1%，在癫痫中约占 0.4%。并认为青少年多见，但 Tarnutzer 最近的一篇综述表明，EV 在青少年的高发病率可能与癫痫发作在儿童中更常见相关，故 EV 在不同年龄段的发病率需进一步探讨。

在 2010 年之前根据病因学不同可分为三大类：①症状性癫痫，由各种明确的中枢神经系统结构损伤或功能异常所导致，如脑血管病、肿瘤、脑外伤、中枢神经系统感染、寄生虫感染、遗传代谢性疾病、皮质发育障碍、神经系统变性疾病、继发性脑病、药物等；②特发性癫痫，其病因不明，一旦能明确病因就应归于症状性癫痫，该类型未发现脑部有足以引起癫痫发作的结构性损伤或功能异常，常在某一特定年龄段起病，具有特征性临床及脑电图表现，如伴中央颞区棘波的良性儿童癫痫等；③隐源性癫痫，临床表现提示为症状性癫痫，但现有的检查手段不能发现明确的病因，其占全部癫痫的 60%～70%。从 2010 年的版本起，废弃了术语"症状性""特发性"及"隐源性"。

【病因与发病机制】

首先癫痫是一种慢性的脑部疾病，是一组疾病或综合征，引起癫痫的病因非常复杂，许多急性疾病在急性期出现的癫痫发作，由于其能随着原发疾病的好转而消失，因而不再将其作为癫痫的病因。只有能引起长期、反复的癫痫发作的原因才将其视为癫痫的病因。癫痫性眩晕是癫痫中感觉性发作的一种类型，故其病因同癫痫。

1. 癫痫的病因 2017 年 ILAE 分类确定了 6 种病因——遗传性、结构性、代谢性、免疫性、感染性及未知病因。

（1）遗传性：癫痫由已知或推定的遗传缺陷直接引起，且癫痫发作是核心症状。遗传性病因大多基于家族聚集现象和双生子研究，只有一小部分患者有已知的基因突变，但随着分子技术的进步，这一点正在迅速改变。这一类别包括全面性遗传性癫痫（以前被称为特发性全面性癫痫）这类癫痫综合征。

（2）结构性：明确的结构性病因可能与癫痫发生风险显著增加有关。结构性病因可能是先天性（例如皮质发育不良、结节性硬化症）或获得性（例如脑卒中、创伤、感染及免疫方面的原因）。

（3）代谢性：患者有确证的代谢性疾病，并且该病与癫痫发生风险显著增加有关，例如葡萄糖转运蛋白缺乏症、肌酸缺乏综合征及线粒体细胞病。

（4）免疫性：免疫介导性病因是指有证据显示导致癫痫的中枢神经系统炎症。包括Rasmussen脑炎、抗 N- 甲基 -D- 天冬氨酸（N-methyl-D-aspartate, NMDA）受体脑炎等。

（5）感染性：中枢神经系统感染可能导致急性症状性癫痫发作和癫痫。感染是世界范围内癫痫的最重要原因之一。导致癫痫的感染性病因包括人类免疫缺陷病毒、脑囊虫病、疟疾和结核病等。

（6）未知性病因：已经取代了术语"隐源性"，这仅仅意味着基础病因目前性质不明。影像学表现正常并且没有确诊的遗传性、代谢性、免疫性或感染性病因的所有类型癫痫都属于这一类。此类型的癫痫很常见，约占所有病例的 1/3。

2. 癫痫的发病机制 癫痫的发病机制非常复杂，至今尚未能完全了解其全部机制，但发病的一些重要的环节已经被探知。

（1）痫性放电的起始：神经元异常放电是癫痫发病的电生理基础。机体正常时神经元自发产生有节律性的电活动，但频率较低。致痫灶神经元的膜电位与正常神经元不同，在每次动作电位之后出现阵发性去极化漂移，同时产生高幅高频的棘波放电。

（2）痫性放电的传播：异常的高频放电反复通过突触联系和强直后的易化作用诱发周边及远处的神经元同步放电，从而引起异常电位的连续传播。

（3）痫性放电的终止：目前机制尚未完全明了，可能为脑内各层结构的主动抑制作用，即癫痫发作时，癫痫灶内产生巨大突触后电位，后者激活负反馈机制，使细胞膜长时间处于过度去极化状态，从而抑制异常放电扩散，同时减少癫痫灶的传入性冲动，促使发作放电的终止。

虽然癫痫性眩晕其发病机制尚不明确。但目前有很多研究显示：功能磁共振及电刺激均表明该病是由于前庭系统皮质中枢神经元的异常放电所致。Penfield、Jasper 通过电刺激寻找到可以诱发旋转、平移或无定向运动的短暂错觉的区域，并将之描述为前庭皮质，以此证明了癫痫发作会导致眩晕 / 头晕。Kahane 等进一步证实了前庭皮质的存在，通过电刺激外侧皮层颞顶区发现前庭感觉集中于此，并将之称为颞周前庭皮质。这些研究指出了大脑皮层处理前庭感觉的区域，也为眩晕性癫痫的发病机制提供了理论依据。Kahane 通过刺激枕叶、额叶和岛状皮层诱发前庭症状。症状性的癫痫性眩晕发作期脑电图上的癫痫放电与这些实验结果一致，但范围更大，分别定位于额叶、额颞叶、颞叶、枕叶、顶叶的部分区域。颞叶癫痫的病灶更容易引起癫痫性眩晕的发生，且双侧颞叶癫痫都可引起。既往认为优势侧的颞叶癫痫更容易引起癫痫性眩晕，但未得到证实。

【临床表现】

临床诊疗中以眩晕为表现的癫痫较为少见，易被误诊为梅尼埃病、颈性眩晕、后循环缺血、短暂性脑缺血发作、前庭性偏头痛、良性位置性眩晕、前庭神经炎、前庭阵发症等。

EV 符合癫痫的两个特征，即脑电图提示痫性放电和癫痫临床发作。癫痫临床发作也符合其共同特征和差异性特征。共同特征为所有癫痫发作皆有的,即发作性、短暂性、重复性、刻板性。差异性特征为机体对空间定位障碍而产生的一种运动性或位置性错觉,具体可表现为自身或周围景象的旋转感(旋转性眩晕)、晃动感和倾斜感、上下移动、跳跃感、滑动感(非旋转性眩晕)等错觉。研究发现 EV 可能在儿童中比在成人中更常见,与成人相比较,儿童中 EV 的发病频率更高(儿童:成人 = 8.7:1),这表明 EV 在儿童眩晕/头晕表现中所占的比例可能比成人大,可能是儿童癫痫发病率较成人更加多发所致。

【辅助检查】

1.脑电图 脑电图是诊断癫痫最重要的辅助检查。其对癫痫的诊断及分型有很大的价值。理论上任何一种癫痫发作都能用脑电图记录到发作或发作间期的痫样放电,但实际工作中因各种局限性,只能记录到少于一半患者的痫性放电,通过各种方法,如重复测量、过度换气、闪光刺激等可提高阳性率。但仍然有部分癫痫患者的脑电图检查始终正常。在部分正常人中偶尔也可记录到痫样放电。因此,不能单纯依据脑电活动的异常或正常来确定是否为癫痫。EV 有相应的脑电图改变,特征性是阵发性棘波、棘慢波或阵发性高波幅慢波发放,主要位于额区、颞区、顶区,尤以颞叶为著,如脑电图无异常,可行抗癫痫诊断性治疗,但需与前庭性偏头痛加以鉴别。由于睡眠时脑干网状结构上行激活系统功能降低,对大脑皮质和边缘的激活作用减弱,发作波易释放出来,有助于癫痫性眩晕的诊断,所以当脑电图正常时,可选用睡眠脑电图检查,提高本病的诊断率。

2.神经影像学检查 包括头颅 CT、MRI,可确定脑结构异常或病变,对癫痫及癫痫综合征诊断和分类有帮助,有时可作出病因诊断。头颅 MRI 比较敏感。功能影像学检查如SPECT、PET/CT 等能从不同的角度反映脑局部代谢变化,辅助癫痫灶的定位。

3.前庭功能检查 该检查用于各种眩晕病症、听力损失、空间定向障碍的检查、临床用于判定前庭神经系统和眼动系统的功能及有无病损,检查患者平衡是否正常。如果异常,可以区分外周性或中枢性,并可定位。在癫痫性眩晕中目前关于此项检查的报道很少,有待日后进一步研究。

4.试验室评估 无论患者有无癫痫,代谢异常均可导致癫痫发作,所以急性癫痫发作患者应接受血液分析以评估电解质(如钙、镁)、血尿素氮、肌酐、葡萄糖和肝功能。在预计应用抗癫痫药物前,还应检查血小板、全血细胞计数和分类计数。因为脑血管病是老年患者中最常见的癫痫发作中的可识别病因,所以应考虑进行针对脑卒中危险因素(如血脂检测)的实验室评估。只要怀疑有脑膜炎或脑炎,则应实施腰椎穿刺,以检测细胞计数、蛋白质和葡萄糖并进行染色和培养检查。

【诊断】

眩晕性癫痫临床中比较少见,目前其诊断遵循癫痫的诊断标准,且需有眩晕/头晕的症状。其诊断也需遵循 3 步原则:明确发作性症状是否为癫痫发作;明确是哪种类型的癫痫或癫痫综合征;明确发作的病因。

1. 完整和详尽的病史对癫痫的诊断、分型和鉴别诊断都具有非常重要的意义。病史需包括起病年龄、发作的详细过程、病情发展过程、发作诱因、是否有先兆、发作频率和治疗过程。既往史应包括母亲妊娠是否异常及妊娠用药史,过去是否患过什么重要疾病。家族史包括各级亲属中是否有癫痫发作或与之相关的疾病(如偏头痛)。

2. 本病具有癫痫发作的短暂性、刻板性、发作性等特点,有相应的脑电图改变,特征性是阵发性尖波、棘波,棘慢波或阵发性高波幅慢波发放,一项研究指出发作部位占比:颞叶(79.8%)、顶叶(11.8%)、枕叶(5.4%)、额部(3.1%)。因颞叶癫痫不易在脑电图中发现,故可疑的 EV 患者应积极寻找颞叶起源的症状(如上腹部异常感觉增强、幻听、情绪 / 失眠现象)。

3. 睡眠时脑干网状结构上行激活系统功能降低,对大脑皮质和边缘的激活作用减弱,发作波易释放出来,有助于癫痫性眩晕的诊断,所以当脑电图正常时,可选用睡眠脑电图检查,提高本病的诊断率。

【鉴别诊断】

该病特点具有短暂性、发作性等,同时存在前庭症状,且起病较为隐匿,易误诊为短暂性脑缺血发作、前庭性偏头痛、前庭阵发症等。

1. 短暂性脑缺血发作　短暂性脑缺血发作(transient ischemic attack, TIA)与癫痫鉴别可以从以下几个方面入手:① TIA 更多见于老年人,且常有动脉硬化、高血压、糖尿病等疾病,而 EV 见于任何年龄,发病时间上大多数 TIA 较 EV 持续时间长;②孤立型 TIA 的临床症状中可获得更多的神经功能缺失的证据,而且其临床症状多为缺失而非刺激;③ TIA 在发作频率上较 EV 更少,两者相鉴别还需要考虑脑血管及脑电图的检查结果。

2. 前庭性偏头痛(VM)　VM 与 EV 鉴别要点有:EV 伴随头痛的患者较 VM 少,且头痛的程度较轻;虽然两种疾病均对抗癫痫药物治疗有效,但 VM 的患者对于治疗偏头痛的其他药物也有效。详尽的病史采集对于疾病的鉴别有很大的意义。

3. 前庭阵发症(VP)　其发病机制与血管袢压迫前庭蜗神经有关,但 VP 的患者还可合并有听力学改变、步态不稳、特定头部位置改变会诱发其发作等特点。VP 的确诊需要根据病史、治疗排除综合判断。虽然目前 VP 主要的治疗为抗癫痫治疗,但其脑电图无特异性表现。VP 的诊断应结合病史、辅助检查和试验性治疗等综合判断,防止漏诊以及诊断的泛化。

【治疗】

癫痫患者的治疗需达到以下目标:完全控制癫痫发作或最大限度地减少发作次数;没有或只有轻微的药物副作用;尽可能少地影响患者的生活质量。目前癫痫治疗包括:病因治疗、抗癫痫药物治疗、手术及其他治疗。

1. 病因治疗　有明确病因者应首先行病因治疗,例如:患颅脑肿瘤者需手术治疗、寄生虫感染者需抗寄生虫治疗。目前仍然以药物治疗为主,无明确病因或虽有明确病因但不能根除病因者,需考虑药物治疗。

2. 抗癫痫药物治疗　药物治疗分为癫痫发作间期的药物治疗、耐药性癫痫的治疗、发作期的治疗。确诊为 EV 后,应及时行抗癫痫治疗,EV 对抗癫痫治疗的有效率可达 90%,大约 50% 新诊断为癫痫的患者在使用第一种抗癫痫药物后不再出现癫痫发作。EV 常选用卡马西平、丙戊酸盐和托吡酯等。也有一些学者建议使用抗癫痫药作为诊断性治疗,从而明确是否为癫痫性眩晕,但是前庭阵发症和前庭偏头痛的治疗策略也包括抗癫痫治疗,因此,发作性眩晕患者对抗癫痫药物治疗的反应并不能证明其是癫痫。当然成人癫痫性眩晕多为继发性癫痫,应加强病因治疗。对于无癫痫发作超过2年的患者,可考虑停用抗癫痫药物。应根据个体癫痫发作复发风险、抗癫痫药物治疗不良反应以及复发性癫痫发作的医学和社会心理后果的评估结果来个体化做出此类决定。应在数月内缓慢停用抗癫痫药。

3. 手术治疗 手术治疗的主要对象为难治性局灶性癫痫,可减少或缓解癫痫发作。手术的种类分为:诊断性手术、切除性手术、阻断癫痫发放传播途径的手术、立体定向射频毁损和反射治疗、神经调控手术等。

4. 其他治疗 无创神经调控技术、针灸、中药等。

未经治疗的癫痫患者5年自发缓解率在25%左右,约75%的患者用目前的抗癫痫药物可完全控制发作,规则减量后约50%的患者终身不发病。关于EV的预后,目前尚无相关大规模的研究依据。

（崇 奕 薛 慧）

参考文献

1. SCHEFFER I E, BERKOVIC S, CAPOVILLA G, et al. ILAE classification of the epilepsies: Position paper of the ILAE Commission for Classification and Terminology. Epilepsia. 2017, 58(4): 512-521

2. FISHER R S, CROSS J H, FRENCH J A, et al. Operational classification of seizure types by the International League Against Epilepsy: Position Paper of the ILAE Commission for Classification and Terminology. Epilepsia, 2017, 58(4): 522-530

3. RANSOHOFF D F, FEINSTEIN A R. Problems of spectrum and bias in evaluating the efficacy of diagnostic tests. N Engl J Med, 1978, 299: 926-930

4. 时霄冰,朗森阳. 以眩晕为先兆或主要症状的癫痫70例分析. 中华耳科学杂志, 2008, 6(2): 197-200

5. TARNUTZER A A, LEE S H, ROBINSON K A, et al. Clinical and electrographic findings in epileptic vertigo and dizziness: a systematic review. Neurology, 2015, 84(15): 1595-1604

6. PENFIELD W, JASPER H. Epilepsy and the functional anatomy of the human brain. Archives of Neurology & Psychiatry, 1954, 72(5): 663

7. KAHANE P, D HOFFMANN, MINOTTI L, et al. Reappraisal of the human vestibular cortex by cortical electrical stimulation study. Annals of neurology, 2003, 54(5): 615-624

8. BISDORFF A, VON BREVERNB M, LEMPERTC T, et al. Classification of vestibular symptoms: towards an international classification of vestibular disorders. Journal of Vestibular Research, 2009, 19(1/2): 1-13

9. LEMPERT T, OLESEN J, FURMAN J, et al. Vestibular migraine: Diagnostic criteria. Journal of Vestibular Research, 2012, 22(4): 167-172

10. HUFNER K, BARRESI D, GLASER M, et al. Vestibular paroxysmia: diagnostic features and medical treatment. Neurology, 2008, 71(13): 1006-1014

第三章
慢性前庭综合征

第一节　持续性姿势 - 感知性头晕

持续性姿势 - 感知性头晕（persistent postural-perceptual dizziness，PPPD）是一种持续时间超过数月，伴或不伴不稳感的持续性非旋转性头晕，是慢性前庭综合征中最常见病因之一。本节重点讨论 PPPD 的流行病学特点、病理生理学机制、临床表现、诊断、鉴别诊断、治疗及预后。

PPPD 在本质上是功能性眩晕，其有别于以往的躯体化形式障碍性眩晕或心源性眩晕，表现为前庭症状：眩晕、头晕和姿势失衡。目前眩晕分类应该包括：①结构性前庭疾病（如耳石症、梅尼埃病）；②精神性前庭疾病（如恐惧性姿势性眩晕）；③功能性前庭疾病（PPPD）。PPPD 作为功能性眩晕确认主要依据独特的临床症状群，而不是依据有无结构性前庭疾病。功能性疾病既与结构性疾病不同，也有别于精神性疾病。PPPD 这一概念是从恐惧性姿势性眩晕（phobic postural vertigo，PPV）、慢性主观性眩晕（chronic subjective dizziness，CSD）、空间运动不适（space-motion discomfort，SMD）、视觉性眩晕（visual vertigo，VV）等逐渐发展演变而来，它们是 PPPD 诊断的基础。

【流行病学】

尚无普通人群 PPPD 的患病率或发病率。流行病学特点可由其相似疾病的发病率推测，如 PPV、VV、CSD 以及急性发作后的慢性头晕。

1. 流行病学特点　大型综合性医院的前庭症状就诊的患者中 PPV 和 CSD 的占比为 15%～20%，在青少年中占第 1 位，在成人中占第 2 位，仅次于良性位置性阵发性眩晕。其平均病程为 4.5 年，部分患者症状可持续长达数十年。患者的残障程度差异很大，包括日常生活轻度受限、大部分受限，甚至严重到无法工作以及日常生活完全不能自理的状态。PPV、CSD 及 PPD 的平均起病年龄为 45 岁，患病范围从青春期到成年后期。

2. PPPD 的发病率　PPPD 的发病在急性或发作性前庭疾病之后约 3 个月以上。慢性头晕或持续性 VV 的发病率为 25%。急性或阵发性前庭疾病的患者患 PPPD 的可能性更高。CSD 的患者无论由急性前庭疾病触发还是由焦虑或抑郁类疾病触发，病程和对治疗的反应均相似，说明 PPPD 的病程与诱因无关。仅有少数 PPV 患者可自愈，大多有慢性逐渐增强和慢性逐渐减弱的过程，约 3/4 的患者患有焦虑疾病或者焦虑症状。如果不经治疗，大多数患者症状可持续存在。

【病因与发病机制】

PPPD 的病理生理学机制仍未探究清楚,尽管之前的 PPV、CSD 及现在的 PPPD 本身并非焦虑障碍疾病,但焦虑与此类疾病有密切相关的联系。基于对 PPV 和 CSD 发病机制的研究,PPPD 可能的病理生理机制包括:

(1)经典和操作性条件反射建立假说(classical and operant conditioning hypothesis):假说认为大多数 PPPD 常由前庭神经炎、梅尼埃病和良性阵发性位置性眩晕(BPPV)等急性前庭功能障碍相关疾病诱发,虽然焦虑本身和其他创伤性生活事件可能是诱发因素,但在正常生理状态下,激活前庭信息之外的、独立的替代运动控制系统,可以补偿前庭功能障碍的损失,直到恢复正常功能。

(2)再适应失败假说(failure of readaptation hypothesis):PPPD 总是急性发作,这就需要患者能够迅速面对急性威胁,而最初的姿势控制并不能快速恢复至正常,就导致了 PPPD 的临床症状。

(3)皮质多感觉整合异常:正常人的中枢前庭通路与焦虑和恐惧相关的神经网络之间存在重叠,而内向性格及神经质性格的正常人的 MRI 检查显示皮质和皮质下的前庭区域反应性增加,在给予一定的前庭刺激后,可增加前庭系统和焦虑相关的皮质之间的功能连接。

PPPD 患者在急性眩晕发作期,采取类似焦虑发作时利用高风险姿势的控制策略(包括踝关节紧张及视觉依赖等)。另外,疼痛和前庭疾病的机制之间的交叉可能涉及 PPPD 的病理生理机制。PPPD 涉及前庭刺激、视觉刺激和运动刺激的感觉反应模式改变等多方面的感觉失调。视动刺激可触发三叉神经痛和偏头痛患者的痛觉敏感,使偏头痛患者更易引起偏头痛发作。三叉神经痛的刺激可加重眼震等前庭症状。这种平衡 - 偏头痛 - 焦虑综合征的新概念可能是一种合适于 PPPD 的病理生理学机制。PPPD 发病与多巴胺受体 D_2 基因以及 DNA 的甲基化相关,可为 PPPD 病理生理学及分子病理学的依据。

【临床表现】

1. 持续性非旋转性的头晕伴或不伴不稳感,时间超过 3 个月,临床检查结果均显示无特殊异常。

2. 通常情况下站立时的症状会加重,坐位时会减轻,卧位时很轻微甚至会消失。

3. 症状在头部和身体处于主动运动或被动运动时可能会诱导加重,但与方向位置无明显关系。

4. 复杂视觉刺激或丰富运动环境时症状加重。

5. 症状发生常因某种疾病或剧烈情感波动诱发。

6. 合并其他疾病(如焦虑、抑郁等)也会导致 PPPD 的症状加重。

需要注意 PPPD 的以下情况:①主要表现为持续性非旋转性头晕伴或不伴不稳感,持续时间大于 3 个月,并且当患者处于直立位以及在复杂视觉刺激的情况下,症状可加重;②病情随着急性症状缓解而发展,没有无症状的间隔期,如果原发疾病反复发作(如良性阵发性位置性眩晕、前庭性偏头痛等),PPPD 的症状可以不典型;③一般情况下,逐渐起病较少见,但如焦虑、自主神经功能障碍及小脑退行性变等慢性诱因,PPPD 起病可缓慢发生,开始不易察觉,加重后才被重视;④不是所有的 PPPD 患者都可以明确诱因,尤其是在病程长、患者主诉早期症状描述不清的情况下；⑤大多数患者可提供疾病开始的情况，如症状、持续时间等，如果患者有缓慢的慢性前庭症状或不稳定加重病史，但没有明确的起病因素，尤其没有焦虑或自主神经症状，诊断为 PPPD 的可能性较小，需进一步观察，排除缓慢出现的退行性病变。

【诊断】

PPPD 是一种慢性前庭障碍性疾病，Bárány 学会（2017）发布了 PPPD 的诊断标准，诊断必须满足以下 5 个条件。

1. 非旋转性头晕或眩晕，伴或不伴不稳感，持续时间可长达 3 个月或更长：①症状持续时间较长（数小时），但严重程度可能会减弱；②症状不需要在 24h 内持续存在。

2. 持续性症状可以在无特异诱发因素下发生，但下面 3 种因素可使症状加重：①处于直立的姿势；②主动运动或被动运动，与方向及位置无明显关系；③处于移动的视觉刺激或复杂的视觉环境。

3. 这种疾病由引起头晕、眩晕、不稳或平衡障碍的疾病引起，包括急性前庭综合征、阵发性前庭综合征或慢性前庭综合征，其他神经疾病或精神心理疾病等疾病：①当诱发疾病是急性或阵发性疾病时，症状出现的形式与诊断标准 1 吻合，当诱发疾病消退后，症状受限出现间歇发作，后来形成固定或持续性的病程；②诱发疾病是慢性前庭综合征时，症状可能出现缓慢逐渐加重。

4. 症状会出现严重的功能障碍及痛苦。

5. 排除其他可以引起以上症状的疾病。

【鉴别诊断】

1. 反复发作的发作性前庭综合征 BPPV、梅尼埃病、前庭性偏头痛、短暂性脑缺血发作、前庭阵发症、前半规管裂综合征等。这类疾病的反复发作时间可长达数月，其临床特征与 PPPD 相似，需要排除上述疾病。

2. 急性前庭综合征 脑卒中、前庭神经炎、突发性聋伴眩晕、梅尼埃病及首次发作的前庭性偏头痛等。

3. 其他慢性前庭综合征 双侧前庭功能减退、心源性眩晕、慢性前庭性偏头痛等。

【治疗及预后】

PPPD 是一种涉及神经内科、耳鼻咽喉科、精神科、心理科等多学科的疾病，目前尚无规范化治疗指南，临床上常用的治疗方法主要包括心理治疗、药物治疗、前庭康复、认知行为疗法等方法，上述方法可单独使用，可联合使用，可因病情进展需要适当调整。

1. 心理治疗 PPPD 是一种功能性疾病，患者对该病发病机制的知情理解至关重要。医师治疗过程中应意识到某些患者可能过度"敏感化"。有效治疗 PPPD 的第一步就是心理教育，早期及时应用合理的心理治疗可以使患者了解到精神疾病导致躯体症状的大概原理，从而提高患者的治疗信心及依从性。

2. 前庭康复 前庭康复旨在补偿或重新调节各种前庭和神经系统疾病的平衡控制障碍。根据患者功能障碍的类型，选择个性化的前庭康复方法。前庭康复的方法可以参考本书相关章节。

3. 认知行为疗法 认知行为疗法（cognitive behavioral therapy，CBT）包括以下组成

部分：①患者教育，通常被称为"心理教育"，在所有 CBT 计划中都是一个介绍病理生理学机制方面的介绍性会议。小册子、信息传单及互联网信息对患者的治疗也有额外的价值；②在身体、情绪和心理社会层面上进行引导式自我观察是打破适应不良的认知-行为周期的第一步，教育患者识别异常的姿势控制（僵硬的姿势、视觉依赖）以及对误解的正常姿势行为（如生理性自发性身体摇摆）的过度反应；③识别和评估情绪和认识反应：可以帮助患者减少恐惧；④心理因素，为了解决这方面因素，可以使用各种各样的暴露疗法；⑤治疗目标应转移到有日常生活正常化，而不是完全减少症状，需要承担一定程度的头晕和跌倒的风险，以防止重新进入焦虑及其他疾病的恶性循环。目前认为，CBT 是 PPPD 的有效干预措施。

4. 药物治疗 五羟色胺再摄取抑制剂（selective serotonin reuptake inhibitors，SSRI）和五羟色胺去甲肾上腺素再摄取抑制剂（serotonin norepinephrine reuptake inhibitor，SNRI）通常被推荐用于伴有或不伴有精神病并发症的慢性功能性眩晕。Jeffrey 等发现 SSRI 治疗 PPPD 的有效率大约为 73%。在完成 8～10 周治疗的 PPPD 患者中，约 65% 的患者症状减轻一半以上，焦虑和抑郁症状也得到明显改善。为了减少复发，PPPD 的治疗需要维持至少 1 年。SSRI 或 SNRI 作为 PPPD 的治疗选项，需要循证医学的证据。由于 PPPD 康复依赖于前庭和平衡控制系统的"重新适应"，应尽可能避免使用前庭抑制剂药物。

5. 电刺激治疗 研究发现 PPPD 中脑激活和结构改变的证据，支持使用无创神经刺激的试验性治疗。PPPD 患者的左背外侧前额叶皮质经颅直流电刺激会导致刺激期间主观眩晕相关障碍的短暂较少。通过非侵入性迷走神经刺激，可使生活质量差、抑郁及头晕发作加重在一定程度上得到改善。电刺激的临床应用需要进一步研究。

PPPD 作为一种新的独立疾病，是由行为因素介导，精神心理因素参与并产生精神心理后果的功能障碍性前庭性疾病，发病机制尚未明确，流行病学暂无准确的资料，诊断标准仍需完善，尚无规范化治疗方法，需要进一步探讨理生理机制以及治疗方法。

（汤　勇　刘永胜）

参考文献

1. STAAB J P, ECKHARDT-HENN A, HORII A, et al. Diagnostic criteria for persistent postural-perceptual dizziness(PPPD): Consensus document of the committee for the Classification of Vestibular Disorders of the Bárány Society. Journal of Vestibular Research, 2017, 27(4): 191-208

2. POPKIROV S, STAAB J, STONE J, et al. Persistent postural-perceptual dizziness(PPPD): a common, characteristic and treatable cause of chronic dizziness. Pract Neurol, 2018, 18(1): 5-13

3. 吴子明，张素珍. 功能性眩晕-眩晕诊治的新高度. 中华耳科学杂志，2017，15(6)：613-618

4. TRINIDADE A, GOEBEL J A. Persistent Postural-Perceptual Dizziness—A Systematic Review of the Literature for the Balance Specialist. Otology & Neurotology, 2018, 39(10): 1291-1303

5. DIETERICH M, STAAB J P, BRANDT T. Functional (psychogenic)dizziness. Handbook of Clinical Neurology, 2016, 139: 447-468

6. 中华耳鼻咽喉头颈外科杂志编辑委员会，中华医学会耳鼻咽喉头颈外科学分会. 良性阵发性位置性眩晕诊断和治疗指南(2017). 中华耳鼻咽喉头颈外科杂志，2017，52(3)：173-177

7. 中华耳鼻咽喉头颈外科杂志编辑委员会，中华医学会耳鼻咽喉头颈外科学分会. 梅尼埃病诊断和治疗指南(2017). 中华耳鼻咽喉头颈外科杂志，2017，52(3)：167-172

8. 中国医师协会神经内科医师分会疼痛和感觉障碍学

组,中国医药教育协会眩晕专业委员会,中国研究型医院学会头痛与感觉障碍专业委员会. 前庭性偏头痛诊治专家共识(2018). 中国疼痛医学杂志,2018,24(7):481-488

9. STONE J, CARSON A, HALLETT M. Explanation as treatment for functional neurologic disorders. Handbook of Clinical Neurology, 2016, 139: 543-553

10. THOMPSON K J, GOETTING J C, STAAB J P, et al. Retrospective review and telephone follow-up to evaluate a physical therapy protocol for treating persistent postural-perceptual dizziness: A pilot study. Journal of Vestibular Research Equilibrium & Orientation, 2015, 25(2): 97-104

第二节　眩晕的社会心理因素评估和干预

眩晕通常伴随着强烈的主观不适感受,进而导致焦虑、抑郁等情绪问题。同时,眩晕有时会成为精神心理疾病的一种躯体症状。眩晕患者未被识别的情绪和心理问题的患病率很高,尤其是焦虑障碍。研究发现,40%的眩晕患者存在情绪问题。

【评估方法】

1. 系统问诊 这是建立在具有全面系统问诊能力基础之上的专科问诊方法,它既强调详细询问躯体症状发生和演变的情况,又强调询问与躯体症状相关的情绪变化,同时还要了解患者的成长环境、人际关系、性格特点等。因问诊涉及患者隐私问题,要求环境安静不受打扰,并向患者承诺内容保密。

(1)问诊内容

1)躯体症状:首先聚焦于患者主要症状所涉及的系统问诊,然后扩展到身体的其他系统,根据临床经验进行鉴别诊断。

2)睡眠情况:睡眠障碍的形式对诊断有一定的意义,比如早醒提示可能与抑郁情绪相关,入睡困难多与焦虑情绪相关。

3)情绪状态:包括焦虑、抑郁等,当患者叙述有情绪问题时,一定要询问情绪症状与躯体症状的关系,首先是发生的时间顺序,其次是躯体症状和情绪症状是怎样交互影响的。

4)成长经历与生活环境:我们不仅要关注"患了什么病",更需要关注的是"是什么人患病",这就需要进一步了解患者的成长经历,包括出生、成长环境、学业状态、生活事件、人际关系、人格特点等。

(2)问诊过程不仅是一个收集信息的过程,也是一个与患者建立良好医患关系的过程,需要掌握如下技巧:

1)开放式提问。

2)觉察:在问答过程关注患者的表情、动作、语气等。

3)倾听。

4)共情:让患者体会到医师能够理解其痛苦感受。

5)引导:针对一些主动就医但不配合问诊,以及部分非主动就医,而是家属要求被动就医的患者。

6)打断:当患者谈得太多,偏离主题时,要适时打断,常用的方法为归纳后转移话题、肯定以后转移话题,复述以后转移话题等。

7）总结。

8）解释：部分患者常困惑为什么身体不舒服却又检查不出什么问题，甚至还希望进一步检查寻找病因，他们不认同甚至反感将躯体症状与心理社会因素建立联系，这时恰当的解释对提高患者对治疗的依从性至关重要，如用打比方的方式解释："人体犹如电视机，各个器官犹如电视机的每个部件，电视机现在出现'雪花'，检查每个部件都没有问题，推测是调试出了问题，因此我们做一些调整，电视机'雪花'就消失了，您的眩晕也是这样的。"

2. 量表评估有助于心理问题的诊断和评估

（1）米隆行为医学诊断量表：主要是评估心理因素对用药患者治疗过程的影响，适用于18~85岁人群，量表共有165个条目，其中29项是自评量表。

（2）眩晕障碍量表（Dizziness Handicap Inventory, DHI）：是对于归因于前庭疾病的自我感觉障碍的测评，共25个问题，分为身体的、功能的和情绪的3个维度，可用于区分与眩晕相关的特定功能性的、情绪的或者身体的问题。

（3）残疾量表：量表经过患有一定程度的单侧或双侧前庭损失（UVL和BVL，或者其中一项）残疾患者的验证，可以作为预测前庭缺陷的患者经过前庭康复治疗是否得到改善的筛查工具。患者需要从6个条目选一个最符合自己感觉的选项，得分为4分或者更高的则与前庭康复治疗结果预后不良相关。

（4）贝克焦虑量表和贝克抑郁量表：用于焦虑和抑郁情绪的筛查。

（5）症状自评量表-90（SCL-90）：包含较广泛的精神症状学表现，从感觉、情绪、思维、行为、生活习惯、人际关系、饮食睡眠等均有涉及。包含90个条目，共9个分量表，即躯体化、强迫症状、人际关系敏感、抑郁、焦虑、敌对、恐怖、偏执和精神病性。主要用于评定是否有某种心理症状以及严重程度，可以作为筛查量表。

【干预】

与眩晕相关的心理问题的治疗，关键是与患者进行积极的沟通。讨论情绪和压力是如何引起前庭障碍类似的症状，觉察并识别情绪问题，以及意识到情绪问题可能放大对眩晕症状的感受，纠正可能存在的疑病观念，积极消除患者对于心理问题的病耻感。主要的治疗方法包括药物治疗、心理治疗、物理治疗。

1. 药物治疗

（1）原则：①尽量单一用药；②小剂量开始逐渐加量，足量、足疗程治疗；③治疗过程中检查依从性，整个治疗过程中严密监测药物不良反应；④注意药物相互作用；⑤减药停药或换药应逐渐进行，避免撤药反应。

（2）常见心理问题的药物治疗

1）抗抑郁药物：新型的抗抑郁药物包括5-HT再摄取抑制剂（如氟西汀、帕罗西汀、马来酸氟伏沙明、西酞普兰、草酸艾司西酞普兰等）、五羟色胺-去甲肾上腺素再摄取抑制剂（如文拉法辛、度洛西汀等）均可以应用，但由于其起效慢，可以考虑短期小剂量合并使用苯二氮䓬类药。伴有明显睡眠障碍的患者也可选择具有镇静催眠作用的抗抑郁药，如米氮平、曲唑酮等。难治性抑郁和单纯抗抑郁药疗效不佳的患者可以考虑增效治疗，如增加新型抗抑郁药喹硫平、阿立哌唑等。

2）抗焦虑药物：常使用的药物包括苯二氮䓬类、5-HT$_{1A}$ 受体部分激动剂（如丁螺环酮、坦度螺酮）等。

2. 心理治疗　支持性心理治疗、认知行为治疗、问题解决治疗、人际关系治疗、行为激活治疗、正念疗法、放松训练、音乐疗法等均有一定疗效，但缺乏系统的临床研究。

3. 物理治疗　经颅磁刺激治疗、直流电磁刺激治疗目前广泛应用于焦虑障碍和抑郁障碍的治疗，对于眩晕相关的情绪问题也有一定的效果。

（姜荣环）

参考文献

1. 王向群，赵旭东. 心身医学实践. 北京：中国协和医科大学出版社，2015
2. 沈渔邨. 精神病学. 5 版. 北京：人民卫生出版社，2009
3. 李凌江，陆林. 精神病学. 3 版. 北京：人民卫生出版社，2015
4. 万学红，卢雪峰. 诊断学. 8 版. 北京：人民卫生出版社，2018
5. 利文森. 心身医学. 北京：北京大学医学出版社，2019

第三节　慢性单侧前庭病

单侧前庭输入丧失导致前庭 - 眼反射（VOR）功能障碍，使视网膜成像不稳，并表现为视觉障碍，运动时加剧。不管前庭丧失程度如何，这种感觉输入的生理变化激活中枢系统的前庭代偿机制，以纠正神经输入的相对失衡，最终减轻临床症状。然而，补偿的效率和效果可能存在很大差异，且可能受到诸多因素的影响，例如年龄、药物和前庭损伤的性质因素。单侧前庭功能的破坏可能一次完成，也可能为进行性损伤积累而成，这些均归类为非波动性单侧前庭丧失。非波动性单侧前庭丧失的患者通常在静息时无症状，运动时可诱发失衡。由于前庭器官的损伤在非波动性单侧前庭丧失中是相对稳定的，因此中枢代偿的状态和程度在这些患者的治疗和预后中扮演最关键的角色。代偿机制受损或代偿延迟，将导致慢性前庭病变。本节主要讨论慢性单侧前庭病的病因与发病机制、临床表现、诊断与鉴别诊断及治疗。

单侧前庭功能低下（unilateral vestibular hypofunction，UVH）不是疾病诊断名称，而是基于前庭功能检查结果而定义的功能诊断。既往研究中，一般是根据前庭双温试验，按照 Jongkees 公式，将一侧前庭反应至少减少 25%（基于各实验室标准）定义为 UVH。此外，旋转试验也被用于前庭功能减退诊断，主要检测频率为 1.0Hz 前庭眼动反射系统功能，相关参数包括增益、不对称和相位等。UVH 急性期指症状出现后的两周内，亚急性期为症状出现后 2 周~3 个月，而慢性为症状持续超过 3 个月。

慢性单侧前庭病（chronic unilateral vestibulopathy）是以慢性单侧前庭功能低下（chronic unilateral vestibular hypofunction，CUVH）或慢性单侧前庭功能损害（chronic unilateral vestibular insufficiency，CUVI）为特征，主要指单侧前庭功能低下症状持续超过 3 个月、前庭功能未代

偿的一类前庭外周性疾病，分为继发性和原发性。继发性慢性单侧前庭病表现为发生急性前庭综合征后，出现的非完全恢复稳定性的状态或发作性前庭综合征发病间歇期的持续性症状存在状态。原发性慢性单侧前庭病指代偿不良的原因不明的单侧前庭病。慢性单侧前庭病主要表现为慢性眩晕、头晕或不稳，存在持续性前庭系统功能障碍（振动幻视，眼震、步态不稳等），程度根据病变范围及发病时间可有不同，根据原发病因可伴或不伴有耳鸣、听力下降等耳蜗症状，同时需要排除精神性疾病和慢性双侧前庭病。

【流行病学】

目前尚缺乏慢性单侧前庭病的大范围流行病学调查。外周前庭损伤临床上较为常见，在急性/发作性前庭综合征中，及时诊治的患者，其症状体征常可得到有效控制和改善。患者发病数天后通过代偿机制，症状体征可逐渐减少并消失，但据统计约40%仍处于慢性失衡状态。国外研究数据表明在美国，预计有35.4%的成年人存在需要治疗的前庭功能障碍。美国国家健康与营养检查的调查提示，前庭功能障碍随年龄的增长而升级，大约85%的80岁以上老人存在前庭功能障碍。Dillon等认为70岁以上人群的平衡（前庭和感觉丧失）障碍患病率为75%。国外多项研究发现，老年人和女性为CUVH的高发人群。

【病因与发病机制】

1. 病因　慢性单侧前庭病的常见病因包括前庭神经炎、迷路炎、良性阵发性位置性眩晕、Hunt综合征、梅尼埃病、肿瘤、外伤、外淋巴漏等。

2. 发病机制　慢性单侧前庭病的外周前庭功能损害可分为静态前庭功能障碍和动态前庭功能障碍。静态前庭功能障碍常表现为自发眼震、垂直视觉异常或斜视，一般在损害后持续3~5周，多数患者可自行恢复。动态前庭功能障碍常表现为HIT异常、摇头眼震、振动眼震以及前庭双温试验代偿不良，通常持续时间更长，对人类的日常生活影响更大。单侧前庭功能损伤触发的中枢前庭代偿机制可受多种因素的影响，进而代偿机制受损或代偿延迟。有些患者因恐惧运动而加重眩晕，或因过度使用镇静药物而抑制前庭代偿过程，30%~50%急性前庭疾病可演变成慢性甚至合并精神性疾病。某些患者为减少眩晕症状而产生的不良适应性行为及继发性精神疾病会干扰前庭代偿机制形成，导致动态前庭功能损害维持时间更长，恢复更慢，最长可持续8周以上。此外，患者存在的一些基础疾病状态，如高龄、长期卧床、骨折等导致其无法顺利进行物理锻炼，亦可延缓代偿进程。

不同的疾病所导致的慢性单侧前庭病可能存在不同的发病机制。良性阵发性位置性眩晕患者在耳石复位治疗后29.6%~76.9%患者仍可存在残余眩晕（residual dizziness，RD），持续数天至数月不等，Lopez等发现部分可持续超过3个月。目前机制仍不明确，可能包括以下情况：①半规管中残留的碎片不足以诱发可捕捉的位置性眼震或眩晕；②耳石器功能障碍；③可能存在共存的前庭疾病导致中枢不完全代偿；④存在潜在的自主神经功能障碍，如直立性低血压和PPPD。20%~30%的急性前庭神经炎患者可存在慢性失衡及垂直视觉异常等症状，年龄及脑白质变性可能是潜在的危险因素。耳毒性药物（如庆大霉素）也可导致单侧前庭功能障碍，具体机制尚待进一步研究。

【临床表现】

外周前庭功能低下的患者由于其前庭损伤类型和程度不同，表现出不同的发病特点、临床病程和功能恢复程度。尽管存在上述差异,这类患者仍具有许多相同的症状,如头晕、头昏、眩晕、眼球震颤、视物模糊、姿势不稳、运动恐惧、步态障碍和偶发跌倒。此外,这些患者可能会有焦虑、抑郁和对功能障碍的恐惧,经常通过避免某些运动和降低活动水平来应对可能存在的伤害。如果不干预这种习惯,患者运动能力将会受损,其生活方式也终将改变。

1. 动态视敏度下降　前庭 - 眼反射(VOR)是头部运动期间凝视稳定性的主要机制,单侧迷路病变患者头向患侧运动的 VOR 增益可减少 25%,导致患者头动时很难看清物体,尤其是不可预知轨迹的物体,扫视和追踪则不受前庭功能影响。

2. 头晕、头昏、诱发性眩晕　通常,来自内耳迷路的信号提供关于头部运动和位置的准确信息,这些信息与视觉和本体感觉同步。当前庭功能出现不对称时,大脑会将这种异常信号理解为头在持续运动,此时,即使没有任何运动,患者也会有旋转的感觉。在慢性前庭功能障碍患者中,前庭反应丧失将成为一个持久性问题,影响患者对真实头部运动做出正确反应,患者的主诉常为与特定头部或身体运动相关的头昏或头晕,或称为诱发性眩晕。

3. 姿势不稳、跌倒　姿势控制必需的信息来自对视觉、本体感觉和前庭系统感觉输入的整合。前庭 - 脊髓反射(VSR)功能的损害可引起外周前庭障碍患者的姿势紊乱,降低患者掌控平衡的信心,进而减慢步速,也会增加跌倒风险。

4. 头部运动受限　可能由于头部运动可诱发各种不良症状和体位不稳,患者会相应地限制头部运动以尽量减少头部位置变化和头部运动带来的不良影响。

5. 主动运动减少　CUVH 患者整个生活方式发生改变,可能与其倾向于主动限制运动以减少诱发性不良症状有关。

6. 步态异常　CUVH 患者行走中需要改变头部位置、转身或急停情况下,经常出现步态不稳,并出现多种异常步态,包括:①偏差,向左 / 右偏向;②两脚支撑间距扩大;③步速减慢;④步长缩短;⑤手臂摆动减弱;⑥行走时完成多任务的能力下降;⑦偶发头部或躯干倾斜;⑧垂直感觉受损;⑨头部和躯干运动减少。对于部分患者,可以利用拐杖这样的辅助装置增加行走稳定性,主要原理是通过增加额外的本体感觉信息,或是通过减慢步速来增强行走稳定性。

7. 社交障碍　由于多种因素困扰,如担心跌倒、恐惧走路、病前人格及头部运动诱发的种种不适,患者可能更愿意久坐,不再参加病前习惯的运动或娱乐活动,久之可严重影响身体和心理状态,限制患者参与各种社会活动。

【诊断】

慢性单侧前庭病目前尚无明确的诊断标准。可综合临床、检查和各类量表来进行诊断:①病程超过 3 个月;②床边检查及前庭双温试验优势偏向 DP≥35% 且单侧前庭功能减低 UW≥35%,或双侧迷路 4 次灌注总和≤20°/s,眩晕障碍量表 DHI≥40 分和活动信心量表 ABC≤66%。

【鉴别诊断】

1. 功能性和精神性前庭疾病　广泛性焦虑、恐高症、抑郁症、PPPD,常可根据其典型的精神状态予以区分,主观症状严重程度常与表现出的体征及辅助检查不一致,有时可与慢性单侧前庭病并存。

2. 慢性双侧前庭病 慢性双侧前庭病主要表现为行走或站立时出现姿势和步态不稳，而在静态条件下坐、卧时常不出现症状，许多患者在黑暗中和/或不平路面上姿势不平衡或不稳加剧，且部分 CUVH（如梅尼埃病）可逐渐演变成慢性双侧前庭病。

3. 中枢疾病 小脑退行性疾病、颅后窝肿物等。

4. 其他非前庭系统所致慢性眩晕 全身基础疾病，如心律失常、高血压、贫血、颈椎病、甲状腺功能亢进或甲状腺功能减退等，可导致慢性眩晕。

【治疗】

1. 宣教 应向患者详细解释疾病类型、发病机制、症状发生的原因、疾病过程及结果等，有时通过良好的宣教即可减轻患者的一些主观症状。

2. 前庭康复 前庭康复是一系列无创伤性的物理治疗方案，通过选择特定练习逐步整合视觉、本体感觉及残余前庭功能，促进稳定的前庭代偿尽快建立，以期提高患者的前庭功能和平衡能力，减轻眩晕症状、控制反复发作。2016 年美国物理治疗学会发布了外周前庭功能低下患者前庭康复临床实践指南，概述了前庭康复对于促进前庭代偿、改善平衡功能、降低跌倒风险、提高生活质量的有效性。传统的前庭康复主要指 Cawthorne-Cooksey 训练，从 20 世纪 90 年代起，前庭康复相关概念逐渐被大众接受。研究证实，个体化前庭康复方案较传统的 Cawthorne-Cooksey 训练更为有效且值得进一步临床推广。与常规锻炼或单独的家庭训练相比，单侧前庭功能障碍者可能对个体化定制的、治疗师监督下的前庭康复训练反应更佳。个性化前庭康复方案的制订包括注视稳定性训练、视觉训练、平衡和步态练习、习服性训练、视动训练等。

3. 尽可能促进前庭功能康复，针对病因治疗，如反复持续发作的外淋巴漏、前半规管裂、梅尼埃病等，均可考虑手术治疗。

4. 尽可能防止前庭功能障碍进一步加重 例如改善循环药物（倍他司汀）等。

（陈 曦 王海霞）

参考文献

1. MASLOVARA S, BUTKOVIC-SOLDO S, PERICE M, et al. Effect of vestibular rehabilitation on recovery rate and functioning improvement in patients with chronic unilateral vestibular hypofunction and bilateral vestibular hypofunction. Neuro Rehabilitation, 2019, 44（1）: 1-8

2. AGRAWAL Y, CAREY J, DELLA SANTINA C, et al. Disorders of balance and vestibular function in US adults: data from the National Health and Nutrition Examination Survey, 2001-2004. Arch Intern Med, 2009, 169（10）: 938-944

3. DILLON C F, GU Q, HOFFMAN H J, et al. Vision, hearing, balance, and sensory impairment in Americans aged 70 years and over: United States, 1999-2006. NCHS Data Brief, 2010（21）: 1-8

4. KARAPOLAT H, CELEBISOY N, KIRAZLI Y, et al. Is vestibular rehabilitation as effective in bilateral vestibular dysfunction as in unilateral vestibular dysfunction?. Eur J Phys Rehabil Med, 2014, 50: 657-663

5. XIE S J, JIA H B, XU P, et al. Inferior vestibular neuritis in a fighter pilot: a case report. Ear Nose Throat J, 2013, 92: 27

6. ROCHA JUNIOR P R, KOZAN E S, MORSAES J F, et al. Vestibular rehabilitation in the quality of life and the symptomatology of dizziness among the elderly. Cien Saude Colet, 2014, 3365-3374

7. ZUR O, SCHOEN G, DICKESTEIN R, et al. Anxiety among individuals with visual vertigo and vestibulopathy. Disabil Rahabil, 2015, 37: 2197-2202

8. MARTELLUCCI S, PAGLIUCA G, DE VINCENTILIS

M, et al. Features of residual dizziness after canalith repositioning procedures for benign paroxysmal positional vertigo. Otolaryngol Head and Neck Surg, 2016, 154: 693-701

9. SWAIN S K. Role of Gingo biloba for controlinng residual dizziness after successful treatment of benign paroxysmal positional vertigo: Our experierces at a tertiary care teaching hospital of Eastern India. Int J health Allied Sci, 2018, 7: 196-200

10. VADUVA C, ESTEBAN-SANCHEZ J, SANZ-FERNANDEZ R, et al. Prevalence and management of post-BPPV residual symptoms. Eur Arch Otorhinolaryngol, 2018, 275: 1429-1437

11. LOPEZ-ESCAMEZ J A, GAMIZ M J, FERNANDEZ-PEREZ A, et al. Long-term outcome and health-related quality of life in benign paroxysmal positional vertigo. Eur Arch Otorhinolaryngol, 2005, 262: 507-511

12. GIOMMETTI G, LAPENNA R, PANICHI R, et al. Residual Dizziness after Successful Repositioning Maneuver for Idiopathic Benign Paroxysmal Positional Vertigo: A Review. Audiol Res, 2017, 7: 31-37

13. FARALLI M, LAPENNA R, GIOMMETTI G, et al. Residual dizziness after the first BPPV episode: role of otolithic function and of a delayed diagnosis. Eur Arch Otorhinolaryngol, 2016, 273: 3157-3165

14. SEO T, SHIRAISHI K, KOBAYASHI T, et al. Residual dizziness after successful treatment of idiopathic benign paroxysmal positional vertigo originates from persistent utricular dysfunction. Acta Otolaryngol, 2017, 137: 1149-1152

15. KIM H A, LEE H. Autonomic dysfunction as a possible cause of residual dizziness after successful treatment in benign paroxysmal positional vertigo. Clin Neurophysiol, 2014, 125: 608-614

16. STAAB J P, ECKHARDT-HENN A, HORRI A, et al. Diagnostic criteria for persistent postural-perceptual dizziness(PPPD): Consensus document of the committee for the Classification of Vestibualar Disorders of the Barany Society. J Vestib Res, 2017, 27: 191-208

17. HERDMAN S J, CLENDANIEL R A. Vestibular rehabilitation. 3rd ed. Philadelphia, PA: F.A. Davis Company, 2007

18. PAIGE G D. Nonlinearity an asymmetry in the human vestibulo-ocular reflex. Acta Otolaryngol(Srockh), 1989, 108(1-2): 1-8.

19. NORRE M. Treatment of unilateral vestibular hypofunction. London: John Wiley & Sons, 1984

20. JACOBSON G P, NEWMAN C W. The development of the dizziness handicap inventory. Archives of Otolaryngology-Head & Neck Surgery, 1990, 116: 424-427

21. MYERS AM, POWELL LE, MAKI BE, et al. Psychological indicators of balance confidence: relationship to actual and perceived abilities. J Gerontol A Biol Sci Med Sci, 1996, 51: 37-43

22. HALL C D, HERDMAN S J, WHITNEY S L, et al. Vestibular rehabilitation for peripheral vestibular hypofunction: An Evidence-Based Clinical Practice Guideline: From the American Physical Therapy Association Neurology section. J Neurol Phys Ther, 2016, 40: 124-155

第四节　慢性双侧前庭病

　　双侧前庭功能低下并非罕见的前庭疾病，尤其在老年人群中。患者最常见的主诉是步态不稳，在黑暗和不平坦的地面上加重，同时，大约近 50% 的患者头部运动或行走时，视觉场景明显运动。Walter Dandy（1941）最早描述了因双侧前庭神经切断术导致患者平衡功能障碍的一组临床症状，并命名为 Dandy 综合征。既往国际疾病分类（international classification of disease, ICD）中一直没有对双侧前庭病的描述，而且前庭功能检查的解读和实施在临床上尚无统一的标准，BVP 患者常因症状不典型被误诊和漏诊，社交生活质量显著受损。2017 年 Bárány 学会发表了 BVP 诊断标准的共识。2018 年公布的最新版 ICD-11 在慢性前庭综合征中设立了 BVP 的疾病名称。

　　双侧前庭病（bilateral vestibulopathy, BVP）也被称为双侧前庭功能低下、双侧前庭障碍、双侧前庭损失。BVP 不是单一病因疾病，而是指一组临床症状。共同的特征性临床表现包括：①运动引发的头晕、姿势和步态不稳；②行走和头动时的视力模糊（振动幻视）；③空间记忆和定向障碍。

【流行病学】

2008 年的相关调查推测 BVP 在美国成年人中发病率为 28/100 000。不同眩晕中心统计其发病率的差异较大,疾病构成比占平衡障碍患者的 0.7%～7.2%。各年龄段均可患病,确诊时平均年龄在 56～62 岁之间。与眩晕患者中女性居多的特点不同,BVP 患者以男性居多,占 62%。

【病因与发病机制】

随着眩晕医学的发展,人们认识到不同病因均可导致患者双侧前庭功能丧失,因此临床医师需重视其诊治。Bárány 学会制订的 BVP 诊断标准中建议尽可能确定病因,但 20%～50% BVP 未能找到病因。目前对于特发性前庭功能障碍患者的了解较少,颞骨病理学研究证实了存在内耳前庭的感觉上皮变性。BVP 可由多达 20 种原因引起:①耳毒性药物,在已明确的病因中可能性最大,包括氨基糖苷类药物(庆大霉素)、铂类化疗药物、抗抑郁药物、袢利尿剂、阿司匹林、苯乙烯、胺碘酮、羟氯喹等;②肿瘤,如 2 型神经纤维瘤病所伴发的双侧前庭神经瘤、脑膜瘤(鳞状细胞癌)、颅底肿瘤侵袭或肿瘤放疗;③自身免疫病,如 Cogan 综合征、神经结节病、白塞综合征(Behcet syndrome)、脑血管炎、系统性红斑狼疮、肉芽肿性血管炎;④较罕见的原因,如双侧迷路震荡或神经表面铁沉积症。随着遗传学不断进步,BVP 患者中已有 15% 确定其病因为遗传因素,另有 10% 推测与遗传相关。

BVP 以共病形式出现的比例为 10%～20%。如氨基糖苷类抗生素敏感的家族性 BVP 病例的研究表明毒性损伤具有基因易感性。一些家族性 BVP 患者常有偏头痛病史,遗传因素可能增加了偏头痛相关的内耳选择性损伤的概率。一些 BVP 患者可表现为伴有下跳性眼震的小脑综合征,可能是由于神经退行性变影响前庭神经节和小脑,通常以伴神经病变和前庭反射消失的小脑性共济失调综合征(CANVAS)的形式出现。儿童 BVP 的病因区别于成人,常见于各种先天性颅底畸形(包括内耳发育不良,Waardenburg 综合征或 Usher 综合征,其通常可导致听力损失),胚胎期感染(例如风疹),或细菌性脑膜炎。

前庭-眼反射和前庭-脊髓反射功能均有赖于正常的前庭功能,完整的前庭功能对空间定向、空间记忆和导航功能均具有重要意义。BVP 患者因双侧外周前庭传入神经受损或功能丧失可导致下述功能障碍。

1. 由于 VOR 的缺失,在头部高频快速运动时,视网膜上图像不能稳定地呈现而发生晃动,出现头动诱发的振动幻视、动态视力减退及视物模糊等症状。头部缓慢低频运动时,则可通过平滑跟踪系统对视靶保持稳定的固视效果而不致出现上述症状。

2. 由于前庭-脊髓反射功能的缺失,患者行走及站立过程中可因姿势平衡控制功能障碍而出现姿势和步态不稳症状。由于视觉系统和本体感觉系统亦参与维持身体的平衡功能,当 BVP 患者其姿势控制功能不能通过本体感觉信息传入(如在松软的或不平坦的地面上)或视觉信息传入(如在黑暗环境中)得到适当的代偿时,可使其姿势平衡功能障碍加重,使患者在黑暗环境中和不平坦地面上站立和行走时的姿势和步态不稳症状加重。

3. 缺少视觉和本体感觉传入信息时,BVP 患者失去地球重力的垂直感,并失去空间定向力。

4. BVP 可伴有海马萎缩,由于海马结构和功能改变,出现空间学习行为能力延迟。

【临床表现】

1. 前庭系统症状 BVP 最常见的症状如下。

（1）平衡障碍：行走或站立时出现姿势和步态不稳，患者出现该症状的概率约 91.4%（100% 会在不平的地面行走时加重，95.7% 会在黑暗环境下加重），而在静态条件下坐、卧时通常不表现出症状。

（2）慢性头晕：患者出现该症状的概率约 57.7%。

（3）振动幻视：患者出现该症状的概率约 50.1%，当患者头部和身体在主动运动（如行走）或被动运动（如坐车）时视物模糊，常无法阅读街上的标牌或辨认对面行人的面孔，在左右快速扭头时也可出现，有些患者甚至在静坐时也可出现振动幻视症状，如随着心跳或咀嚼动作而出现症状。

（4）反复发作性眩晕，患者出现该症状的概率约 33.0%，持续时间可因病因不同而差异很大，如梅尼埃病的典型发作时间一般在 20min～12h。

2. 听觉系统症状 BVP 患者中听力损失出现的概率约 32.5%，耳鸣出现的概率约 14.8%。

3. 其他症状 BVP 患者的日常生活受到明显影响，90% 的患者生活质量明显下降，患者主诉的生活质量下降问题，包括：社交活动受限、头痛、抑郁、注意力下降、记忆力下降、空间定位能力下降、肌肉酸痛、跌倒及睡眠障碍。甚至需要辅具等。BVP 带来较大的疾病负担及社会经济负担。因此全面评估患者的问题，还需借助生活质量量表及焦虑抑郁相关的量表。

【辅助检查】

1. 前庭功能检查 BVP 临床确诊很大程度上依赖于前庭功能检查提供必要的证据。影响各检测结果的因素较多，各个实验室不同设备参数的正常范围会有很大差异，检测结果异常时需慎重对待，应结合其他试验结果综合评价 BVP 患者的前庭功能。

（1）床旁检查：典型的患者可以通过床旁"三联法"在短时间内筛选出。

1）甩头试验（head impulse test, HIT）：在完全或几乎完全丧失 VOR 功能的 BVP 患者中，两侧甩头均可出现补偿性扫视。有时补偿性扫视潜伏期非常短，出现在头部运动过程中，称为隐性补偿性扫视。这种扫视在临床体格检查上是看不到的，这就导致床旁 HIT 出现假阴性结果。因此，只有患者出现严重的 VOR 缺陷（增益＜0.4），床旁 HIT 才可靠。

2）动态视力检查（dynamic visual acuity, DVA）：是考察患者头部被动摇晃（0.5～2Hz）时准确识别物体的能力，单侧前庭功能损失的患者在头部运动的频率较快时也可以出现视力下降幅度超过视力表 2 行（≥0.2logMAR），提示异常。但是典型的 BVP 患者会出现超过 4～5 行的识别能力下降。当修正的颈-眼反射及视觉反射代偿了部分头部运动时的视网膜图像滑动，DVA 也可能出现假阴性结果。

3）Romberg 征：患者睁眼试验可基本正常，闭目试验时，其身体摇摆加重，提示患者身体平衡的维持依赖于其视觉功能。Romberg 征进一步提示患者前庭-脊髓反射通路受损，灵敏度和特异度分别达到 79%、80%，但无法区分单侧还是双侧前庭功能低下，而且无法鉴别小脑和本体感觉损害呈现的假阳性。

（2）实验室检查：既往有前庭双温试验及旋转试验，尤其后者被认为是诊断 BVP 的金标准,但每种前庭功能评估方法都有自身的局限性、灵敏度和特异度,仅凭一两项检查方法,容易导致误诊。BVP 患者前庭功能检查包含反映前庭系统低频(前庭双温试验)、中频(旋转试验)、高频(vHIT)的前庭检查技术。既有针对半规管评估的技术(前庭双温试验、旋转试验、vHIT)又有耳石器的评估(前庭肌源性诱发电位),从而评估外周前庭器官各部分全频段的功能状态。

1)前庭双温试验:独立测试两耳,反映外半规管低频(<0.01Hz)VOR 功能,属于非生理性前庭刺激。尽管临床设备多使用冷气和热气,但推荐以冷水(30℃)、热水(44℃)灌注外耳道刺激所诱发的眼震来定量其反应,因为冷热水方法的结果重复信度更高。双侧冷热水刺激诱发眼震的最大慢向速度(slow phase velocity, SPV)之和小于 20°/s 作为诊断 BVP 的参考标准。冰水刺激如未引发出双侧眼震也提示 BVP 的存在,并不能证明前庭反射完全消失。另外冰水刺激可激发出潜在的自发性眼震(实为假象)。

2)旋转试验(rotation test):可用于检测 aVOR 功能,反映了外半规管及其通路在低、中频(0.01~0.1Hz)绕垂直轴被动全身旋转时的功能。当前庭双温试验几乎没有反应时,旋转试验曾为 BVP 的"金标准",转椅试验可用于检测其残存的外半规管的前庭功能。它还能提供中枢系统来自双侧迷路的前庭冲动的信息。正弦谐波加速度测试(sinusoidal harmonic acceleration test, SHAT)和速度阶跃试验(velocity step test, VST)是两种常用的旋转试验模式。SHAT 为旋转同时刺激双侧半规管,频率通常从 0.01~0.64Hz,超高频转椅的频率可以达到 2.0Hz,接近正常头动频率(1~3Hz)。BVP 患者表现为多频率 VOR 增益值下降、相位提前。目前行业共识规定在 0.1Hz,最大角速度为 50°/s 时,VOR 增益<0.1,相位超前>68°。VST 模式是 100°/s 的速度旋转在 0.5s 的时间内停止,观察急停后的眼震。时间常数指眼震强度衰减至峰速度 37% 的持续时间,小于 10s 为异常,BVP 患者通常小于 5s。该模式可以对不同侧别进行评估,但由于加速度仍较低,诊断单侧前庭功能下降的灵敏度低于 vHIT 和前庭双温试验,可能出现假阳性结果。当患者不能做 vHIT 或前庭双温试验时,旋转试验是诊断 BVP 的替代手段及必要检查项目之一。

3)视频头脉冲试验:反映半规管及其通路被动高频(5~6Hz)高速(角速度为 150°/s~300°/s)旋转时 VOR 功能。类似于同样可量化 aVOR 功能的巩膜搜索线圈技术。如双侧水平 aVOR 增益值<0.6 被视为异常。vHIT 检查前、后半规管功能对诊断 BVP 的意义仍需进一步研究。vHIT 采用传感器与高速视频摄像头同时记录头部和眼球运动,相较于床旁试验能够更进一步地精确定量评估 VOR,记录到难以察觉的扫视(隐性扫视)。外半规管 vHIT 在常见不同外周前庭疾病的阳性检出率差异较大,尚不能用于独立评估 VOR 功能。单侧听神经瘤的患者也出现过 vHIT 检查双侧增益下降伴扫视。严重的急性单侧前庭功能减退患者,可以出现对侧抑制性削弱的现象,造成前庭功能检测出现假性双侧减退的结果,需要随访观察才能加以鉴别。

4)前庭诱发肌源性电位测试(VEMP):BVP 患者可表现为 cVEMP 振幅减小或无法引出,提示球囊功能受损。也常表现有 oVEMP 异常,则提示椭圆囊功能损害。VEMP 也可用来监测疾病进展过程或跟踪治疗反应。但由于 BVP 患者其耳石功能的损害通常轻于半规管功能的损害,很多患者 VEMP 结果仍可显示正常,说明 BVP 患者的内耳前庭器官功能并非完全丧失,这是患者进行前庭康复治疗的前提和基础。总之,VEMP 是对耳石器及其通路的定量定侧评估,目前仅作为辅助信息,尚不能独立用于 BVP 的诊断。

　　5)计算机动态姿势描记法(computerized dynamic posturography,CDP):感觉统合试验(sensory organization test,SOT)是 CDP 的核心模块,SOT 能够客观反映前庭外周性损伤后的机体平衡重建状态和重建过程中前庭觉、本体感觉及视觉的权重变化特征,对于制订个性化平衡康复方案,评估平衡代偿及康复效果具有指导作用。BVP 患者主要表现为前庭觉权重下降。在前庭康复训练中,定量前庭功能检查的意义不仅在于诊断,更重要的是为有针对性地制订个体化前庭康复训练治疗提供依据,以及治疗后的评估。

　　2. 听力学检查　由于内耳疾病是 BVP 主要的病因,因此听力学检查有助于诊断原发病,通常包括纯音听阈测试、声导抗、言语识别率等。如突发性聋为患耳 72h 内多个频率的听力骤降;梅尼埃病早中期常有患耳反复波动性低频感音神经性听力损失;先天性内耳发育不良一般为双侧极重度感音神经性听力损失;双侧前庭神经瘤患者早期表现为言语分辨率下降。

　　3. 影像学检查　超声、CT、MRI 等在明确患者的具体病因方面有辅助意义。如双侧听神经瘤通过头颅 MRI 可以明确位于内耳道内的占位性病变;儿童先天性内耳发育不良需要结合颞骨 CT 检查和 MRI 检查进行评估。

　　4. 其他检查　在明确 BVP 具体病因时,根据临床诊断需求还应进行其他辅助检查,如自身免疫性疾病通常借助血清学、病理学检查等帮助确诊;一些遗传性疾病由于临床表型无特异性,需要基因检测才能确定具体病因。

　　【诊断】

　　BVP 的确诊建立在病史、症状、体征(床边查体)、定量的前庭功能评估的基础上。病史包括病程的演变、感染史、用药史、治疗史及曾经的眩晕发作病史、患者听功能、职业等。患者描述症状时,医师需要特别留意头晕和眩晕的鉴别,不仅要询问症状是否在体位、运动、暗视觉环境下症状加重,还需要确认患者是否在坐位或者平躺等静止状态时症状消失,这种“阴性症状”也见于其他慢性前庭综合征,因此 BVP 的诊断必须进一步借助前庭功能评估方法,才能与其他疾病鉴别。目前 ICD-11 中 BVP 被归为慢性前庭综合征,Bárány 学会最新制订发布了 BVP 的诊断标准,尚未将急性药物损伤等造成的急性或反复发作前庭综合征纳入。

　　诊断标准的争议:该标准中对于实验室检查的定量指标要求过严,有助于诊断的准确性,避免诊断泛化,但是可能造成漏诊。尽管前庭双温试验、旋转试验、vHIT 分别反映了前庭系统在超低频、低中频、高频速度刺激下的功能状态,但是上述方法主要是对半规管及其通路的功能评估,无法对双耳前庭的 4 个耳石器和 3 对半规管及其通路做出全面评估。既往报道特定明确病因的患者,如听神经病、梅尼埃病患者,在前庭功能检查中仅表现为中低频检查指标低下,而高频检查指标正常,因此对于能否将此类患者归为部分损伤型 BVP,尚有争议。2009 年,Fujimoto 等报道了 VEMP 缺失而前庭双温试验正常的 BVP 亚型。还有双侧先后出现前庭神经炎导致 BVP 的报道。临床诊断不仅需对各项前庭功能检查做出合理的解读,还要结合病史、病程和病因进行分析,甚至随访观察,才能获得可信准确的结论。

（1）肯定诊断

A. 具有下列症状的慢性前庭综合征：①行走或站立不稳，并加上至少②或③中的一项；②行走或头部／身体快速运动时出现运动诱发的视物模糊或振动幻视；③黑暗环境中或地面不平时上述不稳加重。

B. 在静坐或平躺时没有症状。

C. 下述方式记录到双侧 aVOR 功能下降或缺失（3 选 1）：① vHIT 或巩膜搜索线圈技术测得双侧外半规管 VOR 增益 < 0.6；②前庭双温试验反应减弱（每一侧冷热灌注后眼震高峰的慢相角速度之和 < 6°／s）；③正弦谐波加速度测试（0.1Hz, V_{max} = 50°／s）水平增益 < 0.1，相位超前 > 68°（时间常数 < 5s）。

D. 不能归因于其他疾病。

（2）可能诊断：符合 A、B、D，但缺乏实验室检查结果，仅床旁水平 HIT 双侧异常。

【鉴别诊断】

1. 单侧前庭功能低下 单侧前庭功能减退患者在急性期可以表现类似 BVP 的症状：①姿势和步态不稳、头动耐受不良，一些症状严重的患者可能自述；②行走时或头／身体快速运动时，出现运动诱发性视物模糊，甚至前庭功能检查也可以表现为健侧的反应下降，但是 Romberg 等姿态检查会有患侧偏向，患侧有时会合并听力下降等，而且随着病程延长，vHIT 等检查中健侧的增益下降及病理性扫视会逐渐消失。

2. 其他表现为姿势和步态不稳和／或振动幻视症状的前庭性和非前庭性疾病 ①不伴 BVP 的小脑共济失调；②下跳性眼震综合征；③前庭抑制剂；④中毒；⑤周围神经病；⑥直立性震颤；⑦以振动幻视症状为主的视觉疾患；⑧运动性疾病：帕金森病（不典型帕金森病）、多系统萎缩；⑨正常压力脑积水所致中枢性步态异常疾病、前冲步态性疾患、下半身帕金森病、皮质下血管性脑病或多发性硬化。一些中枢性疾病因影响到双侧半规管和耳石器功能，使其临床表现酷似 BVP。因此，在鉴别诊断过程中，应积极寻找 BVP 症状的发生原因和病因，这对治疗结果也具有重要的影响。

【治疗】

BVP 的治疗有以下 4 方面。

1. 健康宣教 多数患者确诊较晚，虽然症状不重，却可致生活质量严重下降。因此患者常合并焦虑抑郁等精神情绪问题，而这些精神情绪的症状又会导致临床医师在诊断时忽视或遗漏对前庭功能损伤的评估，进一步延误患者的及时诊治。即使没有明确患者具体病因，临床医师也应向患者详细地解释疾病类型、发病机制、疾病过程及结果等，减轻患者的主观症状。

2. 针对病因的及时干预 应纠正导致前庭功能损伤的因素，防止前庭功能障碍的进一步加重。及时停用前庭抑制剂和耳毒性药物。针对病因治疗在部分病例可取得一定的效果，应尽可能地促使前庭功能的康复。在迷路炎和自身免疫性内耳疾病患者发病初期，及时给予全身或局部激素治疗，前庭功能有可能得到恢复。如患者有自身免疫病的临床表现或内耳组织抗体检测阳性，可采取免疫治疗。

3. 前庭替代治疗 国外很多临床研究尝试通过躯体触觉刺激、耳机的噪声刺激、舌或者经皮前庭电流刺激以替代前庭觉，辅助调整姿势反射。但目前为止，这些方法仍难以应用于临床患者。人工前庭植入的原理是通过处理器将人体的位置信息转化为电信号刺激残留的前庭神经元，从而恢复前庭觉，该技术的研究目前尚处于临床多中心试验阶段，但值得被关注。

4. 前庭康复训练 前庭康复锻炼在单侧外周前庭功能障碍患者的效果已获证实，比如美国物理治疗学会曾发布关于外周前庭功能减退的前庭康复临床指南。多数 BVP 患者不能自行前庭代偿，前庭康复训练是治疗的核心。练习的原理一方面改善前庭适应性，即前庭系统对输入反应的长期改变；另一方面促进视觉和本体感觉系统代偿前庭功能损失，联合视觉、本体感觉、残余前庭觉和中枢代偿机制改善姿势不稳性和失衡感，增加凝视稳定性，使患者恢复日常活动和提高生活质量。适应性和替代性练习是 BVP 患者康复训练的主要内容，训练计划中逐渐去除不引起症状的训练，加入新的训练，直到平台期，最后进入维持练习（详见第四篇"前庭康复"）。虚拟现实环境下的前庭康复锻炼同样有助于促进 BVP 患者的平衡功能康复。

疗效主要受前庭系统的病变定位和病变范围的影响。视觉、本体感觉的状态、体力、运动技巧和小脑的整合性对康复计划的实现非常关键。一般身体状况、认知能力、年龄、记忆力及心理和焦虑疾病等也可影响前庭康复的进程。BVP 患者即使通过康复训练，仍有 30% 患者遗留慢性平衡失调和运动激发眩晕。因此康复治疗前期和治疗过程中均需要和患者充分沟通，减少患者的焦虑。

【预防】

考虑到 BVP 的具体病因，避免前庭损害的发生尤其重要。首先应谨慎使用耳毒性药物，如氨基糖苷类抗生素、铂类抗肿瘤药物等应仅用于有严格适应证的患者，剂量精确使用，并监测血药浓度。伴有肾功能减退者、年龄较大者或对氨基糖苷类抗生素有家族敏感史者具有较大风险，用药更应谨慎。需注意的是，庆大霉素耳毒性作用可延迟出现，通常在用药数日或数周后发生。用药期间应仔细随访观察患者的听力和前庭功能变化。此外，医源性损伤需要引起耳科医师的重视。人工镫骨植入、人工耳蜗植入等内耳手术可以造成前庭功能损失，手术前评估患者前庭功能应作为常规。此类患者术后如果眩晕发作，由于体内金属植入体的存在不便接受 MRI 等检查，诊治时如果考虑到医源性损伤可以尽早帮助患者明确病因。

（林 颖）

参考文献

1. STRUPP M, KIM J S, MUROFUSHI T, et al. Bilateral vestibulopathy: Diagnostic Criteria Consensus Document of the Classification Committee of the Barany Society. J Vestib Res, 2017, 27(4): 177-189

2. BERG R, TILBURG M V, KINGMA H. Bilateral vestibular hypofunction: Challenges in establishing the diagnosis in adults. ORL J Otorhinolaryngol Relat Spec, 2015, 77(4): 197-218

3. MIFFON M, GUYOT J P. Difficulties faced by patients suffering from total bilateral Vestibular Loss. ORL J Otorhinolaryngol Relat Spec, 2015, 77(4): 241-247

4. LUCIEER F, DUIJN S, VAN R V, et al. Full spectrum of reported symptoms of bilateral vestibulopathy needs further investigation-a systematic review. Front Neurol, 2018, 9: 352

5. BRYAN K W, YURI A, HOWARD J H, et al. Prevalence

and impact of bilateral vestibular hypofunction：results from the 2008 US National Health Interview Survey. JAMA Otolaryngol Head Neck Surg, 2013, 139(8)：803-810

6. HAIN T C, MARCELLO C, ANDRES Y D. Bilateral vestibular weakness. Front Neurol, 2018, 9：344

7. KIM S, OH Y M, KOO J W, et al. Bilateral vestibulopathy：clinical characteristics and diagnostic criteria. Otol Neurotol, 2011, 32(5)：812-817

8. ZINGLER V C, WEINTZ E, JAHN K, et al. Causative factors, epidemiology, and follow-up of bilateral vestibulopathy. Ann N Y Acad Sci, 2009, 1164：505-508

9. LUCIEER F, VONK P, GUINAND N, et al. Bilateral vestibular hypofunction：insights in etiologies, clinical subtypes, and diagnostics. Front Neurol, 2016, 7：26

10. PETERSEN J A, STRAUMANN D, WEBER K P. Clinical diagnosis of bilateral vestibular loss：three simple bedside tests. Ther Adv Neurol Disord, 2013, 6(1)：41-45

11. GUINAND N, BOSELIE F, GUYOT J P, et al. Quality of life of patients with bilateral vestibulopathy. Ann Otol Rhinol Laryngol, 2012, 121(7)：471-477

12. HALL C D, HERDMAN S J, WHITNEY S L, et al. Vestibular rehabilitation for peripheral vestibular hypofunction：an evidence-based clinical practice guideline：from the American physical therapy association neurology section. J Neurol Phys Ther, 2016, 40(2)：124-155

13. GUINAND N, RAYMOND V D B, CAVUSCENS S, et al. Vestibular implants：8 years of experience with electrical stimulation of the vestibular nerve in 11 patients with bilateral vestibular loss. ORL J Otorhinolaryngol Relat Spec, 2015, 77(4)：227-240

14. 吴子明, 王锦玲, 王尔贵. 双侧前庭疾病. 临床耳鼻咽喉科杂志, 2002, 16(7)：381-382

15. 吴子明, 张素珍, 杨伟炎, 等. 双侧前庭病病因与诊治分析. 听力学及言语疾病杂志, 2004, 12(3)：154-156

16. 区永康, 陈玲, 杨海弟, 等. 外周性双侧前庭病的听 - 前庭功能与诊断. 中华耳科学杂志, 2011, 9(4)：394-397

17. 林颖, 高林溪, 李琳, 等. 双侧前庭病的病因及前庭功能评估. 临床耳鼻咽喉头颈外科杂志, 2018, 32(5)：379-382

第五节　共济失调

一、小脑性共济失调

慢性小脑性共济失调（cerebellar ataxias, CAs）是一大类退行性及代谢性疾病，患者多出现小脑萎缩，主要表现为肢体和躯干共济失调、构音障碍和眼动异常，有时合并锥体束征、锥体外系运动障碍与自主神经损害的表现，部分患者可合并其他系统损害。此章节主要阐述常见 CAs 的病因和临床表现以及辅助检查。

（一）遗传性小脑性共济失调

遗传性小脑性共济失调（hereditary cerebellar ataxias, HCAs）或简称遗传性共济失调（hereditary ataxia, HA）是由于基因突变导致的以运动协调功能进行性减退为主要表现的一组具有较高临床和遗传异质性的神经退行性疾病，可伴眼球运动障碍、色素沉积性视网膜病变、锥体外系运动障碍、锥体束征、皮质症状（癫痫、认知障碍 / 行为症状）及周围神经病等多个系统受累的表现。根据遗传方式将 HA 分为常染色体显性遗传性小脑性共济失调（autosomal dominant cerebellar ataxia, ADCA）、常染色体隐性遗传性小脑性共济失调（autosomal recessive cerebellar ataxia, ARCA）、X- 连锁遗传性小脑性共济失调（X-linked cerebellar ataxias, XLCA）和线粒体遗传性共济失调（mitochondrial ataxias）4 种亚型，尚无特效治疗，靶向分子及药物干预仍在试验阶段。

【流行病学】

HA 是病死率和致残率较高的遗传性神经系统退行性疾病，占神经系统遗传性疾病的

10%～15%。2014 年一项针对全球的 HA 流行病学研究发现，ADCA 一般在中年以后发病，患病率平均为 2.7/100 000（最高为葡萄牙 5.6/100 000），其中脊髓小脑性共济失调 3 型 / 马查多 - 约瑟夫病（spinocerebellar ataxia type3/Machado Joseph disease，SCA3/MJD）是最常见的显性共济失调，其次是脊髓小脑性共济失调 2 型及 6 型（spinocerebellar ataxia type2 and 6，SCA2 and SCA6）。ARCA 一般在 25 岁之前发病，男女无差异，患病率为 3.3/100 000（最高为西班牙 7.2/100 000），弗里德赖希共济失调（Friedreich ataxia，FRDA）是最常见的隐性共济失调，其次是共济失调伴动眼运动失用（ataxia with oculomotor apraxia，AOA）及共济失调 - 毛细血管扩张症（ataxia-telangiectasia，AT），HA 的发病率有明显的地域性和种族差异。我国 ADCA 中 SCA3 占比高达 60%～70%，其次为 SCA1、SCA2、SCA6、SCA7、SCA8，而其他 SCA 亚型较罕见。HA 多于 20～40 岁发病，但也有婴幼儿及老年发病，随着遗传代数的增加，早现性愈发明显，父系遗传者更加显著。欧洲的研究显示，早年发病者约有 30% 的患者在 45～59 岁时死亡，发病较晚者约有 41% 的患者在 60～74 岁时死亡，43% 的患者在 65～79 岁时死亡。

【病因与发病机制】

迄今已发现，ADCA 致病基因位点有 SCA1-SCA47 及齿状核 - 红核 - 苍白球 - 丘脑下部路易体萎缩（dentatorubral-pallidoluysian atrophy，DRPLA）等近 50 种，主要类型包括由致病基因编码区三核苷酸异常重复扩增突变、致病基因非编码区三核苷酸或多核苷酸异常重复扩展突变、致病基因编码区点突变、插入 / 缺失、错义突变等。

ARCA 致病基因位点已发现 70 余种，主要类型包括由致病基因内含子三核苷酸重复突变、致病基因编码区点突变、插入 / 缺失突变、拷贝数变异等。尽管 HA 的很多致病基因已明确，但具体发病机制尚未完全阐明。最新研究发现毒性 RNA 功能、线粒体功能障碍、离子通道病变、自噬和转录失调等在 HA 中扮演重要作用，目前比较认可的假说有以下 5 类：

（1）毒性蛋白片段假说：蛋白错误折叠是发病的中心环节，致病性聚谷氨酰胺扩增导致异常 PolyQ 重复翻译，后者错误折叠形成聚集体，造成蛋白质原有功能受损，最终导致细胞变性。

（2）基因的转录和表达失调假说：突变型蛋白可能通过与转录调节因子发生异常的蛋白 - 蛋白、RNA- 蛋白相互作用而抑制基因的转录和表达。

（3）细胞内蛋白稳态破坏假说：分子伴侣通路、泛素 - 蛋白酶体降解通路、自噬 / 溶酶体通路、泛素化修饰通路、磷酸化修饰通路、组蛋白乙酰化修饰通路等破坏造成蛋白错误折叠和聚集持久破坏蛋白稳态。

（4）线粒体功能障碍假说：FRDA 线粒体内的共济蛋白（frataxin）减少导致线粒体呼吸链复合体中 Fe-S 簇的丢失，从而引起线粒体功能障碍。

（5）氧化应激假说：细胞抗氧化剂的遗传缺陷，如共济失调伴选择性维生素 E 缺乏症（ataxia with isolated vitamin E deficiency，AVED）的发生是由于血液及组织中维生素 E 浓度下降。FA 的线粒体损伤可增加氧化应激，氧化应激可能是 HA 共同的下游通路。

【临床分型】

1. 按遗传方式分类

（1）ADCA：是一类因小脑变性导致的以进行性共济失调为主要表现的神经退行性疾病。基于遗传缺陷及病程，ADCA 可分为脊髓小脑性共济失调（spinocerebellar ataxia，SCA）和发作性共济失调（episodic ataxia，EA）。大多数已知的突变涉及各自基因编码区内 CAG 三核苷酸重复序列的异常增多，如 *SCA1*、*SCA2*、*SCA3*、*SCA6*、*SCA7*、*SCA17* 和 *DRPLA*，*SCA8* 为 CTG 异常重复扩增，*SCA10* 是 ATTCT 五核苷酸重复扩增的异常增多。*SCA4*、*SCA5*、*SCA13* 和 *SCA14* 以点突变为特征。EA 是一组由单基因突变引起的疾病，包括 EA1～EA7 共 7 个亚型。极少数 SCA 患者，可由共济失调以外的其他特征性表现明确诊断，例如 SCA7 通常伴视网膜变性，SCA11 出现 TAU 蛋白的聚集，SCA20 可见齿状核钙化，SCA31 在浦肯野纤维层有大量蛋白质沉积，SCA32 伴有无精症，SCA34 具有神经皮肤综合征的表现。

（2）ARCA：通常发生在儿童时期，FRDA 和 AT 是最常见的类型，前者为 GAA 三联体在共济蛋白基因内含子区域的重复扩增所致，后者为 14q 的断裂和易位重排。ARCA 亦包括 AOA、共济失调伴维生素 E 缺乏症（ataxia with vitamin E deficiency，AVED）、共济失调伴辅酶 Q10 缺乏（ataxia with CoQ10 deficiency）、无 β 脂蛋白血症、保留肌腱反射的早发性小脑性共济失调、婴儿期起病脊髓小脑性共济失调、Marinesco-Sjögren 综合征、痉挛性共济失调、Joubert 综合征等。

（3）XLCA：包括肾上腺脑白质营养不良和脆性 X 综合征等，后者由 X 染色体上 CGG 突变引起，重复拷贝数为 69～135。

（4）线粒体遗传性小脑性共济失调：线粒体基因突变引起三羧酸循环与氧化磷酸化障碍，导致多种疾病。患者常出现以某一脏器损害为主的多系统病变，而共济失调多数情况下并非突出的核心症状。这些疾病包括 Kearns-Sayre 综合征、May-White 综合征、线粒体神经胃肠型脑肌病（眼球闭锁、周围神经病、胃肠道症状）、Leigh 综合征、神经病 - 共济失调 - 色素性视网膜炎、线粒体脑肌病伴高乳酸血症和卒中样发作、肌阵挛性癫痫伴破碎红纤维综合征等。

2. 按病因及分子遗传学类型分类

（1）先天性共济失调：包括 Joubert 综合征、Dandy-Walker 综合征，以小脑蚓部未发育或发育不全甚至缺如为特点。

（2）代谢障碍性共济失调：包括无 β 脂蛋白血症、AVED 等。

（3）DNA 修复缺陷性共济失调：包括 AT、AOA 等。

（4）退行性共济失调：包括 SCA、FRDA 等。

【临床表现】

根据受累部位不同，HA 临床表现多样，核心症状多为进行性共济失调，表现为行走及指鼻不稳和 / 或构音障碍，常伴多种眼动异常，部分患者伴有锥体束征、锥体外系运动障碍和膀胱及直肠功能障碍，少数患者合并视网膜色素变性或毛细血管扩张、癫痫、认知和精神行为异常及心脏异常和脊柱侧弯等。一项纳入 12 141 例 SCAs 患者的研究发现，男性患者占 52%，平均发病年龄 11～35 岁，肢体共济失调占比达 68%，半数患者有非共济失调症状，其中出现构音障碍和眼球运动异常分别为 90% 和 69%。但也有部分 ADCA 发病初期以非共济失调症状最为突出,如 SCA7 的视力下降、SCA14 的肌阵挛发作和 SCA17 的帕金森样症状。

1. 前庭症状及体征 HA 早期患者常以头晕和步态不稳等姿势性症状就诊,肢体或躯干性共济失调的客观表现并不明显,但中枢性眼球运动异常却可能较为明显,比如各种形式的中枢性眼震、平滑跟踪异常和扫视异常(表 3-3-1)。少数患者早期以姿势性震颤、头部震颤、舞蹈症、肌阵挛和帕金森综合征及肌张力障碍为突出表现,临床应该注意鉴别。

表 3-3-1 多种 HAs 的眼动异常表现的鉴别

异常体征	SCA1	SCA2	SCA3	SCA6	SCA7	FRDA
扫视失准	60%~80% 扫视过冲	42% 扫视欠冲	40%~86% 扫视过冲	37%~48% 扫视过冲	14% 扫视欠冲	常见扫视过冲
扫视峰速	1/2 轻~中度减低	早期 80%~100% 即明显减低	基本正常	正常	早期 79%~86% 即明显减低	正常
平滑追踪	增益下降,50%~80% 补偿性扫视	减慢,后期消失	94%~100% 轻中度低增益	增益降低 69%~100%	100% 低增益	增益下降
GEN	20%~50%	38%~40%,后期消失	63%~100%	86%~95%	无	33%
Rebound 眼震	33%	—	—	60%	无	13%

2. 共济失调症状与体征 步态不稳是最常见的首发症状,但早期较为隐蔽,需要仔细检查,随着病情的进展,逐渐出现特征性的小脑性共济失调表现,包括步基较宽与节奏紊乱,指鼻不准,轮替动作笨拙,跟 - 膝 - 胫试验不稳,闭目难立征睁眼和闭眼均不稳,爆发性或吟诗样等构音障碍,饮水呛咳与吞咽困难。

3. 锥体外系运动障碍的症状与体征 一项纳入 12 151 例 SCA 患者的研究指出,约有 29% 的患者以运动障碍作为首发症状,帕金森病及肌张力障碍发生比例最高,少数出现姿势性震颤、头部震颤、舞蹈症、肌阵挛,罕见静坐不能(SAC3)。最常见的组合是帕金森病合并肌张力障碍(35%)、舞蹈症合并肌阵挛(11%)、舞蹈症合并肌张力障碍(9%)、肌张力障碍合并肌阵挛(5%)和帕金森病合并舞蹈症(4%)。

4. 神经系统损害的其他症状及体征

(1)锥体束征:表现为肢体肌张力增高、腱反射活跃或亢进、髌阵挛和踝阵挛、巴宾斯基征阳性等,痉挛步态。

(2)大脑皮质受损:癫痫发作、认知行为异常等。

(3)脑神经病变:原发性视神经萎缩、视网膜色素变性或伴发听力损失及嗅觉异常。

(4)自主神经病变:伴发体位性低血压及直肠及膀胱括约肌障碍;⑤周围神经病变:出现感觉性和 / 或运动性周围神经病。

5. 其他脏器损害的表现 例如心肌肥厚、房室传导阻滞等心脏病变,糖、脂肪酸与脂蛋白和维生素代谢异常等，脊柱侧弯和脊柱隐裂等，球结膜和面颈部皮肤毛细血管扩张和皮肤鱼鳞症等。

【辅助检查】

1. 血清学检测 某些 HA 患者可出现血糖、血脂、维生素 E 或植烷酸水平等异常，维生素 B_{12}、铜、甲状腺激素水平、肿瘤标志物等可作为与小脑继发性损害疾病进行鉴别的指标。

2. 神经电生理学检查 肌电图和神经传导速度有助于确定患者合并周围神经损害的程度，视觉诱发电位有助于判断合并的视神经萎缩和视网膜黄斑变性的程度，体感诱发电位异常提示脊髓后索受累。

3. 前庭功能检查 自发性和凝视性眼震的记录、扫视、平滑追踪和视动试验的检查，对于中枢性眼球运动异常的判断具有重要的价值，前庭双温试验反应亢进对于判断中枢损害有一定的参考价值，vHIT 及 cVEMP 检查等对于中枢病变的诊断，价值有限。

4. 影像学检查 头颅 MRI 平扫应作为常规检查项目，常可发现小脑和/或脑干存在不同程度萎缩，第四脑室扩大，小脑半球及蚓部沟回加深（图 3-3-1），萎缩程度与病情多成正比。部分患者可见颈髓萎缩。当发现脑桥中央线状 T_2 高信号（pontine midline linear T2-hyperintensity, PMH），BT 值（腹侧桥底与被盖顶部之间的距离比）> 3.54 强烈提示为 SCA 合并脑干损伤，高度怀疑 SCA3、SCA1 或 DRPLA，BT < 3.54 则考虑纯小脑性的 SCA2 或小脑型多系统萎缩（multiple system atrophy of cerebellar type, MSA-C）；如 PMH 阴性，则 BT > 3.52 多

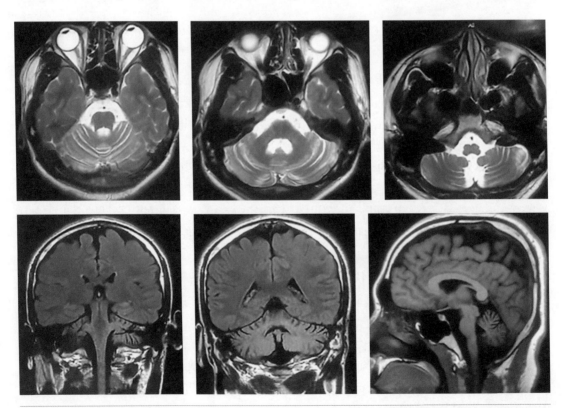

图 3-3-1 **SCA3 的 MRI 表现**
可见小脑半球、小结、桥臂及脑桥萎缩。

考虑 SCA 合并脑干损伤,反之考虑纯小脑性 HA,十字征的存在表明 MSA-C 或 SCA2 的特异度为97.7%。必要时需加行颈髓及胸髓 MRI 检查,了解脊髓是否萎缩及萎缩程度。

5. 功能影像学检查 核磁共振波谱成像和 PET 检查,对于某些 HA 可能具有一定的科研价值。某些患者脑磁共振波谱(MRS)可显示小脑 N- 乙酰天门冬氨酸 / 肌酸和 N- 乙酰天门冬氨酸 / 胆碱比值显著降低。

6. 基因检测 基因检测是 HA 确诊的重要手段。通过重复引物 PCR 技术、毛细管凝胶电泳、新一代测序技术确定致病基因编码序列外显子中(CAG)$_n$ 或 CAA 等的重复数。建议基因检测的选择应该首先依据遗传方式,其次再考虑症状。当患者为常染色体显性遗传时,首选按 SCA 的基因突变序列进行分析,按发病率高低的原则,首先筛查 SCA3、SCA2、SCA6,再筛查 SCA1、SCA7、SCA8、SCA36 和 SCA35,患者如伴有视网膜色素变性则首先分析 SCA7,再分析其他亚型;症状如为发作性,首选按照 EA 的基因突变序列分析,其中 EA2 最为常见。当患者为常染色体隐性遗传时,按发病率首选分析常见的 FRDA 和 AT,其次筛查 AOA1、AOA2、SACS 和 SCAR16。SCA 核苷酸重复序列拷贝数的意义,以 SCA3 为例,正常人 CAG 重复数为 12~44 次,患者重复数多为 52~86 次,当重复数介于 45~51 次时,患者可无明显临床症状或不全外显,但重复序列已不稳定,向下一代传递时,可能发展到病理重复次数范围。SCA2 的 CAG 正常重复在 13~31 次,患者为 32~79 次,不完全外显是 32~34 次。SCA6 的 CAG 正常重复在 4~18 次,患者为 19~38 次。PRDA 的 CAA 正常重复在 34~43 次,44~66 次为中间重复次数,患者为 66~1 700 次。SCA5、SCA11、SCA13、SCA14、SCA15/16、SCA19/22、SCA23、SCA26、SCA27、SCA28 和 SCA35 均为错义突变引起,基因检测可应用高通量外显子测序或单分子实时测序技术等加以验证。但全外显子测序技术的局限性在于对重复扩增、非编码区变异和大片段的缺失等突变检出率较差。

【诊断】

1. 临床表现 隐匿起病,缓慢进展的小脑性共济失调和中枢性眼动异常等表现,其他多系统受累表现。

2. 遗传家族史 确诊的重要依据,力求详细准确,对于家族史不详的病例,需要排除 ADCA。大部分 ARCA 可能没有近亲婚配及同胞患病,可根据发病年龄和病程特点判断。

3. 辅助检查 影像学检查和基因检测是重要的诊断措施,前庭功能检查可提供中枢损害的佐证。

【鉴别诊断】

应与其他遗传性及非遗传性因素所致的共济失调相鉴别。

(1)SCA 各亚型之间的鉴别:SCA3 合并锥体束征较多,SCA2 可有锥体外系损害的表现,SCA7 合并视网膜色素变性,DRPLA 出现舞蹈症和痴呆,不同亚型之间,临床表现多有一定的交叉,但即使同一 SCA 亚型,在同一家族不同患者之间,临床表现也可能存在较大的变异。最终确诊仍需依赖基因检测。痉挛性截瘫的复杂型容易与 SCA 混淆,选择基因检测序列时需要引起注意。

(2)非遗传性神经退行性病变:主要包括多系统萎缩(multiple system atrophy,MSA)和散发性成年起病的共济失调（sporadic adult-onset ataxia，SAOA）。MSA-C 是进展性自主神经功能障碍，主要表现为体位性低血压及尿急尿失禁，伴小脑性共济失调及锥体束征，多在中年以后起病，影像学上可见十字征及壳核裂隙征。

（3）后天获得性小脑共济失调：各种中毒、感染和 / 或免疫介导、颅脑创伤、肿瘤和内分泌代谢异常等。

【治疗】

目前尚无有效的病因治疗措施，临床上仍以对症和支持治疗为主，许多治疗尚缺乏循证医学证据，临床多以经验治疗为主，主要目标是减轻症状、改善患者日常生活自理能力。

1. 对症治疗

（1）共济失调及眼动异常：5-HT$_{1A}$ 受体激动剂丁螺环酮和坦度螺酮可部分改善症状。有研究显示 4- 氨基吡啶对改善下跳性眼震和减轻部分 EA2 发作有效。临床目前应用较多的为丙戊酸钠，日最大剂量可达 1 200mg。

（2）运动障碍：部分 HA 合并多巴胺反应性肌张力障碍或帕金森样症状，多巴丝肼、苯海索、金刚烷胺可缓解。舞蹈症可给予氟哌啶醇。肌阵挛可选氯硝西泮。

（3）抗氧化药物：可试用辅酶 Q10 和维生素 E 等治疗共济失调伴辅酶 Q10 缺乏及 AVED。

（4）其他必要的对症治疗，如抗癫痫药物治疗，改善认知药物治疗等。

2. 非药物治疗

（1）神经康复：步态不稳者可参照前庭康复的方法训练，构音障碍者可参照延髓麻痹和言语康复训练的方法。

（2）经颅磁刺激：经颅磁刺激可部分改善共济失调症状。

（3）情感支持与心理治疗。

3. 基因治疗和干细胞移植　仍处于研究阶段，尚未进入临床应用。

【预防】

该类疾病的预防重点在于遗传咨询。在遗传咨询过程中要注意伦理、社会、心理和法律等，实行多科合作，建议在自愿的情况下对患者与后代进行基因检测，产前诊断或胚胎植入前诊断是目前有效控制发病的最佳手段。

（二）散发性共济失调

散发性共济失调（sporadic spinocerebellar ataxias）没有家族史，其病因可分为退行性共济失调和获得性共济失调两类。退行性共济失调包括特发性迟发性小脑共济失调（idiopathic late-onset cerebellar ataxia，ILOCA）、MSA 和伴有小脑外体征的 ILOCA。获得性共济失调存在多种潜在病因，包括长期饮酒、各种有毒物质损害、免疫介导、维生素缺乏和慢性铁沉积等。单个基因的突变也可能导致成人出现偶发性共济失调，如伴周围神经病和前庭反射消失的小脑性共济失调综合征（cerebellar ataxia with neuropathy and vestibular areflexia syndrome，CANVAS）。临床表现和小脑 MRI 特征，是早期识别散发性共济失调的重要依据。此外，血清学和遗传标记对于诊断与鉴别诊断有较大的辅助价值。此类疾病缺乏流行病学及明确致病机制，相关疾病将分类简述。

1. 退行性共济失调　ILOCA 的发病年龄较晚，进展缓慢，属纯小脑表型，共济失调步态明显而上肢协调功能基本正常。伴有小脑外体征的 ILOCA 可以合并锥体束征、轻度痴呆、核上性眼肌麻痹、视神经萎缩、吞咽困难、帕金森病、括约肌障碍、感觉减退或舞蹈症等表现。MSA 表现为自主神经功能障碍、小脑性共济失调或帕金森病和锥体束征的不同组合，其中 MSA-C 进展较快，影像学上常可见十字征（图 3-3-2）及壳核裂隙征。立位时收缩压较卧位下降超过 30mmHg。目前尚无有效的治疗方法，鼓励患者进行必要的康复训练。

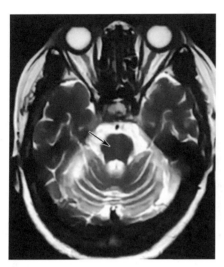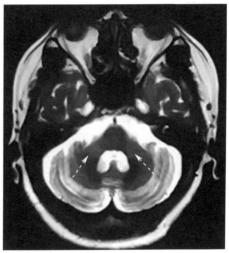

图 3-3-2　MSA 的 MRI 表现
黑色箭头示十字征，白色虚线箭头示双侧桥臂长 T_2 信号。

2. 获得性共济失调

（1）有毒物质导致的共济失调

1）酒精性小脑变性（alcoholic cerebellar degeneration，ACD）：见于长期嗜酒的患者，患者出现严重的步态异常和下肢共济失调，上肢共济失调与眼球运动障碍表现较轻微。头颅 MRI 检查可见小脑前叶萎缩，乳头体及丘脑对称性异常信号提示酒精滥用。根据长期饮酒史和典型临床表现，结合影像学特征不难诊断。治疗方面除严格戒酒外，患者需要及时补充维生素 B_1。

2）其他有毒物质导致的共济失调：常见有苯妥英钠、甲硝唑以及抗肿瘤药物 5- 氟尿嘧啶和阿糖胞苷等。前者多见于癫痫患者长期及过量用药，苯妥英钠血药浓度检查可帮助诊断。病史及仔细的鉴别诊断在该类疾病的判断中具有重要的作用。此外，重金属如汞、铅和铊等在体内蓄积也可引起小脑损害，治疗首先迅速终止有毒物质的服用及接触，其次应尽快应用药物和血浆滤过等技术清除体内毒素。

（2）Wernicke 脑病：典型的表现是精神异常、眼球运动障碍及步态障碍，16%～38% 的患者报道出现典型三联征，意识障碍、癫痫发作和周围神经损伤较为少见。MRI 常可见到第三脑室、中脑导水管周围、乳头体等部位对称性的异常信号改变（图 3-3-3）。甲硝唑中毒所致脑病和 Wernicke 脑病的影像学有相似之处，诊断需要依靠病史区分。预后取决于开始补充维生素 B_1 的时机。

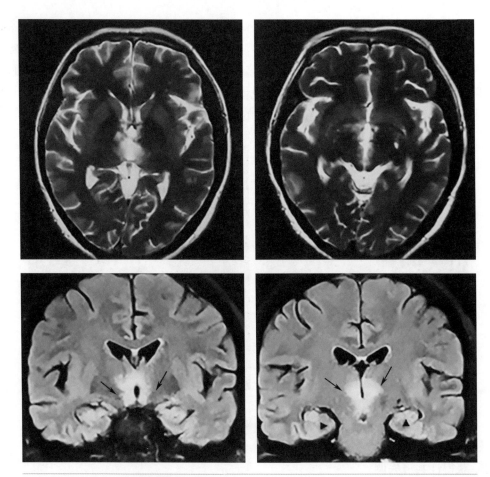

图 3-3-3　**Wernicke 脑病的 MRI 表现**
黑箭头示丘脑及第三脑室周围异常信号。

（3）中枢神经系统表面铁沉积症（superficial siderosis of central nervous system，SSCNS）：是一种较少见的共济失调综合征，主要病理改变是含铁血黄素在软脑膜及脑膜下沉积，损害可分为皮质型或幕下型，前者主要表现为头痛、局灶性神经功能缺损发作和认知功能障碍，后者主要表现为小脑性共济失调、感音性听力损失和锥体束征。致病原因与各种原因导致的反复慢性蛛网膜下腔出血和创伤性硬脊膜撕裂有关，但一些患者原因不明。影像学具有重要的诊断价值，T_2WI 见到与脑膜表面、蛛网膜下腔和室管膜特征性的线样低信号，有时合并脑萎缩（图 3-3-4）。SWI 及腰穿脑脊液检查有一定的辅助诊断价值。寻找并控制慢性出血是有效治疗手段，可尝试铁螯合剂或大剂量维生素 C 治疗。

（4）免疫介导及感染型：详见第三篇第一章第四节"中枢炎症相关性眩晕"。

（5）CANVAS：是一种与遗传有关的散发性多系统共济失调综合征，损害小脑、前庭神经和感觉神经功能。与 FRDA 及 SCA3 相比，该病的进展仍属缓慢。CANVAS 可能包含 1 个以上的致病基因，有明显的表型异质性和多样性，对致病基因的研究仍在继续。除了临床表现与辅助检查证明双侧前庭 - 眼反射明显损害、小脑背蚓部萎缩和周围感觉神经损害之外，最好能基因检测排除 SCA3 及 FRDA 等其他类型的遗传性共济失调。

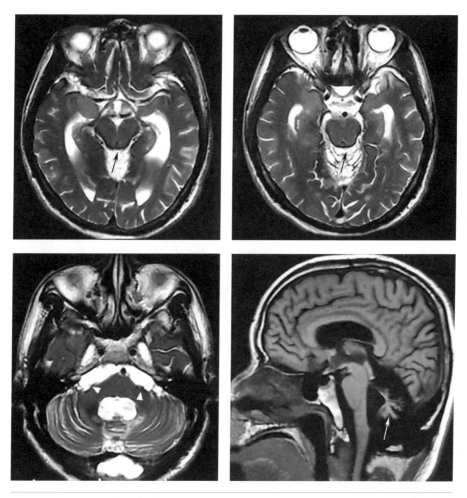

图 3-3-4　SSCNS 的 MRI 表现
黑箭头示中脑表面线样 T_2 低信号，白三角示桥臂显著萎缩，白箭头示小脑蚓部极度萎缩。

（王圆圆　韩军良）

参考文献

1. MANTO M, GANDINI J, FEIL K, et al. Cerebellar ataxias: an update. Curr Opin Neurol, 2020, 33(1): 150-160

2. GANDINI J, MANTO M, BREMOVA-ERTL T, et al. The neurological update: therapies for cerebellar ataxias in 2020. J Neurol, 2020, 267(4)

3. BRAGA N P, PEDROSO J L, KUO S H, et al. Current concepts in the treatment of hereditary ataxias. Arq Neuropsiquiatr, 2016, 74(3): 244-252

4. RUANO L, MELO C, SILVA M C, et al. The Global Epidemiology of Hereditary Ataxia and Spastic Paraplegia: A Systematic Review of Prevalence Studies. Neuroepidemiology, 2014, 42: 174-183

5. ARIAS MERINO G, SÁNCHEZ DÍAZ G, VILLAVERDE-HUESO A, et al. Mortality Statistics and their Contribution to Improving the Knowledge of Rare Diseases Epidemiology: The Example of Hereditary Ataxia in Europe. Adv Exp Med Biol, 2017, 1031: 521-533

6. MANTO M, MARMOLION D. Animal Models of Human Cerebellar Ataxias: a Cornerstone for the Therapies of the Twenty-First Century. Cerebellum, 2009, 8: 137-154

7. 刘焯霖, 梁秀龄, 张成. 神经遗传病学. 3 版. 北京: 人民卫生出版社, 2012

8. DURR A. Autosomal dominant cerebellar ataxias: polyglutamine expansions and beyond. Lancet Neurol,

2010,（9）：885-894

9. SCHULZ J B, BOESCH S, BURK K, et al. Diagnosis and treatment of Friedreich ataxia：a European perspective. Nat Rev Neurol, 2009, 5（4）：222-234

10. SULLIVAN R, YAU W Y, O'CONNOR E, et al. Spinocerebellar ataxia：an update. J Neurol, 2019, 266（2）：533-544

11. BARCA E, EMMANUELE V, DIMAURO S, et al. Anti-Oxidant Drugs：Novelties and Clinical Implications in Cerebellar Ataxias. Curr Neuropharmacol, 2019, 17（1）：21-32

12. GAN S R, SHI S S, WU J J, et al. High frequency of Machado-Joseph disease identified in southeastern Chinese kindreds with spinocerebellar ataxia. BMC Med Genet, 2010, 11：47

13. HEKMAN K E, GOMEZ C M. The autosomal dominant spinocerebellar ataxias：emerging mechanistic themes suggest pervasive Purkinje cell vulnerability. J Neurol Neurosurg Psychiatry, 2015, 86（5）：554-561

14. 谢秋幼, 梁秀龄, 李洵桦, 等. 脊髓小脑性共济失调的分子遗传学诊断与临床应用. 中华医学遗传学杂志, 2005, 22（1）：71-73

15. ZHOU Y X, QIAO W H, GU W H, et al. Spinocerebellar ataxia type 1 in China：molecular analysis and genotype-phenotype correlation in 5 families. Arch Neurol, 2001, 58（5）：789-794

16. MANTO M, MARMOLINO D. Cerebellar ataxias. Curr Opin Neurol, 2009, 22（4）：419-429

17. FOGEL B L, PERLMAN S. Clinical features and molecular genetics of autosomal recessive cerebellar ataxias. Lancet Neurol, 2007, 6（3）：245-257

18. FOGEL B L. Autosomal-recessive cerebellar ataxias. Handb Clin Neurol, 2018, 147：187-209

19. SYNOFZIK M, PUCCIO H, MOCHEL F, et al. Autosomal Recessive Cerebellar Ataxias：Paving the Way toward Targeted Molecular Therapies. Neuron, 2019, 101（4）：560-583

20. ROSSI M, PEREZ-LLORET S, DOLDAN L, et al. Autosomal dominant cerebellar ataxias：a systematic review of clinical features. Eur J Neurol, 2014, 21（4）：607-615

21. ROSSI M, PEREZ-LLORET S, CERQUETTI D, et al. Movement Disorders in Autosomal Dominant Cerebellar Ataxias：A Systematic Review. Mov Disord Clin Pract, 2014, 1（3）：154-160

22. 中华医学会神经病学分会神经遗传学组. 遗传性共济失调诊断与治疗专家共识. 中华神经科杂志, 2015, 48（6）：459-463

23. ESPINOS A C, GONZALEZ C P, PALAU M F. Autosomal Recessive Cerebellar Ataxias. Their Classification, Genetic Features and Pathophysiology. Rev Neurol, 2005, 41（7）：409-422

24. ILG W, BRANSCHEIDT M, BUTALA A, et al. Consensus Paper：Neurophysiological Assessments of Ataxias in Daily Practice. Cerebellum, 2018, 17（5）：628-653

25. HIGASHI M, OZAKI K, HATTORI T, et al. A diagnostic decision tree for adult cerebellar ataxia based on pontine magnetic resonance imaging. J Neurol Sci, 2018, 387：187-195

26. FEIL K, BREMOVA T, MUTH C, et al. Update on the Pharmacotherapy of Cerebellar Ataxia and Nystagmus. Cerebellum, 2016, 15（1）：38-42

27. COSTA MDO C, LUNA-CANCALON K, FISCHER S, et al. Toward RNAi therapy for the polyglutamine disease Machado-Joseph disease. Mol Ther, 2013, 21（10）：1898-1908

28. JIN J L, LIU Z, LU Z J, et al. Safety and efficacy of umbilical cord mesenchymal stem cell therapy in hereditary spinocerebellar ataxia. Curr Neurovasc Res, 2013, 10（1）：11-20

29. KLOCKGETHER T. Sporadic ataxia with adult onset：classification and diagnostic criteria. Lancet Neurol, 2010, 9（1）：94-104

30. ZUCCOLI G, SANTA CRUZ D, BERTOLINI M, et al. MR imaging findings in 56 patients with Wernicke encephalopathy：nonalcoholics may differ from alcoholics. AJNR Am J Neuroradiol, 2009, 30（1）：171-176

31. SZMULEWICZ D J, ROBERTS L, MCLEAN C A, et al. Proposed diagnostic criteria for cerebellar ataxia with neuropathy and vestibular areflexia syndrome（CANVAS）. Neurol Clin Pract, 2016, 6（1）：61-68

二、帕金森综合征相关性平衡障碍

步态不稳、平衡障碍和姿势异常是帕金森综合征的核心症状, 疾病早期, 步态障碍的表现缺乏明显特异性, 识别困难。在早期的多系统萎缩和进行性核上性麻痹等多以头晕和步态不稳等就诊, 容易误诊漏诊。当帕金森病合并脑白质疏松或多发性腔隙性脑梗死或周围神经病时, 患者的姿势或步态障碍的鉴别更具挑战性。本节围绕帕金森综合征主要表现的头晕/平衡障碍相关问题进行论述。

【流行病学】

帕金森综合征包含的疾病种类较多, 各自的流行病学特征均有所不同。步态障碍作为帕金森综合征的功能缺损症状之一,表现为冻结步态(freezing of gait,FOG)和慌张步态(festinating gait)等。其中FOG的发生与PD的病程密切相关,随着疾病进展其发生率逐渐上升,多发生于帕金森病的晚期,病程超过10年的帕金森病患者半数以上的人经历过冻结步态,也有7%早期特发性PD患者经历过轻度FOG。病程<2年的PD患者冻结步态的发生率<7%,病程5年和10年时发生率分别为28%和39%,而病程>10年者则达58%,最高可至80%。FOG是一种非特异性症状,多见于PD、血管性帕金森综合征、帕金森叠加综合征(包括多系统萎缩(MSA)、进行性核上性麻痹(progressive supranuclear palsy,PSP)、皮质基底节变性(corticobasal degeneraion,CBD)、弥散型路易小体病(diffuse lewy body disease,DLB)、单纯性运动不能等,也见于脑积水和皮层下动脉硬化性脑病。冻结步态在非典型性PD患者中亦为多见。冻结步态的发生率在血管性帕金森病综合征患者中高达45%~57%,在PSP患者中达53%,在多系统萎缩和路易体痴呆患者中约54%,在皮质基底节变性患者中约25%,另外还出现在单纯性运动不能和原发性进行性冻结步态的患者中。

有研究显示,大多数帕金森病患者主要是向前跌倒,与帕金森叠加综合征尤其是PSP的向后跌倒不同,由步态终止困难引起。步态障碍多出现Hoehn-Yahr分级3级患者,由于受疾病严重程度的影响而致平衡丧失和频繁跌倒,进而导致损伤(如骨折)、依赖性增加和恐惧心理。约70%帕金森病患者至少每年跌倒1次,近50%患者每年跌倒>2次,其跌倒发生率在长期随访中呈持续升高趋势。Pickering等对6项独立的临床试验进行Meta分析,共计纳入473例帕金森病患者,3个月内跌倒发生率约46%。当以运动功能为主的简化UPDRS评分为25~35分时,帕金森病患者跌倒发生率达60%,但进展至疾病晚期则进入平台期。Boonstra等进行一项长达20年的随访研究显示,136例新诊断为帕金森病的患者,20年后仅生存36例,其中87%曾发生跌倒,35%曾因跌倒而致多发性骨折。

【病因与发病机制】

1. 锥体外系 帕金森综合征系锥体外系疾病,广义上的锥体外系是指锥体系以外的所有躯体运动的传导通路,包括纹状体系统和前庭小脑系统。锥体外系结构较复杂,涉及脑内许多结构,包括大脑皮质、纹状体、背侧丘脑、底丘脑、中脑顶盖、红核、黑质、脑桥核、前庭核、小脑和脑干网状结构等,通过复杂的环路对躯体运动进行调节,确保锥体系进行精细的随意运动。在种系发生上比较古老,主要功能是调节肌张力、协调随意运动、维持体态姿势、担负半自动的刻板运动和反射性运动等。锥体系与锥体外系两者不可截然分割,功能是协调一致的。

狭义上的锥体外系主要指纹状体系统,包括纹状体(尾状核、壳核和苍白球)、红核、黑质及底丘脑核,总称基底节(图3-3-5),有直接和间接投射环路(见图1-3-12)。锥体外系主要包括皮质-纹状体系和皮质-脑桥-小脑系两个系统。

(1)皮质-纹状体系:大脑额叶发出的纤维,直接地或间接地终止于尾状核和壳核(图3-3-6)。尾状核和壳核发出的纤维终止于苍白球。苍白球发出的纤维终止于红核、黑质、底丘脑和脑干的网状结构。由红核发出纤维,左右相互交叉后形成红核脊髓束;由网状结构发出的纤维,有一部分交叉至对侧,其余的走在同侧,组成网状脊髓束。红核脊髓束和网状脊髓束直接或间接终止于脊髓前角运动细胞,参与调节肌张力和随意运动。

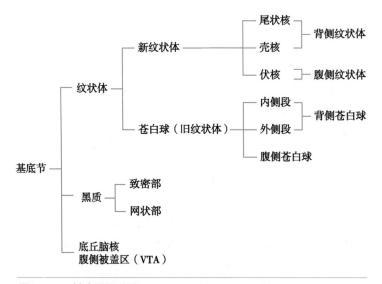

图 3-3-5 **基底节组成图**

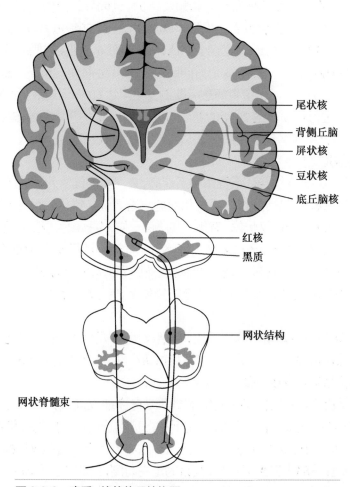

图 3-3-6 **皮质 - 纹状体系结构图**

（2）皮质 - 脑桥 - 小脑系：由大脑皮质额叶起始的纤维组成额桥束，由顶、枕、颞叶起始的纤维组成顶枕颞桥束。这些纤维下行经内囊、大脑脚底的两侧，进入脑桥终止于同侧脑桥核。脑桥核发出的纤维越过中线，经对侧小脑中脚进入小脑，主要终止于新小脑皮质。小脑皮质发出纤维，终于齿状核。齿状核发出的纤维经小脑上脚终于对侧的红核和背侧丘脑的腹中间和腹前核。由红核发出的纤维经被盖前交叉后组成红核脊髓束，下行终于脊髓前角运动细胞，参与调节肌张力和随意运动。由丘脑腹中间核和腹前核发出的纤维至大脑皮质运动区（4 区和 6 区），形成皮质—脑桥—小脑—皮质环路（图 3-3-7）。

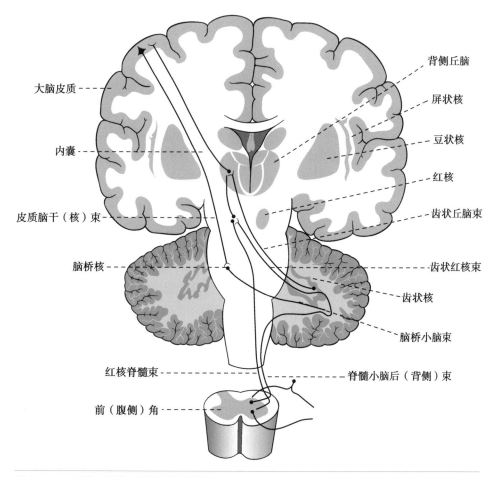

图 3-3-7　**皮质 - 脑桥 - 小脑系结构图**

锥体外系主要是协调锥体系的活动，二者协同完成运动功能。锥体外系的主要机能是调节肌张力、协调肌群活动、维持和调节体态姿势和支配节律性、习惯性、本能性动作（例如走路时双臂自然协调地摆动）等。锥体外系环路的受累可导致临床上共济失调、姿势反射异常、眼球运动障碍、步态障碍等表现。

2. 步态障碍　人体支持双下肢姿势以及执行行走功能的主要生理结构包括：①正常的神经网络，包括皮质 - 基底节环路和基底节 - 脑干系统；②正常的肌肉骨骼系统；③感觉认知过程。以上感觉运动整合过程中的任何功能损伤都会引起步态障碍。

Nutt 等将步态障碍分为 3 个水平:①低级水平,主要是由于周围感觉运动神经功能障碍,如前庭神经损害、脊髓后索损伤、神经肌肉接头疾病、肌源性疾病等,临床表现为步态不稳、醉酒步态等;②中级水平,病变位于二级神经中枢及传导束,常见有肌萎缩侧索硬化、偏瘫、帕金森病等,临床表现为慌张步态、偏瘫步态、小脑共济失调步态等;③高级水平,主要由于皮质及皮质下功能障碍引起,如额颞痴呆、阿尔茨海默病等,表现为额叶相关性步态失调、谨慎步态等。就 PD 而言,起初的步态异常是一种中级水平的步态障碍,但随着疾病的进展 PD 的步态障碍可归类于高级水平步态障碍。至今 PD 步态障碍的病理生理学机制仍未完全明确,研究者认为 FOG 与额叶皮质受损、基底节 - 脑干环路异常、皮质基底节环路异常以及感知过程受损等因素有关,其中额叶皮质受损、基底节 - 脑干环路异常对于冻结步态的发生发展起着至关重要的作用。

(1)额叶皮质受损:帕金森病患者由于基底节受累,导致运动的自动性减弱,大脑高级功能更多地参与到步态中以代偿基底节功能,而大脑高级功能受损可引起冻结步态的形成,其中额叶皮质(主要负责运动的设计规划、步态控制和协调随意以及自主运动)受损引起冻结步态的相关研究较多。MRI 显示帕金森病冻结步态患者的额叶皮质较非冻结患者明显萎缩。Matsui 等采用 ^{123}I- 碘代苯异丙胺标记的 SPECT 与三维立体定位表面投影分析(3D-SSP)技术,显示冻结步态患者双侧 Brodmann1 1 区(眶额叶皮质)灌注较非冻结步态患者明显下降。这一结果提示冻结步态可能与执行和认知功能紊乱有关,主要表现在动机、决策或内部和外部线索的判断等方面。冻结步态频繁发生于转弯、躲避障碍物等运动计划转换时,最近的证据表明冻结步态与额叶认知功能障碍(转移、注意、问题解决、反应抑制)相关。一个 2 年的随访研究也发现,冻结步态与帕金森病患者执行功能障碍的快速进展有关。Tessitore 等利用静息状态下的 MRI 研究冻结步态患者脑功能连接时发现,冻结步态患者的"执行 - 注意"区域(右侧额中回和角回)和视觉网络(右侧颞后回)功能连接减少,且与临床冻结步态的严重程度呈正相关,提示脑区域间的功能连接减少与冻结步态的发生有关。

(2)基底节 - 脑干环路异常:因外周感觉、情绪、情感对冻结步态的影响,人们认为除基底节外的感觉、边缘系统亦参与到冻结步态的形成,也就提出了基底节 - 脑干(负责感觉运动整合)假说,其中脚桥核备受关注。脚桥核是脑干运动区域(即楔形核和脚桥核中的胆碱能部分)的一部分,与基底节相互联系。脑干运动区域控制运动和肌肉张力,并直接从脚桥核投射到脊髓(负责产生节律性的步态)。脚桥核和基底节多巴胺能神经元的胆碱能与非胆碱能联系参与启步前姿势、步伐调整等运动整合,使姿势步态一致,避免步态冻结。脚桥核上行轴突纤维可投射至内侧苍白球、丘脑、额叶皮质,下行纤维投射至小脑、脊髓,同时也接受皮质和皮质下区域的输入。Fling 等采用弥散张量成像定量比较冻结步态患者、非冻结步态患者、健康对照组三者脚桥核的连通性,结合行为测试评估患者冻结步态严重程度,并比较三者脚桥核神经网络连接相关的执行功能,发现冻结步态患者优势侧半球脚桥核与小脑、丘脑和多个额叶皮质的区域连接减少;若优势半球脑脚桥核束体积越小,则对执行认知任务需要引发行动和 / 或抑制不适当行为的认知功能越差,在冻结患者中表现更为明显。这些研究表明,冻结步态可能由脑脚桥核、小脑、基底神经节和额叶/执行大脑皮质区域等脊上神经网络的改变所导致。此外,脚桥核还参与非运动功能如控制行为觉醒、注意和提示,这说明外周提示可以改善冻结步态。另外,脚桥核可以通过与伏核的连接,接收边缘系统的情感信号,所以脚桥核受损时患者多存在抑郁等情感障碍。

【临床表现】

1. 帕金森病步态障碍　主要表现为慌张步态、冻结步态、姿势不稳等。虽然普遍认为步态障碍在晚期 PD 才出现,但实际上在确诊 4 个月内 PD 患者和对照组之间大量步态参数已存在差异。目前尚无关于帕金森病步态障碍的统一分类。早期帕金森病步态的特点是在没有宽步基的情况下步长(跨步长度)减小,不对称手臂摆动幅度减小以及身体前倾,随着疾病进展,在帕金森病晚期,出现较严重及具有特征性的步态障碍。故在此我们将其分为帕金森病早期步态障碍及晚期步态障碍加以阐述。

(1)帕金森病早期步态障碍:主要体现在其步幅、行走节律的改变及双重任务执行功能受损。

1)步幅:与健康人群相比,帕金森病患者在任何行走速度下的跨步长度均低于健康人群,但无论健康人群或者帕金森病步态障碍的患者,在给定的速度条件下,其行走节律与跨步长度之间均呈线性关系。

2)行走节律:有研究表明在帕金森病早期,患者可以出现细微的行走节律的改变,随着疾病进展,改变会越来越显著。

3)双重任务执行功能:帕金森病步态障碍往往与双重任务执行能力受损相关联,如:行走时难以同时使用手机或翻找钥匙,且易于被患者自身察觉,对于这些患者严重的威胁为注意力被分散而跌倒。Rochester 等检测了 130 例帕金森病患者在单一任务状态及双重任务状态下的行走情况,发现两种状态下的步行速度均被对跌倒的恐惧所影响,并且出现了步行速度更加减慢的谨慎步态。

(2)帕金森病晚期步态障碍:随着疾病进展,严重的步态障碍成为帕金森病患者残疾、跌倒及生活质量下降的主要影响因素。其中最常见的步态障碍主要为慌张步态及冻结步态。

1)慌张步态(festinating gait):早期可能出现,但症状轻微不易察觉。慌张步态是帕金森病患者晚期最典型及独特的步态障碍之一。主要表现为行走时患者躯体不自主前倾,为了保持重心在两脚之间而出现的快速且细小的步伐。慌张步态的机制与帕金森病中晚期增大的跨步变化性相关,Giladi 等的一项相关的研究提出,慌张步态的发生与起病年龄较小、病程进展、强直为主要临床表现等因素相关,而其与帕金森病统一评分量表(Unified Parkinson's Diease Rating Scale,UPDRS)的运动部分评分的总分值并无明显关联。目前对于慌张步态与神经元退行性病变程度及左旋多巴的使用之间的关系尚无定论。慌张步态常与冻结步态同时存在,但亦可单独存在。慌张步态可能发生于冻结步态之前,表现为初期步伐变得迅速且步幅缩小,然后变为完全的冻结。出现冻结步态的患者,常常应用非常细小的步伐来终止冻结的步态,也被认为是慌张步态。关于慌张步态的机制及其与冻结步态的关系目前仍存在争议。

2)冻结步态(freezing of gait,FOG):冻结步态被定义为"尽管有步行的意愿,但是脚步的前向运动存在短暂性、发作性的缺失或明显减少"。在帕金森病患者中,44%~53%会出现冻结步态,在疾病的中晚期,这一比例上升至80%。典型的冻结步态一般为短暂的过程,时间小于1min,表现为步行停止及患者双脚如同粘在地上。视觉提示有助于缓解冻结步态,当患者克服障碍后,行走仍可继续流畅进行。

冻结步态最常见于起步及转向运动中,应激或狭小空间将会加重冻结步态。冻结步态的发生与帕金森病患者的跌倒及自理能力降低息息相关,同时与疾病的病程、严重程度及使用较长时间的多巴胺能药物替代治疗相关。

目前对于其发生机制及相关危险因素存在多种观点。Giladi等研究发现,帕金森病发病时以非震颤形式起病是发生冻结步态的危险因素,在帕金森病的病程进展中,冻结步态与平衡及语言障碍显著相关,而与运动迟缓的恶化关系不大,与肌强直的进展无关。Hallett认为大脑对于运动的自我驱动功能的缺失可能与冻结步态的发生有关。近期还有部分研究显示帕金森病患者冻结步态的发生与淡漠及抑郁相关,提示其发生机制可能为高级皮质功能失调。国内研究提示冻结步态的发生还与抑郁、疾病进展和多巴胺能药物治疗相关。冻结步态与多巴胺能药物替代治疗的关系十分复杂,根据冻结步态对于多巴胺能治疗的反应可将其分为两类:①关期冻结步态,冻结步态仅在关期出现,对多巴胺能治疗反应较好,可显著改善症状;②开期冻结步态,冻结步态仅在开期出现,属于药物诱导的冻结步态,治疗效果差。Perez-Lloret等对238例有冻结步态的帕金森病患者研究发现,其中70.2%的患者冻结步态出现在关期,48.7%出现在开期。同时大部分研究结果均表明,开期出现冻结步态的患者相较于关期出现的患者起病年龄更大,致残率更高。

(3)姿势不稳致跌倒(postural instability with falling,PIF):PIF是PD患者中另一种常见的步态障碍,是引起PD患者意外伤害的重要原因,也是造成PD患者生活质量下降的一个主要步态障碍类型。姿势的调控包括姿势反射的潜伏期和振幅,姿势反射的视觉、本体感觉和前庭控制,肌肉和关节的生物力学性质等,以下结构的异常可能导致PFI。

1)压力感受异常:健康人行走的初始阶段,人体的压力中心(center of pressure)向后方移动从而产生足够的前进动量以完成起步前的预期性姿势调整(anticipatory postural adjustments,APAs)。薄板压力研究显示,PD患者起步时压力中心向后移动的距离和速度都减小,有报道称可能是腓肠肌的不完全失活使得无法产生连续的向前推动作用,导致APAs水平下降。这一系列的连锁效应在动力学上表现为运动潜伏期延长以及第一步步距的减小。

在姿势调整结束之后,压力中心快速向支撑肢侧移动,加快身体重心向前转移以离开摆动肢。Hass等发现在此阶段,健康老年人和PD患者的压力中心都有先向后方的加速移动,再向支撑肢侧移动,这可能是对前一阶段压力中心位移不足的代偿作用。

从摆动肢离地直至下一个步行周期开始,压力中心继续向支撑肢侧同时向前移动,在这一阶段PD患者压力中心的位移与健康人相当,但移动速度加快。

这3个阶段中PD患者压力中心移动的位移和速度异常可以解释为PD患者在起步时更着重于维持自身躯体姿势稳定,而不是产生前进的动量。类似的研究显示PD患者在起步时地面反应力和侧向的压力中心位移减小,证实轻到中度的PD患者虽然有适当的APAs,但这种APAs在强度上是不足的。APAs在PD步态障碍中的作用机制尚存在争议。

至今尚未明确APAs是引发步态冻结的原因，还是仅为步态异常的一种代偿机制。

2）肌电异常：肌电图上胫骨前肌的活性爆发和腓肠肌的活性消失标志着起步的发生，两者联合引起双侧踝关节背屈，同时髋关节和膝关节3°～10°的俯屈引起躯体产生向前方和侧方的力，促使摆动肢离开地面。PD患者胫骨前肌和腓肠肌的肌电活动强度以及肌电峰值都下降。对处于关期的PD患者进行肌电图检测发现，30%患者的胫骨前肌在摆动末期至支撑早期的活性显著下降，摄入多巴胺可以纠正这种异常。经表面肌电研究证实，PD患者无论在起步或行走过程中，胫骨前肌和腓肠肌都存在时间和振幅上的异常，这种步态周期时间分配上的紊乱可能与脑桥核和中脑运动区域有关。此结果与功能影像学检测和相关尸检报告相符，提示PD步态障碍的发生机制可能与上述部位相关。

一项统计学分析显示，冻结步态与UPDRS中高的步态评分相关，PIF与低的震颤评分相关。伴冻结步态的PD患者出现精神症状的风险显著升高，而PIF则与抑郁相关。提示冻结步态和PIF是两种不同的步态障碍亚型。有跌倒经历的PD患者在运动学上同样表现为典型的步距减小，这种步距的改变同时伴有髋关节和膝关节角向运动的减小。应用压力薄板和位置传感装置发现，易跌倒的PD患者存在朝向侧面方向的压力中心位移增加以及腰部脊柱侧弯，提示这两个因素的联合检测可以预期PD患者的跌倒风险概率。另外，PIF还与肌力有关，应用下肢压力仪器检测发现，下肢肌力影响了PD患者的步速以及步速变异性，回顾性分析显示下肢肌力弱的PD患者较强的患者既往发生跌倒的次数增多。

2. 血管性帕金森综合征 血管性帕金森综合征（vascular Parkinson's disease，VP）也称为下肢震颤麻痹，主要出现在具有血管性疾病风险的人群中，由血管源性白质病变引起的姿势不稳和广泛性步态障碍。最初Critchley等将其定义为"动脉硬化性帕金森综合征"，随后被Thompson和Marsden等定义为"下肢震颤麻痹"（与PD相对，VP主要表现为上肢相对无运动障碍，早期以姿势不稳和步态障碍为主）。VP和PD的姿势和步态特征见表3-3-2。

表3-3-2 VP和PD的姿势和步态特征比较

比较项目		VP	PD
坐位表现		症状较少，下肢意向性震颤多见	症状较多，上肢静止性震颤
站位表现		宽基，早期姿势不稳，启动时由于拖曳步态，双臂摆动减少。典型特征——直立不屈曲、双腿伸直，膝盖和臀部伸直	窄基，行动迟缓，双侧手臂摆动幅度不对称减少（较VP严重）
行走表现	步态障碍严重程度	与病程不成比例（多早期出现）	与病程相符
	转弯	轴位固定（头颈肩部侧向转向限制）；行走时脚向外旋转	FOG样表现
	FOG	较PD常见，慌张步态	FOG，慌张步态

3. 多系统萎缩 多系统萎缩（multiple system atrophy，MSA）是一种快速进展的神经退行性疾病，主要表现为自主神经症状、帕金森综合征、小脑和锥体束征。主要分为帕金森综合征型（MSA-P）和小脑性共济失调型（MSA-C）。MSA与PD的姿势和步态特征见表3-3-3。

表 3-3-3 MSA 和 PD 的姿势和步态特征比较

比较项目		MSA	PD
坐位表现		与躯干不成比例的严重颈项前屈	躯干、颈部和四肢屈曲,无不成比例地颈前屈
站位表现		容易出现直立位低血压和跌倒	窄基,行动迟缓
行走表现	步态	宽基	窄基
	摆臂动作	多为对称性	双侧不对称
	FOG	在 MSA-C 晚期更多见,MSA-P 与病程无关	多在晚期出现,开始行走、转弯、经过狭窄的通道或接近目的地时明显

4. 进行性核上性麻痹 进行性核上性麻痹(progressive supranuclear palsy, PSP)的经典表型是 Richardson 综合征(PSP-RS),其特征在于垂直核上性凝视麻痹(明确的诊断特征)。PSP 与 PD 的姿势、步态障碍特征见表 3-3-4。

表 3-3-4 PSP 和 PD 的姿势和步态障碍的特征比较

比较项目		PSP	PD
坐位表现		颈部后仰;向下凝视受限	主要为颈项前屈
站位表现		"火箭征"(站立时因速度过快导致姿势不稳);站立时容易后退;常为明显宽基	站起迟缓,身体前倾,行动迟缓
行走表现	步态	宽基,"醉酒样"步态;典型特征——突出的姿势不稳,疾病发作后第 1 年内频繁跌倒	窄基步态,FOG
	FOG	多见于早期患者(甚至早于凝视障碍)	多见于晚期

5. 皮质基底节变性 皮质基底节变性(corticobasal degeneration, CBD)是罕见的神经退行性疾病。CBD 临床综合征复杂,以肢体笨拙、明显不对称的帕金森综合征 - 肌张力障碍、失用、皮质功能缺损、肌阵挛和痴呆为特征。在疾病早期,上肢受累更为明显,进展过程中可累及下肢。CBD 和 PD 姿势、步态障碍特征见表 3-3-5。

表 3-3-5 CBD 和 PD 姿势和步态障碍的特征比较

比较项目		CBD	PD
坐位表现		运动症状不对称(肌张力障碍、强直、肌阵挛或震颤);肢体失用、异己肢	主要为颈项前屈
站位表现		早期出现平衡障碍、基底较宽	窄基,行动迟缓
行走表现	步态	额叶性共济失调步态(与姿势不稳相关,表现为步数小、步态不稳、运动迟缓、基底变宽)	窄基步态
	FOG	FOG 的发病率相对偏低	多见

【诊断、鉴别诊断及辅助检查】

多系统萎缩和进行性核上性麻痹等帕金森综合征,早期多以步态不稳等姿势性症状就诊,此时患者多没有中晚期的典型临床表现,容易误诊为其他原因的慢性前庭综合征,临床收集资料时需要特别注意有无中枢性眼动异常和轻微的构音障碍、尿便障碍和肌张力障碍或异常姿势反射等中枢损害的表现,注意步态障碍等鉴别,必要时进行量表评估和相关的辅助检查。

1. 各种类型步态障碍的特点　见表 3-3-6,几种不同步态的表现见图 1-3-33 所示。

表 3-3-6　各种类型步态特征对比

步态	临床表现	受损部位
小脑性共济失调步态	宽基,醉酒样,睁眼站立不稳,夜间加重,伴有构音障碍、眼震、辨距不良、肌张力下降、意向性震颤	小脑及其联系纤维
深感觉性共济失调步态	基宽,醉酒样,闭眼站立不稳,夜间加重,震动觉、运动觉、位置觉异常	深感觉通路
前庭性共济失调步态	多无特异性,可向一侧倾倒	前庭系统
运动减少-肌张力增高步态	慌张步态,感觉"有人从后面推似的"冻结步态,感觉"脚粘在地上似的"。小碎步、步速慢、步幅小	纹状体-丘脑-皮层环路
运动增多步态	舞蹈症、肌张力障碍、肌阵挛	纹状体-丘脑-皮层环路
额叶病变步态	严重的平衡不稳(后拉试验阳性,无姿势反射,"像木头一样倒下去")步态失用,与特定任务有关,抬脚、骑单车可正常。与特定环境相关,转弯或狭小空间加重。执行双任务时步态障碍加重。慌张步态和冻结步态也属于此类	前额叶及运动前区和辅助运动区
谨慎步态	"行走在冰上感",过度害怕跌倒,小步,搀扶下迅速正常	功能性疾病或某些器质性平衡障碍的早期

2. 评估量表及试验

(1)冻结步态量表(Freezing of Gait-Questionnaire,FOG-Q):通过 16 个关于步态及跌倒的问题帮助医师筛查冻结步态的出现及其严重程度。

(2)限时起立行走试验(timed up and go test):记录患者从座位起立,行走 3m 后转弯返回再坐下的时间,用以评价患者的运动功能及预测患者独自外出的安全性。

(3)平衡自信量表(Activities-specific Balance Confidence Scale,ABC):ABC-16 用于评估患者的平衡自信和跌倒恐惧,该量表共 16 个问题,但耗时较久。ABC-6 为 ABC-16 的精简版本,用于临床筛查及更迅速地评估治疗效果,有效性与 ABC-16 量表相同。

(4)Tinetti 运动试验:该试验主要用于预测帕金森病患者的步态及平衡状态和跌倒风险。

(5)新冻结步态量表(New Freezing of Gait-Questionnaire,NFOG-Q):分为 3 个部分,第一部分明确患者是否存在冻结步态;第二部分确定冻结步态的严重程度、频率及持续时间;第三部分用于探明冻结步态对于患者生活的影响。

(6)冻结指数(frozen index):应用光谱频率分析患者下肢的垂直运动,当患者在起步、转向及遇见障碍物出现冻结时,下肢会出现 3~8Hz 的高频率垂直运动,此频率被称为冻结指数,以便与下肢正常自主运动时 0.5~3.0Hz 的频率区分开来。冻结指数与冻结步态的发生有显著关联。

3. 步态定量分析

(1)步态分析仪:用以检测帕金森病患者的步态障碍。这是一个 3.66m 的走道,以网格状的形式安装有感受器以感受脚步的接触。受试者被要求以适宜的速度走过一条 10m 的走道 3 次,步行检测仪被放置在走道中央,检测患者的步速、节律、步长、往返时间、单脚支撑时间、双脚支撑时间、站立时间及步基宽度等。该装置在监测帕金森病患者疾病进展和治疗效果方面十分有效。

(2)便携式传感器:由于有些患者存在很严重的冻结现象,但临床监测时却并未表现出任何冻结。故而应用便携式传感器记录患者日常在家里或社区内的步态对于患者病情观察具有重要意义。患者一般将传感器佩戴于后背部,监测其步态。且目前有研究者认为可以将便携式传感器与一些临床步态试验相结合,更加准确地检测患者是否存在发生冻结步态的倾向。

(3)虚拟步态试验:应用 3D 电脑技术模拟步行场景让患者体验(包括狭窄的走廊、宽阔的走廊及偶然出现自动玻璃门等),而患者可通过按键选择左右来模拟行走的过程,以此来评判患者步行的情况。目前研究显示虚拟步态试验可以很好地反映帕金森病患者冻结步态的严重程度。

4. 影像学检查

常规的结构神经影像学方法(如:头颅 CT 及 MRI)对于帕金森病步态障碍的诊断并无特异性,而功能神经影像为我们研究帕金森病步态障碍提供了新的工具。

(1)葡萄糖正电子发射计算机断层扫描(FDG-PET):近来,静态 FDG-PET 常用来评估帕金森病患者步态障碍及康复治疗的疗效。开始治疗前,患者 PET 表现出部分脑组织代谢减退,经过康复治疗后相应部位的代谢升高。

(2)功能磁共振(fMRI):冻结步态患者的静态 fMRI 表现提示皮质神经连接网络的中断参与步态障碍的发病过程。同时,冻结步态患者还出现额叶及顶叶灰质的萎缩。

(3)弥散张量成像(DTI):Herman 等应用 DTI 对于冻结步态患者的研究表明,出现冻结步态的患者与对照组相比,脑桥核与小脑之间的连接缺失,且皮质脑干束的交叉变得更加明显。该结果预示着皮质脑干-小脑通路在冻结步态的病理生理学机制上的重要性。

【治疗】

1. 药物治疗 目前,多巴胺能药物的替代治疗是帕金森病步态障碍的首选方案。对于帕金森病早期的步态障碍,多巴胺替代治疗可显著改善症状;但对于中晚期帕金森病步态障碍,多巴胺替代治疗效果明显下降。

对于关期的冻结步态的治疗,ELLDOPA 试验证实左旋多巴有明显改善作用,且治疗效果与左旋多巴剂量无关。而左旋多巴对于开期冻结步态的治疗效果较差。许多对照试验证实多巴胺受体激动剂(dopamine agonist,DA)对于帕金森病各期的步态障碍均有疗效,但有两项Ⅲ期临床试验提示相较于应用左旋多巴治疗的患者,应用 DA 治疗的患者有更高的新发冻结步态比例,目前 DA 对于帕金森步态障碍的疗效仍需要更多的大规模临床试验来明确。

Giladi 的一项研究显示单胺氧化酶 B（monoamine oxidase-B，MAO-B）抑制剂司来吉兰可显著减少冻结步态的出现，但其效果为对症治疗或保护性治疗尚无定论。DATATOP 试验提示司来吉兰的作用仅体现在步态障碍程度较轻的患者。在 LARGO 研究中，经过 10 周治疗后，服用雷沙吉兰的患者 FOG-Q 的总分较前提高 1.17 分，应用儿茶酚氧位甲基转移酶抑制剂（catechol-O-methyltransferase）恩他卡朋的患者总分较前提高 1.11 分，相较于安慰剂组的 0.48 分均差异有统计学意义。以上试验均提示 MAO-B 抑制剂对于帕金森病的步态障碍具有潜在的改善症状效应。

近期研究发现，中枢兴奋药物哌甲酯具有降低老年患者跌倒危险、改善帕金森病步态冻结的作用，患者的 FOG-Q 及 39 项帕金森调查表（PDQ-39）评分较前改善，提示哌甲酯可以减少冻结步态的发生及改善关期的步态障碍。但是，哌甲酯的这一作用是否与提高定向注意力有关尚存争议，确切的结论缺乏大规模临床研究结果的证实。

2. 手术治疗 目前临床上应用较多的手术治疗方法为脑深部电刺激术（deep brain stimulation，DBS），常见的电刺激部位主要是底丘脑核（subthalamic nucleus）、苍白球内侧核（internal globus pallidus，GPi）及脚桥核（pedunculo pontine nucleus）等。

（1）底丘脑核 -DBS：目前的研究表明底丘脑核 -DBS 对于治疗中晚期帕金森病患者的步态障碍有效。患者在术后 6～12 个月，无论是否应用多巴胺能药物，其 FOG-Q 得分及 UPDRS Ⅱ 和 Ⅲ 部分的得分均得到改善，且可以显著减少患者多巴胺能药物的剂量。也有研究认为，底丘脑核 -DBS 仅对于改善关期步态障碍有效果而对开期步态障碍无效，且存在远期加速步态障碍及平衡障碍发展的风险。

（2）GPi-DBS：研究表明 GPi-DBS 对于多巴胺能治疗有效的姿势障碍及冻结步态有轻微改善作用，但其效果仅能维持 3～4 年。且其与底丘脑核 -DBS 一样有远期加速步态障碍发展的风险。

（3）脚桥核 -DBS：研究表明脚桥核 -DBS 可以大大改善帕金森病患者步态障碍症状，其中低频（约 25Hz）的脚桥核 -DBS 被认为对于帕金森病步态障碍有较好的疗效，且对开期的步态障碍亦有所改善。

3. 物理治疗 众多研究显示物理治疗对于帕金森病步态及平衡障碍有效。

（1）暗示疗法：该疗法在维持相应步速的同时，应用视觉、听觉或者躯体感觉提示给予患者较低的步行节律，从而提高患者的步幅。对患者进行感官（视觉、听觉及躯体感觉）的提示，可以弥补本体感觉缺陷，有效地改善帕金森病患者的步态障碍。且近期一项研究显示即使在提示结束后的 2～15min 内，患者的步态障碍仍得到不同程度的缓解，但其疗效仍需要大型临床试验来证实。

（2）运动：近期，运动锻炼也得到越来越多的关注。总的来说，运动锻炼对于帕金森病患者的步速、平衡及生活质量均有改善作用，甚至可能减少冻结步态的发生。跑步机锻炼是其中一种比较安全的方式。在动物实验中，跑步机锻炼能改善帕金森病模型的平衡和运动功能，亦可增加背侧纹状体的多巴胺水平。在一项临床试验中，经过 6 周的跑步机锻炼后，患者的 Berg 平衡量表及全面运动功能试验（global mobility task：检测患者五步之内从仰卧位到站立位的能力，是一种评估帕金森病患者运动功能受损程度的简单手段，同时该试验还可用于制定个体化的康复训练计划）的分数均得到改善。近期的一项大型 Meta 分析表明，舞蹈等高难度平衡训练可以改善帕金森病患者的平衡功能及步态障碍。PET/CT 亦提示当患者跳舞时，基底节的活动明显增强。还有部分研究提示太极拳对于早中期的帕金森病患者的平衡障碍有改善作用，同时可以减少跌倒的发生。总的来说，几乎所有的物理训练可以使帕金森病步态障碍的患者受益。

（3）康复训练：近年来，康复治疗在帕金森病步态障碍患者的治疗中得到很大的重视。主要通过被动运动（如：关节松动、肌肉按摩等）及主动运动（如：姿势锻炼、步态锻炼及平衡功能锻炼）来改善步态及平衡能力。国内研究发现在传统药物干预基础上辅以步态及平衡功能训练，能进一步改善帕金森病患者运动功能及平衡能力，减少患者跌倒次数，抑制相关并发症的发生。

（付　蓉）

参考文献

1. 李利, 刘晶, 罗蔚锋, 等. 帕金森病冻结步态研究进展. 中华神经科杂志, 2014, 11(4): 318-320

2. 王刚, 刘小坤, 陆建春, 等. 帕金森病步态障碍的诊断与治疗. 中国现代神经疾病杂志, 2009, 9(5): 504-506

3. Nutt J G. Higher-leve gait disorders: an open frontier. Mov Disord, 2013, 28(11): 1560-1565

4. EBERSBACH G, MOREAU C, GANDOR F, et al. Clinical syndromes: Parkinsonism gait. Mov Disord, 2013, 28(11): 1552-1559

5. HAUSDORFF J M, CUDKOWICZ M E, FIRTION R, et al. Gait variability and basal ganglia disorders: stride-to-stride variations of gait cycle timing in Parkinson's disease and Huntington's disease. MovDisord, 1998, 13(3): 428-437

6. SCHAAFSMA J D, BALASH Y, GUREVICH T, et al. Characterization of freezing of gait subtypes and the response of each to levodopa in Parkinson disease. Eur J Neural, 2003, 10(4): 391-398

7. GILADI N, MCDERMOTT M P, FAHN S, et al. Freezing of gait in PD: prospective assessment in the DATATOP cohort. Neurology, 2001, 56(12): 1712-1721

8. FACTOR S A. The clinical spectrum of freezing of gait in atypical parkinsonism. Mov Disord, 2008, 23(Suppl2): S431-S438

9. HALLETT M. The intrinsic and extrinsic aspects of freezing of gait. Mov Disord, 2008, 23(Suppl2): 21836

10. NUTT J G, BLOEM B R, GILADI N, et al. Freezing of gait: moving forward on a mysterious clinical phenomenon. Lancet Neurol, 2011, 10(8): 734-744

11. 孙倩, 王田, 黄沛, 等. 帕金森病冻结步态患者的临床特征分析. 中华神经科杂志, 2015, 48(7): 575-579

12. Ishii M, Okuyama K. Characteristics associated with freezing of gait in actual daily living in Parkinson's disease. J Phys Ther Sci, 2017, 29(12): 2151-2156

13. GANESAN M, PAL P K, GUPTA A, et al. Dynamic posturography inevaluation of balance in patients of Parkinson's disease with normal pull test: concept of a diagonal pull test. Parkinsonism Relat Disord, 2010, 16(9): 595-599

14. PEPPE A, RANALDI A, CHIAVALON C, et al. Global Mobility Task: index for evaluating motor impairment and motor rehabilitation programs in Parkinson's disease patients. Acta Neurol Scand, 2007, 116(3): 182-189

15. GILADI N, TAL J, AZULAY T, et al. Validation of the freezing of gait questionnaire in patients with Parkinson's disease. Mov Disord, 2009, 24(5): 655-661

16. DUNCAN R P, LEDDY A L, CAVANAUGH J T, et al. Balance differences in people with Pakinson disease with and without freezing of gait. Gait Posture, 2015, 42(3): 306-309

17. NOCERA J R, STEGEMOILER E L, MALATY I A, et al. Using the Timed Up & Go test in a clinical setting to predict falling in Parkinson's disease. Arch Phys Med Rehabil, 2013, 94(7): 1300-1305

18. PERETZ C, HERMAN T, HAUSDORFF J M, et al. Assessing fear of falling: Can a short version of the Activities-specific Balance Confidence scale be useful. Mov Disord, 2006, 21(12): 2101-2105

19. KEGELMEYER D A, KLOOS A D, THOMAS A M, et al. Reliability and validity of the Tinetti Mobility Test for individuals with Parkinson disease. Phys Ther, 2007, 87(10): 1369-1378

20. MORRIS T R, CHO C, DILDA V, et al. A comparison of clinical and objective measure of freezing of gait in Parkinson's disease. Parkinsonism Relat Disord, 2012, 18(5): 572-577

21. MOORE S T, MACDOUGALL H G, ONDO W G, et al. Ambulatory monitoring of freezing of gait in Parkinson's disease. Neurosci Methods, 2008, 167(2): 340-348

22. BOHNEN N I, JAHN K. Imaging: What can it tell us about parkinsonian gait. Mov Disord, 2013, 28(11): 1492-1500

23. HERMAN T, GILADI N, HAUSDORFF J M, et al. Neuroimaging as a window in to gait disturbances and freezing of gait in patients with Parkinson's disease. Curr Neurol Neurosci Rep, 2013, 13(12): 411

24. BOONSTRA T A, VAN DER KOOIJ H, MUNNEKE M, et al. Gait disorders and balance disturbances in Parkinson's disease: clinical update and path of physiology. Curr Opin Neurol, 2008, 21(4): 461-471

25. SHARP K, HEWITT J. Dance as an intervention for people with Parkinson's disease: a systematic review and meta-analysis. Neurosci Biobehav Rev, 2014, 47: 445-456

26. AMANO S, NOCERA J R, VALLABHAJOUSULA S, et al. The effect of TaiChi exercise on gait initiation and gait performance in persons with Parkinson's disease. Parkinsonism Relat Disord, 2013, 19(11): 955-960

27. 沈周, 朱玉莲, 蒋雨平, 等. 康复管理结合运动疗法对帕金森病患者步行及平衡功能的作用. 中国临床神经科学, 2011, 19(4): 387-392

28. 杨红旗, 李东升, 孙治坤, 等. 步态联合平衡训练对原发性帕金森病患者运动及平衡功能的影响. 中华物理医学与康复杂志, 2013, 35(5): 387-389

29. RACCAGNI C, NONNEKES J, BLOEM B R, et al. Gait and postural disorders in parkinsonism: a clinical approach. Journal of neurology, 2019: 1-8

30. ARAÚJO R, VAN DE WARRENBURG B, LANG A, et al. The Waiting Room: neurological observations made outside the movement disorder specialist's consulting office. Practical neurology, 2019, 19(4): 295-301

31. NONNEKES J, GOSELINK R J M, RŮŽIČKA E, et al. Neurological disorders of gait, balance and posture: a sign-based approach. Nature Reviews Neurology, 2018, 14(3): 183

32. BOXER A L, YU J T, GOLBE L I, et al. Advances in progressive supranuclear palsy: new diagnostic criteria, biomarkers, and therapeutic approaches. The Lancet Neurology, 2017, 16(7): 552-563

33. GRIJALVO-PEREZ A M, LITVAN I. Corticobasal degeneration. Seminars in neurology. Stuttgart: Thieme Medical Publishers, 2014, 34(2): 160-173

34. BORM C D J M, KRISMER F, WENNING G K, et al. Axial motor clues to identify atypical parkinsonism: a multicentre European cohort study. Parkinsonism & related disorders, 2018, 56: 33-40

35. GILADI N. Medical treatment of freezing of gait. Mov Dis0rd, 2008, 23 Suppl 2: 482-488

36. AURIEL E, HAUSDORFF J M, HERMAN T, et al. Effects of methylphenidate on cognitive function and gait in patients with Parkinson's disease: a pilot study. Clin Neuropharmacol, 2006, 29: 15-17

三、正常压力脑积水与额叶性共济失调

正常压力脑积水(normal pressure hydrocephalus, NPH)是指以步态障碍、认知障碍和尿失禁三联征为主要临床表现,患者病程表现为不同程度的进行性发展,影像学检查具有脑室扩大,脑脊液压力测定在 $70 \sim 200 mmH_2O$($1mmH_2O = 0.009\ 8kPa$)的一组临床综合征。主要分两类:①继发性 NPH(sNPH),常继发于有明确发病原因的颅脑创伤、蛛网膜下腔出血、脑出血、颅内感染等疾病;②特发性 NPH(iNPH),临床中无明确的病因,多发于成年人,规范的术前评估下,脑脊液分流手术可使大部分患者的症状得到改善。

NPH 步态障碍往往表现为行走缓慢、摇摆不稳、步距小、双脚间距增宽、抬脚高度变小,起步和转弯障碍,但行走时摆臂功能正常。这种步态障碍称为额叶步态障碍(frontal gait disorders),由额叶性共济失调所导致。额叶性共济失调(frontal disequilibrium, gait apraxia, frontal ataxia)的定义为累及额叶皮层及皮层下结构包括基底节、小脑和脑干等受损导致的共济失调。多见于 NPH、多发性脑梗死、额叶肿瘤、炎症及外伤等疾病,老年人中常见,常伴有认知功能减退。1892 年,Bruns 首先提出了额叶性共济失调概念,定义为由于额叶病变导致的严重的共济失调。Gerstmann 和 Schilde 描述了 2 个具有额叶步态障碍的患者,一位患者患额叶肿瘤,一位患脑炎,并将这种临床特征与小脑性共济失调相鉴别。Van Bogaert 和 Martin 描述了一位额叶脓肿的患者,表现为步距小、不平衡易摔倒的步态,称之为观念

运动性失用（ideomotor apraxia），即行走的想法和行动相分离。上述这些步态均具有共济失调、异常的姿势反射的特点，且在一定程度上伴有认知障碍、言语及行为异常及其他额叶的释放症状。因此额叶的炎症、肿瘤、脑积水或额叶皮层下弥漫性白质病变均可表现为额叶性共济失调，称为额叶步态障碍。

本文重点叙述 iNPH 步态障碍与额叶性共济失调的关系。

【流行病学】

目前，国内缺乏 iNPH 的流行病学资料。挪威的流行病学调查资料显示，疑似 iNPH 的患病率大约为 21.9/10 万，发病率为 5.5/10 万。iNPH 通常随着年龄增大患病率大幅度升高。有研究表明，在日本 61 岁以上人群中，基于 MRI 影像支持的可能 iNPH 患病率平均为 1.1%。在某些特定人群，如疑似帕金森综合征而就诊的人群中，患病率则高达 19%。研究发现，iNPH 主要为老年人，该病容易误诊为老年痴呆、帕金森病等，部分 iNPH 患者可能同时合并痴呆及帕金森病。

【病因及发病机制】

iNPH 的病理生理机制尚不完全明确。一个主要理论是颅内静脉系统顺应性降低，表现为 CSF 搏动性减弱和蛛网膜颗粒功能受损，从而影响了 CSF 的流动和吸收。由于 CSF 吸收减少，脑室扩大，相应脑室旁白质间质水肿，脑血流减少，代谢障碍而产生临床症状。近年的影像学研究证实，分流手术后脑室旁前额叶区域的间质水肿，锥体束通路受损、中脑结构受压等多种病理改变均有所改善，表明神经系统症状的发生是多种病理生理改变引起的。此外，糖尿病、高脂血症、肥胖的患者更易出现 iNPH，动脉粥样硬化性因素可能在 iNPH 的发病机制中起到一定作用。iNPH 常合并阿尔茨海默病，因此仍需进一步研究神经变性、炎症及遗传性因素对 iNPH 发生发展的影响。

iNPH 步态障碍的原因未明。可能是脑室扩大压迫脑室旁白质（包括额 - 桥 - 小脑束和皮质脊髓束），也有推测为额叶性失用，因 iNPH 多不伴有肢体无力、强直及小脑性或深感觉性共济失调。以额叶受损导致的认知功能障碍如淡漠与步态高水平的控制有一定联系。iNPH 与 PD 步态异常有重叠之处，辅助运动区功能（邻近侧脑室前角）为联系额叶皮层与基底节环路的重要区域，在行走的启动方面起作用，而基底节区环路投射到额叶皮层，因此辅助运动区、基底节可能在 iNPH 的步态障碍中起到一定作用。除此之外，文献报道皮质延髓束及脑干平衡系统也有可能起到一定作用。

【临床表现】

iNPH 步态障碍特点为额叶性步态障碍，特点为站起困难，控制躯干和大腿抬起能力减弱，例如从椅子上站起时，需向后靠而非向前；行走启动后，表现为行走缓慢，步基宽、步态短碎及冻结步态，转弯困难犹豫等。并伴有尿失禁、抓握或者摸索反射、锥体束征等额叶释放症状。

其他的主要临床表现为：

（1）认知障碍：iNPH 的认知障碍属于神经心理损伤的一部分，涉及认知、情绪情感、精神行为各个方面，临床表现为精神运动迟缓、淡漠、情感冷淡，注意力、记忆力、计算力、视空间功能以及执行功能障碍等，上述情况可有波动性，或短期加重，被称为可逆性痴呆。

（2）尿失禁：iNPH 的膀胱功能障碍属于神经源性，并伴有逼尿肌功能过度活跃，可见于绝大多数的 iNPH 患者，尿频和尿急在疾病早期即可出现，随着疾病进展，可出现完全尿失禁，甚至粪便失禁，也可出现尿潴留。还有其他如头晕、PD 综合征、睡眠时间延长等。

【诊断】

步态障碍评估：除了观察步距、步幅、步长、步高、步频等 iNPH 比较特异的步态特点外，还可以在放液试验前后进行以下量化评估，预估手术可能的疗效。

1. 10m 行走试验　按照日常行走的状态或者辅助状态，测定 10m 直线行走所需或者分流后的时间和步数，放液试验后若 1 个参数改善 20% 以上，或 2 个参数均改善 10% 以上为阳性。

2. 3m 折返行走试验（Up and Go test）　测量时，受试者从椅子上站起，直线行走 3m，再返回坐下所需的时间和步数。脑脊液引流或术后，折返行走测试改善 10% 以上为阳性。另外还可在放液前行闭目难立征或者加强闭目难立征、一字步行走、后拉试验的测试评估。

【鉴别诊断】

1. 其他共济失调　如小脑性共济失调多由累及小脑及其联系纤维病变导致的，查体有肢体或躯干性共济失调，常伴有眼震、小脑性语言，需要与额叶性共济失调鉴别。

2. 帕金森病（PD）　步态障碍常表现为走路躯干前倾，步态慌张，步基正常或缩窄，上肢摆动幅度减小，常伴表情淡漠和静止性震颤；而 iNPH 常双足外旋、宽基底步态、步态黏滞抬脚高度变小，上肢摆动及面部表情常不受影响，少有震颤。

3. 腰椎退行性病变　表现为步态异常，但患者多伴有腰部负重史，腰部疼痛，腰椎 MRI 可以鉴别。

【治疗】

外科治疗是 iNPH 的有效治疗措施，以各种分流手术尤其是脑室 - 腹腔分流术（ventriculo-peritoneal shunt，VPS）最多见，早期手术可明显改善患者病情及预后。外科治疗 iNPH 的手术方式与治疗其他类型的交通性脑积水的方式无根本差别，主要包括 VPS、脑室心房分流术、腰大池腹腔分流术等，其中 VPS 为主要术式。分流术后大部分患者的临床症状得到改善。

（邢　岩）

四、后索病变及感觉性周围神经病

深感觉（deep sensation）是指感受肌肉、肌腱、关节和韧带等深部结构的本体感觉，传导通路一级神经元的细胞体位于脊神经节内，其树突分布于肌肉、肌腱及关节内，轴索与其髓鞘构成Ⅰ类或Ⅱ类传入神经，随脊神经根进入脊髓后，在同侧后索内上行组成薄束和楔束，终止于延髓的薄束核和楔束核，更换二级神经元后，经内侧丘系到达丘脑外侧核腹后部，最后投射至中央后回上 2/3 处和下肢运动感觉区，形成关节位置觉。累及Ⅰ类或Ⅱ类传入神经纤维的感觉性周围神经病或后索病变，导致牵张反射和关节位置觉障碍，患者表现为抬脚较高、步速较慢，有时脚步拍打地面，行走时常低头看地，一旦闭眼，姿势性不稳与步态的失协调即显著加重。

（一）脊髓亚急性联合变性

脊髓亚急性联合变性（subacute combined degeneration of the spinal cord, SCD）是由于维生素 B_{12} 的摄入、吸收、结合、转运或代谢障碍导致体内含量不足而引起的中枢和周围神经系统损害。病变主要累及脊髓后索、侧索及周围神经等。临床表现为双下肢或四肢麻木、深感觉异常、共济运动失调、痉挛性瘫痪等。

【流行病学】

目前尚缺乏脊髓亚急性联合变性的发病率及患病率的流行病学数据。美国的一项研究显示，维生素 B_{12} 缺乏症受影响的人可能有 30 万～300 万。欧洲的一项研究显示，维生素 B_{12} 缺乏症的患病率为 1.6%～10%。

【病因与发病机制】

1. 发病机制　本病与维生素 B_{12} 缺乏有关，维生素 B_{12} 是维持髓鞘结构和功能所必需的一种辅酶，若缺乏则导致核蛋白的合成不足，从而影响中枢神经系统的甲基化，造成髓鞘脱失、轴突变性，进而致病。在脊髓的传导束中，后索中上行的薄束和楔束的髓鞘最厚，侧索中下行的皮质脊髓侧束的髓鞘次之，而前索中下行的皮质脊髓前束的髓鞘最薄。在脊髓的血液供应中，下颈髓和上胸髓的血供相对较差，故当机体缺乏维生素 B_{12} 时，主要导致颈胸髓的髓鞘和轴索损害，进一步导致神经系统传导功能障碍，最终出现相应的临床症状。

2. 病因

（1）转运及遗传因素

1）维生素 B_{12} 转运障碍：如转钴蛋白缺乏或功能障碍。

2）维生素 B_{12} 需求增多：如 α 珠蛋白形成障碍性贫血。

3）细胞内钴胺素代谢障碍：如甲基丙二酸尿症和高胱氨酸尿症。

（2）获得性

1）维生素 B_{12} 吸收障碍：老年人胃酸缺乏、慢性酒精中毒、慢性萎缩性胃炎、胃肠切除术后、抗内因子抗体及抗胃壁细胞抗体的存在、淋巴漏、慢性胰脏功能不全、佐林格 - 埃利森综合征、克罗恩病等。

2）维生素 B_{12} 摄入不足：素食者、抑郁症患者摄入减少。

3）维生素 B_{12} 需求增多：甲亢。

4）药物相关性：秋水仙碱、新霉素、对氨基水杨酸。

5）其他：麻醉中应用的 N_2O 产生不可逆氧化反应。

【临床表现】

1. 神经系统损害的表现

（1）平衡障碍：患者在站立及行走时感觉不稳，较严重时犹如踩棉花感，在光线不足及不平整地面上行走时更为明显，甚至可能会摔倒。患者常盯着地面行走，抬脚较高、落地较重，步基相对较宽，但共济运动正常。关节位置觉、音叉震动觉减退，甚至消失，Romberg 征阳性，个别可出现 Lhermitte 征。

（2）锥体束征：侧索病变，可导致双下肢不完全性痉挛性瘫痪，当合并的后索及周围神经病变较严重时，肌张力可以正常甚至减低、腱反射减低，病理征常为阳性。

（3）周围神经病变表现：手足麻木感往往最早出现，常可见手套/袜套样痛觉及触觉异常，本体感觉减退或消失，较少出现肌肉萎缩等下运动神经元瘫痪的表现。

（4）其他表现：易激惹、淡漠、嗜睡、反应迟钝、认知障碍，晚期可有排尿/便障碍。

2. 其他系统损害的表现

（1）贫血表现：头晕、乏力、舌炎、活动后心慌气短等。

（2）胃肠道表现：食欲不振、消化不良等。

【辅助检查】

1. 血清学及体液检查

（1）血常规：主要表现为巨幼细胞性贫血。

（2）血清维生素 B_{12} 及叶酸测定：大多数的血清维生素 B_{12} 测定会有降低，可伴叶酸水平降低。

（3）血清抗内因子抗体：血清抗内因子抗体阳性有助诊断。

（4）胃液分析：多数患者抗组胺性胃酸缺乏，少数患者胃液仍有游离胃酸。

2. 神经电生理检查

（1）躯体感觉诱发电位：可以较早发现亚临床的脊髓后索损害表现。

（2）神经传导速度检查：显示感觉及运动神经传导速度减慢。

3. 影像学检查 MRI 检查可以发现 SCD 脊髓的相关病灶。脊髓病变部位呈条形点片状病灶，T_1WI 低信号，T_2WI 高信号，多数有强化，病变多位于后索，侧索同时受累者相对少见。SCD 脊髓横断面可出现圆点征（后索受累为主）、小字征（后索及侧索均受累）、三角征（后索受累为主）、八字征或称反兔耳征、倒 V 字征（后索受累为主）（图 3-3-8）。

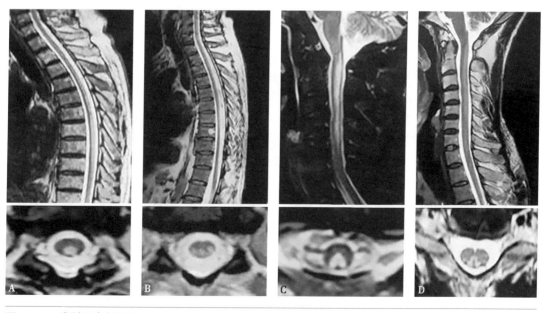

图 3-3-8 脊髓亚急性联合变性的典型影像学特征图
A. 圆点征；B. 小字征；C. 三角征；D. 八字征。

【诊断】

有 SCD 的相关诱因,病程为亚急性或慢性起病,出现脊髓后索、侧索及周围神经损害的症状和体征,血浆维生素 B_{12} 缺乏则可诊断。

【鉴别诊断】

1.脊髓型颈椎病　也可表现锥体束征和感觉障碍等表现,颈髓 MRI 及血清维生素 B_{12} 水平可以鉴别。

2.视神经脊髓炎谱系疾病与多发性硬化　仅出现脊髓损害的临床症状,但脊髓 MRI 异常信号多位于导水管周围或脊髓偏侧,活动期常见脊髓增粗和强化,水通道蛋白抗体或寡克隆带常阳性,应用激素治疗有效。

3.铜缺乏性脊髓病　可导致以脊髓受累为主的多种神经系统异常,类似于 SCD,脊髓 MRI 病灶常位于后索,需进一步检测血清 B_{12}、血清铜及铜蓝蛋白的含量进行鉴别。

【治疗】

1.病因治疗　积极治疗维生素 B_{12} 缺乏的原发病和相关诱因,如戒酒、治疗胃炎等导致吸收障碍的疾病。合理安排膳食结构,给予含量丰富的 B 族维生素的食物,如粗粮、蔬菜和动物肝脏等。

2.药物治疗

(1)一旦确诊或拟诊本病应立即给予大剂量维生素 B_{12} 治疗,否则会发生不可逆性神经损伤,维生素 B_{12} 吸收障碍者需终身用药,合用维生素 B_1 和维生素 B_6 等效果更佳。

(2)贫血患者建议叶酸与维生素 B_{12} 共同使用,单独应用叶酸可能会导致神经精神症状加重。

3.平衡训练　对于个别药物治疗效果不佳,平衡障碍较为明显的患者,多模式平衡训练可能有助于改善平衡和步行功能。干预措施包括在不稳定平台上进行扰动训练、动态目标任务、感官反馈,以及通过太极和 Frenkel 练习等活动进行动态运动控制。

(二)感觉性周围神经病

感觉性周围神经病(sensory peripheral neuropathy,SPN)是由代谢、毒性、感染性、炎症性、自身免疫性和遗传性疾病等病因引起周围感觉神经功能障碍的一组异质性疾病。其临床症状与受累的神经纤维有关,当 I 类或 II 类感觉神经及其感受器病变后,可导致本体感觉传导的障碍,造成姿势性症状和感觉性共济失调的步态。虽然目前尚无确切发病率的流行病学资料,但据德国的一项神经科住院患者的统计,脑卒中、帕金森病和周围神经病所导致的步态障碍分别占到 21%、17% 和 7%。感觉性周围神经病的主要病因及临床特征见表 3-3-7。

1.干燥综合征　干燥综合征(Sjogren syndrome)是一种以唾液腺、泪腺等外分泌腺受累为主要特征的系统性自身免疫性疾病,可分为原发性干燥综合征及继发性干燥综合征,后者继发于其他自身免疫性疾病如类风湿关节炎、系统性红斑狼疮等。

周围神经损害是干燥综合征继发神经系统损害的最常见的形式,其病理生理机制包括血管炎、缺血性损伤以及背根神经节免疫炎性损害等。干燥综合征的周围神经病变类型主要分为感觉共济失调性神经病 / 神经节神经病变、无感觉共济失调痛性感觉神经病、多发性单神经病、三叉神经病和多发性脑神经炎、神经根神经病和自主神经病等类型。感觉共济

表 3-3-7　感觉性周围神经病的主要病因及临床特征

病因	常见疾病	病程	相关症状及临床特征	辅助检查
免疫介导结缔组织病	干燥综合征	亚急性-慢性	干燥症状(干眼症,口干症);通常表现为感觉神经病	抗 SSA/抗 SSB 抗体 Schirmer 试验,唇腺/唾液腺活检
	系统性红斑狼疮	亚急性-慢性	皮疹,雷诺综合征,关节痛,肾功能不全,心脏病,血液学异常	ANA,抗磷脂抗体,补体水平,ESR,CRP,抗 dsDNA 和抗 sm 抗体
脱髓鞘性多神经病	共济失调的格林-巴利综合征	急性	无眼肌麻痹(与 Miller-Fisher 综合征不同),前驱感染、远端感觉异常、感觉受损、明显共济失调步态	抗 GD1b 和 GQ1b,CSF 蛋白细胞分离
	Miller-Fisher 综合征	急性	眼肌麻痹,共济失调,腱反射减弱,前驱感染	抗 GQ1b 抗体
	抗 MAG 神经病		感觉性共济失调伴轻度无力,对称性远端感觉和运动障碍,进展缓慢,多见于老年人	抗 MAG 抗体,IgM 单克隆丙种球蛋白病,电生理检查为远端运动潜伏期延长,无传导阻滞
	慢性免疫性多发性感觉神经根病	慢性	感觉性共济失调步态,大纤维介导的感觉缺失,频繁跌倒	神经传导检查正常,SSEP 异常;神经根增粗,脑脊液蛋白升高
其他自身免疫	副肿瘤	亚急性	伴恶性肿瘤,常为小细胞肺癌;可能伴有明显疼痛、部分运动受累;可能伴发边缘脑炎、小脑功能障碍、自主神经功能障碍	抗 Hu 和 CV2/CRMP-5 抗体恶性肿瘤
	成纤维细胞生长因子 3(FGFR3)相关	亚急性	伴有共济失调和三叉神经痛的重度痛性感觉神经病	FGFR3 抗体
	自身免疫肝炎	亚急性	肝大,黄疸,肝衰竭	抗平滑肌抗体、ANA、ALKM-1 和 ALC-1 抗体
营养缺乏	维生素 B_{12} 缺乏(亚急性脊髓联合变性)	亚急性	远端无力,上运动神经元表现,巨幼细胞性贫血,认知障碍	维生素 B_{12}、MMA、同型半胱氨酸
	铜缺乏	亚急性	锌中毒者(来自锌补充剂、假牙膏)易患;反射亢进、感觉性共济失调、大纤维受累、进行性非对称性无力;可能有相关的血液学特征	血清铜、铜蓝蛋白、脊髓 MRI(后索 T_2 信号增强)
	叶酸缺乏	亚急性	进行性肢体麻木和共济失调	红细胞叶酸、血清同型半胱氨酸(高)
	维生素 E 缺乏	亚急性	缺乏可能是由于吸收不良/营养不良;突出的大纤维神经功能障碍,感觉性共济失调	维生素 E

续表

病因	常见疾病	病程	相关症状及临床特征	辅助检查
中毒	铂类化疗药物	亚急性-慢性	感觉性共济失调伴感觉异常	铂类药物使用史
	吡哆醇(维生素 B_6)	亚急性	感觉性共济失调	维生素 B_6
	一氧化二氮	急性	感觉性神经病和脊髓病,巨幼细胞性贫血	一氧化二氮滥用的临床病史
遗传	感觉性共济失调神经病、构音障碍和眼肌麻痹(SANDO)	慢性	大小纤维神经病、感觉性共济失调、波动性肌无力、上睑下垂、眼肌麻痹	POLG 突变,显性或隐性
	Friedreich 共济失调	慢性	小脑性共济失调,步态不稳,构音障碍,吞咽困难,大纤维感觉丧失,肌无力	Frataxin 突变,GAA 重复数增加
	脂蛋白血症,维生素 E 转运蛋白缺乏症	慢性	突出的大神经纤维功能障碍,感觉性共济失调	维生素 E;甘油三酯微粒转移蛋白突变、VLDL、LDL、乳糜微粒
感染	梅毒	急性	大神经纤维介导的感觉受损,雷击样疼痛,阿-罗瞳孔,自主神经功能障碍,沙尔科关节,大动脉炎	梅毒螺旋体抗体微量凝血试验、梅毒螺旋体抗体免疫荧光
	人嗜淋巴 T 细胞病毒 I 型(HTLV-I)/人嗜淋巴 T 细胞病毒 II 型(HTLV-II)感染	急性	脊髓病、感觉性共济失调、尿便失禁	HTLV-I/II,MRI 侧索 T_2 信号增高,脊髓萎缩

注:ALC-1 为抗肝细胞溶质抗原;ALKM-1 为抗肝/肾微粒体抗体;ANA 为抗核抗体;CRMP-5 为胶原蛋白反应介质蛋白-5;CRP-C 为反应蛋白;dsDNA 为双链脱氧核糖核酸;ESR 为红细胞沉降率;HLA 为人白细胞抗原;IgM 为免疫球蛋白 M;LDL 为低密度脂蛋白;MAG 为髓磷脂相关糖蛋白;MHA-TP 为梅毒螺旋体抗体的微量血凝试验;MMA 为甲基丙二酸;MRI 为磁共振成像;SSA 为干燥综合征 A;SSB 为干燥综合征 B;SSEP 为体感诱发电位;VLDL 为极低密度脂蛋白。

失调性神经病最常见,占比 12%~53%,其发病机制可能是淋巴细胞浸润背根神经节引起的自身免疫性炎症损害。由于所有感觉的一级神经元细胞体均位于脊髓后根神经节,因此患者出现广泛的感觉障碍。患者的感觉障碍症状常不对称起病,上肢早期即明显受累,但也可首发于躯干、面部或下肢,随着病程进展最终可发展为对称性。患者常主诉手指有麻木、刺痛、感觉迟钝或烧灼感,并逐渐向肘部发展。其中以深感觉损害最为突出,严重者无法独立行走。部分患者可因远端手指深感觉异常出现假性手足徐动。感觉共济失调性神经病多与自主神经损害重叠,自主神经损害症状主要表现为无汗、直立性低血压、腹泻或便秘、尿频等,部分患者可伴有埃迪瞳孔表现。约 30% 的患者可有三叉神经受累,表现为面部发麻、疼痛等感觉异常。

目前干燥综合征的诊断标准繁多,尚未统一。2012 年美国风湿病学会提出的干燥综合征诊断标准,包括:①抗 SSA 和 / 或抗 SSB 抗体阳性,或类风湿因子阳性同时伴抗核抗体≥1:320;②角膜染色评分≥3 分;③唇腺病理有灶状淋巴细胞浸润 > 50 个 /4mm²。以上 3 项满足 2 项或以上即可诊断。另外,在诊断干燥综合征前必须除外头面部和颈部放疗史、丙肝病毒感染、AIDS、结节病、淀粉样变性、移植物抗宿主病及 IgG₄ 相关疾病。

干燥综合征合并周围神经损害,目前主要是皮质醇激素和丙种球蛋白治疗为主,当治疗效果不好时也可以使用免疫抑制剂和血浆置换,但其治疗效果尚缺乏循证医学证据。

2. 米 - 费综合征和急性感觉共济失调神经病、吉兰 - 巴雷综合征 其是以周围神经及神经根脱髓鞘病变和小血管炎症细胞浸润为病理特点的自身免疫性周围神经病。

(1)米 - 费综合征(Miller-Fisher syndrome, MFS):是 GBS 的一种特殊类型或变异型。MFS 在任何年龄和季节均有发病,可有腹泻和呼吸道感染等前驱症状,急性起病,病情在数天至数周内达到高峰。主要的临床表现为眼外肌麻痹、共济失调、腱反射消失,部分患者可合并头痛、声音嘶哑、吞咽困难、四肢麻木、无力等不典型表现。脑脊液出现蛋白 - 细胞分离。部分患者血清抗 GQ1b 或 GT1a 抗体阳性。以轴索损伤为主,电生理检查可见感觉神经动作电位波幅下降,部分可有传导速度减慢;脑神经受累者可出现面神经复合肌肉动作电位(CMAP)波幅下降;瞬目反射可见 R₁、R₂ 潜伏期延长或波形消失。运动神经传导和肌电图一般无异常。

(2)急性共济失调神经病(acute ataxic neuropathy, AAN):目前认为是 MFS 的不完全形式,包含共济失调型吉兰 - 巴雷综合征(Guillain-Barré syndrome, GBS)和急性感觉共济失调神经病(acute sensory ataxic neuropathy, ASAN),两者与 MFS 有许多共同的特征,包括急性共济失调、腱反射消失、前驱感染和抗神经节苷脂抗体阳性,但无眼肌麻痹症状。共济失调型 GBS 以小脑性共济失调和 Romberg 征阴性为特征,多有抗 GQ1b 抗体阳性。ASAN 患者Romberg 征阳性,多伴脑脊液抗神经节苷脂 GD1b 阳性,可有抗 GQ1b、GT1a 抗体阳性。

3. 纯感觉性慢性炎性脱髓鞘性多发性神经根神经病 慢性炎性脱髓鞘性多发性神经根神经病(chronic inflammatory demyelinating polyradiculoneuropathy, CIDP)是一类由免疫介导的运动感觉周围神经病,其病程呈慢性进展或缓解复发,多伴有脑脊液蛋白 - 细胞分离,电生理表现为周围神经传导速度减慢、传导阻滞及异常波形离散,病理显示有髓纤维多灶性脱髓鞘、神经内膜水肿、炎细胞浸润等特点。CIDP 包括经典型和变异型,纯感觉性慢性炎性脱髓鞘性多发性神经根神经病(pure sensory chronic inflammatory demyelinating polyradiculoneuropathy, pure sensory CIDP)是变异型中最常见的一种,占 10%~30%,其中以下肢感觉性共济失调为主要临床表现,称为慢性免疫性多发性感觉神经根病(chronic immune sensory polyradiculopathy, CISP)。

纯感觉性 CIDP 主要表现为四肢麻木,罕见疼痛,体检时可有袜套样感觉减退,肢体的本体感觉和振动觉减退,严重时出现感觉性共济失调、步态异常和 Romberg 征阳性。其中CISP 主要表现为下肢感觉性共济失调,常有频繁跌倒症状。大多数感觉性 CIDP 患者的电生理存在亚临床运动受累,随访多年后部分患者出现运动症状。电生理检查可以有感觉神经传导速度减慢和/或波幅下降，CISP 多为 SSEP 异常，MRI 的 T_2 加权相可见神经根和神经丛粗大，增强 MRI 可有神经根强化，大多数存在脑脊液蛋白-细胞分离现象，周围神经活检有节段脱髓鞘、髓鞘再生及血管周围炎症等脱髓鞘病变的主要特征。

目前尚缺乏单纯感觉性 CIDP 治疗的大型临床研究，少数的病例对照研究显示静脉注射免疫球蛋白或皮质类固醇可明显改善症状。针对极少伴神经痛的患者，可使用加巴喷丁、普瑞巴林、卡马西平、阿米替林等及维生素 B_1、B_{12} 等常见神经营养药物。

4. 副肿瘤性周围神经病 副肿瘤性周围神经病（paraneoplastic peripheral neuropathy）指肿瘤通过远隔效应导致周围神经系统（包括背根神经节感觉神经元、神经根、神经丛、周围神经、脑神经和神经肌肉接头突触前膜）功能障碍的各种综合征，排除继发于肿瘤化疗、脑脊膜癌变、肿瘤直接浸润或转移、继发感染、缺血或代谢紊乱所致，可在肿瘤发现之前、之后或与之同时发生。副肿瘤性周围神经病可见于各种肿瘤性疾病，以小细胞肺癌最为常见，其次为淋巴瘤、食管癌、胃癌、乳腺癌和前列腺癌等。副肿瘤性周围神经病见于不到 1% 的恶性肿瘤患者，多数患者周围神经病表现较肿瘤诊断早数月至数年。副肿瘤性周围神经病分型尚未统一，根据临床表现可分为单纯感觉型、运动型、感觉运动型或自主神经型。许多患者神经症状的出现伴肿瘤相关神经组织抗体阳性，在感觉神经病中，最常见的是抗 Hu 抗体相关亚急性感觉性神经元神经病和抗 CV2 抗体相关周围神经病。

亚急性感觉性周围神经病是由细胞毒性 T 细胞造成的后根神经节神经元破坏而产生的疾病。该病通常亚急性起病，迅速进展，表现为感觉异常和明显疼痛，感觉缺失为多灶性、不对称性，深感觉受累多见，常有四肢共济失调表现。脑脊液显示蛋白含量升高，淋巴细胞反应，寡克隆带阳性。肌电图检查显示弥漫的明显的感觉神经动作电位异常，感觉传导速度减慢而运动传导速度正常或轻度异常。多数亚急性感觉性周围神经病患者的抗 Hu 抗体阳性，而抗 Hu 抗体阳性的患者多患亚急性感觉性周围神经病，其中 24% 仅表现为周围神经病，其余表现为不同类型中枢神经系统与 PN 的并发症。抗 Hu 抗体阳性患者中，自主神经功能病变也很常见，如肠壁神经丛病变导致的假性肠梗阻。运动神经元也可受累，但多伴感觉神经症状，表现为多发性感觉运动性周围神经病，其中以运动症状为主或纯运动症状的患者非常少见。

与抗 CV2 抗体相关的神经系统症状主要为小脑性共济失调、边缘叶脑炎，在抗 CV2 抗体阳性的患者中周围神经病发病率为 57%，主要是感觉神经病或感觉运动神经病，以下肢为主，肌电图显示以轴索损害或轴索损害与脱髓鞘共存的神经病。抗 CV2 抗体阳性患者最常见的伴发肿瘤为小细胞肺癌和胸腺瘤。

对于副肿瘤性周围神经病患者，应当仔细排查潜在肿瘤。检查的侧重点取决于怀疑所患肿瘤的种类。当传统方法未能发现肿瘤时，PET 扫描对确诊有益。若经过检查仍未发现肿瘤时，建议每半年复查 1 次。

副肿瘤性周围神经病目前尚无特异性疗法，主要包括肿瘤治疗，免疫调节或免疫抑制治疗（糖皮质激素、静脉注射免疫球蛋白、血浆置换、环磷酰胺、利妥昔单抗等单用或联合）以及对症治疗。

5. 使用铂类化疗药物者 化疗引起周围神经病变（chemotherapy-induced peripheral

neuropathy，CIPN）是使用化疗药物的常见并发症之一，其具有剂量依赖性。CIPN 可引起患者感觉、运动和自主神经系统功能障碍，常伴有神经病理性疼痛。其中铂类化疗药物作用点主要集中在周围神经系统和背根神经节中，其与 DNA 形成链内和链间交叉联结，破坏 DNA 功能，阻止 DNA 复制，DNA 和蛋白质合成受到抑制，轴突胞质转运能力下降，进而影响神经传导，导致感觉性共济失调。

铂类化疗药物包括顺铂、卡铂和奥沙利铂等。铂类药物具有剂量依赖性，患者在接受顺铂治疗累积剂量达 $300 \sim 450mg/m^2$ 时，开始出现周围神经症状，包括感觉异常、麻木、腱反射消失、步态不稳、精细感觉和本体感觉敏感度下降等。当累积剂量达 $600mg/m^2$ 时出现感觉性共济失调及自主神经系统症状。顺铂类药物引发的周围神经病具有可逆性，一般在停药后 $3 \sim 6$ 个月恢复，奥沙利铂累计剂量在 $200mg/m^2$ 时出现周围神经毒性临床症状。奥沙利铂引发的周围神经毒性包括两类：①急性神经毒性，一般在给药后 $24 \sim 48h$ 发生，主要表现为周围神经麻痹、构音障碍、下肢痛性痉挛等，遇到冷刺激后症状加重，症状持续时间短，一般在数日内消失，偶尔出现呼吸急促、下颌肌肉痉挛、自发性肌肉抽搐、吞咽困难；②慢性神经毒性，为给药数周后出现蓄积性迟发型神经感觉障碍，主要表现为四肢远端感觉异常，感觉性共济失调和运动功能减弱，最终影响躯体功能。与顺铂或奥沙利铂相比，卡铂的神经毒性较小。

（赵 永 韩军良）

参考文献

1. ENGLAND J D, ASBURY A K. Peripheral neuropathy. Lancet, 2004, 363(9427): 2151-2161
2. 崔红卫，张博爱，王继先，等. 脊髓亚急性联合变性研究进展. 中华神经科杂志, 2011, 12(44): 860-862
3. LEE W J, HSU H Y, WANG P Y. Reversible myelopathy on magnetic resonance imaging due to cobalamin deficiency. Journal of the Chinese Medical Association, 2008, 71(7): 368-372
4. SUN H Y, LEE J W, PARK K S, et al. Spine MR imaging features of subacute combined degeneration patients. European Spine Journal, 2014, 23(5): 1052-1058
5. LAJOIE Y, TEASDALE N, COLE J D, et al. Gait of a deafferented subject without large myelinated sensory fibers below the neck. Neurology, 1996, 47(1): 109-115
6. 中华医学会神经病学分会，中华医学会神经病学分会周围神经病协作组. 中国慢性炎性脱髓鞘性多发性神经根神经病诊治指南. 中华神经科杂志, 2019, 11 (52): 883-888.
7. DAY B L, LORD S R. Handbook of Clinical Neurology, Balance, Gait, and Falls. Peripheral nerve disease, 2018, 159: 403-415
8. RIGGINS S, ENGLAND J D. Ataxias related to sensory neuropathies. Handb Clin Neurol, 2012, 103: 605-615
9. GWATHMEY K G. Sensory Polyneuropathies. Continuum Lifelong Learning in Neurology, 2017, 23(5): 1411-1436
10. SINNREICH M, KLEIN C J, DAUBE J R, et al. Chronic immune sensory polyradiculopathy: a possibly treatable sensory ataxia. Neurology, 2004, 63: 1662-1669

第六节 颅颈交界区畸形

颅颈交界区畸形（craniovertebral junction abnormalities）是指枕骨、寰椎和枢椎骨质、软组织和 / 或神经系统的异常病理改变。其中可引起头晕或眩晕症状的畸形类型包括寰椎枕化、寰枢椎脱位、扁平颅底、颅底凹陷、Chiari 畸形等。

【流行病学】

据统计欧美国家寰椎枕化的患病率为 0.08%～2.79%，Chiari 畸形 I 型在部分研究中患病率可达 0.1%～0.5%，国内暂无颅颈交界区畸形流行病学资料。

【病因与发病机制】

颅颈交界区畸形发病原因众多，大体上分为先天性、发育性和获得性，可单独或合并出现。其中先天和发育性畸形都是胚胎期缺陷导致的异常，先天和发育性畸形与基因表达异常有关联。获得性畸形指继发于外伤、类风湿性关节炎、肿瘤、感染、Paget 病、成骨不全等病变导致颅底骨结构破坏、软化等。

颅颈交界区畸形导致前庭症状与下述诸因素有关：①畸形结构直接压迫位于脑干、小脑的前庭结构；②畸形结构压迫导致脑干、小脑相关供血或脑脊液循环障碍。

【临床表现】

1. 前庭小脑表现 包括自发性与位置性眩晕、运动后视模糊、偶见振动幻觉，查体可发现垂直下跳性眼震、辨距不良、共济失调及步态不稳。

2. 脊髓表现 根据压迫或损伤情况可以有多种表现，如四肢无力、感觉障碍、锥体束征阳性、尿潴留、位置觉消失等。继发脊髓空洞症可表现为节段性分离性感觉障碍（痛温觉减退或消失，深感觉正常），颈胸段空洞可出现单侧或双侧上肢弛缓性部分瘫痪症状，尤以双手鱼际肌、骨间肌萎缩最为明显，严重者呈现爪形手样畸形。

3. 脑神经表现 吞咽呛咳、声音嘶哑、面部感觉减退、舌肌萎缩、构音障碍、咽反射减弱等。

4. 颈神经根表现 枕颈部慢性疼痛、头颈部活动受限、强迫头位、肢体感觉减退等。

5. 其他临床表现 可出现颈项短粗、斜颈、后发际低、面颊不对称等外观特征，和 Charcot 关节病、梗阻性脑积水、颅内压增高等疾病表现。

【辅助检查】

主要包括颅骨、颈椎 X 线检查与颅脑矢状位 MRI 检查（表 3-3-8，图 3-3-9～图 3-3-11）。必要时还可行颅颈交界区 CT 三维重建、MRI 稳态构成干扰（constructive interference in steady-state，CISS）序列检查。部分颅颈交界畸形患者眼震电图检查可见下跳性眼震，固视抑制失败或平滑跟踪受损等视动检查异常（表 3-3-8）。

表 3-3-8 颅颈交界区 X 线测量常用参数

参数名称	测量方法	异常界限
腭枕线（Chamberlain's line）	硬腭后缘 - 枕大孔后缘	齿突超过此线 3mm
基底线（McGregor's line）	硬腭后缘 - 枕骨下缘	齿突超过此线 7mm
二腹肌线（Fishgolk diagastric）	二腹肌沟之间的连线	齿突偏向一侧或距此线不足 10mm
乳突尖线（Fishgokd bimastoid）	乳突尖的连线	齿突尖超过此线
寰枕关节面夹角（Schmidt-Fischer angle）	两侧寰枕关节面平行线之夹角	＞127°
颅底角（aasal angle）	鼻根向后穿过鞍中点的延长线与鞍中心至枕大孔前缘连线之夹角	＞148°

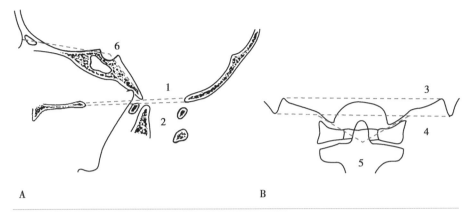

图 3-3-9　颅颈畸形 X 线测量侧位（A）和正位（B）示意图
1. 腭枕线；2. 基底线；3. 二腹肌线；4. 乳突尖线；5. 寰枕关节面夹角；6. 颅底角。

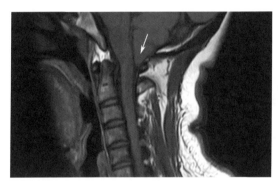

图 3-3-10　小脑扁桃体下疝颅脑的矢状位 MRI 表现
可见小脑扁桃体下疝出枕骨大孔（箭头）。

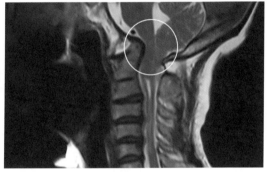

图 3-3-11　颅底凹陷症（圈）的矢状位 MRI 表现

【诊断与鉴别诊断】

患者的前庭症状并无特异性，可以表现为自发性眩晕也可以表现为姿势性症状，多数患者可见下跳性眼震、凝视性眼震和 / 或视追踪异常，少数上颈髓受压严重的患者，可合并上肢的下运动神经元瘫痪与下肢的上运动神经元瘫痪以及分离性感觉障碍等颈髓受损的表现，影像学检查能确定不同类型的颅颈交界区畸形。

该类疾病症状与体征多无特异性，需要与小脑变性、前庭小脑药物中毒、小脑肿瘤、中枢神经系统脱髓鞘疾病等前庭中枢疾病进行鉴别，影像学检查是鉴别的主要手段。

【治疗】

颅颈交界区畸形的治疗原则是：解除畸形对延髓、小脑、上位颈髓及神经根的压迫，增强颅颈区脊椎关节稳定性，重建脑脊液循环通路。

可根据其畸形压迫情况制订手术方案。如果患者症状轻微，即使影像学可见畸形也可暂予保守观察。压迫症状严重、影像学可见明显畸变者需手术治疗。

（施天明）

参考文献

1. MENEZES A H. Craniocervical developmental anatomy and its implications. Childs Nerv Syst, 2008, 24(10): 1109-1122

2. PANG D, THOMPSON D N. Embryology, classification, and surgical management of bony malformations of the craniovertebral junction. Adv Tech Stand Neurosurg, 2014, 40: 19-109

3. SPEER M C, ENTERLINE D S, MEHLTRETTER L. Chiari type I malformation with or without syringomyelia: prevalence and genetics. J Genet Couns, 2003, 12(4): 297-311

4. STEINBOK P. Clinical features of Chiari I malformations. Childs Nerv Syst, 2004, 20(5): 329-331.

5. 中华医学会神经外科学分会, 中国医师协会神经外科医师分会. 中国颅颈交界区畸形诊疗专家共识. 中华神经外科杂志, 2016, 32(7): 659-664

6. 余新光. 颅颈交界区畸形: 基础与外科治疗. 北京: 人民军医出版社, 2015

7. CHANDRA P S, KUMAR A, CHAUHAN A, et al. Distraction, compression, and extension reduction of basilar invagination and atlantoaxial dislocation: a novel pilot technique. Neurosurgery, 2013, 72(6): 1040-1053

8. CRONIN C G, LOHAN D G, MHUIRCHEARTIGH J N, et al. CT evaluation of Chamberlain's, McGregor's, and McRae's skull-base lines. Clin Radiol, 2009, 64(1): 64-69

9. DLOUHY B J, DAHDALEH N S, MENEZES A H. Evolution of transoral approaches, endoscopic endonasal approaches, and reduction strategies for treatment of craniovertebral junction pathology: a treatment algorithm update. Neurosurg Focus, 2015, 38(4): 8

10. 张素珍, 吴子明. 眩晕症的诊断与治疗. 郑州: 河南科学技术出版社, 2017

第七节 平衡障碍及步态异常——跌倒与跌倒发作

跌倒(fall)是无意图地摔倒在地上或一些更低的平面上,但不包括暴力、意识丧失、偏瘫或癫痫发作所致的跌倒。跌倒发作(drop attack),是指患者无预兆地突然跌倒在地,随后可立即自行站起,并无意识丧失亦无发作后症状。跌倒是我国伤害性死亡的第4位原因,是患者住院期间主要的不安全因素之一,不仅影响患者的身心健康和生活自理能力,增加患者及家庭的痛苦,也给社会带来沉重的经济负担。提前评估老年人的跌倒风险并采取相应的预防措施,可以有效降低跌倒的发生率及减轻跌倒的损伤程度。本节将概述跌倒的流行病学、病因、诊断、预防及治疗。

【流行病学】

由于纳入标准、调查方式以及研究者的专业背景等均存在区别,各研究结果之间存在一定的差异,尽管如此,这些数据也能给临床提供一定的参考。国内一项对北京城市社区老年人的调查研究显示,跌倒发生率为18%,其中女性为20.1%,男性为19%。澳大利亚一项研究显示,65~74岁跌倒的发生率为26%,75~85岁跌倒的发生率为40%,>85岁跌倒的发生率为48%。跌倒可对老年人带来一系列不容忽视的伤害,老年人跌倒易导致软组织损伤、关节脱位、骨折和颅脑损伤,其中最严重的损伤是髋部骨折,侧身跌倒可使髋部骨折风险增加3~5倍,若跌倒影响至近端股骨大粗隆,则髋部骨折风险可增加30倍,髋部骨折后,老年人在1年内死亡率为27%。流行病学统计显示,跌倒是我国伤害死亡的第4位原因,是超过65岁老年人的首位伤害死亡原因,占该年龄人群全部伤害致死原因的34.83%。据统计中国每年大约有2 500万人发生跌倒,其中2 000万人因跌倒直接导致大约50亿元的医疗损失和600亿~800亿元的经济损失。

【病因与发病机制】

1.晕厥和晕厥前 晕厥（syncope）是由于脑组织缺血缺氧所导致的短暂意识丧失（transient loss of consciousness，T-LOC），通常伴随跌倒发作。T-LOC的特点为迅速发生的持续时间短暂的意识丧失，意识丧失期间记忆缺失、运动控制异常、反应能力丧失。晕厥前（presyncope）一般是指将要发生晕厥但最终却未进展到意识丧失，患者常感到不稳或将要摔倒，黑矇或视物模糊，疲乏困倦感，恶心出汗或脸色苍白或潮热等，有时导致跌倒发作，多数学者认为晕厥前与晕厥的机制相同，为全脑血流量一过性降低。

晕厥的发病机制主要包括3个方面：①反射性晕厥，包括血管迷走性、情境反射性及颈动脉窦高敏感性晕厥；②直立性耐受不良及直立性低血压，包括原发性或继发性自主神经功能障碍性、药物诱发的直立性低血压等；③心源性晕厥，病因包括严重的心律失常和严重的结构性心脏病或肺动脉高压。在所有的晕厥中，反射性晕厥的发生率最高达到60%，直立不耐受和直立性低血压的占比率为15%，心律失常和结构性心脏病性晕厥的占比率分别为10%和5%，其余15%的患者病因不明。

2.癫痫 癫痫性跌倒发作是由于肢体和轴向肌肉的不对称紧张收缩导致维持姿势的肌张力异常。很多癫痫类型发作时可伴随跌倒，主要见于肌阵挛发作、失张力发作、强直性发作、肌阵挛失张力发作和某些局灶性运动性发作等。癫痫诊断主要根据发作史，目击者对发作过程提供可靠的详细描述，脑电图检查是诊断癫痫发作和癫痫分类的最重要辅助手段。

3.前庭性跌倒发作 前庭性跌倒发作（vestibular drop attack，VDA）最初是1936年由Tumarkin首次描述的综合征，也称为Tumarkin耳石危象、Tumarkin跌倒。Black等在1982年提出诊断标准：①晚期的内淋巴积水，通常是特发性（梅尼埃病），站立时突然跌倒，无预兆和发作后的症状，无意识丧失，无后循环缺血的症状；②神经病学和耳科学检查无相关的异常；③眼震电图和前庭-眼反射检查可正常，或有外周前庭损害。除此之外，前庭性跌倒发作也可见于良性阵发性位置性眩晕、前半规管裂、毒性药物损伤前庭等。VDA病理生理机制尚未明确，目前研究认为突然的内淋巴压力改变或内淋巴电解质紊乱会导致耳石器（椭圆囊或球囊）异常兴奋，进而前庭脊髓反射产生调节错误，导致毫无征兆的跌倒发作。当中枢神经系统识别功能对错误的前庭信号重新进行调整和匹配后，患者能够立即站立起来。另外，部分发生VDA的梅尼埃病患者也可出现晕厥，其机制可能与由耳石器到脑干的自主神经中枢的信号发生紊乱，从而触发前庭交感神经反射有关。太空飞行实验也证实，耳石器是人体血压和心率的重要调节器，前庭内侧核和延髓尾端腹外侧部等区域是交感神经通路至脊髓的整合部分，参与血管激活和心率控制。血压突然下降，可导致直立性头晕、站立不稳而跌倒，严重者可晕厥，不同的临床表现可能与耳石器功能衰退程度的不同有关。

4.猝倒发作 猝倒发作（cataplexy attack）按发作严重程度分为全面性猝倒发作和部分性猝倒发作。前者表现为清醒期突发的双侧骨骼肌失张力发作，迅速出现姿势坍塌，甚至瘫倒在地上不能动弹，而患者意识保留。发作通常持续数秒至数十秒，猝倒发作通常由强烈情感诱发，如大笑、兴高采烈激动、恐惧、悲伤、愤怒或惊吓等，也可见于发作性睡病。部分性猝倒发作可局限于个别肌群，表现为猝倒面容（双眼睑下垂、言语含糊、下颌脱垂、面肌松弛）、垂颈或上肢无力。情感刺激诱发猝倒的机制较为复杂,涉及脑干神经环路的调节异常和高级情感中枢(如杏仁核和内侧前额叶)的参与。推测信号传导通路为,外界情感刺激→内侧前额叶→杏仁核→抑制脑桥被盖区核团→抑制脊髓运动神经。

5. 椎基底动脉及大脑前动脉缺血 后循环 TIA 的患者可表现为双下肢突然失去张力而跌倒,可伴意识丧失,常可很快自行站起,是由于皮质脊髓束或旁正中网状结构短暂缺血所致。后循环缺血很少孤立发作跌倒,多伴有眩晕、复视、共济失调、言语障碍、无力、偏身感觉障碍等其他表现。大脑前动脉缺血主要是通过损害控制下肢的旁中央小叶和运动皮质而引起跌倒发作。大约 20% 正常人的双侧大脑前动脉由同一侧颈内动脉发出,在这类患者中,栓子可能会造成双侧大脑前动脉缺血,从而导致跌倒发作。

6. 药物源性跌倒发作 抗精神病药、抗抑郁药物、抗癫痫药物、苯二氮䓬类药物、髓袢利尿剂、阿片类药物、抗帕金森病药、抗心律失常药、降压药、第一代抗组胺药及氨基糖苷类抗生素,均可能导致跌倒发作,在老年人群中相对较为明显,多重用药后跌倒发作的风险更大。其发病机制与药物引起意识、精神、视觉、步态、平衡等方面出现异常相关(表 3-3-9)。

表 3-3-9 导致跌倒的常见药物及原因

药物种类	代表药物	跌倒的原因
抗精神类药物	氯丙嗪、异丙嗪、奋乃静、氟哌啶醇、舒必利、氯氮平、奥氮平、利培酮等	认知障碍、直立性低血压和镇静等
抗抑郁药	氟西汀、舍曲林、帕罗西汀、文法拉辛、米氮平、阿米替林、多塞平	直立性低血压、镇静等
抗癫痫药	苯妥英钠、卡马西平、苯巴比妥、乙琥胺、丙戊酸、托吡酯	视物模糊、笨拙或步态不稳、眩晕、嗜睡、协调障碍
镇静催眠药	艾司唑仑、地西泮、氯硝西泮、阿普唑仑等	嗜睡、镇静、疲倦、乏力、眩晕、认知受损、运动失调及延缓反应时间
阿片类镇痛药	如吗啡、芬太尼、哌替啶等	降低警觉,直立性低血压,肌肉松弛等作用
抗帕金森病药	复方左旋多巴、吡贝地尔、普拉克索、苯海索等	视力模糊、步态不稳、直立性低血压
降压药	主要为二线降压药,如可乐定、利血平等	低血压、直立性低血压、减少脑部血流灌注、肌肉无力、眩晕
利尿剂	呋塞米、乙酰唑胺、氢氯噻嗪等	血容量不足、直立性低血压或血压下降、低钾导致乏力、倦怠
抗心律失常药	地高辛、丙吡胺、奎尼丁、普鲁卡因胺等	血流动力学障碍、直立性低血压
第一代抗组胺药	氯苯那敏、苯海拉明、异丙嗪等	镇静、嗜睡、疲倦、乏力、眩晕、视物模糊、低血压
氨基糖苷类抗菌药物	庆大霉素、链霉素、妥布霉素等	前庭功能及平衡障碍

7. 骨骼肌肉系统和感觉功能减退 骨骼、关节、韧带及肌肉的结构、功能损害、退化是引发老年人跌倒的常见原因。随年龄增加,骨质吸收,功能性骨髓细胞减少,造骨细胞功能降低,骨质疏松。关节软骨变薄、间隙变窄、弹性减小、缓冲作用降低,使关节的稳定性衰

退。同时,机体随着年龄增长也可发生不同程度肌肉减少症,进而引起运动耐力下降、步态缓慢、体能下降等,尤其是下肢肌肉减少症的老年患者,其跌倒风险是正常人的 2~3 倍。正常情况下,健全的视听觉和前庭觉感受器(传入系统)、神经系统及骨骼肌肉系统(传出系统)可维持人体稳定的姿势及步态,而衰老可导致视力减退、前庭功能障碍、足踝关节及髋关节的位置觉感知减退,进而导致跌倒发生。

8. 其他　外周血管病、糖尿病、酒精中毒、脑积水、颈椎病、下肢关节疾病以及神经退行性疾病,如帕金森病、进行性核上性麻痹、路易体痴呆和皮质基底节变性等,均可导致跌倒。

【风险评估】

需要结合病史、查体及辅助检查,综合评估患者跌倒的风险。病史应该评价跌倒时的周围环境和其他伴随症状,患者的用药情况、急性和慢性内科疾病、认知状态、运动和感觉功能。体格检查时应该注意有无直立性低血压及体位性心动过速、心律失常、颈部杂音、视觉问题、步态异常和平衡障碍,应该评估下肢力量、关节功能等。神经系统检查要注意有无局灶性功能缺失,评价下肢周围神经、本体感觉、高级皮层功能、小脑和锥体外系功能等。实验室检查包含全血细胞计数、电解质、尿素氮、肌酐、血糖、维生素 B_{12} 等,以除外潜在的引起跌倒的病因如贫血、水电解质紊乱、低血糖或高血糖等。部分患者应行超声心动图和心脏电生理学检查,以排除心源性跌倒发作。对疑有脑血管病者应行超声或 CT、MR 血管成像等检查。对疑为癫痫发作者应行脑电图监测。

尽管国外目前临床上使用的评估跌倒的量表尚需大规模临床试验进行验证,但因其简单易行,并且的确能为临床提供一定的参考,值得国内临床选择应用。它们主要包括:约翰霍普金斯跌倒危险性评估量表(Falls Risk Assessment Tool)、任务导向性活动能力评价(Performance Oriented Mobility Assessment)、计时站立 - 行走试验(the timed get up and go test)、老年人跌倒危险性评分(Falls Risk Assessment Score For The Elderly)、功能性范围试验(functional reach test)和伯格平衡量表(Berg balance scale),见附录 2. 跌倒风险评估的临床线索和常见诊断见表 3-3-10。

表 3-3-10　跌倒风险评估的临床线索和常见诊断

临床线索	常见诊断
病史	
● 绊倒或滑倒	步态异常和平衡障碍、视觉问题和环境危害
● 由坐位或仰卧位时站起,突然觉得头重脚轻	直立性低血压、药物和直立性低血压
● 跌倒发作(突然下肢无力,无头晕黑矇,无意识丧失)	后循环缺血、癫痫、猝倒发作、前庭疾病等
● 突然姿势紧张、意识丧失,短时间内自行恢复,没有明显诱因跌倒	晕厥
● 胸痛、活动后呼吸困难、心悸	心律失常、心肌梗死或其他心脏问题
● 视物旋转、视物晃动等	前庭问题、药物、短暂性脑缺血发作或脑卒中
● 强直 - 阵挛样发作、尿失禁、舌咬伤和意识丧失	癫痫
● 混乱,记忆力、计算力、定向力、理解力减退	痴呆

续表

临床线索	常见诊断
体格检查	
• 发热、低体温、心律过速、呼吸过快、低氧血症	肺炎、泌尿系感染、脓毒血症或肺栓塞
• 视野或听力下降	视敏度下降、白内障、青光眼、黄斑变性或其他眼科问题；传导性或感音性聋
• 急性精神状态改变、谵妄	药物、感染、脱水、电解质紊乱、低血糖、高血糖、脑卒中或心肌梗死
• 肌肉无力	失用性肌萎缩、关节炎、神经肌肉问题和其他急性病
• 脑功能评价时出现认知障碍	痴呆
• 步态异常、小碎步、身体前倾，平衡障碍，直立性低血压，锥体外系的体征和症状	帕金森综合征
• 局灶性运动、感觉障碍，肌张力增高或腱反射亢进，步态异常和平衡障碍，认知损害	脑卒中、血管性痴呆
• 关节疼痛、变形、活动度下降和肌肉无力	关节炎

（资料来源：郑华光，鞠奕，王拥军，等. 老年人意外伤害的首要病因—跌倒的评价和预防. 中国卒中杂志，2013，12（8）：1003-1008）

【诊断】

跌倒患者应首先评估是否由于外源性因素（如灯光灰暗、地面不平或光滑等）所致，或环境因素所占的比重。不能除外因疾病而导致跌倒的患者，均应进行病史、体格检查和必要的辅助检查等，综合判断跌倒的原因。短暂性意识丧失之后出现跌倒，并快速缓解，常见于晕厥和癫痫等，跌倒不伴意识丧失的患者，若发病前有头昏、疲乏困倦感、恶心出汗或脸色苍白、视物旋转等表现，多见于晕厥前和眩晕等。跌倒若发生于转身或体位变化时，需要除外是否有平衡障碍性疾病。部分跌倒或猝倒发作的确原因不明。

【预防及治疗】

临床需要根据综合评估的结果，对于发生跌倒或再次跌倒风险较高的患者，首先应该注意改变周围环境，降低万一跌倒时再发损害的危险程度，如：改善居室照明亮度和地面条件、去除家具棱角和居室内尖利物品等可能的损害。

此外，应基于病因而给予针对性个体化治疗措施。如暂停导致低血压或降低肌张力等相关药物，治疗或改善周围神经病或中枢神经变性疾病，治疗严重的心脏病改善心功能，改善颅内外动脉重度狭窄者患者的脑血流灌注，治疗前庭原发病改善平衡功能，对于癫痫发作者应予抗癫痫药治疗，对于严重的关节病变或肌减少症等老年人，提供必要的辅助行走装置等。最后，尽可能保证老年人适当的锻炼和人际交流，合理的膳食起居等。

（赵 永 韩军良）

参考文献

1. MEISSNERI I, WIEBERS D O, SWANSON J W, et al. The natural history of drop attacks. Neurology, 1986, 36(8): 1029-1034

2. DAY B L, LORD S R. Handbook of Clinical Neurology, Balance, Gait, and Falls. Peripheral Nerve Disease, 2018, 159: 147-151

3. YU P L, QIN Z H, SHI J, et al. Prevalence and related factors of falls among the elderly in an urban community of Beijing. Biomed Environ Sci, 2009, 22(3): 179-187

4. ADOLFO M B, THOMAS B, et al. Clinical Disorders of Balance, Posture and Gait. 2nd ed. Oxford, United Kingdom: Oxford University Press, 2004

5. 广东省药学会. 老年人药物相关性跌倒预防管理专家共识. 今日药学, 2018, 10(29): 649-658

6. HALLGREN E, MIGEOTTE P F, KORNILOVA L, et al. Dysfunctional vestibular system causes a blood pressure drop in astronauts returning from space. Sci Rep, 2015, 5: 17627

7. 中国老年保健医学研究会老龄健康服务与标准化分会. 中国老年人跌倒风险评估专家共识(草案). 中国老年保健医学, 2019, 17(4): 47-50

8. HAUER K, YARDLEY L, BEYER N, et al. Validation of the Falls Efficacy Scale and Falls Efficacy Scale International in geriatric patients with and without cognitive impairment: results of self-report and interview-based questionnaires. Gerontology, 2010, 56(2): 190-199

9. 郑华光, 鞠奕, 王拥军, 等. 老年人意外伤害的首要病因—跌倒的评价和预防. 中国卒中杂志, 2013, 8(12): 1003-1008

10. 张玉梅, 宋鲁平. 康复评定常用量表. 2版. 北京: 科学技术文献出版社. 2018

第四章
眩晕相关综合征

第一节 运动病

有关运动病（motion sickness, MS）的最早描述可见于公元前 400 年，希腊人注意到人们在海上航行时会出现恶心、呕吐、虚弱、注意力涣散等一系列不适，"恶心（nausea）"一词就源自希腊语航海的词根 "naus"。之后，人们发现有些人在骑马、乘车等环境中也会出现类似症状，逐渐形成了现在包括晕车病、晕机病、晕船病、模拟器病、航天病等在内的 MS 的概念。除影响人们一般日常生活外，MS 在军事领域对军事作业的影响更为突出，受到更多关注。本节主要讨论 MS 的病因、临床表现、诊断以及干预措施。

MS 是因机体暴露在运动环境中，受不适宜的运动环境刺激而引起的以头晕、上腹部不适、恶心、呕吐、出冷汗、面色苍白等前庭自主神经反应为主的一组综合征。因诱发环境和运载工具的不同而有不同的病名，包括晕机病、晕船病、晕车病、模拟器病、航天病等，虽然具体诱发环境、原因不同，但诱发刺激的主要特征和发病个体的反应都是一样的，因而统称为 MS。2021 年 Bárány 学会发布了最新的 MS 诊断标准共识文件，将过去传统的 MS 分为 MS、视觉诱发运动病（visually induced motion sickness, VIMS）、MS 失调（motion sickness disorder, MSD）和视觉诱发的 MS 失调（visually induced motion sickness disorder, VIMSD）4 种情况。

【流行病学】

MS 的发生与人员所处的运动环境状况、乘坐的运载工具、人员身体状况、心理状态等因素有较大关系，因此各种文献报道的 MS 发生率不完全相同。多数调查显示，一般健康人群在日常运动环境中，晕车发生率约为 4%，晕船为 25%～30%，晕机为 10%。在军事任务等特殊作业条件下，各种 MS 发生率则有较大差异。美军报道飞行学员在前 10 次飞行中晕机病的发生率约为 10%～11%，其中 1%～2% 学员因此停飞，我军空军飞行学员晕机反应率为 46.6%，其中严重晕机反应率为 19.7%，因晕机停飞率为 12% 左右，空降兵部队初期训练中的空中 MS 发生率可达 20%～40%，海军在一般海况下晕船发生率为 21%～55%，在恶劣海况条件下晕船发生率可到 90%，航天 MS 的发生率在 15%～70%，模拟器训练中头晕、恶心等与 MS 相关的不适反应的发生率最高可达 70%。

性别、年龄、人种等与 MS 发生率也有一定关系。一般认为女性较男性更易发生 MS（1.7∶1），且在月经期更易发生，这可能与内分泌有一定关系。亚洲人的 MS 易感性较白种人高。2 岁以下婴儿很少发生 MS，2～12 岁儿童为易发期，12 岁以后发生率逐渐减少。

【病因与发病机制】

前庭系统接受较强运动刺激是 MS 发生的重要条件,前庭功能丧失者一般不会发生 MS,视觉则不是引起 MS 的必要条件,因为文献显示盲人也会产生 MS,游戏视频或飞行驾驶模拟画面等单纯视觉刺激也可诱发。

目前还无一种学说可以完美地解释 MS 的发生机制。多数观点认为,异常的运动刺激在中枢神经系统内产生感觉冲突,引起有关中枢递质系统功能失衡、内分泌功能紊乱、大脑皮质功能失调、脑干自主神经中枢的调节作用失常,导致前庭感觉异常及自主神经功能紊乱,最终产生 MS。关于 MS 的发生主要有以下几种学说。

1. 感觉冲突学说与神经不匹配学说　Reason 首先提出了感觉冲突学说,此后各国学者在其理论基础上进一步完善和发展,形成了目前公认的神经不匹配理论。感觉冲突学说顾名思义是指发生在不同运动感觉系统之间传入信息的冲突,强调的是各种感觉器官感受到不同信息之间的矛盾。当机体处于 MS 诱发状态下,即接受异常运动刺激时,来自视觉、耳石器、半规管、本体感觉器之间的信号在大脑皮层发生矛盾而产生冲突,当冲突反复进行,破坏协调作用,就可导致前庭系统功能紊乱而发生 MS。冲突可发生在前庭、本体和视觉信息之间,也可发生在半规管和耳石器之间。

神经不匹配理论指的是输入信息与储存信息之间的不匹配,强调各感觉系统与中枢之间的矛盾。该理论认为中枢系统内储存以往的运动经验,当机体处于异常运动状态时,传入的感觉信息与储存的经验信息不一致,即发生了信息之间的不匹配,进而引起 MS。例如在正常情况下,戴上倒置眼镜或是棱柱眼镜,使所视对象变形,即可使传入的感觉信息与过去储存的经验信息不符,进而引起 MS。有学者认为,传入的动态信息与中枢储存信息之间的不匹配,比单纯的感觉信息冲突的影响更为重要。

有些学者认为,边缘系统是中枢系统的"神经不匹配"中心,该系统内的胆碱能突触可能具有储存记忆功能。边缘系统在 MS 病因学及药物治疗学上都起着重要的作用。

2. 神经递质假说　许多研究表明,发生 MS 时,体内一些神经递质会发生明显变化,因此认为 MS 是中枢神经系统的一种应激反应,一些神经递质的平衡失调参与这一应激反应。目前认为相关的神经递质可能有:乙酰胆碱(ACh)、去甲肾上腺素(NE)、组胺、五羟色胺(5-HT)等。

当受运动刺激时,引起中枢神经系统内 Ach 系统激活而 NE 受抑制,导致 Ach、NE 系统的平衡失调,出现 MS。脑内组胺能神经元主要集中在下丘脑 - 自主神经系统中枢,研究证明组胺能系统调制前庭功能,诱发大鼠 MS 出现异嗜高岭土行为后,发现下丘脑及脑桥、延脑组织中组胺含量明显升高,依此认为组胺在 MS 发病中起着重要作用。此外,研究发现,试验性 MS 患者的血浆 5-HT 浓度增加,5-HT 受体拮抗剂可有效控制 MS 的症状,当脑内 5-HT 的浓度降低时,容易发生 MS,很多抗 MS 药物都是通过增加脑内 5-HT 的水平而发挥作用的,由此推测 5-HT 可能与 MS 的发生有密切关系。

3. 前庭器官过敏感学说　当人体处于日常一般运动时,产生的角加速度或直线加速度均在人体生理可耐受阈值内,因此不会发生 MS。当乘坐汽车、飞机或轮船等交通工具时,如果产生的加速度超过人体的生理耐受阈值,经过一定的时间积累,就有可能发生 MS。以人员在舰船的运动环境中发生的晕船病为例,船舶在海上航行可产生横摇、纵摇、首摇、垂荡、横荡、纵荡等 6 种运动形式。船舶运动时产生的横摇角加速度最大为 $3°/s^2 \sim 5°/s^2$,纵摇最大为 $2°/s^2$。半规管对横摇产生的角加速度的生理阈限为 $2°/s \sim 5°/s^2$,对纵摇产生的角加速度的生理阈限为 $0.3°/s^2$。耳石器对垂直加速度的生理阈限为 0.01g,横摇产生的角加速度常低于人半规管生理阈限($2°/s^2 \sim 5°/s^2$),而纵摇产生的角加速度常高于人半规管生理阈限($0.3°/s^2$),超过 6 ~ 7 倍,因此纵摇较横摇易引起晕船病。船舶垂荡产生的直线加速度最大可达到 0.5 ~ 1.0g,因此垂荡最易引起晕船病。船舶主要运动的分析证明直线加速度是刺激前庭器的主要因素,可引起强烈的耳石刺激,导致晕船病的发生。

4. 血流动力学改变学说 前庭器官受刺激后,自主神经中枢功能障碍引起脑血管紧张度改变,进而导致大脑各中枢的血液及氧的供应发生改变,当供应颞、顶叶等部位的血管收缩时,这些部位的血液及氧供应下降,使位于这些区域的神经中枢功能障碍,引起 MS。有学者提出,副交感神经兴奋,引起蛛网膜和皮质血管扩张,增大血流量,进一步造成脑功能平衡失调,颅内压上升,迷路水肿,从而导致 MS。

5. 耳石失重假说 此学说主要解释航天 MS 的发生,认为有的人双侧耳石膜重量不等,虽然是在相同的力的作用下,但也会引起双侧耳石器输入中枢的信息不对称性。这种人长期生活在地球引力下,已适应双侧耳石器的不对称刺激,不会发生异常的前庭反应。进入失重状态时,耳石失去重量,失去重力条件下的刺激,从而解除了对半规管的正常抑制作用,半规管的兴奋性增强,中枢不能适应,此时轻微头部运动都可能成为阈上刺激,进而引起 MS。

6. 基因遗传学说 目前有些研究发现多个基因位点可能与 MS 易感性之间存在一定相关,如血管紧张素转化酶(ACE)第 16 因子多态性、α2- 肾上腺素能受体、*c-fos* 基因、钙通道基因、*COCH* 基因、一氧化氮酶基因等,但是这些研究尚需进一步证实。

7. 其他相关学说 有观点认为,类似于人体中毒会产生呕吐的症状,早期的 MS 症状是机体对处于异常运动环境的预警,提示人体需要脱离所处的异常运动环境,这种功能使得 MS 的最终表现是通过呕吐这一行为,进而排出这种毒害中枢的物质。

还有观点认为,对运动的不确定性与 MS 发生有关,认为 MS 是由于机体对所处位置和运动的不确定性引起的。如当人体处于运动频率为 0.1 ~ 0.3Hz 时,MS 发生的概率最高,这是因为前庭耳石器对频率为 0.1 ~ 0.3Hz 的线性平移运动(如左右方向平移)和位置变化运动(如左右体位倾斜)不能区分,即此时机体无法确定是处于平移运动,还是处于位置变化摇摆运动。

【临床表现】

MS 的症状因程度、个体耐受力以及刺激因素的不同而呈现差异。典型的 MS 是由轻到重循序发展的,一般可分为轻、中、重三型:

1. 轻型 咽部不适、唾液增多、流涎、疲乏、恶心、头晕、头痛、倦怠、嗜睡、面色苍白或有便意等。

2. 中型 恶心、呕吐、头晕头痛加重、面色苍白出冷汗。

3. 重型 上述症状加重、呕吐不止、手颤动、心慌、胸闷、四肢冰冷、表情淡漠、衰竭无力、昏沉嗜睡,严重者可有脱水现象。

【诊断与鉴别诊断】

既往对 MS 的诊断主要基于各种临床表现：在乘坐各种交通运输工具时出现头晕、上腹部不适、恶心、呕吐、出冷汗、面色苍白等症状即可诊断。根据其在运动等特定环境下发病的特点，与其他眩晕相关性疾病如梅尼埃病、前庭性偏头痛等鉴别并不困难。

但是由于 MS 的发生与环境关系十分密切，在一般运动环境下即使没有任何反应的人群，在复杂运动环境中也可能会出现一定 MS 相关反应。因此长期以来，在诊断方面还缺乏十分清晰明确的具体标准，2021 年 Bárány 学会发布了 MS 诊断的共识文件，明确了具体的诊断标准。

1. 急性 MS 和 VIMS 分别受到物理运动刺激和视觉运动刺激时，出现下列 A~D 各项表现可分别诊断急性单次的 MS 和 VIMS：

A. 出现至少 1 项下列症状和 / 或体征：

a. 恶心和 / 或胃肠道不适，包括胃部不适，反胃，呕吐，呃逆，流涎，便意等。

b. 皮肤温度调节紊乱，包括出汗 / 冷汗，潮热，脸红，脸色苍白等。

c. 醒觉状态变化，包括昏昏欲睡，哈欠，瞌睡，困倦，注意力难以集中等。

d. 头晕和 / 或眩晕，包括定向不清，头晕头昏发沉，视幻觉等。

e. 头痛和 / 或眼部疲劳不适，包括头痛，头胀，眼胀疲劳，视物模糊。

B. 症状和 / 或体征出现在运动时，随着运动环境暴露时间延长而累计加重。

C. 症状和 / 或体征最终会随着运动停止而消失。

D. 症状和 / 或体征不能用其他疾病或功能失调来解释。

2. MSD 和 VIMSD 分别受到物理运动刺激和视觉运动刺激时，出现下列 A~E 各项表现可分别诊断 MSD 和 VIMSD：

A. 受到相同或类似的运动刺激时，至少发生过 5 次 MS/VIMS。

B. 可以明确症状 / 体征由相同或类似的刺激诱发。

C. 症状 / 体征未随着在相同或类似的刺激下重复暴露而明显减轻。

D. 症状 / 体征导致下列一项或以上的行为或情感反应：

a. 为避免症状 / 体征出现而改变生活行为方式。

b. 为躲避有关导致症状 / 体征出现的运动刺激。

c. 在知道要受到运动刺激前就出现厌恶等消极不良情绪反应。

E. 症状和 / 或体征不能用其他疾病或功能失调来解释。

如果受到相同或类似的运动刺激时，发生 2~4 次 MS/VIMS，可诊断为可能的 MSD 和 VIMSD。此外，根据受到的运动刺激，可诊断为 VIMSD 和 MSD 两者兼有。

【治疗】

MS 的治疗重点在于提前做好防护措施，避免其发生。防护和处理的主要原则如下：

1. 一般防护措施 脱离致病的运动环境或限制头动，取卧位等姿势，可使 MS 发病率降低约 20%，闭眼可减少视觉前庭的不协调性。放松、深呼吸等可调节自主神经反应水平、减轻症状，当然这些方法对在运动环境下执行任务的军事人员、特殊专业人员等来讲并不现实。

　　调整饮食、作息,改善环境条件是预防 MS 重要措施。如给予患者清淡易吸收且营养丰富的食品,多补充水果,安排好作息时间,保证充足的睡眠时间,保持良好的环境卫生和空气清新等都可在一定程度上改善减轻 MS 的反应。

　　2. 习服锻炼　这是通过提高患者耐受性从而避免 MS 最根本的方法,其依据主要是前庭习服理论。目前锻炼方法较多,主要的可以分为:①地面徒手前庭体操锻炼,主要有徒手地面旋转(打地转),摇头操等;②利用各种设备进行的前庭功能锻炼(脱敏),主要有转椅、四柱秋千、旋梯、滚轮、浪木等;③反复的实际作业环境暴露锻炼,即逐渐反复地在导致 MS 发生的环境中暴露,习服;④辅助性体育锻炼,理论上讲,凡是有急剧的旋转、跳跃、突然起动和停止的活动均有助于前庭习服的养成,可以用来预防,如各种体操、武术、跳水、溜冰、滑雪、滑翔等。

　　3. 传统中医药学防治 MS　我国学者研究表明,生姜、薄荷、半夏、苏梗、天麻、洋金花、银杏、花椒等中药制剂均对 MS 具有一定效果。此外,按压内关穴、足三里、耳穴等某些穴位也具有缓解 MS 症状的作用,还有报道称中药伤湿止痛膏贴于脐部防治晕船的效果较好。气功调节也是有效方法之一,可能与生物反馈疗法控制 MS 的机制相似。

　　4. MS 易感性预测及特殊职业人员选拔　对于从事航空航天飞行和航海作业等特殊职业而言,进行 MS 易感性预测,从而避免易患 MS 人员从事相关工作,是非常必要的防护措施。目前的预测方法主要有:病史调查、生理倾向检测、心理倾向测验、适应性观察、诱发试验和作业环境中检测。作业环境中检测法即在飞机、舰船、汽车等交通工具中检测其运动病的反应,可靠性较高但费用高。生理倾向检测和诱发试验是指通过视动鼓刺激、冷热水刺激、Coriolis 加速度刺激等,观察受检者发生的症状,同时检测皮温、皮肤电阻、心电图、眼震电图、心率、血压、心率变异性、脑电图等生理指标,根据生理指标变化来进行预测。在上述方法中,以作业环境中检测的预测率最高。

　　5. 药物防治　这是目前 MS 防治最主要方法手段,主要有以下几类。

　　(1)降低副交感兴奋性的药物:主要基于 MS 体内 Ach 与 NE 系统失衡的生理药理基础。东莨菪碱是抗胆碱药中作用效果最强,也是目前诸多抗 MS 药物中效果最好的。阿托品、山莨菪碱等也有一定的效果,但以上药物副作用较大,可引起口干、困倦、思睡、视力模糊等,一般乘客可以服用,但对从事特种作业的人员不适用。东莨菪碱虽药效较好,但有代谢速度快及药效短的缺点,而东莨菪碱贴剂的有效成分经皮肤缓慢吸收,可以延长药效。将 0.5mg 与 10mg 右苯丙胺合用可减轻嗜睡困倦等中枢神经抑制的副作用。

　　(2)抗组胺类药物:抗组胺类药物可与神经元释放的组胺竞争效应细胞上的 H1 受体,拮抗组胺所致的过敏反应,同时参与中枢神经的抗胆碱能作用,抑制迷路功能,减少前庭的兴奋,阻断前庭核区胆碱能突触的兴奋性冲动,并有可能影响作用在延髓呕吐中枢化学感受器的突触传递,从而抑制 MS 产生的呕吐。虽没有抗胆碱药效力强,但它是目前常用的抗眩晕药物,其优点是作用时间长久,安全性高于东莨菪碱。常用的有苯海拉明、异丙嗪、马来酸氯苯那敏、多潘立酮、美克洛嗪、布克利嗪等。

　　(3)降低中枢兴奋性的镇静剂类药物:巴比妥钠、水合氯醛、安定等,对化学物质引起的呕吐有很好的止吐效果,但亦有嗜睡、疲劳、精神抑郁等副作用。

（4）拟交感神经药：此类药物为中枢神经兴奋剂，主要有苯丙胺、甲基苯丙胺、苯二甲吗啉、苯丁胺、匹莫林、麻黄碱、可卡因、哌酸甲酯等。由于拟交感神经药是中枢兴奋剂，所以可与东莨菪碱联合使用，以减轻东莨菪碱的中枢抑制副作用。不足之处是拟交感神经药有成瘾性，所以不提倡长期使用。

（5）选择性钙通道阻滞剂：桂利嗪、盐酸氟桂利嗪。

（6）其他：维生素 B_6、三磷酸腺苷（ATP）、维生素 PP、地芬尼多等。

（贾宏博）

参考文献

1. CRAMPTON G H. Motion and Space Sickness. Boca Raton, FL：CRC Press，1990

2. REASON J T. Motion sickness adaptation：a neural mismatch model. Journal of the Royal Society of Medicine，1978，71（11）：819-829

3. ADOLFO M B. Oxford Textbook of Vertigo and Imbalance. Oxford，United Kingdom：Oxford University Press，2013

4. REASON J T，BRAND J J. Motion sickness. London：Academic Press，1975

5. YATES B J，MILLER A D，LUCOT J B. Physiological basis and pharmacology of motion sickness：an update. Brain Res Bull，1998，47（5）：395-406

6. ERNSTING J，NICHOLSON A N，RAINFORD D S. Aviation Medicine. Oxford：Butterworth Ltd，1999

7. CHA Y H，GOLDING J F，KESHAVARZ B，et al. Motion sickness diagnostic criteria：Consensus Document of the Classification Committee of the Barany Society. J Vestib Res，2021，31（5）：327-344

第二节　登陆综合征

不少人在长时间海上航行回到陆地上后，会出现一种持续摇晃摆动的虚幻感觉，有时在跑步机上下来时也会有类似的感觉，通常这些感觉会很快消失，不会对人们生活造成明显影响。但是也有少数人这种摇晃摆动的感觉会长时间（数月到数年）存在，需要采取一定措施进行干预，这就是登陆综合征（Mal de debarquement syndrome，MdS）。本节探讨这一临床现象的诊断与治疗。

MdS 指长时间暴露于被动的运动环境，在脱离环境后仍表现出感觉自身在运动的一组综合征，有时可伴有姿势障碍。该病较早由 Hippocrates、Irwin 等提出，他们描述了一些长期海上航行后的海员登陆后短时间内（数小时）所表现出姿态不稳的症状，后来 Brown 和 Baloh 于 1987 年详细报道了数例类似的案例，该病逐步引起关注。现认为该综合征主要出现于患者长时间海上航行后，也可发生于乘机或乘车后。

【流行病学】

在 Bárány 学会 2020 年发布 MdS 的诊断标准前，多数学者常将症状 48h 内消失的称为一过性 MdS 症状，超过 2～3 天的称为持续性 MdS。一过性的 MdS 症状发生比较普遍，发生率在 72%～80% 不等，其症状出现的潜伏期很短，可以登岸后立即出现，症状持续的时间一般以小时计，但几乎均会在 48h 内消失。如 Gordon 对 116 名海军船员调查显示，72% 的人离船登岸后出现了一过性 MdS，其中 88% 在 6h 内即可缓解或消失，2d 内所有人员症状均消失。出现 MdS 症状的，80% 在 1h 内出现。调查显示 MdS 与是否有海上的生活工作经历并无关系，但与晕船易感性有关，晕船者发生率更高，40 岁以上女性多见。

MdS 持续时间大于 3 天，存在数月或数年的，称为持续性 MdS，因病例极少，尚无准确的数据报道。大多数持续时间长于 3d 的患者，在 1 年内可缓解或治愈。Cha 调查了一组 64 名症状持续 3 天以上的 MdS 人员，初次发生 MdS 平均年龄为（39±13）岁，64 名患者共发生 206 次 MdS，其中 104 次（51%）持续时间大于 1 月，18% 大于 1 年，15% 大于 2 年，12% 大于 4 年，11% 大于 5 年。18 名（28%）初次发生 MdS 后发展为自发性 MdS 样症状，发展为自发性 MdS 样症状中的偏头痛的发生率（73%）明显高于未发展的（22%）。

【病因与发病机制】

MdS 的病因目前尚不十分清楚，目前存在以下几个理论。

（1）神经系统可塑性改变理论，或前庭适应紊乱理论：当处于船上等运动环境时，通过包括速度储存机制等在内的前庭 - 眼反射适应过程得以完成适应，脱离环境后一小部分易感人群不能"关闭"或回到之前的前庭适应状态，产生了持续性的摇晃感觉，即持续性 MdS。但这种理论的不足之处在于无法解释发生 MdS 者的前庭功能检查结果常正常这一现象。

（2）运动病与基因遗传理论：有观点认为其如运动病一样，与基因遗传有一定关系，MdS 与运动病患者一样在保持平衡时均更多依赖本体信息，而不是前庭信息，所以与运动病发生的原理类似，MdS 也可能由视 - 前庭冲突引起。

（3）脑神经网络理论：Cha 等应用 fMRI 研究发现，MdS 患者左侧内嗅区皮层和杏仁核呈现高代谢特点，在皮层和皮层下多个弥散区域（主要为前额皮质和颞叶）则表现为低代谢，内嗅区皮层和杏仁核与前庭视觉信息区域之间功能联系增强，内嗅区皮层和杏仁核与前额区域功能联系减弱。这些发现可以部分解释临床上某些症状如视觉敏感性的增加，摇晃感等。此外，重复地对背外侧前额部皮层进行经颅磁刺激可以减少 MdS 摇晃的感觉。因此认为暴露于运动环境下脑内网络"振荡"启动，脱离运动环境后这些活动无法去同步，导致出现 MdS。

【临床表现】

MdS 临床表现不一，最主要的是在脱离原来运动环境后，在地面实际没有运动的条件下出现虚幻的运动感觉。最常见的描述是摇摆、晃晃悠悠的感觉。一般没有恶心、呕吐的感觉，也无旋转的感觉，但可有程度不一的头晕、定向困难、疲劳、头痛、畏光畏声、对视觉运动不耐受、焦虑等不适，听力常无障碍。一般重新回到原来的运动环境后，症状会有所减轻、好转甚至消失，在地面驾车运动条件下也会有所好转，然而一旦重新回到地面，则症状又会出现。多数患者症状在数天后会自发缓解消失，如果在数月内还不消失，则可诊断为持续性 MdS，一般就诊的常为这些患者。症状持续时间越长，越不容易恢复。在明确诊断前，患者一般可伴焦虑等精神症状，抗眩晕药物治疗常没有效果。

【诊断】

MdS 诊断并不困难，主要依靠病史和临床表现即可诊断。最主要的诊断依据是其病史，即长期乘船或飞机后出现的摇晃的虚假运动幻觉，以及相对缺少恶心等自主神经表现和回到原来运动环境后症状明显缓解或消失等临床特点。MdS 患者可存在生活质量下降、焦虑、抑郁等问题。

一般临床上也会推荐进行眼震电/视图、听力学检查、中枢神经系统的影像学检查以及心血管系统检查等，这些检查价值一般只是用来排除与 MdDS 相似的其他疾病，检查结果多会表现为正常，一般并无特定检查可以诊断 MdDS。

2020 年 Bárány 学会发布了 MdDS 诊断的专家共识，提出了下列具体诊断标准（需同时满足 A-E）：

A. 非旋转性眩晕，其特征是一天中大部分时间或持续性存在振荡摇摆感。

B. 在暴露于被动运动结束后的 48h 内出现。

C. 暴露于被动运动可使症状暂时减轻。

D. 症状持续 >48h。

　　D0　进展性 MdDS（观察时间不到 1 个月，症状还在持续）。

　　D1　短暂性 MdDS（观察至症状消除时，症状持续不超过 1 月）。

　　D3　持续性 MdDS（症状持续时间大于 1 个月）。

E. 其他疾病或失调不能更好地解释。

【鉴别诊断】

需要鉴别诊断的疾病主要有前庭性偏头痛、持续性姿势-感知性头晕、运动病和其他耳源性眩晕等。

（1）前庭性偏头痛：与 MdDS 不同，前庭性偏头痛包括经常性反复发作的眩晕，有时伴有其他症状，如头痛、畏光、畏声或先兆症状。在发作期间表现正常，对治疗偏头痛的药物治疗效果较好，但 MdDS 对药物治疗无效。前庭性偏头痛发作伴有明显的恶心，二者各种实验室检查均可表现为正常。

（2）持续性姿势-感知性头晕：这种头晕有时会描述为"摇晃"或"摇摆感"，与 MdDS 类似，然而，它也可以表现为漂浮感或旋转感。可以表现为持续性的，也可以为阵发性的，头晕只是诸多躯体症状如虚弱、疲劳、胃肠不适和心悸等的症状之一。症状通常是在一段应激后发生，如长期疾病或其他应急事件（如家人变故等），可持续数月或数年。反之，MdDS 则是在被动运动后发生。焦虑在两种疾病情况下均可有，使二者不易区分。

（3）运动病：由运动时前庭或视觉刺激诱发，症状通常包括头晕、恶心、呕吐、出冷汗等。症状在运动过程中发生，而 MdDS 则在被动运动后才出现，基于此可将二者区分。中枢抗胆碱能药物和 H_1 抗组胺药物有效，但其对 MdDS 则无效。

（4）其他耳源性疾病：此类疾病很容易与 MdDS 区分，因为其很少产生与 MdDS 类似的持续性的摇晃感觉。梅尼埃病常存在的单侧耳闷、听力波动、耳鸣，在 MdDS 中并无这些症状，其听力是正常的。BPPV 也很容易区分，因为其常存在典型的眼震并对复位效果较好，而复位对 MdDS 无效。前庭神经炎常存在单次自发性旋转性眩晕，伴有恶心和眼震，这些在 MdDS 也不存在，VNG 检查常显示一侧功能下降，而 MdDS 则正常。前半规管裂和外淋巴漏可以在咳嗽或强声刺激下，引发颅内或中耳压力变化，进而发生眩晕，称为病理性第三窗症状。病理性第三窗有时是由外伤或胆脂瘤引起的迷路缺陷，表现为前半规管裂和外淋巴漏。听力检查可有异常，而 MdDS 一般正常。外淋巴漏或 MdDS 的症状发作都可能与乘坐飞机有关,但典型的外淋巴漏常会突然出现"popping"的噪声,随之不久产生听力丧失、眩晕和耳鸣,而 MdS 虽然也可能有乘飞机史,但无听力改变。非典型双侧前庭功能丧失也可导致头晕和黑暗中步态不稳,这些患者在走路时会产生"视觉振荡",可与 MdS 区分,其前庭功能检查会显示前庭功能丧失。

【治疗】

MdS 目前并无有效的治疗手段,其常可自行缓解消失。治疗头晕和运动病的药物手段对于 MdS 均无效果。抗焦虑药物可暂时改善症状,苯二氮䓬类药物效果较好,氯硝西泮由于较长的半衰期常被推荐。有研究发现选择性血清素再提取抑制剂可作为基本治疗,苯二氮䓬类药物在需要时可结合使用。在最近的研究中发现,应用重复性经颅电刺激可能有效改善症状。前庭康复是否有效尚存在争议。有研究发现,用于预防偏头痛发作的一些措施,如改善生活方式、饮食调节等均对其有一定作用。

(贾宏博)

参考文献

1. VAN O A, VAN R V, MAES L K, et al. Mal de debarquement syndrome: a systematic review. Journal of Neurology, 2016, 263(5): 843-854
2. BROWN J J, BALOH R W. Persistent mal de debarquement syndrome: A motion-induced subjective disorder of balance. American Journal of Otolaryngology, 1987, 8(4): 219-222
3. GORDON C R, SPITZER O, SHUPAK A, et al. Survey of mal de debarquement. BMJ, 1992, 304(6826): 544-544
4. GORDON C R, SPITZER O, DOWECK I, et al. Clinical features of mal de debarquement: Adaptation and habituation to sea conditions. Journal of Vestibular Research Equilibrium & Orientation, 1995, 5(5): 363
5. CHA Y H, SHOU G F, GLEGHORN D, et al. Electrophysiological Signatures of Intrinsic Functional Connectivity Related to rTMS Treatment for Mal de Debarquement Syndrome. Brain Topography, 2018, 31(6): 1047-1058
6. CHA Y H, BALOH R W, CHO C, et al. Mal de debarquement syndrome diagnostic criteria: Consensus document of the Classification Committee of the Barany Society. J Vestib Res. 2020, 30(5): 285-293.

第三节 良性复发性眩晕

良性复发性眩晕(benign recurrent vertigo, BRV)在 1979 年由 Slater 首先提出,并描述了其临床表现:常无预兆,在清晨觉醒时发生急性的自发性和/或位置性眩晕,不伴有其他神经科的症状,以中青年人多见。通常持续数小时至数天。眩晕发作与头痛不相关,可有遗传倾向。Neuhauser 及 Crevits 等人提出明确的偏头痛性眩晕的诊断以及 Bárány 学会提出前庭性偏头痛的诊断,又将 BRV 的诊断向前推进了一步,将明确的前庭性偏头痛从 BRV 中剥离。由于 BRV 在临床和遗传研究上表现出来的明显的异质性,目前不能摒弃 BRV,而是需要将其重新梳理,剥茧抽丝,步步深入。

BRV 是一种病因各异的发作性前庭综合征,表现为良性经过、反复发作、可以持续数小时至数天的自发性眩晕(自发性眩晕之后可以有位置性眩晕),无神经科体征、无耳蜗症状,且不能用现有的所有疾病解释。

【病因与发病机制】

发病机制尚不明确,需要进一步研究。目前有以下几种学说。

1.与儿童良性阵发性眩晕类似 病变部位可以在外周前庭系统,或中枢前庭系统,尤其是前庭神经核或前庭-小脑通路。

2.家族性常染色体遗传异常 BRV具有家族性常染色体遗传特性,通过对BRV家系成员进行全基因组连锁扫描分析,发现BRV与有先兆偏头痛的遗传基因不同,有明显的遗传异质性。

3.离子通道病 BRV的表型与发作性共济失调2型类似,推测BRV可能是一种离子通道病。

4.偏头痛等位症 其可以为探讨BRV的机制提供一些方向。偏头痛等位症(migraine equivalents)包括以下几种类型。

(1)儿童良性阵发性眩晕:Basser在1964年提出这一疾病。随访发现,多数最终会出现偏头痛或其他典型特征。目前在国际头痛分类中已经作为一个独立的诊断。

(2)前庭型梅尼埃病:美国眼科学会和美国耳鼻咽喉头颈外科学会听力与平衡委员会在1972年的诊断标准中,提出了前庭型梅尼埃病。随访发现,只有一小部分所谓的前庭型梅尼埃病患者会发展为梅尼埃病综合征的典型症状三联体,而大多数与偏头痛有关。目前已经摒弃这一提法。

(3)成人良性复发性眩晕:这一诊断来自Slater(1979)和Moretti(1980)的研究,大多数患者患有偏头痛,或有明确的偏头痛家族史。而且,眩晕发作与偏头痛有相同的诱因,包括饮酒、睡眠不足、情绪紧张和女性优势等。

(4)其他偏头痛现象:幼儿偏头痛的表现是多变的,头痛并不总是存在。偏头痛等位症可能表现为周期性呕吐、腹痛发作,甚至眼肌麻痹。随着孩子的成熟,这些非特异性的症状可能消失,被典型的阵发性头痛取代。类似偏头痛的症状也可以在成年后出现。也有所谓的"暂时性偏头痛伴发症",即感觉异常、失语、构音障碍和复视,伴有或不伴有偏头痛的视觉先兆。这些患者都没有头痛。偏头痛等位症一词目前已少用于诊断。

【临床表现】

1.自发性眩晕,眩晕可以持续数小时至数天,平均病程为12.6年(1个月~40年),发作频率从每天1~2次到数年1次不等。

2.与偏头痛有相似的诱发因素(如饮酒、睡眠减少、情绪应激、女性优势和月经等)。部分患者呈现出常染色体显性遗传规律。

3.可有头痛或偏头痛病史,但与眩晕发作在时间上无关联。

4.无神经科体征、无耳蜗症状。

5.纯音测听示听力正常。前庭功能可正常或仅见位置性眼震。可出现外半规管功能损伤。可见摇头眼震(单相、双相、倒错性),但前庭功能检查结果没有特异性。

6.不能用已知的中枢或外周性眩晕解释。

【诊断】

1.诊断标准 Slater(1979)BRV诊断标准:①有中或重度发作性眩晕;②发作持续时

间以小时计；③没有原因不明的听力异常；④相应的检查除外其他原因。

诊断的支持标准：①发作期伴恶心、呕吐或共济失调；②发作期可见眼震；③有偏头痛个人史或偏头痛家族史；④听力正常或由其他原因造成的对称性的听力丧失；⑤典型的偏头痛触发因素，如月经、饮酒、睡眠紊乱等。

Brantberg（2011）BRV 诊断标准要求至少有 3 次自发性眩晕发作，持续时间大于 1min，排除眩晕发作与头部运动或位置改变有关的患者及具有非对称性听力损失的患者。

根据 Brantberg 的标准总结提出 BRV 的诊断标准如下：

（1）可能的前庭性偏头痛（部分患者可能转化为肯定 VM，剩余的部分列入这一诊断）。

（2）满足下面所有条件的列入 BRV 诊断。

1）至少 3 次自发性眩晕的发作（中度至重度），每次持续时间数分钟至数小时。

2）目前或以往无偏头痛病史，发作时无畏光、畏声现象，无视觉先兆，无耳蜗症状。

3）排除其他前庭疾病（不符合目前已知的所有的前庭疾病诊断标准）。

2. BRV 的临床分类 纵观目前的临床研究结果，BRV 可以分为以下类型。

（1）可以归入前庭性偏头痛（符合前庭性偏头痛的诊断标准），从 BRV 剥离。

（2）可以进展为梅尼埃病（眩晕为梅尼埃病的早期表现，逐步发展到符合梅尼埃病的诊断标准），诊断 MD 后，从 BRV 剥离。

（3）遗传疾病相关。

（4）不能归类，机制有待进一步研究。

可见，BRV 应该为以良性预后为特征的、排除现有已知眩晕症的疾病。在临床上，BRV 仅有少数发展为 VM 或 MD，绝大部分依然保持其初始表现，因此需要进行长期随访。

【治疗】

患者急性发作期持续时间较短，多数可自发缓解，一般以止晕、止吐等对症治疗为主。有严重眩晕发作且伴有恶心呕吐者给予异丙嗪肌内注射等前庭抑制剂治疗，反复发作者可以按照 VM 的用药原则先行处理，并随诊观察。

（吴子明　李　文）

参考文献

1. SLATER R. Benign recurrent vertigo. J Neurol Neurosurg Psychiatry, 1979, 42（4）: 363-367
2. NEUHAUSER H, LEMPERT T. Vestibular migraine. Neurol Clin, 2009, 27（2）: 379-391
3. CREVITS L, BOSMAN T. Migraine-related vertigo: towards a distinctive entity. Clin Neurol Neurosurg. 2005, 107（2）: 82-87
4. LEE H, JEN J C, WANG H, et al. A genome-wide linkage scan of familial benign recurrent vertigo: linkage to 22q12 with evidence of heterogeneity. Hum Mol Genet, 2006, 15（2）: 251-258
5. BASSER L S. Benign paroxysmal vertigo of childhood. A VARIETY OF VESTIBULAR NEURONITIS. Brain. 1964, 87: 141-152
6. MORETTI G, MANZONI G C, CAFFARRA P, et al. "Benign recurrent vertigo" and its connection with migraine. Headache. 1980, 20（6）: 344-346
7. BRANTBERG K, BALOH R W. Similarity of vertigo attacks due to Meniere's disease and benign recurrent vertigo, both with and without migraine. Acta Otolaryngol, 2011, 131（7）: 722-727
8. BISDORFF A, KATTAH J. Description of a new type of benign recurrent vertigo of central origin. Neurology, 2018, 90（24）: 1089-1090

第四节 颈性眩晕

颈性眩晕(cervical vertigo,CV)是由颈部各种病变引起的以眩晕症状为主的交感神经综合征。法国学者 Barré 在 1925 年将其命名为"颈后部交感神经综合征"首次发表,文中提出了 4 个症状:以后头痛为主的头痛、与头部转动有关的眩晕、耳鸣和不伴有客观视力异常的视物不适。此外,尚有声音嘶哑、颈深部存在异常感、低血压及易疲劳症状,无明确阳性体征。他认为本病源于颈后部交感神经的刺激而引发。Barré 的学生 Liéou 随后收集了一些病例进一步完善并作为论文向斯坦堡大学提交,故被统称为巴-列综合征(Barré-Liéou syndrome)。因多数学者认为该病与颈椎有关,称其为颈性眩晕。

【病因与发病机制】

颈性眩晕是由颈部各种病变引起的以眩晕症状为主的交感神经综合征。该病发病率高,症状复杂,患者往往在神经内科、耳鼻咽喉科、眼科、心内科、妇科、骨科、精神科等眩晕相关科室往复就诊。由于颈性眩晕以眩晕症状等主诉为主,难以制作出相应的动物模型,其病因与发病机制研究的多年来无明显进展。

1. 颈性眩晕发病机制的研究现状 颈性眩晕通常在头颈部过伸、过屈、左右旋转等异常体位或活动时发病,出现眩晕、恶心、呕吐、视物模糊、心悸、出汗等一系列交感神经症状。患者往往存在着颈椎不稳的影像学表现,而当采用颈硬膜外封闭阻断交感神经传导时,这些症状即可消失。我们通常把这种临床现象解释为颈椎不稳刺激交感神经导致的交感神经传导异常或交感神经异常,进而发病,但这种解释的依据并不充分。目前多项围绕颈性眩晕发病机制的研究仍进行中。

2. 椎间盘组织中神经末梢及其周围的炎性介质相关研究 在颈性眩晕发病机制的基础研究中,椎间盘退行性变一直受到国内外学者的重视。椎间盘退变过程中,源自椎间盘组织的多种神经递质的表达增高,一方面提高了椎间盘免疫炎症水平,另一方面作用于邻近神经末梢,引起神经兴奋。Binch 等通过观察退行性病变患者的椎间盘组织,发现腰椎间盘退变的过程中,神经和血管数量出现了明显的增加。Feng 等通过体外培养手术取出的椎间盘纤维环组织,发现纤维环细胞可高表达 NSE,而 NSE 是神经元和神经内分泌细胞所特有的一种酸性蛋白酶,也是反映神经元损伤的一个重要指标。Okada 等通过对 44 例手术切除的黄韧带进行组织学检查,发现软骨细胞分泌的 S100 参与并加重椎间盘急性炎症过程。Dimitroulias 等的文章指出,S100 可作为神经末梢标志物,参与椎间盘的机械感受器的功能调节。Waberwenger 等通过对比格犬的感觉神经纤维和交感神经纤维染色、观察,发现交感神经纤维和感觉神经纤维上 NPY 和 CGRP 的表达参与椎间盘病变过程中的疼痛感知。神经递质 P 物质、CGRP、NPY 参与老年人关节囊退行性病变过程。Koerner 等对大鼠椎间盘体外培养,分别应用 P 物质、P 物质拮抗剂对照,发现 P 物质可以增加椎间盘中 IL-6 的释放,参与体内的炎性反应。

Navone 等认为,椎间盘退变过程与免疫炎症反应紧密相关,Cunha 等通过针刺大鼠椎间盘模拟椎间盘退变,发现大鼠椎间盘退变和突出过程中,CD68 阳性细胞数量与间盘突出体积成正比。Wang 等人通过人工建立退行性椎间盘模型,发现 TNF-α 和 NF-κB p65 参与髓核细胞炎症反应过程。Pereira 等指出,炎症因子引起的过度炎症反应可能进一步增加交感神经敏感性。Kazuhide 等通过大鼠的椎间盘损伤模型发现,在大鼠椎间盘损伤模型中,TNF-α 抑制剂可以减轻 CGRP 等疼痛相关神经递质的释放。Sainoh 等通过小鼠椎间盘损伤模型,发现小鼠在椎间盘损伤过程中,IL-6 及 IL-6R 在椎间盘高表达,而注射 IL-6 抑制剂后,背根神经节中神经递质 CGRP 表达量降低。血管内皮生长因子(vascular endothelial growth factor,VEGF)能直接作用于血管内皮细胞促进血管内皮细胞增殖,增加血管通透性,并能在体内诱导血管新生。Binch 等通过 qRT-PCR 技术对人体椎间盘髓核细胞进行体外培养,发现经过 IL-6 刺激,VEGF 表达增加。

3. 神经异常刺激假说 颈交感神经异常刺激假说认为颈性眩晕是由两方面异常所致,一是颈椎局部异常的机械性刺激,使颈髓中的前庭内侧束和脊髓束受到激惹引起反射性眩晕;二是分布在椎动脉周围的交感神经丛、交感神经干及交通支受到刺激引起椎动脉反射性收缩、痉挛,后循环障碍,引起前庭系统短暂性缺血而导致眩晕。

2013 年,姜东杰、王新伟等通过电刺激比格犬的后纵韧带,记录到了颈交感神经节的信号变化,认为颈椎后纵韧带上的神经纤维与颈交感神经节之间存在着神经通路,而阻断或抑制该神经通路,可在一定程度上缓解交感神经症状的发生。推断交感神经症状与椎间盘退变、髓核突出释放的炎性因子及化学因子直接刺激后纵韧带及硬膜囊有关。王占超等通过免疫组织化学、交感神经末梢形态学和放射免疫法 NPY 定量观察相结合,结果提示比格犬后纵韧带的慢性压迫可导致后纵韧带上交感神经数量增加。

上述“颈椎后纵韧带上的神经纤维与颈交感神经节之间存在着神经通路”的推论,在左金良等的研究中得到了证实。左金良等通过向新西兰大白兔脊神经节内注入 4% 荧光金溶液,在 4 天后取得的颈上、下交感神经节内发现了荧光显像,证实颈脊神经节至颈交感神经节之间存在神经联系,其分布具有明显的节段性规律,推断可能与颈性眩晕发病有关。

4. 体液因子异常假说 该假说认为颈性眩晕患者体内存在着异常的炎性因子、神经递质等物质。其作用于颈部硬膜囊、后纵韧带、血管、关节囊、筋膜等处的交感神经受体,引起血管收缩,导致脑供血不足,诱发眩晕。Kang 等对人的退变的与非退变的颈椎间盘分别进行组织培养,观察到退行性变的间盘产生更多的 NO、IL-6、PGE2 等炎性因子。

血液中的体液因子主要由血管内皮细胞及交感神经元细胞分泌,还有一部分是腺体分泌。通过与血管壁内的相应受体结合而发挥缩血管作用。血浆中 ET 和 CGRP 是已知最强的内源性缩血管因子和舒血管因子,神经肽 Y(NPY)是一种高效的缩血管因子,它不仅可以直接作用于血管平滑肌细胞使血管收缩,还可以增强内皮素(ET)、α 受体激动剂、组胺、血管紧张素Ⅱ、5-HT、前列腺素(PG)等的缩血管作用。

宋坤锋等对颈性眩晕患者治疗前后及血浆中神经肽 Y(NPY)、血浆内皮素 -1(ET-1)和降钙素基因相关肽(CGRP)水平变化进行观察,发现术后患者血浆 NPY、ET-1 浓度与眩晕程度呈正相关,即患者 NPY、ET-1 浓度越高,眩晕程度越严重;血浆 CGRP 浓度与眩晕程度评分呈负相关,即患者 CGRP 浓度越高,眩晕程度越轻。

5. 缺血定位研究 关于颈性眩晕,尽管"脑缺血"一直是人们热议的话题,但研究者难以在其发作状态下进行有效检测。眩晕是否由脑缺血引起,脑的何处缺血,脑缺血与眩晕发作是否有直接关系,眩晕发作时脑血流是否增加或减少等一系列问题均未知。

笔者团队自行设计颈椎运动负荷试验,并在 1997—2017 年借助其诱发颈性眩晕的发作性,在颈性眩晕患者眩晕发作状态下,用近红外光谱仪对其脑血流动态变化进行了系列的临床研究。结果提示:颈椎不稳是颈性眩晕发病的重要因素,交感神经受到异常刺激导致后循环血运变化是颈性眩晕发作的重要基础。1997 年,笔者通过颈椎运动负荷试验诱发眩晕,同时应用近红外光谱仪监测颈性眩晕的患者颈动脉、椎 - 基底动脉系供血区脑血流量情况结果,发现颈性眩晕的发生与颈动脉供血区的脑血流情况无相关性,与椎 - 基底大脑供血区脑血流改变有相关性。颈性眩晕的发生与颈椎不稳相关,颈部外伤并非诱发本病的必要因素。2007 年,笔者对颈椎运动负荷试验阳性且近红外光谱仪检查异常的颈性眩晕患者通过听性脑干反应对其脑干功能进行监测,对颈性眩晕患者与正常对照者的听性脑干反应进行研究对比,发现 40% 的颈性眩晕患者发病时,其脑干功能发生了异常改变。而椎基底动脉供血区其他部分脑组织功能变化有待进一步研究。2009 年,陈栋通过近红外光谱仪结合颈椎运动负荷试验,发现椎基底动脉供血区脑血流增加或减少均可诱发眩晕,且左、右椎动脉权重相当,与颈动脉供血无关。2010 年,杨磊通过近红外光谱仪结合颈椎运动负荷试验,对颈性眩晕患者左右椎动脉供血区进行检测,发现左右两侧椎动脉供血在颈性眩晕患者发病中起到的作用相同,因此颈性眩晕患者的血流变化主要在椎动脉的血流变化上。2014 年,笔者对颈性眩晕患者进行了手术疗效的中长期随访,证实了手术治疗重度颈性眩晕的有效性与彻底性,同时验证了颈椎不稳是颈性眩晕发病的重要原因。笔者通过功能性磁共振(fMRI)对颈性眩晕患者眩晕进行脑血流检查,证实了颈性眩晕发病时后循环系统发生了障碍,提示其眩晕发作与前庭核血流减少有着密切关系。

6. 颈性眩晕发病假说 基于颈性眩晕通常在头颈部过伸、过屈、左右旋转等异常体位或活动时发病,发生眩晕、恶心、呕吐、视物模糊、心悸、出汗等一系列交感神经症状这一临床事实,结合国内外对颈部电生理、组织学相关研究成果,我们作以下推论:①存在于颈椎间盘等颈部软组织的交感神经感受器、位置觉感受器受到异常刺激可直接或通过脊神经 - 交感神经通路间接使交感神经兴奋;②交感神经感受器和位置觉感受器周围存在着异常的炎性因子及神经递质可使其兴奋性增加,引起交感神经兴奋而发病;③颈椎不稳的局部因素是产生异常机械性刺激及炎性因子、神经递质的基础。以上 3 点是颈性眩晕发病机制的核心。

【临床表现】

1. 眩晕及头晕 与颈椎活动相关的眩晕及头晕是颈性眩晕的主要症状,多由颈椎屈伸活动后诱发,如:起卧床、长时间低头、左右旋转后诱发,眩晕症状持续数分钟至数小时,甚至更长时间,平卧休息后可缓解。眩晕症状缓解后残余的头晕症状持续时间因人而异,可持续数小时或数天。

2．伴随症状　眩晕症状缓解后残余的头晕症状仍可持续。患者可伴心慌、自汗、恶心、呕吐、不敢睁眼、站立及步态不稳等症状，极少数伴有耳鸣、听力下降等。

【诊断】

1．眩晕及头晕　同临床表现所述。

2．伴随症状　同临床表现所述。

3．影像学表现　在排除其他病因所导致的眩晕后，颈性眩晕患者需进行一系列的影像学检查以明确该诊断。临床较常用的为颈椎过伸过屈位 X 线检查。检查时，要求患者正常站立，颈部肌肉放松，在极限前屈和后伸的位置下行 X 线检查。阳性标准为前屈、后伸时椎体间位移超过 2mm，过伸与过屈移位之和超过 3min 或成角移位超过 11°。该检查可诱发部分患者眩晕症状，故检查时需专人保护，以免摔倒。

4．颈椎运动负荷试验　患者取坐位，休息数分钟待呼吸心率平稳后进行试验。嘱患者进行所能达到的最大限度的过伸过屈运动 30 次，运动频率为 1 次 /s。同时，询问并记录患者有无诱发症状、第几次开始出现症状、症状性质、持续时间、伴随症状及缓解方式，并进行评分。

若患者在颈椎负荷试验期间眩晕或头晕的症状加重，不能完成试验，随时嘱患者停止。30 次无明显眩晕症状患者为阴性；20～30 次诱发眩晕症状为轻度；10～20 次诱发眩晕症状为中度；10 次以内诱发眩晕为重度。

5．颈硬膜外封闭　对于症状复杂，诊断不明确的患者，可在麻醉医师协助下行硬膜外封闭检查。由 C_7～T_1 处进针，导管向头部送入 5～6cm，注入 0.5% 利多卡因 5mL，检查麻醉平面。出现麻醉后保留导管，10min 后注入安慰剂 0.9% 生理盐水 5mL，观察患者症状和体征的变化；10min 后注入 0.5% 利多卡因 5mL 进行封闭；封闭后即刻至半小时观察患者症状和体征的变化，并行颈椎运动负荷试验。注入安慰剂后患者症状无变化，注入利多卡因后眩晕症状消失或缓解，颈椎运动负荷试验阴性为封闭有效。

【鉴别诊断】

需要与常见外周性眩晕症鉴别。

1．良性位置性眩晕（BPPV）　该病为耳鼻喉科常见的一种可以引起眩晕的疾病，属于自限性的周围性前庭类疾病。其临床特点主要是在患者头部运动达到一定的位置后，即引起短暂性眩晕。BPPV 的发病主要与前庭系统兴奋失衡有关，当双侧的前庭功能差异超出一定程度后，就会使大脑产生运动错觉，引起眩晕症状。因此，头位发生较大改变，可能会导致眩晕与眼震的发生。

2．梅尼埃病（MD）　该病发病机制目前来说尚未明确，其基本病理改变为膜迷路积水。临床上将不明原因的具有眩晕、耳鸣和听力下降的三联征称为梅尼埃综合征。

3．短暂性脑缺血发作（TIA）　其为内科常见病、多发病，该病是由多种因素造成椎基底动脉或颈动脉短暂性供血不足而引起的脑组织暂时性局灶性缺血、缺氧的疾病，TIA 常突然发病且相应症状与体征持续时间短，患者会出现短暂的、一过性的头晕症状。

【治疗】

1．颈托外固定　颈托外固定可以减轻颈椎负荷，缓解颈椎不稳症状。多数患者通过颈托外固定可以缓解眩晕症状。然而,长期的颈托外固定会进一步减弱患者颈部肌肉的力量,故仅适于临床协助诊断和急性期缓解症状,不建议作为治疗方法使用。

2. 保守治疗　大部分颈性眩晕患者可以通过颈托外固定、卧床休息或药物治疗来缓解症状。中草药、按摩、针刀、低温等离子消融等治疗方法也多见于临床报道,临床疗效不一。

3. 颈部肌肉力量训练　颈性眩晕的发病基础是颈部肌肉力量过弱,颈椎不稳。对于轻度颈性眩晕的患者,可以通过颈部肌肉力量的训练,逐渐恢复颈部肌肉力量,阻断颈椎不稳的进一步加重,缓解症状。

4. 手术治疗　对于保守治疗无效,长期受到眩晕症状困扰的重度颈性眩晕患者,建议手术治疗。手术的关键在于责任节段的确定。通过结合过伸过屈位 X 线来确定颈椎不稳的责任节段,对不稳的节段采取前路或后路减压融合内固定的方法,可以获得满意的疗效。

（李中实）

参考文献

1. 中华医学会神经病学分会,中华神经科杂志编辑委员会. 眩晕诊治专家共识. 中华神经科杂志, 2010, 43（5）: 369-374

2. 孙中治. 老年眩晕的社区调查与相关因素分析. 中国卫生产业, 2015, 12（35）: 194-196

3. BISDORFF A, BOSSER G, GUEGUEN R, et al. The epidemiology of vertigo, dizziness, and unsteadiness and its links to co-morbidities. Frontiers in Neurology, 2012, 4: 29

4. LEE C C, HO H C, SU Y C, et al. Increased risk of vascular events in emergency room patients discharged home with diagnosis of dizziness or vertigo: a 3-year follow-up study. Plos One, 2012, 7（4）: 35923

5. 刘旭辉, 冯亚群, 郑常龙. 老年人眩晕的流行病学调查与相关因素分析. 临床医学工程, 2013, 20（7）: 895-896

6. BINCH A L, COLE A A, BREAKWELL L M, et al. Nerves are more abundant than blood vessels in the degenerate human intervertebral disc. Arthritis Research & Therapy, 2015, 17（1）: 370

7. FENG G, YANG X, SHANG H, et al. Multipotential differentiation of human anulus fibrosus cells: an in vitro study. Journal of Bone & Joint Surgery, 2010, 92（3）: 675

8. OKADA K, HOSHI N, KAWAMURA K, et al. Membranocystic lesion in lumbar yellow ligament. Spine, 1999, 24（11）: 1147-1150

9. DIMITROULIAS A, TSONIDIS C, NATSIS K. An immunohistochemical study of mechanoreceptors in lumbar spine intervertebral discs. Journal of Clinical Neuroscience, 2010, 17（6）: 742-745

10. WABERWENGER B, FORTERRE F, KUEHNIBO-GHENBOR K, et al. Sensory innervation of the dorsal longitudinal ligament and the meninges in the lumbar spine of the dog. Histochemistry and Cell Biology, 2014, 142（4）: 433-447

11. BRISMÉE J M, SIZER P S Jr, DEDRICK G S, et al. Immunohistochemical and histological study of human uncovertebral joints: a preliminary investigation. Spine, 2009, 34（12）: 1257-1263

12. KOERNER J D, MARKOVA D Z, SCHROEDER G D, et al. The Effect of Substance P on an Intervertebral Disc Rat Organ Culture Model. Spine, 2016, 41

13. NAVONE S E, MARFIA G, GIANNONI A, et al. Inflammatory mediators and signalling pathways controlling intervertebral disc degeneration. Histology & Histopathology, 2016: 11846

14. CUNHA C, LAMAS S, GONÇALVES R M, et al. Joint analysis of IVD herniation and degeneration by rat caudal needle puncture model. Journal of Orthopaedic Research, 2015

15. PEI L, GAN Y, YUAN X, et al. 17beta-estradiol Attenuates TNF-α-Induced Premature Senescence of Nucleus Pulposus Cells through Regulating the ROS/NF-κB Pathway. International Journal of Biological Sciences, 2017, 13（2）: 145-156

16. WANG J, PAN H, LI X, et al. Hypoxia suppresses serum deprivation-induced degradation of the nucleus pulposus cell extracellular matrix through the JNK and NF-κB pathways. Journal of Orthopaedic Research Official Publication of the Orthopaedic Research Society, 2016

17. PEREIRA M R, LEITE P E. The involvement of parasympathetic and sympathetic nerve in the inflammatory reflex. J Cell Physiol, 2016.231（9）: 1862-1869

18. KAZUHIDE I, SUMIHISA O, KAZUYO Y, et al. Dose optimization for single intradiscal administration of

the tumor necrosis factor-α inhibitor, etanercept, in rat disc injury models. Asian Spine Journal, 2016, 10(4): 619-623

19. SAINOH T, ORITA S, MIYAGI M, et al. Interleukin-6 and interleukin-6 receptor expression, localization, and involvement in pain-sensing neuron activation in a mouse intervertebral disc injury model. Journal of Orthopaedic Research Official Publication of the Orthopaedic Research Society, 2015, 33(10): 1508-1514

20. BINCH A L, COLE A A, BREAKWELL L M, et al. Expression and regulation of neurotrophic and angiogenic factors during human intervertebral disc degeneration. Arthritis Research & Therapy, 2014, 16(4): 1-15

21. 姜东杰. 刺激比格犬后纵韧带对颈交感神经节电信号的影响及意义. 上海: 第二军医大学, 2013

22. 王占超. 比格犬颈椎后纵韧带压迫模型的建立及其交感神经分布研究. 上海: 第二军医大学, 2012

23. ZUO J, HAN J, QIU S, et al. Neural reflex pathway between cervical spinal and sympathetic ganglia in rabbits: implication for pathogenesis of cervical vertigo. Spine Journal, 2014, 14(6): 1005-1009

24. KANG J D, STEFANOVIC-RACIC M, MCINTYRE L A, et al. Toward a biochemical understanding of human intervertebral disc degeneration and herniation. Contributions of nitric oxide, interleukins, prostaglandin E2, and matrix metalloproteinases. Spine, 1997, 22(10): 1065-1073

25. JORDAN W, DECKER M, KAMROWSKI H, et al. Effects of cerebrovascular challenges on plasma endothelin. Neuroscience Research, 2002, 43(2): 127-134

26. ZIV I, FLEMINGER G, DJALDETTI R, et al. Increased plasma endothelin-1 in acute ischemic stroke. Stroke; a journal of cerebral circulation, 1992, 23(7): 1014-1016

27. DUMONT Y, MARTEL J C, FOURNIER A, et al. Neuropeptide Y and neuropeptide Y receptor subtypes in brain and peripheral tissues. Progress in Neurobiology, 1992, 38(2): 125-167

28. LI L, JÖNSSON-RYLANDER A C, ABE K, et al. Chronic stress induces rapid occlusion of angioplasty-injured rat carotid artery by activating neuropeptide Y and its Y1 receptors. Arteriosclerosis Thrombosis & Vascular Biology, 2005, 25(10): 2075-2080

29. 李中实, 石东平, 刘成刚, 等. 颈椎运动负荷试验对颈性眩晕的诊断意义. 中国脊柱脊髓杂志, 2004, 14(10): 584-586

第五节　可引起头晕的内科常见疾病

一、概述

可引起头晕的原因很多,可以粗略地分为非疾病因素和疾病因素。非疾病因素多与饥饿、暴晒、营养不良或者药物不良反应等因素关联。疾病因素不仅包括本篇述及的各种前庭系统疾病、中枢神经系统疾病、颈椎病、精神疾病,还包括以心血管系统和代谢性疾病为代表的内科常见疾病,如贫血、高血压病、低血压病、糖尿病、低血糖、甲状腺疾病,还有冠心病、心律失常、心脏瓣膜病、心肌病变、心力衰竭,甚至在感冒、感染、中毒等情况下也会有头晕现象。这类内科疾病同时还可能伴有注意涣散、健忘、四肢无力、胸闷、耳鸣、视物模糊等。

贫血性疾病在临床上很常见。随着我国老年人口数量不断增加,我们应该关注到即使健康状态的老年人,其体内的造血组织储存量和造血成分的质和量都出现逐渐下降的趋势,如红细胞本身的老化使其对铁的利用率降低。因此,老年人如果不注意日常的营养保健,很容易罹患贫血,此外还有消化不良、消化性溃疡、消化道出血以及慢性炎症性疾病也可继发贫血。当头晕伴有乏力、面色苍白时,应注意临床检查,预防因贫血导致头晕的情况出现。

目前,由于高血压病和糖尿病等慢性疾病已经成为我国居民的主要健康问题,而且发病年龄有年轻化的趋势,本节给予重点介绍。

二、血压异常对内耳功能的影响

血压是指血液在动脉系统里流动时，对血管壁产生的压力。人体血压正常范围收缩压为 90~139mmHg，舒张压为 60~89mmHg。

1. 血压异常　血压可因生理性或病理性因素出现异常。血压异常包括血压升高或者血压降低，可导致血压上升或者下降的因素很多，在排除由于血压计检测不准或检查方法错误之外，血压异常还可能与生理性因素或者病理性疾病等相关。

（1）生理性血压异常：生理性高血压多发生在劳累、情绪激动、运动，或者受惊吓等情况下，可能是因为交感神经兴奋而诱发血压异常升高。当身体恢复后，复查血压可恢复到正常水平，这种情况不存在对应的病理意义。生理性低血压发生在生理情况下，如体位性变化、饮食摄入量少，或者检测前使用过短期降压药等，都会导致生理性血压下降，去除诱因之后，血压能够恢复到正常水平。

（2）病理性血压异常：病理性高血压是指在平静状态下多次血压测量的结果均高于 140/90mmHg，按病因可分为原发性高血压和继发性高血压，后者继发于某些疾病，如嗜铬细胞瘤、原发性醛固酮增多症、颈椎病、慢性肾衰减、肾动脉狭窄等，这些基础病因都会诱发血压异常升高。此外某些长期交感神经兴奋、长期高盐饮食、过度肥胖等不良因素，也可造成血压异常升高。病理性低血压是指由于病理性因素（如感染性休克、过敏性休克、心源性休克）导致的血压异常下降，这种情况非常危险，如果血压过低甚至会危及患者生命。

所以，无论是血压升高还是血压下降，都要引起高度的重视，特别是当血压异常患者突然出现身体不适症状（如头晕频发等）时，应及时就医。

2. 原发性高血压　是一种常见病，又称高血压病，其患病率随年龄的增长而升高，在老年人更为常见。随着对高血压病研究的不断深入，人们发现高血压病一旦控制不好，将导致心脑血管疾病的发病率和死亡率急剧上升，对健康造成巨大危害。2017 年美国心脏病学会提出了新的高血压诊断标准（≥130/80mmHg），这对其早防早治具有积极意义。

高血压病是最常见的慢性病，也是心脑血管病最主要的危险因素，是世界上非正常（提早）死亡的最重要原因之一。高血压病可损伤重要脏器，造成严重的靶器官损害，最终导致这些器官的功能衰竭。如脑卒中、心肌梗死、心力衰竭和慢性肾衰竭等，每年约有 1 040 万高血压患者死亡。截至 2010 年，全球约有 13.9 亿人患有高血压，我国高血压患病率呈逐年上升趋势，2002 年和 2012 年中国居民营养与健康状况调查数据显示年龄≥18 岁人群高血压患病率分别为 18.8% 和 25.2%，其中老年人所占比例高。

我国的流行病学调查显示，60 岁以上人群高血压患病率为 49%。其高血压的特点是收缩压增高、舒张压下降、脉压增大；血压波动性大，容易出现直立性低血压及餐后低血压；血压昼夜节律异常，白大衣高血压和假性高血压也相对常见。

3. 高血压病与听力损失的相关研究　高血压实质上是以微循环血管为主要病变的疾病，其始发病变主要累及细小动脉及阻力型动脉，导致细小血管由功能性改变逐渐形成不可逆的结构变化，引起组织器官缺血缺氧。由于内耳血供特点——内听动脉的分支蜗支和前庭支均为终末动脉，其组织结构和功能特点相同。近些年高血压对听功能损害的研究取得了明显的进步,然而对于内耳的两个功能(听功能和前庭功能)而言,目前高血压对前庭功能损害的研究时间和研究数量、研究质量均要远远少于对听功能损害的研究。从理论上分析高血压对听功能损害的研究可在一定程度上反映出高血压对前庭功能损害之间的关联。

在 20 世纪 60 年代已经开始研究高血压与听力损失的相关性,目前多项研究已经确定高血压会提高患听力损失的风险。一项美国的前瞻性队列研究纳入 248 名高血压患者,发现中年收缩压升高与晚年听力较差有一定关系,提示中年时期的血压升高,可能是老年时期听力损失的一个危险因素。在高血压所累及的血管中,眼底血管为外周可视小血管,它可以反映其他小动脉受累的情况,当出现眼底小动脉硬化则表示外周小动脉存在不同程度的硬化,如内耳动脉,提示可能出现内耳微循环缺血、缺氧。

虽然目前高血压与听力损失关联的机制尚不明确,不过形成了相对一致的共识,主要包括以下 3 方面:

(1)内耳微循环障碍:由于供应内耳的动脉均为终末动脉,不能相互代偿,故当高血压引起的内耳动脉硬化导致微循环障碍、组织缺血缺氧时,螺旋神经节细胞和毛细胞会减少或消失,且血管纹变性,从而使耳蜗功能受损。

(2)血液流变学改变:血栓形成、出血、血管痉挛等均可导致内耳供血减少,引起器官功能损伤。研究发现高血压可引起血液黏度升高、红细胞聚集性增高等易引起血栓形成,导致微循环障碍,从而使听觉通路的神经传导受影响,引起缓慢进行性感音神经性听力损失。

(3)内耳神经递质和局部活性物质的改变:有研究发现在正常大鼠的迷路动脉、蜗总动脉和前庭动脉的外壁上均分布有血管活性肠肽和 P 物质受体,这些受体具有调节耳蜗微循环的作用;血管内皮素、一氧化氮和前列腺素等也参与了耳蜗的血流调节。因此,当上述这些因素异常时,也可间接影响内耳微循环,进而影响耳蜗与前庭功能。

4. 直立性低血压与头晕相关性的研究 人们认识到直立能诱发头晕已经近百年。Brad-bury 和 Eggleston 首先于 1925 年描述姿势性低血压综合征,当时认为自主神经障碍的患者会在突然站起时出现晕厥前性头晕。然而若干年来不断发展的有关研究发现,虽然直立性头晕 / 眩晕很常见,但其相关原因很多,而且每个患者的临床表现不同、实验室检查的灵敏度和特异度较差。为此,2019 年 Bárány 学会发布了《血流动力性直立性头晕 / 眩晕诊断标准》(*Hemodynamic orthostatic dizziness/vertigo: Diagnostic criteria*),从神经内科角度探讨了交感神经功能异常与头晕 / 眩晕的关系。

血流动力性直立性头晕 / 眩晕(hemodynamic orthostatic dizziness/ vertigo,HOD/V)是指当坐起或站起时出现的血流动力学改变,进而导致患者出现头晕或者眩晕。其诊断标准必须满足以下 3 项临床表现:①至少出现 1 次起立过程(从躺到坐 / 站或从坐到站)或站立状态触发的头晕 / 眩晕或不稳,坐下或躺下后症状消失;②站立或倾斜试验中记录到直立性低血压(orthostatic hypotension,OH)(指站立后或在倾斜试验 3min 内,收缩压至少下降 20mmHg,舒张压至少下降 10mmHg)、体位性直立位心动过速综合征(postural orthostatic tachycardia syndrome,POTS)(指在站立或倾斜试验 10min 内,每分钟心率至少增加 30 次,或者心率达到 120 次 /min,而不伴 OH;12 ~ 19 岁的青少年心率净增 40 次 /min)或晕厥;

③不能用其他疾病更好地解释。当然在标准中也提及了可能 HOD/V 的诊断标准，主要适用于在站立时发生头晕但无明显 OH 或 POTS 证据的患者。

由于目前尚无充分的流行病学数据，而且 HOD/V 的发病机制复杂，所以，针对此病的临床观察和研究有待进一步深入。在常出现站立后或者从卧位到坐位过程中出现头晕的疾病谱中，如直立性低血压、体位性心动过速综合征、血容量不足、出血、自主神经疾病、双侧前庭病、直立性震颤、周围神经病、良性阵发性位置性眩晕、持续性姿势-知觉性头晕、步态异常、心脏疾病等临床常见疾病中，更要注意鉴别诊断，并在明确诊断后进行准确的不同层级和不同方向的针对性干预治疗。

三、糖尿病与头晕

糖尿病发病率逐年升高，其危害主要是高血糖导致的多系统大血管和微血管并发症，如急性冠脉综合征、脑卒中、视网膜病变、肾病、周围神经病变和自主神经功能障碍等。有关糖尿病对内耳的研究相对于其他器官系统的研究滞后，且研究机构和研究数量较少。

有研究发现，65 岁以上糖尿病患者的跌倒发生率为 39%，是正常人群的 3 倍；糖尿病患者的前庭功能损害发生率为 70%，高于非糖尿病人群。由于前庭系统对于人体维持平衡具有重要的意义，其功能损害会导致头晕和平衡障碍，因此前庭功能损害可能是糖尿病患者跌倒风险增加的重要原因。

前庭系统可维持人体在运动中的平衡，在预防跌倒的发生中意义重大。然而，目前对于糖尿病前庭功能损害的研究相对较少，应进一步加强相关研究，提高人们对前庭功能损害知识的知晓率。同时在糖尿病患者慢性病管理上，对患者平衡能力进行全面的评估，尤其重视前庭功能损害的检查，有利于确定糖尿病患者平衡功能损害的原因，为早期个体化干预提供依据。

1. 糖尿病的前庭功能损失概况　最近的多国研究机构发现，糖尿病患者的前庭功能损失发生率在 45%～70% 之间，其异常发生率显著高于同年龄没有罹患糖尿病的正常对照人群。

Agrawal 等研究证实，病程的长短与糖化血红蛋白（HbA1c）对糖尿病患者的前庭功能损害的发生率有影响。前庭功能障碍的发病率与糖尿病病程显著相关，有报道称具有 5 年糖尿病史的患者前庭功能损害发生率为 41%，6～10 年甚至 10 年以上糖尿病病史的患者前庭功能损害的发生率为 61%。HbA1c＞7% 的患者前庭功能损害的发生率会达到 60%。不同的研究还分别发现 2 型糖尿病患者的 cVEMP 结果与正常对照组相比，潜伏期延长，幅度降低；前、外半规管以及椭圆囊和球囊较后半规管更易受到损害。糖化血红蛋白、病程与糖尿病相关的并发症以及前庭功能障碍之间无明显的相关性。

2. 糖尿病前庭功能损伤的发病机制　虽然相关研究不多，但是研究者关于糖尿病前庭系统的损伤机制达成了几点共识，主要包括：

（1）对于毛细胞的损害：糖尿病导致前庭器官损害的组织病理学研究主要集中在耳石器官。耳石器官的感受器主要为壶腹嵴和囊斑，其中Ⅰ型毛细胞对头部较为剧烈的加速度敏感，而Ⅱ型毛细胞则主要感受较为细微的加速度。高血糖所产生的代谢紊乱会导致球囊Ⅰ型毛细胞的数量减少，且会导致前庭蜗神经发生脱髓鞘病变。促使动物球囊和椭圆囊处结缔组织细胞外基质、溶酶体及脂肪滴增多，导致氧和营养物质无法进入细胞，细胞的代谢产物也无法扩散到细胞外，进而发生毛细胞的退化。有研究证明，糖尿病的病程越长，Ⅰ型毛细胞的萎缩就越严重，但Ⅱ型毛细胞的退化并不明显，而与毛细胞相关联的神经，无论毛细胞是否退化，仍向其发放神经冲动，这说明毛细胞的退化并非神经病变所致。

动物实验发现，糖尿病对前庭Ⅰ型毛细胞的影响远高于Ⅱ型毛细胞，造成这种差别的原因可能是这两种毛细胞对于葡萄糖的代谢差异。在高血糖所造成的高渗状态下，葡萄糖会随渗透压梯度进入细胞内，使细胞更容易受到糖所带来的毒性和损害。在大部分组织中，葡萄糖的摄取取决于细胞膜上葡萄糖转运体的表达。葡萄糖转运体种类繁多，功能各不相同。而在内耳的组织中也存在着不同的葡萄糖转运体亚型，这也可能是高血糖造成内耳病理改变的机制之一。

虽然目前尚无可以检测Ⅰ型及Ⅱ型毛细胞的具体测试方法，但动物实验证明 cVEMP 的检查结果在一定程度上可以反映Ⅰ型毛细胞的功能，从 cVEMP 的结果中推断Ⅰ型毛细胞是否发生退化，但无法判断Ⅰ型毛细胞的退化程度。

（2）对内耳微血管的损害：糖尿病所造成的微血管损伤主要是高血糖导致的渗透压改变以及生化反应对血管结构和功能的影响。内耳的供血动脉均为终末小动脉且无侧支循环，因此糖尿病对于微血管的损害亦会波及内耳微循环，进而影响患者的内耳功能。高血糖会造成血浆的渗透压升高，从而导致细胞失水萎缩、发生适应性变化，并激活相关应答基因，如 AQP1。AQP1 在微血管上皮表达较多，可以促进血管的生成和发育。研究证明，高血糖会使内皮及巨噬细胞中的炎性因子 MMP-2、MMP-9、COX2 的表达增加。

此外，糖基化终末产物（advanced glycation end product，AGE）会影响周围的组织，产生胶原蛋白并使内皮增厚。AGE 与其受体相结合后引发氧化应激，激活相关的转录因子，促使血管内炎症反应的发生、小血管增生以及血栓的形成，进而加速动脉粥样硬化的进程。AGE 与 RAGE 结合后还会诱导内皮祖细胞凋亡，同时阻碍内皮祖细胞的黏附与迁移，使血管内皮的自我修复机制受损，甚至可加速动脉粥样硬化。

（3）对前庭神经的损害：高血糖会使神经组织内的氧自由基增多，使纤维蛋白溶解活性降低，还会减少 K^+ 通过通道流出细胞的数量，从而使复极化延迟。有研究表明，AGE 可以使周围神经的髓鞘磷脂蛋白发生不可逆的改变，从而导致周围神经出现部分髓鞘脱失。此外，微血管病变累及神经元周围时会使神经出现局部缺血，神经组织受损。

椭圆囊、前半规管、外半规管和球囊斑的前上部均由前庭上神经支配，球囊斑其余部分和后半规管则由前庭下神经支配。前庭上神经的走行长于前庭下神经，因而有学者推测，前庭上神经及其所支配的耳石器官及半规管更易发生损害。

3. 糖尿病患者的内耳功能损害临床管理原则　在糖尿病患者慢性病管理的基础上对患者内耳功能和平衡能力进行全面地评估，尤其重视听觉功能和前庭功能损害的病史调查、体征检查和实验室的系统检查，其结果有利于明确糖尿病患者听力头晕与平衡功能损害的原因，为糖尿病患者的内耳功能损伤进行早期的个性化干预，特别是为糖尿病的头晕患者提供前庭康复干预方案的临床评估依据。

由于糖尿病的前庭功能损害属于慢性前庭综合征范畴，纳入前庭康复技术，有助于帮助患者适应周围不平衡的感觉输入,改善头部位置的感知能力,减少平衡障碍的产生,对保持糖尿病患者平衡具有重要意义。由于中枢神经系统及前庭系统的代偿能力是前庭康复的主要理论依据,它使中枢神经系统适应外周前庭不对称,甚至错误地传入信息,同时对一些前庭反射产生适应性控制,例如前庭 - 眼反射、前庭 - 脊髓反射和前庭自主神经反射等。因此在为糖尿病患者的前庭功能损失制订康复训练计划和评估康复效果时,需要注意不同个体的前庭功能损害程度及代偿能力是不同的,因此这种异质性要求在康复训练过程中定期对患者前庭功能进行评估,并据此来制订或修改计划,最终达到个体前庭功能代偿的目标。

(刘　博)

参考文献

1. D'SILVA L J, LIN J, STAECKER H, et al. Impact of Diabetic Complications on Balance and Falls: Contribution of the Vestibular System. Phys Ther, 2016, 96(3): 400-409

2. KLAGENBERG K F, ZEIGELBOIM B S, JURKIEWICZ A L, et al. Vestibulocochlear manifestations in patients with type I diabetes mellitus. Braz J Otorhinolaryngol, 2007, 73(3): 353-358

3. TILLING L M, DARAWIL K, BRITTON M. Falls as a complication of diabetes mellitus in older people. J Diabetes Complications, 2006, 20(3): 158-162

4. OPPENHEIM U, KOHEN-RAZ R, ALEX D, et al. Postural characteristics of diabetic neuropathy. Diabetes Care, 1999, 22(2): 328-332

5. GRAVESANDE J, RICHARDSON J. Identifying non-pharmacological risk factors for falling in older adults with type 2 diabetes mellitus: a systematic review. Disabil Rehabil, 2017, 39(15): 1459-1465.

6. GRACE G M, ALPERT P T, CROSS C, et al. Postural balance in young adults: the role of visual, vestibular and somatosensory systems. J Am Acad Nurse Pract, 2012, 24(6): 375-381

7. JING G, BO L. Analysis of clinical characteristics of hearing loss in diabetes mellitus patients. Journal of Capital Medical University, 2015(1): 84-89

8. AGRAWAL Y, CAREY J P, DELLA S C, et al. Disorders of balance and vestibular function in US adults: data from the National Health and Nutrition Examination Survey, 2001-2004. Arch Intern Med, 2009, 169(10): 938-944

9. D'SILVA L J, LIN J, STAECKER H, et al. Impact of Diabetic Complications on Balance and Falls: Contribution of the Vestibular System. Phys Ther, 2016, 96(3): 400-409

10. ROSENGREN S M, HERMAN K. New perspectives on vestibular evoked myogenic potentials. Current Opinion in Neurology, 2013, 26(1): 74-80

11. KLAGENBERG, FABIANNE K, ZEIGELBOIM, et al. Manifestações vestibulococleares em pacientes com diabetes melito tipo I. Brazilian Journal of Otorhinolaryngology, 2007, 73(3): 353-358

12. AGRAWAL Y, CAREY J P, DELLA SANTINA C C, et al. Diabetes, vestibular dysfunction, and falls: analyses from the National Health and Nutrition Examination Survey. Otology & neurotology: official publication of the American Otological Society, American Neurotology Society [and] European Academy of Otology and Neurotology, 2010, 31(9): 1445-1450

13. WARD B K, WENZEL A, KALYANI R R, et al. Characterization of Vestibulopathy in Individuals with Type 2 Diabetes Mellitus. Otolaryngol Head Neck Surg, 2015, 153(1): 112-118

14. MYERS S F, ROSS M D. Morphological evidence of vestibular pathology in long-term experimental diabetes mellitus. II. Connective tissue and neuroepithelial pathology. Acta oto-laryngologica, 1987, 104(1/2): 40-49

15. HE Z, RASK-MADSEN C, KING G L. Pathogenesis of Diabetic Microvascular Complications. New York: John Wiley & Sons, 2004

16. GAWRON W, POSPIECH L, ORENDORZFRAC-ZKOWSKA K, et al. Are there any disturbances in vestibular organ of children and young adults with Type I diabetes. Diabetologia, 2002, 45(5): 728-734

17. SAMIRA S, PAPADOPOULOS M C, MARIKO H C, et al. Impairment of angiogenesis and cell migration by targeted aquaporin-1 gene disruption. Nature, 2005, 434(7034): 786-792

18. HANEMAAIJER R, KOOLWIJK P, LE C L, et al. Regulation of matrix metalloproteinase expression in human vein and microvascular endothelial cells. Effects of tumour necrosis factor alpha, interleukin 1 and phorbol ester. Biochemical Journal, 1993, 296(Pt 3): 803

19. MADONNA R, BALISTRERI C R, GENG Y J, et al. Diabetic microangiopathy: Pathogenetic insights and novel therapeutic approaches. Vascular Pharmacology, 2017(90): 1-7

20. SHO-ICHI Y, TSUTOMU I. Diabetic vascular complications: pathophysiology, biochemical basis and potential therapeutic strategy. Current Pharmaceutical Design, 2005, 11(18): 2279-2299

21. HOENIG M R, CESARIO B, ANTHONY R, et al. Decreased vascular repair and neovascularization with ageing: mechanisms and clinical relevance with an emphasis on hypoxia-inducible factor-1. Current Molecular Medicine, 2008, 8(8): 754-767

22. ISHIBASHI Y, MATSUI T, TAKEUCHI M, et al. Rosuvastatin blocks advanced glycation end products-elicited reduction of macrophage cholesterol efflux by suppressing NADPH oxidase activity via inhibition of geranylgeranylation of Rac-1. Hormone & Metabolic Research, 2011, 43(9): 619-624

23. KINOSHITA J H, NISHIMURA C. The involvement of aldose reductase in diabetic complications. Diabetes/metabolism Research & Reviews, 2010, 4(4): 323-337

24. W TODD C. Diabetes-related microvascular and macrovascular diseases in the physical therapy setting. Physical Therapy, 2008, 88(11): 1322-1335

25. KAMGAR M, NOBAKHTHAGHIGHI N, SHAMSHI-RSAZ A A, et al. Impaired fibrinolytic activity in type Ⅱ diabetes: Correlation with urinary albumin excretion and progression of renal disease. Kidney International, 2006, 69(10): 1899-1903

26. GABRIELLA D, EDIT B, GABRIELLA P, et al. Diabetic neuropathies: diagnosis and management. Neuroendocrinology, 2013, 98(4): 267-80

27. KOCDOR P, KAYA S, ERDIL M, et al. Vascular and neuroepithelial histopathology of the saccule in humans with diabetes mellitus. Otol Neurotol, 2016, 37(5): 553-557

28. BROWNLEE M. Biochemistry and molecular cell biology of diabetic complications. Nature, 2001, 414(6865): 813-820

29. AKINPELU O V, IBRAHIM F, WAISSBLUTH S, et al. Histopathologic changes in the cochlea associated with diabetes mellitus--a review. Otol Neurotol, 2014, 35(5): 764-774

30. LETO D, SALTIEL A R. Regulation of glucose transport by insulin: traffic control of GLUT4. Nature Reviews Molecular Cell Biology, 2012, 13(6): 383

31. DEGERMAN E, RAUCH U, LINDBERG S, et al. Expression of insulin signalling components in the sensory epithelium of the human saccule. Cell Tissue Res, 2013, 352(3): 469-478

32. CORREIA M J, RICCI A J, RENNIE K J. Filtering properties of vestibular hair cells: an update. Ann N Y Acad Sci, 2010, 781(1): 138-149

33. LYFORD-PIKE S, VOGELHEIM C, CHU E, et al. Gentamicin is Primarily Localized in Vestibular Type I Hair Cells after Intratympanic Administration. Journal of the Association for Research in Otolaryngology Jaro, 2007, 8(4): 497

34. PADAYACHEE C, COOMBES J S. Exercise guidelines for gestational diabetes mellitus. World J Diabetes, 2015, 6(8): 1033-1044

35. COLBERG S R, SIGAL R J, FERNHALL B, et al. Exercise and type 2 diabetes: the American College of Sports Medicine and the American Diabetes Association: joint position statement executive summary. Diabetes Care, 2010, 33(12): 2692-2696

36. AGRAWAL Y, CAREY J P, DELLA S C, et al. Diabetes, vestibular dysfunction, and falls: analyses from the National Health and Nutrition Examination Survey. Otol Neurotol, 2010, 31(9): 1445-1450

37. ABATZIDES G J, KITSIOS A. The role of rehabilitation in the treatment of balance disorders. J Back Musculoskelet Rehabil, 1999, 12(2): 101-112

第四篇
前庭康复篇

第一章
前庭康复的基础理论

一、概述

经过数周至数月急性前庭综合征症状可逐渐减轻,这一过程称为前庭代偿(vestibular compensation, VC)。这种前庭系统损伤后出现自发性功能康复的过程是由神经元和行为可塑性决定的,神经系统的内在可塑性可以减轻外周前庭系统损伤的影响。康复的时程和恢复的程度个体差异很大,受到一些内在和外在因素的调控,这些调控将最终决定康复结果。

前庭代偿包括复原、习服和适应三个概念:①复原(restoration)是指前庭损伤后功能完全恢复,其机制是毛细胞再生、残余神经末梢发芽形成新的传入神经等,其临床证据是VOR 功能的恢复。②习服(habituation)是指通过反复激发前庭症状,逐渐降低前庭损伤导致的双侧外周或中枢失衡。习服是研究前庭系统可塑性的范例,但并非 VC 的主要机制。③相比而言,适应(adaptation)是一种强大的功能恢复机制,即损失的功能没有恢复,而是由其他感官线索或新的行为策略替代。适应包括感觉替代和行为替代。感觉替代非常重要,平衡的维系是平衡三联相互替代补充的结果。而行为替代是基于中枢神经系统的分布特性,大脑中的几个神经元网络能够通过学习进行功能重组,模仿损失的动态前庭功能。

通过锻炼改善患者的前庭系统症状可以追溯到 70 年前:Terrance Cawthorne 和 Harold Cooksey 两位医师观察到前庭损伤患者在进行由慢变快的头部运动锻炼后,前庭功能恢复往往优于未锻炼者。20 世纪 90 年代末以来,前庭疾病的治疗技术的证据显著增加,使得对前庭系统症状的干预更加深入、有效。同时,患者虽然诊断相同,但其临床表现和功能限制会有很大差异。大多数前庭康复治疗的项目都是基于眼球和头部运动,且锻炼的类型和处方也是个性化的。前庭康复治疗是针对患者出现的障碍和症状的,而不是依据患者的疾病诊断。患者主诉可能包括不平衡(包括在静态和动态,尤其是后者多与头部运动相关)、跌倒、振动幻视、头晕、焦虑、恶心和运动敏感(对身体或环境运动敏感)。目前 VRT 是安全有效治疗单侧外周前庭功能障碍的手段。虽然 BPPV 的临床一线干预手段是耳石复位,但康复治疗有利于解决复位后的不稳定等问题(一些患者复位 1~3 个月后仍然存在平衡障碍)。2016 年 Hall 等主笔发布了《外周性前庭功能低下的前庭康复:循证临床实践指南》(*Vestibular Rehabilitation for Peripheral Vestibular Hypofunction: An Evidence-Based Clinical Practice Guideline*),旨在优化周围性前庭疾病患者前庭功能低下的康复和转归。

二、原理

前庭代偿是指单侧前庭损伤后双侧前庭核之间中枢神经张力对称性的恢复。总的来说,中枢代偿涉及一系列步骤或过程,并以不同的速率、不同的程度、在不同的阶段发生。具体来说,静态代偿比动态代偿的速率更快。在动态代偿中,当双侧迷路不对称时,如果运动诱发的活动要实现和维持神经再平衡,其对中枢神经系统的整合要求以指数级增长,尤其是对于低频信息的整合。低频信息的速度存储机制对 VOR 有很大作用。此外,前庭代偿的实现还受多种生理因素的影响。这些因素包括前庭神经核之间的纤维联系效率、前庭神经核的小脑控制(即钳制)的有效性、对侧兴奋活动去抑制的适应性、注视改变引起的神经活动的变化、脊髓输入权重的调整、突触形成(缓慢的长期的过程)和去神经传入敏感性(缓慢、长期的过程)等。简言之,因为位于前庭神经核内的神经元接受了除外周前庭迷路(小脑、脊髓、皮质、脑干)之外众多的传入神经纤维,所以调制和调节神经对称性恢复的过程通常很复杂,需要长时间才能实现。

从生理学角度,VOR 的适应是前庭代偿的核心。尽管在 VOR 的适应中小脑和脑干起着至关重要的作用,但外周前庭器官也有一定的影响。动物实验发现,单侧迷路切除术后,Scarpa 神经节出现保护性神经蛋白;同时,对侧前庭神经的不规律性传入上调,而规律性传入下调,提高了传入神经的敏感性。这一系列细胞代谢、电生理的改变稳固了神经节与前庭神经元之间的信号传入,驱动 VOR 适应的误差信号传递到脑干的神经核团(主要是前庭核)和小脑(绒球小叶和旁绒球小叶),进而启动适应过程。前庭功能低下时,通过视觉和前庭刺激产生视网膜成像滑动增强 VOR 适应性。因此,VOR 的适应性训练要求:① VOR 产生显著的适应需要两种感官刺激——视觉和头部运动;②在单侧前庭功能低下时,VOR 仍保留其适应能力;③视网膜成像滑动是改变 VOR 增益最有效的方法;④相对于较大的视网膜成像滑动,小的视网膜成像滑动可造成更大的 VOR 增益适应性改变;⑤驱动 VOR 适应的视网膜成像滑动信号传递到脑干的前庭核团及小脑的绒球小叶及旁绒球小叶。

(一)静态症状的改善

一侧急性前庭传入神经病变,引发双侧前庭核复合体静态发放明显的失衡。病变侧前庭核 I 型神经元的自发性发放率和敏感性降低,通过增加抑制性联合通路的活性加剧这种不平衡。当一侧出现病变一段时间后,再次破坏健侧迷路,出现静态症状的镜像。表明双侧静息发放的再平衡和失传入前庭核复合体的可塑性事件的发生。损伤后数小时,早期基因立即上调,随后数小时到数天诱导分子和细胞事件的瀑布效应,继而出现小胶质细胞反应和星形胶质细胞反应。这些细胞活性增强和蛋白上调,与前庭核复合体活性升高一致。轴突生长有关的蛋白也出现上调,说明代偿过程也涉及神经网络的结构重组。同侧前庭神经核团中可见强烈的反应性细胞增殖,多数新生的细胞存活并分化为胶质细胞和神经元。因此,早期为最佳行为恢复的窗口或关键期,神经保护和结构重组似乎是同侧前庭神经核团复合体损伤后的主要事件。同侧前庭神经核复合体自发性活性的恢复是关键问题,因为所有静态症状的解释都是基于两侧静息发放的不对称,以及不对称性的恢复。在不对称性恢复中,同侧抑制性神经递质(如 γ-氨基丁酸和甘氨酸)敏感性降低导致对侧抑制性驱动的降低,但兴奋性氨基酸受体的作用还不清楚。

病变稳定时,静态代偿稳定、有效,其进程基本不受人为影响。相反,动态代偿更为复杂,需要整合所有与运动相关系统,如前庭-颈反射、前庭自主反射系统等。

（二）动态症状的改善

静态代偿是双侧前庭核复合体静息电位再平衡的结果，而动态代偿则缓慢很多，且不能完全代偿。此外，动态症状的改善并不依赖静态症状的改善，动态症状主要是大脑采用替代策略和新的功能执行模式。突触重塑（神经发生，星形细胞发生，突触形成）是一种潜在的长期发挥作用的结构机制。不同的发病机制在前庭核团复合体内的神经再生不同。结构重塑是急性、突发的前庭功能近乎完全丧失的主要机制，感觉替代是长期作用下前庭以外感觉传入的再次分配。例如梅尼埃病患者前庭神经切断后，更加依赖视觉和本体感觉维持平衡，睁眼静态站立明显优于闭眼静态站立。颈部本体感受对前庭核团复合体的动态作用的增加并不能提高 VOR 的反射增益。

行为替代是一种不同的康复机制，可以用代偿性眼扫视的预编程替代在正常 VOR 中的慢相眼震速度。在转头开始时可以经由颈部传入激发隐性扫视。此时，对于快速头动 VOR 可能基本没有恢复，但扫视替代可让患者尽早回归正常生活。在行为替代中，传出信号复制很重要。事实上，甩头试验（vHIT）显示前庭功能丧失，而主动的头部运动能够促进对新策略和新行为的学习，这些新策略和新行为可以补偿低下的 VOR。例如，临床上头脉冲检查时隐性扫视存在的意义就是在向患侧快速甩头时通过这一正常慢相眼动的扫视性替代，避免出现振动幻视。

前庭损伤后第 1 个月是可塑性的关键期。前庭康复疗法会影响前庭可塑性，而前庭可塑性最终将影响前庭康复。前庭可塑性涉及的内源性神经发生的细胞和分子机制尚未完全了解，但反应性神经发生至少依赖于 3 种特定条件：①取决于去分化前庭环境的兴奋性水平，兴奋性变化是前庭代偿过程的一部分；②涉及脑源性神经生长因子（brain-derived growth factor，BDNF），阻断 BDNF 可显著减少前庭损伤动物的神经发生并阻碍姿势性运动恢复，而输注 BDNF 后受试动物会更快恢复平衡和姿势；③前庭神经损伤后，前庭核神经环境中存在炎症因子、星形胶质细胞、小胶质细胞增多和炎症反应有利于神经发生。目前的临床影像学技术无法观察到神经损伤后前庭核中新生神经元。可以预见，前庭神经切断后，患者的脑干中可出现神经发生。前庭损伤的动物模型可以比较周围损伤的类型和神经可塑能力。当一侧前庭神经切断后，外周神经传入完全丧失，可以出现显著的可塑性变化（如神经发生）。研究神经可塑性旨在加速和优化前庭代偿，找到治疗干预的先决条件（如时间窗），促进步态和平衡的恢复。前庭神经核在失去外周传入后，发生反应性星形胶质细胞效应，并在随后复杂的生化和电生理过程中，逐渐建立新的神经功能网络，利用其他感觉信息弥补前庭感觉传入的丧失。尽管这一过程在人类中尚未得到证实，但它可能是前庭代偿过程中的一个关键机制，并可能为其他前庭疾病找到治疗的方向。目前，前庭神经切断术、迷路切除术的开展已显著减少。同时，给予庆大霉素鼓室内注射已经成为梅尼埃病最常用的有创性治疗方法。

（三）静态与动态症状的比较

一侧前庭功能丧失后出现的急性前庭综合征的临床表现包括静态症状（静止不动时出现的症状）和动态症状（头部活动或身体移动时出现的症状）。静态症状包括眼球偏斜反应，包含眼动异常（前庭性自发性眼震＋眼球偏斜偏差＋眼球回旋扭转）、姿势异常（头位、躯体向患侧偏斜）和感知异常（眩晕＋SVV 偏斜）。静态综合征的临床表现是外半规管和椭圆囊联合病变的结果，在冠状面上的症状比矢状面上更为明显。静态综合征完全代偿耗时长（姿势和眼动异常需要 3 个月，垂直感知需要近 1 年）。而动态症状经历更长的时间代偿仍不完善，VOR 方面可见增益降低、相位增加以及时间常数下降，在对平衡能力要求高的条件下，平衡控制可见异常。VC 包括一个快速以前庭为中心的静态过程和一个长期的涉及广泛的动态学习过程。静态异常取决于疾病的病理生理过程，而动态异常则取决于患者的个体差异。

其他替代策略也可以补偿降低的 VOR。但可能不是积极的。患者可以在转头时闭眼或眨眼，避免因视网膜成像滑动引起的振动幻视和头晕。也有患者缓慢转动整个身体，以利用视动反射在低频刺激时保持凝视稳定。在头部旋转过程中，抑制皮质视觉运动是抵消头动时视网膜成像滑动的策略之一。动态前庭功能的恢复是多个大脑结构和神经元网络共同参与的结果。

前庭神经和小脑不是前庭核传入信号的唯一来源，还有许多非前庭传入，包括视觉系统、颈脊髓神经元以及自主神经系统通路，但目前对其的认识还很局限。传递到前庭核的非前庭传入信号主要来自视觉系统、颈 - 丘通路和颈 - 脊髓通路。总的来说，动态代偿过程可能比简单增加 VOR 的总增益或修改速度存储更复杂。VCR 和 VSR 密切参与信号集成过程，是动态代偿的重要组成部分。支持视觉系统和前庭系统之间存在整体联系的一个证据是运动病。运动病的本质是视觉和前庭信号整合的中枢冲突。这种联系为独立但综合的感觉通路的存在提供了进一步的证据。登陆综合征就是病理性前庭 - 颈反射和前庭 - 脊髓反射相互作用的实例，在该综合征中颈反射和前庭输入之间发生感觉冲突。此外，丘脑存在前庭 - 视丘脑皮层通路，可以在没有任何视觉刺激的情况下，感受到眩晕或自身运动。

第二章
前庭康复的临床实践

前庭锻炼的目的是促进前庭功能障碍的中枢代偿。过去的几十年,前庭康复技术发展显著。研究表明前庭康复锻炼运动对于周围前庭功能障碍的疗效是可靠的。个性化治疗计划有助于减少头晕、振动幻视和姿势不稳,并解决患者的功能缺陷。单侧前庭功能障碍的患者在康复治疗后,大部分日常生活可以恢复正常,但双侧前庭功能丧失的患者平衡障碍将持续存在。前庭植入或是解决双侧前庭功能低下、功能障碍的希望。

一、前庭康复的临床决策

根据症状、病史、临床检查和前庭功能检查争取以达疾病诊断。在症状方面,并不是所有的患者都使用术语"眩晕"来描述自己的症状,即使是 BPPV 或突然发作的 UVH 也可能如此。其次,患者在初始发作期间的症状持续时间的描述也可能模糊不清。因此,对于患者症状描述有疑问时,需要从不同侧面去判断准确性。物理治疗诊断由身体结构和功能水平获得的信息决定。需要结合个人活动以及环境和个人因素来确定治疗策略。然后评价治疗效果。物理诊断决策过程重点了解四个方面的内容:症状,时间,环境和体征。病史中特别重要的是患者症状性质以及首次发生时症状的时间信息(发展速度)。症状性质是指患者是否主诉眩晕、头晕(头晕为模糊术语,可能包括眩晕)、不平衡、运动敏感性(对视觉环境或自身运动敏感)和疼痛,特别是颈部疼痛。症状的时间信息是指症状是发作性还是持续性。如果症状是发作性,需要确定症状的持续时间。例如,持续数秒或 < 1min 的眩晕发作提示 BPPV,所有患者都应接受体位试验,包括那些没有真正眩晕症状的患者。症状开始出现的情况(位置,压力诱导,自发或运动诱发)也有助于区分不同的症状诊断。发作性前庭综合征眩晕持续时间较长的可能是梅尼埃病,或者前庭性偏头痛。这些疾病一般不适合前庭康复治疗。但发作间期的持续不平衡者,或者运动敏感可以在必要的评价后进行前庭康复治疗。急性前庭综合征的急性期可能观察到自发眼震和反向偏斜,这两个症状都应在 1~2 周内缓解。自发性眼震或反向偏斜不能缓解需要排除中枢异常。床旁自发性眼震结合发病时间,以确定是否存在中枢受累。患者可能有运动引发的症状或运动敏感,这可见于单侧或双侧前庭损失,但也可发生在其他非前庭疾病如偏头痛的患者中。如果长时间持续眩晕的患者可能需要转诊神经内科。慢性前庭综合征主诉不平衡(失衡感)也可能是运动敏感的一种表现。目前认为,慢性前庭综合征最主要的疾病是功能障碍、心理疾病,需要注意诊断评估。最后,不平衡主诉也可能与其他神经肌肉疾病有关。

1. 眩晕的诊断流程 概括起来诊断流程需要把握下述 4 项关键内容。

(1)临床病史:眩晕患者诊断评价最重要的部分是完整的神经耳科学病史。前庭功能检查结果必须解释症状和病史。病史信息包括症状的开始、症状特点、症状的进展、典型发作的性质和持续时间、易患因素、用药情况等,同时也应注意焦虑、抑郁情况。了解患者前庭方面主诉在其社会或职业方面产生的功能障碍的程度。就诊时仍有症状说明代偿不完全,需要进一步确定这些持续存在的症状是波动性迷路病变的结果还是前庭病变未代偿。不稳定病变代偿难以实现;而稳定病变的失代偿,症状主要是由头动诱发。前庭不稳定病变患者,平衡康复非主要手段。询问病史的主要目标之一是确定代偿尚未完成的原因。代偿不全者需要确定是规避运动导致的还是有可引起前庭代偿不全的共患病,如偏头痛或焦虑等。

（2）床旁检查:以下3项床旁检查用于初步诊断。

1）位置性眼震试验:位置试验阳性是指当患者的头部处于特定位置时引起的眩晕和眼震,眼震的持续时间和方向用于诊断外周性位置性眩晕或中枢性眩晕。

2）甩头试验:阳性的标志是纠正性扫视,表明 VOR 增益降低。如果在向右侧甩头时出现纠正性扫视,则右侧前庭系统低增益。如果向左、右方向甩头时都有矫正性扫视,则表示双侧前庭功能丧失。床旁的甩头试验对于识别单侧前庭损失的敏感性只有 35%,但特异性可达 95%。因此,前庭损伤患者不一定会出现床旁甩头试验阳性,但如果患者确实有矫正性扫视,则患者可能有前庭功能障碍。

3）Frenzel 眼镜或红外线护目镜观察自发性眼震,了解凝视眼震方向是固定还是变向的（分别提示单侧外周前庭功能低下和中枢病变）。其他观察结果包括眼倾斜反应等。

（3）前庭功能检查:前庭功能检查着眼于感觉传入、运动输出成分或产生眩晕的神经通路。传统目的是确定病变侧别,并评价代偿的程度。一般情况下,各种研究所获得的信息与静态代偿的关系比动态代偿更为密切。自发性眼震、位置性眼震和/或传统眼震图的优势偏向都可作为眼动控制生理代偿失败的证据。转椅可在很宽的频率和加速度范围内检查,刺激外半规管及其传入。总体上,尽管眼动的相位或振幅可以提供关于外周前庭功能障碍的证据,但并未阐明中枢系统代偿的问题。另外,向右或向左的旋转产生的持续的慢相眼速的不对称,强烈提示外周病变在生理上的未代偿状态。

（4）动态平衡评价:动态姿势图提供关于平衡系统功能信息,其他前庭功能检查不能替代。动态姿势图描记是功能检查,而非病变定位。在几种检查状态下,测量姿势摆动度数,可以确定患者是否能够利用来自视觉、前庭觉和本体感觉系统维持稳定的姿势。通过识别一种或几种感觉传入信息障碍,定量评价功能代偿。如有运动诱发的症状,转椅检查发现明显不对称,或有病理性眼震的患者,感觉组织检查正常者并不少见。相反,一些患者显示姿势控制明显异常,说明前庭功能代偿不佳,但前庭功能检查部分提示已有代偿。动态姿势图的运动协调性检查可用于评价对姿势动摇反应的中枢神经系统的自体运动传出。检查如果发现异常可有助于解释感觉组织检查的结果,特别是本体感觉和前庭功能障碍的模式,也可以提供既往未经诊断的外周病变或已知肌肉骨骼疾病导致的缺陷。但这种检查方法不能反映代偿状态。

2. 前庭物理诊疗　治疗师针对前庭疾病选择合适的诊疗方案。物理诊疗分为两个阶段:①明确患者的主诉;②进行一些前庭-眼系统的简单临床检查。物理诊断不同于疾病诊断,其目的不是诊断一个特定的疾病,而是确定一系列物理治疗来解决现存的症状和体征。明确了物理诊断,前庭康复方法也就对应确定了。前庭康复的物理诊断包括五类:

(1)良性阵发性位置性眩晕:主要治疗方法有管石解脱法,Appiani、Gufoni复位法,Brandt-Daroff疗法等。

(2)单侧前庭功能低下:主要康复方法包括凝视稳定和姿势稳定练习。

(3)运动敏感:主要康复方法是习服训练。

(4)双侧前庭功能低下:主要康复方法是凝视稳定和姿势稳定练习。

(5)中枢前庭异常:主要康复方法是习服练习。

疾病诊断和物理诊断可以相同,例如良性阵发性位置性眩晕。多数疾病诊断与物理诊断不同。例如,前庭神经炎是疾病诊断,然而作为康复治疗,不是针对前庭神经炎的感染过程,物理治疗更合适的诊断是单侧前庭功能低下。

3. 治疗方案的个性化调整 完成了康复诊断,还需要进行其他评估来修订每个患者的康复计划,实现患者个性化康复的目标。个性化康复计划的调整主要包括以下几个方面。

(1)活动水平:基本能力,如洗澡、吃饭、清洁等;平衡能力,如步态速度、跌倒风险和耐力等;跌倒情况、频率、伤害等;工作情况,如更难执行,改变工作或不能工作。

(2)个人因素:包括视觉情况(如白内障、黄斑变性、视野缺损等导致的视力下降)、本体感觉情况(如周围神经病变导致的平衡障碍)、肌肉骨骼情况(如颈椎、背部、关节疾病导致的力量、活动范围变化)、中枢神经系统情况(如脑卒中、小脑疾病等导致的平衡障碍)。总体上,还需要处理心理问题(焦虑、抑郁)、必要的家庭支持和居住环境的调整(楼梯、卧室、浴室的位置)等。最终确定患者的基线表现。

评估应具体,以便治疗后复评。复评的重点是评估患者恢复到社会生活层面的改善情况或正常参与能力,评估方法包含以下5项:①主观症状评估,包括视觉模拟量表、症状量表、平衡信心、头晕残障量表、焦虑和抑郁量表等;②动态视觉评估,包括计算机化的动态视力临床测试、动态视力测试;③平衡姿势评估;及④行走时平衡功能评估,包括Romberg试验、增强Romberg试验、单足站立平衡测试;⑤生活质量,包括前庭康复获益量表(Vestibular Rehabilitation Benefit Questionnaire, VRBQ)、残疾评定量表(Dizziness Handicap Inventory, DHI)、日常活动前庭功能障碍等级评分量表(the Vestibular Disorders Activities of Daily Living Scale, VADL)、SF-36健康调查简表(Medical Outcomes Study 36-Item Short-Form Health Scores, SF-36)等。

二、前庭康复的技术方法

前庭康复治疗根据患者的需要可采用多项技术。

1. 适应性练习 其主要目标是改善VOR增益和伴随的凝视稳定性异常。这种异常在VOR检查中包括冷热反应不对称、转椅检查时间常数异常、vHIT代偿扫视等缺陷并可出现头动诱发的症状。通过称为VOR注视练习的眼-头协调运动,可改善VOR增益和功能(图4-2-1)。

2. 习服练习 习服是反复接触有害刺激后反应长期下降的现象。习服依赖于形成的环境,不能从一种头动推广到另一种头动。该机制对于很多头动敏感或视觉环境运动敏感疾病非常重要。习服产生的这些调整快且准确,但中枢系统要求习服传入的一致性,不稳定的前庭病变不能代偿。习服和适应都是使静态和动态的凝视稳定和姿势稳定。治疗的主要目标是在代偿不完全的情况下消除残留症状。应先明确患者激发症状最明显的体位,提供给患者一种简单、渐进式的锻炼计划。这些锻炼计划一般每天进行 2～3 次,持续时间和重复次数取决于症状的严重程度,开始锻炼时症状会加重,但是随后逐渐减轻。习服锻炼也可降低视动敏感激发的症状。

3. 替代练习　这种练习是让患者应用替代性策略(包括感觉替代和行为替代)补偿减退或完全丧失的功能。视觉或本体感觉替代前庭系统的功能缺陷是有限度的,主要是由于各种传入频率范围和各种运动和感知的传出功能的差异。尽管替代有局限性,仍可通过中枢预编程序改善凝视稳定性和姿势控制。

4. 姿势控制和步态练习　其训练计划是针对纠正重心支撑点不对称性、重心的灵活性受限和感觉传入的选择异常,如利用图 4-2-2 所示趾踵双脚前后站立和图 4-2-3 所示踝关节摆动。如患者尽管视觉信号正常,仍然依赖本体感觉传入。治疗计划中包括在软垫上的静态平衡功能练习,并分别在睁眼和闭眼情况下完成。静态平衡功能练习只是治疗的一个阶段,应联合其他复杂的运动进行动态平衡功能练习,如迈步跨过物体或同时进行左右或上下头动,也可要求患者在不同的支持面进行行走练习(图 4-2-4),如有弹性的软垫或不规则的沙砾场地。这些活动设计的目的是增强日常活动的稳定性。

5. 一般性锻炼和维持活动　接受个性化前庭康复治疗的患者,同时都要建议其进行与其年龄、健康情况和兴趣相匹配的一般性的练习。对多数患者,至少应包括一个循序渐进的练习(包括慢跑、踏车、或有氧运动)和一些需要眼、头和身体运动相互协调的活动(如高尔夫球运动、保龄球运动、手球运动或网球运动等)。

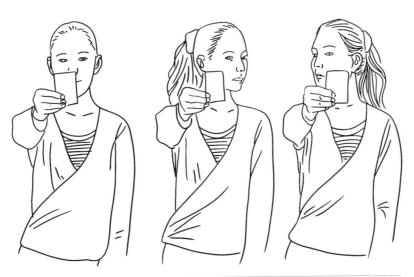

图 4-2-1　头 - 眼练习——转头注视示意图
左右转头 45°,保持注视手指或手中纸牌,转头由慢到快,每次练习重复 15～20 遍,每日练习 2～3 次。

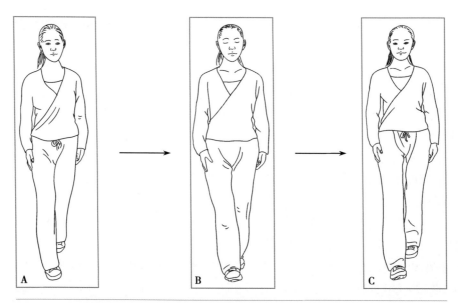

图 4-2-2　**静态平衡功能练习——趾踵双脚前后站立**
A. 睁眼练习,双脚前后站立保持 1min; B. 闭眼练习,双脚前后站立保持 1min; C. 重复 A。每日 2~3 次,根据适应情况可逐渐增加软垫练习,方法同上。

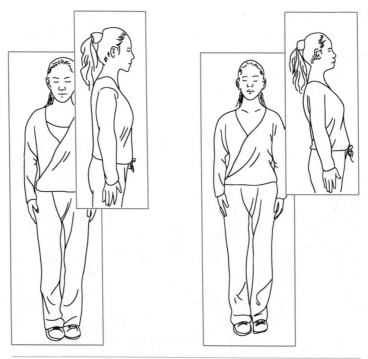

图 4-2-3　**动态平衡功能练习——踝关节摆动**
保持站立闭眼踝关节为轴缓慢前后移动,靠墙练习或有人帮助,重复 10~15 圈,每日 2~3 次。

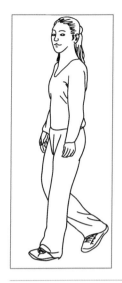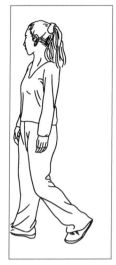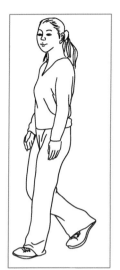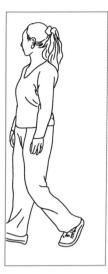

图 4-2-4　动态平衡功能练习——行走练习

以正常速度长走廊,走 3 步右转头,走 3 步左转头,上下亦然,重复 10～15 次,每日练习 2～3
次。练习是先在坚实支撑面上完成。继而可过渡到地毯、沙滩等柔软或不规则场地。

三、常见前庭疾病的康复方案

1. 单侧前庭功能低下的康复　单侧前庭功能低下特别适合进行前庭康复治疗。正常
情况下,双侧前庭迷路发出的信号向大脑对称提供关于头部运动的准确信息。在单侧前庭
功能低下急性期,前庭功能不对称,大脑将这种不对称信息解释头部在移动,因此即使患者
在静止时也有运动感。前庭代偿后,持续的运动感减弱了,但在头部运动时大脑可能会察
觉到头晕和不平衡。此外,如果 VOR 增益没有恢复,患者在头部运动时会体验到视觉模糊
和头晕。患者会因此倾向于避免移动头部,但这会延迟动态代偿过程并导致害怕运动、焦
虑和颈部僵硬等问题。单侧前庭功能低下的预后良好,大多数患者可恢复正常活动。

前庭康复的时机:早期 VRT 干预对急性单侧前庭功能丧失的患者反应良好。Hall 等
发现,前庭功能丧失后行早期 VRT 干预,日常活动改善、跌倒减少,生活质量也有所提高。
早期锻炼也可以预防运动恐惧、焦虑和跌倒恐惧等并发症。对长期前庭功能损失未代偿,
VRT 仍然是重要选项。但须指出患者的不良适应策略,并进行具体指导。同时也须处理好
影响康复的一些因素,如运动规避、心理因素(害怕跌倒、焦虑 / 抑郁)、前庭神经抑制剂的
不合理应用、共病(如偏头痛)或感觉(含视觉)障碍或中枢疾病。这些问题的解决需要多学
科共同参与。

单侧前庭功能低下的康复旨在促进代偿,因此其治疗方案中的平衡、步态和凝视稳定
性练习一定要包括头部运动,其常见康复方案如下。

(1)平衡和步态练习:静态平衡训练是 VRT 的一项重要内容。练习时要求患者在各
种情况下保持平衡,例如在平坦的地面和柔软的表面(如厚地毯或泡沫垫)上睁开或闭上眼
睛,闭眼平衡练习可减少平衡对视觉的依赖;而在柔顺的表面改变了平衡所需的体感输入,

为了保持平衡,就需要并多利用视觉和前庭输入。为了在这些条件下掌握平衡,就需增加各个平面的头部运动,通过扰动平衡促进前庭代偿。为了增加患者的稳定性,也广泛采用外部扰动让患者学习保持平衡的策略,避免跌倒。为了尽量减少头晕症状和不稳定感,患者在运动时倾向于采取整体姿势(头和躯干保持同时移动)。因此,康复实践中,步行练习需要联合头部运动。在不同平面分别进行头部运动,旨在让大脑脱敏,代偿不对称的前庭功能,使患者能够学会在步行中维持正常平衡。

(2)凝视稳定性练习:凝视稳定性练习用于 VOR 适应。这些练习的目的是增加 VOR 增益,在主动和被动头部运动期间维持清晰的视觉。这一动态过程是通过视觉输入(视网膜成像滑动)介导的,并依赖于枕叶、中脑和小脑,通过使用误差信息,重新校准 VOR 增益。第一阶段练习称为"VOR×1练习",即要求患者凝视面前的一个静止目标,先在水平面左右移动头部 1～2min,然后在垂直平面上下移动头部 1～2min,头部运动的同时保证看清目标。该项锻炼通常作为家庭锻炼计划一部分,每天练习 3～5 次。患者逐渐增加头部移动速度,但需要同时保持目标清晰。随着 VOR 功能改善,患者能更快速地运动头部,几乎没有不适感,再逐渐增加难度,利用更具视觉刺激的目标,如棋盘或移动的目标。第二阶段练习称为"VOR×2练习",即目标相对于头部移动。练习的速度、背景、受试者到目标的距离、姿势和步态都是锻炼计划调整的内容。VOR 练习可以改善动态视敏度,其机制可能包括增加 VOR 增益(与外周前庭功能恢复无关)以及头部旋转过程中代偿性扫视的数量。

(3)视觉性眩晕:出现前庭功能低下后,一些患者倾向于过多利用视觉信息,这会导致当看到繁杂的视觉信息、环境相对于个体移动时激发头晕症状,如观看拥挤的人群或拥挤的交通、在杂货店购物、观看电影时等。近来提出的 PPPD,超过半数的患者有视觉性眩晕的主诉,而且这些患者应用选择性五羟色胺再摄取抑制剂类药物治疗。依赖视觉是前庭功能障碍患者康复负面的预测因素。物理治疗可以减轻视觉性眩晕。然而,锻炼仍需要与药物联合使用,以降低对视觉刺激的敏感性。习服锻炼通常是减少视觉症状的首选。练习方法是通过分级、重复的运动或场景暴露来诱发症状,目的是降低患者对刺激的敏感性。视觉性眩晕的锻炼方法还包括在各种视觉环境下平衡和 VOR 练习,使用虚拟现实或其他沉浸式环境或使用迪斯科球、屏幕保护等视动刺激进行视动练习。

2. 双侧前庭功能低下的康复　双侧前庭减退比单侧减退的康复难度更大,尤其是完全性的损害。患者主要症状是出现明显的振动幻视和倾倒。双侧前庭功能低下的中枢代偿是通过其他感觉替代产生的。双侧前庭功能低下前庭康复的目标是:①通过增强视觉和本体感觉,代偿前庭功能的损失;②制订失衡时的代偿策略;③制订替代策略维持凝视稳定。前庭康复在这三个领域的恢复/代偿中发挥着重要作用,目标就是提高患者的安全性和独立生活能力。

(1)生物反馈训练:双侧前庭功能低下患者在黑暗或不平的地面上经常不稳,前庭康复锻炼通过通常练习闭眼或在柔软地面的表面站立并保持平衡。在闭眼或站在柔软的地面,如果视觉和本体感觉信息已经受损,患者通常会出现跌倒。前庭康复的进展是使用生物反馈设备,通过听觉或振动触觉反馈的信息,增强姿势控制。通过听觉生物反馈,提供患者身体摇摆相关的声音编码。听觉生物反馈可以弥补前庭信息的缺失;双侧前庭功能低下患者闭眼时软地面获益高于健康人,同时更可能获得姿势矫正。利用振动触觉反馈双侧前庭功能低下患者可以定向使用振动触觉信息,以稳定站立姿势,或者利用躯干信息来改善步态。但这些设备是否有的长期效果需进一步的研究确定。目前正在进行家用的便携式振动触觉设备测试研究,以确定是否有助于减少摔倒和改善姿势稳定性。

(2)凝视稳定性训练:解决振动幻视,除了凝视稳定性练习外,扫视替代锻炼也用来训练患者眼和头部运动的协调性。通过练习提高动态视力,对稳定凝视有积极作用。但这种改善似乎不是增加VOR增益的结果,可能是源于眼球运动的中枢程序设计的重调与优化。

(3)前庭植入:前庭康复可使患者受益,但不能使患者前庭系统恢复正常,患者仍然会有严重前庭功能异常的表现,尤其是在视觉或本体感觉减弱或缺失的环境中。双侧前庭功能低下严重影响患者的生活质量,增加了倾倒的风险。因此,未来需要康复方法不断进步来解决这些问题。目前国际上已开始对前庭功能低下的患者来进行前庭假体的植入。这些植入物旨在探测运动并电刺激相应的壶腹神经从而产生VOR反应。初步的结果显示,刺激可以激活VOR反射通路,并产生平稳可控的眼球运动。未来,前庭康复训练加上前庭植入体的传入刺激,有望改善双侧前庭功能低下患者的功能状态,减少残疾的发生。

四、动态姿势图在前庭康复中的应用

CDP可以利用采集到的数据制订前庭康复计划。个体化的前庭康复计划是最有效的治疗措施。相对于传统的一般性前庭康复锻炼,个体化康复计划能显著改善外周前庭疾病引起的症状。CDP既是评估工具,也可以应用于康复治疗。CDP完成评估后,可以应用评估结果制订康复治疗计划并随访。在不同的感觉功能条件下,临床医师也可以应用CDP系统制订不同的康复治疗方法。根据患者功能水平,让患者进行不同难易程度的视觉、本体感觉及前庭觉的多感觉锻炼。

通过对患者损害的评估,CDP提供了多种类型平衡训练模式。CDP附件是一个泡沫板,可以用于不同的训练。治疗附件提供了3种不同高度的木制积木板、摇动板及瑞士球。

身临其境的视觉环绕为提高患者的康复训练效果提供了独特的体验。临床医师可以通过逼真的视觉刺激增加患者的适应性、可变性及积极性,并可根据情况更改视觉刺激的参数。视觉训练的目的是提高外周与中枢处理视觉刺激的能力,增强患者对视觉刺激的耐受性,避免诱发症状及降低平衡能力。

临床医师可以调整如下的训练参数。

(1)摇摆增益:控制训练中的测力板的运动。设置为0意味着测力板不移动。设置为2,患者在转动的测力板上训练2次。设置为-1,在相反方向上转动测力板进行训练。后两项在训练中增加了认知任务。

(2)相机增益:在训练中,控制视觉场景的转动。设置为0,视觉场景不动。设置为2,在患者训练中,转动视觉场景2次。设置为-2在相反方向上转动视觉场景进行训练。后两项在训练中增加了认知任务。

(3)场景:可以从简单、静态的背景到复杂、动态的背景进行多种变换。主要的治疗原则是患者能够在忍受症状并且无平衡障碍情况下,逐渐从稳定的背景到复杂的背景。

图 4-2-5 是一些康复的常用场景。临床医师可以追踪患者的执行情况及在训练报告中看到配合程度得分。CDP 可以进行一些功能锻炼。这些活动主要是在小的、静态的或多功能的测力板上进行，并且可以与 CDP 相连或单独与一台小的计算机相连。

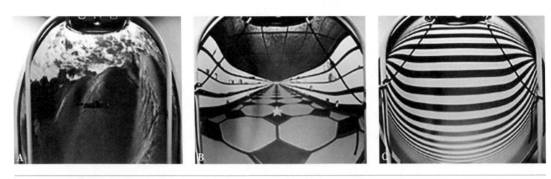

图 4-2-5 前庭康复的常用场景
A. 飞行场景；B. 超市场景；C. 视动场景。

（4）闭环训练：针对踝部、髋部、背部及膝部的一系列训练，主要达到的目的是优化运动协调及对运动的控制（图 4-2-6）。

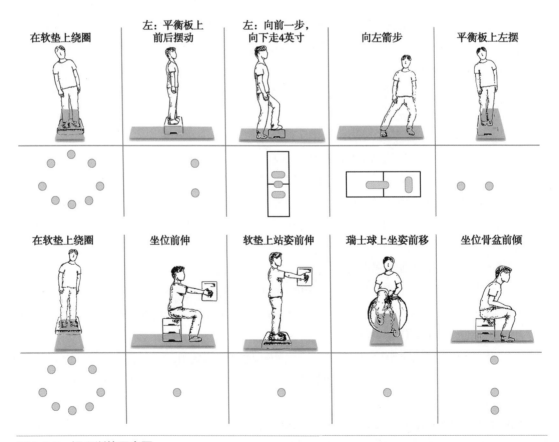

图 4-2-6 闭环训练示意图

（5）移动性训练：优化坐与站及活动时步态的启动，优化日常活动时的有效性及安全性。基础功能的测力板用于移动训练（图4-2-7）。

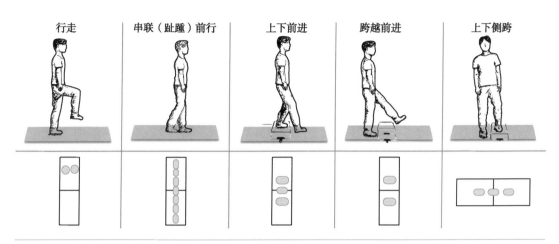

图4-2-7 **移动训练示意图**
从左到右依次为：行走、串联（趾踵）步进、上下前进、跨越前进、上下侧跨。

（6）快速训练：能快速并且容易使用的训练模式。在CDP静态及动态平衡系统中，这是常选择执行的训练模式之一（图4-2-8）。

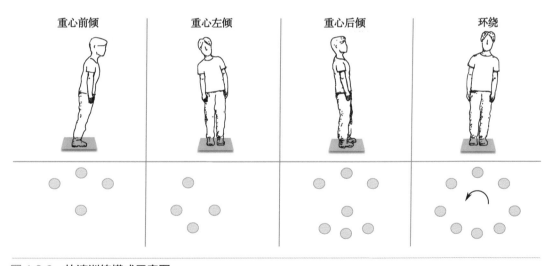

图4-2-8 **快速训练模式示意图**

（7）坐下核心稳定和运动前训练：临床医师可以仅要求患者从站位坐下，并且目标为保持重心不变，给予视觉影像刺激并在坐椅下累加木板。此外，可以增加任务的难度，让患者在保持重心不变的情况下，先移动上肢，后移动下肢，然后移动躯干。其他增加任务难度的做法是让患者坐在泡沫上，木板上或者瑞士球上（图4-2-9）。

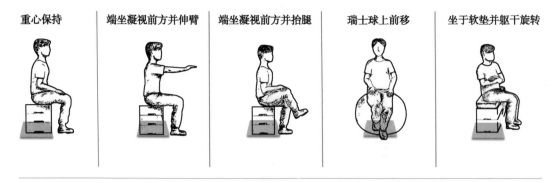

图 4-2-9　坐下训练示意图
从左到右依次为:核心保持、伸直上臂并保持核心、抬起下肢并保持核心、在瑞士球上前进、躯干旋转。

（8）重心变换:在 4 个方向上进行方向性的运动(前、后、左、右)。在具体方向及难度预先设定的情况下,进行有目标的训练(如 25% 的稳定极限:50% 的稳定极限,图 4-2-10)。

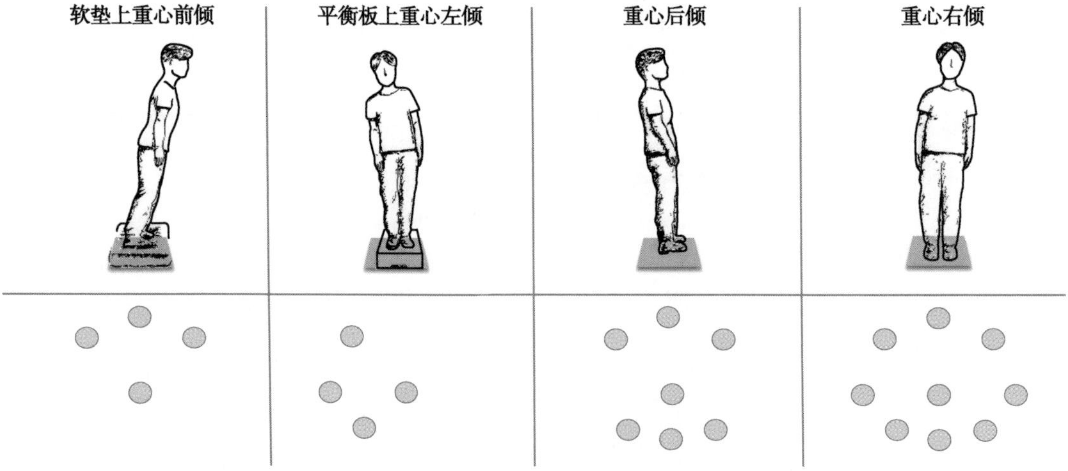

图 4-2-10　站立训练示意图

大多数的上述模式,训练时临床医师可以选择具体的方向(左、右、前、后),通过移动目标的距离,来设定稳定的极限难度,具体腿承受重力的百分比。稳定极限以每 5% 进行增加,范围为 25%～100%。训练报告结果反映了患者的表现,并且可以追踪患者后期的进展。CDP 训练可以改善评估平衡、改善日常活动,增加步态速度并减少跌倒风险。

CDP 可以提供有价值的分析结果,有助于量化患者对于姿势方向的控制,通过量化支持面改变而引起运动的大小(如 MCT 及 ADT)及姿势控制的本体感觉、视觉及前庭觉输入空间方向变化。CDP 是制订恰当康复计划及随访监测的有价值的工具,为临床医师提供客观量化的治疗效果作为参考报告,并判断治疗是否有效。

（吴子明）

参考文献

1. HERDMAN S J, CLENDANIEL A R. 前庭康复. 4 版. 郑州: 河南科学技术出版社, 2018

2. 张素珍, 吴子明. 眩晕症的诊断与治疗. 5 版. 郑州: 河南科学技术出版社, 2017

3. TIGHILET B, BORDIGA P, CASSEL R, et al. Peripheral vestibular plasticity vs central compensation: evidence and questions. J. Neurol, 2019, 266(Suppl 1): 27-32

4. 吴子明, 张素珍. 前庭康复操. 北京: 人民军医出版社, 2004

5. LACOUR M, HELMCHEN C, VIDAL P P. Vestibular compensation: the neuro-otologist's best friend. J. Neurol, 2016, 263(1): 54-64

6. DUTIA M B. Mechanisms of vestibular compensation: recent advances. Curr Opin Otolaryngol Head Neck Surg, 2010, 18(5): 420-424

附录

附录 1
ICD-11 中有关前庭系统疾病的细则

01 某些感染性疾病或寄生虫病（certain infectious or parasitic diseases）

中枢神经系统的病毒性感染（viral infections of the central nervous system）

1C8Y　其他特指的中枢神经系统的病毒性感染（Other specified viral infections of the central nervous system）

流行性眩晕（epidemic vertigo）

急性流行性眩晕（acute epidemic vertigo）

02 肿瘤（neoplasms）

脑或中枢神经系统肿瘤（neoplasms of brain or central nervous system）

2A02　脊髓、脑神经或其他中枢神经系统部位的原发性肿瘤（primary neoplasm of spinal cord, cranial nerves or remaining parts of central nervous system）

2A02.3　脑神经良性肿瘤（benign neoplasm of cranial nerves）

前庭神经鞘瘤（vestibular schwannoma）

06 精神、行为或神经发育障碍（mental，behavioural or neurodevelopmental disorders）

分离障碍（dissociative disorders）

6B60　分离性神经症状障碍（dissociative neurological symptom disorder）

6B60.2　分离性神经症状障碍，伴眩晕或头晕（dissociative neurological symptom disorder, with vertigo or dizziness）

功能性神经症状障碍伴眩晕 / 头晕（functional neurological symptom disorder, with vertigo or dizziness）

分离性神经症状障碍伴眩晕 / 头晕（dissociative neurological symptom disorder, with vertigo or dizziness）

08 神经系统疾病（diseases of the nervous system）

头痛疾患（headache disorders）

8A80　偏头痛（Migraine）

8A80.Y　其他特指的偏头痛（other specified migraine）

儿童期良性阵发性眩晕（benign paroxysmal vertigo of childhood）

神经根、丛或周围神经的疾病（disorders of nerve root, plexus or peripheral nerves）

脑神经功能障碍（disorders of cranial nerves）

8B81　前庭蜗神经功能障碍（disorders of vestibulocochlear nerve）

8B81.0　脑干病变（brainstem lesion）

09 视觉系统疾病（diseases of the visual system）

斜视或眼球运动障碍（strabismus or ocular motility disorders）

9C83　双眼运动疾患（disorders of binocular movement）

9C83.6　眼球运动发散或偏斜异常（anomalies of divergence or deviation of eye movement）

　　　9C83.64　反向偏斜（skew deviation）

　　　9C83.65　眼偏斜反应（ocular tilt reaction）

　　　9C83.66　交替性反向偏斜（alternating skew deviation）

　　　9C83.67　分离性垂直偏斜（dissociative vertical divergence）

　9C84　眼球震颤（nystagmus）

　　9C84.0　生理性眼震（physiological nystagmus）

　　9C84.1　先天性眼震类型（congenital forms of nystagmus）

　　　先天性眼震（congenital nystagmus）

　　　隐性眼震（latent nystagmus）

　　　婴儿眼球震颤综合征（infantile nystagmus syndrome）

　　　显性眼震（manifest latent nystagmus）

　　　点头痉挛综合征相关眼震（spasmus nutans syndrome，nystagmus）

　　　融合发育不全型眼球震颤综合征（fusional maldevelopment nystagmus syndrome）

　　9C84.2　前庭性眼震（vestibular nystagmus）

　　　9C84.20　下视性眼震（down beat nystagmus）

　　　9C84.21　上视性眼震（upbeat nystagmus）

　　　9C84.22　旋转性眼震（torsional nystagmus）

　　　9C84.23　倒错性眼震（perverted nystagmus）

　　　9C84.2Y　其他特指的前庭性眼震（other specified vestibular nystagmus）

　　　前庭周围性眼震（peripheral vestibular nystagmus）

　　　前庭中枢性眼震（central vestibular nystagmus）

　　　其他特指的前庭性眼震（other specified vestibular nystagmus）

　　9C84.3　跷跷板样眼震（seesaw nystagmus）

　　　半跷跷板样眼震（hemi-seesaw nystagmus）

　　　摆动性跷跷板样眼震（pendular seesaw nystagmus）

　　　急跳性跷跷板样眼震（jerk seesaw nystagmus）

　　　跷跷板样眼震（seesaw nystagmus）

　　9C84.4　凝视诱发性眼震（gaze-evoked nystagmus）

　　　向心性眼震（centripetal nystagmus）

　　　Bruns 眼震（Bruns nystagmus）

　　　分离性眼震（dissociated nystagmus）

　　　反跳性眼震（rebound nystagmus）

　　　凝视不全麻痹性眼震（gaze-paretic nystagmus）

　　　端位性眼震（end-point nystagmus）

　　9C84.5　发生于视觉系统疾病的眼震（nystagmus occurring in visual system disorders）

　　　9C84.50　视觉剥夺性眼震（visual deprivation nystagmus）

　　　9C84.51　分离性眼震（divergence nystagmus）

　　　　散开性眼震（diffuse nystagmus）

　　　　分离性眼震（divergence nystagmus）

　　　9C84.52　辐辏 - 退缩性眼震（convergence-retraction nystagmus）

　　　　辐辏 - 后退性眼震（convergent regressive nystagmus）

　　　　辐辏 - 退缩性眼震（convergence-retraction nystagmus）

9C84.5Y　其他特指的发生于视觉系统疾病的眼震（other specified nystagmus occurring in visual system disorders）

单眼眼震（monocular nystagmus）

环形眼震（cyclovergence nystagmus）

获得性摆动性眼震（acquired pendular nystagmus）

辐辏 - 分离性眼震（convergent-divergent forms of nystagmus）

分离性摆动性眼震（disjunctive forms of pendular nystagmus）

伴有水平性辐辏 - 分离的垂直急跳性眼震（vertical jerk nystagmus with convergent-divergent component）

9C84.5Z　未特指的发生于视觉系统疾病的眼震（nystagmus occurring in visual system disorders，unspecified）

发生于视觉系统疾病的眼震（nystagmus occurring in visual system disorders）

9C84.6　眼睑性眼震（eyelid nystagmus）

9C84.Y　其他特指的眼震（other specified nystagmus）

周期性交替性眼震（periodic alternating nystagmus）

先天性周期性交替性眼震（congenital periodic alternating nystagmus）

获得性周期性交替性眼震（acquired Periodic alternating nystagmus）

9C85　某些特指的眼球不规律运动（certain specified irregular eye movements）

9C85.0　眼球扫视运动异常（anomalies of saccadic eye movements）

9C85.00　扫视性脉冲障碍（disorders of the saccadic pulse）

9C85.01　扫视维持障碍（disorders of the saccadic step）

9C85.02　不适当扫视（inappropriate saccades）

自发性眼震（voluntary nystagmus）

9C85.1　追随运动异常（anomalies of smooth pursuit movements）

9C85.2　非器质性眼球运动异常（nonorganic eye movement disorders）

10　耳或乳突疾病（diseases of the ear or mastoid process）

内耳疾病（diseases of inner ear）

AB30　急性前庭综合征（acute vestibular syndrome）

AB30.0　前庭神经炎（vestibular neuritis/neuronitis）

AB30.1　迷路炎（labyrinthitis）

耳前庭炎（vestibulitis of ear）

AB30.Y　其他特指的急性前庭综合征（other specified acute vestibular syndrome）

继发性急性前庭综合征（secondary acute vestibular syndrome）

头部外伤相关急性前庭综合征（acute vestibular syndrome duo to injury to the head）

从属其他疾病的急性前庭综合征（acute vestibular syndrome in diseases classified elsewhere）

脑血管病引起的急性前庭综合征（acute vestibular syndrome duo to cerebrovascular disease）

发作性前庭综合征单次急性发作引起的急性前庭综合征（acute vestibular syndrome duo to acute attack of episodic vestibular disorder）

焦虑 - 恐惧相关障碍引起的急性前庭综合征（acute vestibular syndrome duo to anxiety or fear-related disorder）

AB31　发作性前庭综合征（episodic vestibular syndrome）

AB31.0　梅尼埃病（Ménière disease）

迷路性眩晕（labyrinthine vertigo）

梅尼埃综合征眩晕（Ménière vertigo）

AB31.1　前庭性偏头痛（vestibular migraine）

偏头痛性眩晕（migrainous vertigo）

AB31.2　良性阵发性位置性眩晕（benign positional paroxysmal vertigo）

良性阵发性位置性眩晕（benign positional paroxysmal vertigo，BPPV）

后半规管良性阵发性位置性眩晕（benign positional paroxysmal vertigo posterior canal）

外半规管良性阵发性位置性眩晕（benign positional paroxysmal vertigo latral canal）

良性阵发性眼震（benign paroxysmal nystagmus）

AB31.3　前半规管裂综合征（superior canal dehiscence syndrome）

AB31.4　登陆综合征（disembarkment syndrome）

AB31.5　自身免疫性内耳病（autoimmune inner ear disease）

AB31.6　前庭阵发症（vestibular paroxysmia）

AB31.7　眩晕综合征（vertiginous syndromes）

AB31.Y　其他特指的发作性前庭综合征（other specified episodic vestibular syndrome）

继发性发作性前庭综合征（secondary episodic vestibular syndrome）

直立性低血压引起的发作性前庭综合征（episodic vestibular syndrome duo to orthostatic hypotension）

抑郁发作引起的发作性前庭综合征（episodic vestibular syndrome duo to a depressive episode）

包含于其他疾病中的发作性前庭综合征（episodic vestibular syndrome in diseases classified elsewhere）

脑血管病引起的发作性前庭综合征（episodic vestibular syndrome duo to cerebrovascular disease）

循环系统疾病引起的发作性前庭综合征（episodic vestibular syndrome duo to diseases of the circulatory system）

焦虑-恐惧相关障碍引起的发作性前庭综合征（episodic vestibular syndrome duo to anxiety or fear-related disorder）

AB32　慢性前庭综合征（chronic vestibular syndrome）

AB32.0　持续性姿势-感知性头晕（persistent postural-perceptual dizziness）

视觉性眩晕（visual vertigo）

恐惧性体位性眩晕（phobic postural vertigo）

慢性主观性头晕（chronic subjective dizziness）

持续性姿势-感知性头晕（persistent postural-perceptual dizziness）

AB32.1　慢性单侧特发性前庭病（chronic unilateral idiopathic vestibulopathy）

AB32.2　前庭神经炎后持续单侧前庭病（persistent unilateral vestibulopathy after vestibular neuronitis）

AB32.3　施万细胞瘤导致的单侧前庭病（unilateral vestibulopathy due to Schwannoma）

AB32.4　医源性单侧前庭病（unilateral vestibulopathy after medical intervention）

AB32.5　慢性双侧前庭病（chronic bilateral vestibulopathy）

双侧前庭功能障碍（bilateral vestibular failure）

双侧前庭功能丧失（bilateral vestibular loss）

AB33　耳硬化症（otosclerosis）

AB34　前庭功能疾患（disorders of vestibular function）

AB34.0　特发性双侧前庭病（idiopathic bilateral vestibulopathy）

AB34.1　其他周围性眩晕（other peripheral vertigo）

耳源性眩晕（aural/otogenic vertigo）

　　　　听性眩晕（auditory vertigo）

　　AB34.Z　未特指的前庭功能疾患

　　　　前庭疾患（vestibular disorder）

　　　　前庭功能障碍（disorders of vestibular function/vestibular function disorder/disturbance of vestibular function）

　AB35　迷路瘘（labyrinthine fistula）

　AB36　迷路功能障碍（labyrinthine dysfunction）

听力损失相关疾病（disorders with hearing impairment）

　AB50　先天性听力损失（congenital hearing impairment）

　　AB50.Y　其他特指的先天性听力损失（other specified congenital hearing impairment）

　　　大前庭水管（enlarged vestibular aqueduct）

16　泌尿生殖系统疾病（diseases of the genitourinary system）

女性生殖系统疾病（diseases of the female genital system）

　GA30　绝经期或某些特指的围绝经期疾患（menopausal or certain specified perimenopausal disorders）

　　GA30.0　绝经期（menopause）

　　　GA30.00　更年期或女性更年期状态（menopausal or female climacteric states）

　　　　更年期眩晕（menopausal vertigo）

20　发育异常（developmental anomalies）

多发性发育异常或综合征（multiple developmental anomalies or syndromes）

　LD2D　神经皮肤综合征（phakomatoses or hamartoneoplastic syndromes）

　　LD2D.1　神经纤维瘤病（neurofibromatoses）

　　　LD2D.11　2 型神经纤维瘤病（neurofibromatosis type 2）

　　　　家族性前庭神经鞘瘤（familial vestibular schwannoma）

　LD2H　综合征型遗传性听力损失（syndromic genetic deafness）

　　LD2H.2　进行性听力损失伴镫骨固定（progressive deafness with stapes fixation）

　　　镫骨 - 前庭硬化综合征（stapedo-vestibular ankylosis）

单系统受累为主的结构发育异常（structural developmental anomalies primarily affecting one body system）

　耳结构发育异常（structural developmental anomalies of the ear）

　　LA22　耳结构发育异常致听力损失（structural developmental anomalies of ear causing hearing impairment）

　　　LA22.4　内耳畸形（structural developmental anomalies of inner ear）

　　　　前庭神经发育不良（vestibular dysplasia）

21　症状、体征或临床所见，不可归类在他处者（symptoms，signs or clinical findings，not elsewhere classified）

神经系统的症状、体征或临床所见（symptoms，signs or clinical findings of the nervous system）

　累及神经系统的症状或体征（symptoms or signs involving the nervous system）

　　MB48　头晕和眩晕（dizziness and giddiness）

　　　MB48.0　眩晕（vertigo）

　　　　MB48.00　中枢性眩晕（vertigo of central origin）

　　　　　中枢性眩晕（central vertigo）

　　　　　大脑性眩晕（cerebral vertigo）

　　　　　小脑性眩晕（cerebellar vertigo）

　　　　　中枢性前庭性眩晕（central vestibular vertigo）

中枢性位置性眩晕（central positional vertigo）

中枢性位置性眼震（central positional nystagmus）

MB48.1　平衡障碍（disorder equilibrium）

MB48.2　劳累型眩晕（exertional dizziness）

MB48.3　头晕目眩（light-headedness）

头晕目眩（light-headedness）

头晕眼花（giddiness）

MB48.4　晕厥先兆（presyncope）

MB48.Y　其他特指的头晕和眩晕（other specified dizziness and giddiness）

不可归类至他处的直立性眩晕（postural dizziness，not elsewhere classified）

其他特指的头晕和眩晕（other specified dizziness and giddiness）

MB48.Z　未特指的头晕和眩晕眼花（dizziness and giddiness，unspecified）

眩晕眼花（giddiness）

头晕（dizziness）

头晕和眩晕眼花（dizziness and giddiness）

22　损伤、中毒或外因的某些其他后果（injury，poisoning or certain other consequences of external causes）

头部损伤（injuries to the head）

NA0C　中耳或内耳损伤（injury of middle or inner ear）

其他或未特指的外部原因的效应（other or unspecified effects of external causes）

NF08　某些特指外因的效应（effects of certain specified external causes）

NF08.2　振动效应（effects of vibration）

NF08.2Y　其他特指的振动效应（other specified effects of vibration）

次声波眩晕（vertigo from infrasound）

振动眩晕（vertigo from vibration）

NF08.3　运动病（motion sickness）

乘车性眩晕（riders' vertigo）

26　补充章传统医学病证－模块 1（Supplementary Chapter Traditional Medicine Conditions - Module Ⅰ）

传统医学疾病 -TM1（traditional medicine disorders-TM1）

其他身体系统疾病 -TM1（other body system disorders-TM1）

脑系病类 -TM1（brain system disorders-TM1）

SD22 眩晕 -TM1（Vertigo disorder-TM1）

Ｖ　功能评定补充部分（supplementary section for functioning assessment）

通用功能领域（generic functioning domains）

感觉功能和疼痛（sensory functions and pain）

VV11　听和前庭功能（hearing and vestibular functions）

伴随眩晕或头晕的恶心（nausea associated with vertigo or dizziness）

（刘　鹏　译）

附录 2
Berg 平衡量表及其评分标准

检查工具包括秒表、尺子、椅子、小板凳和台阶。测试用椅子的高度要适当。

检查项目	指令	评分标准	
1 从坐到站	请站起来,尝试不用你的手支撑	不用手扶能够独立地站起并保持稳定	4分
		用手扶着能够独立地站起	3分
		几次尝试后自己用手扶着站起	2分
		需要他人小量的帮助才能站起或保持稳定	1分
		需要他人中等或最大量的帮助才能站起或保持稳定	0分
2 无支撑站立	请在无支撑的情况下站好 2min	能够安全站立 2min	4分
		在监视下能够站立 2min	3分
		在无支持的条件下能够站立 30s	2分
		需要若干次尝试才能无支持地站立达 30s	1分
		无帮助时不能站立 30s	0分
3 无支撑坐位	请合拢双上肢坐 2min	能够安全地保持坐位 2min	4分
		在监视下能够保持坐位 2min	3分
		能坐 30s	2分
		能坐 10s	1分
		没有靠背支持,不能坐 10s	0分
4 从站到坐	请坐下	最小量用手帮助安全地坐下	4分
		借助于双手能够控制身体的下降	3分
		用小腿的后部顶住椅子来控制身体的下降	2分
		独立地坐,但不能控制身体下降	1分
		需要他人帮助坐下	0分
5 转移	摆好椅子,让受检者转移到有扶手椅子上及无扶手椅子上。可以使用两把椅子(一把有扶手,另一把无扶手)或一张床及一把椅子	稍用手扶着就能够安全地转移	4分
		绝对需要用手扶着才能够安全地转移	3分
		需要口头提示或监视能够转移	2分
		需要一个人的帮助	1分
		为了安全,需要两个人的帮助或监视	0分

续表

检查项目	指令	评分标准	
6 无支持闭目站立	请闭上眼睛站立 10s	能够安全地站 10s	4 分
		监视下能够安全地站 10s	3 分
		能站 3s	2 分
		闭眼不能达 3s,但站立稳定	1 分
		为了不摔倒而需要两个人的帮助	0 分
7 双脚并拢无支持站立	请你在无帮助情况下双脚并拢站立	能够独立地将双脚并拢并安全站立 1min	4 分
		能够独立地将双脚并拢并在监视下站立 1min	3 分
		能够独立地将双脚并拢,但不能保持 30s	2 分
		需要别人帮助将双脚并拢,但能够双脚并拢站 15s	1 分
		需要别人帮助将双脚并拢,双脚并拢站立不能保持 15s	0 分
8 站立情况下双上肢前伸并向前移动	将上肢抬高 90° 将手指伸直并最大可能前伸。上肢上举 90° 后将尺子放在手指末端。手指前伸时不能触及尺子。记录受检者经最大努力前倾是手指前伸的距离。如果可能的话,让受检者双上肢同时前伸以防止躯干旋转	能够向前伸出 >25cm	4 分
		能够安全地向前伸出 >12cm	3 分
		能够安全地向前伸出 >5cm	2 分
		上肢可以向前伸出,但需要监视	1 分
		在向前伸展时失去平衡或需要外部支持	0 分
9 站立位下从地面捡物		能够轻易地且安全地将鞋捡起	4 分
		能够将鞋捡起,但需要监视	3 分
		伸手向下距鞋 2~5cm 且独立地保持平衡,但不能将鞋捡起	2 分
		试着做伸手向下捡鞋的动作时需要监视,但仍不能将鞋捡起	1 分
		不能试着做伸手向下捡鞋的动作,或需要帮助免于失去平衡或摔倒	0 分
10 转身向后看	从左肩上向后看,再从右肩上向后看。检查者在受检者正后方拿个东西,鼓励患者转身	从左右侧向后看,体重转移良好	4 分
		仅从一侧向后看,另一侧体重转移较差	3 分
		仅能转向侧面,但身体的平衡可以维持	2 分
		转身时需要监视	1 分
		需要帮助以防失去平衡或摔倒	0 分
11 原地旋转 360°	旋转完整 1 周,暂停,然后从另一方向旋转完整 1 周	在 ≤4s 的时间内,安全地转身 360°	4 分
		在 ≤4s 的时间内,仅能从一个方向安全地转身 360°	3 分
		能够安全地转身 360° 但动作缓慢	2 分
		需要密切监视或口头提示	1 分
		转身时需要帮助	0 分

续表

检查项目	指令	评分标准	
12 将一只脚放在凳子上	请交替用脚踏在台阶 / 踏板上，连续做直到每只脚接触台阶 / 踏板 4 次	能够安全且独立地站，在 20s 的时间内完成 8 次	4 分
		能够独立地站，完成 8 次 > 20s	3 分
		无需辅助具在监视下能够完成 4 次	2 分
		需要少量帮助能够完成 > 2 次	1 分
		需要帮助以防止摔倒或完全不能做	0 分
13 无支撑情况下两脚前后站立	将一只脚放在另一只脚正前方。如果这样不行的话，可扩大步幅，前脚后跟应在后脚脚趾前面。（在评定 3 分时，步幅超过另一只脚长度，宽度接近正常人走步宽度）	能够独立地将双脚一前一后地排列（无距离）并保持 30s	4 分
		能够独立地将一只脚放在另一只脚的前方（有距离）并保持 30s	3 分
		能够独立地迈一小步并保持 30s	2 分
		向前迈步需要帮助，但能够保持 15s	1 分
		迈步或站立时失去平衡	0 分
14 单腿站立	不需帮助情况下尽最大努力单腿站立	能够独立抬腿并保持 > 10s	4 分
		能够独立抬腿并保持 5～10s	3 分
		能够独立抬腿并保持 ≥3s	2 分
		试图抬腿，不能保持 3s，但可维持独立站立	1 分
		不能抬腿或需要帮助以防摔倒	0 分

注：检查者将一把尺子放在指尖末端，手指不要触及尺子测量的距离是被检查者身体从垂直位到最大前倾位时手指向前移动的距离如可能，要求被检查者伸出双臂以避免躯干的旋转

（资料来源：张玉梅，宋鲁平. 康复评定常用量表. 2 版. 北京：科学技术文献出版社，2018：76-78. ）

附录 -Berg 量表评分的临床意义

Berg 量表评分	跌倒风险	行走能力
0~20 分	平衡功能差	患者需乘坐轮椅
21~40 分	有一定的平衡能力	患者可在辅助下步行
<40 分	有跌倒的危险	
<45 分	跌倒风险增大	45 分通常作为老年人跌倒风险的临界值
41~56 分	平衡功能较好	患者可独立步行

（引用自张玉梅，宋鲁平. 康复评定常用量表. 2 版. 北京：科学技术文献出版社，2018：76-78.）

INDEX
汉英索引

图书在版编目（CIP）数据

临床前庭医学 / 吴子明，刘博，韩军良主编. —北京：人民卫生出版社，2022.10

ISBN 978-7-117-33448-8

Ⅰ. ①临… Ⅱ. ①吴…②刘…③韩… Ⅲ. ①眩晕—诊疗 Ⅳ. ①R764.34

中国版本图书馆 CIP 数据核字（2022）第 144068 号

| 人卫智网 | www.ipmph.com | 医学教育、学术、考试、健康，购书智慧智能综合服务平台 |
| 人卫官网 | www.pmph.com | 人卫官方资讯发布平台 |

临床前庭医学

Linchuang Qianting Yixue

主　　编：吴子明　刘　博　韩军良
出版发行：人民卫生出版社（中继线 010-59780011）
地　　址：北京市朝阳区潘家园南里 19 号
邮　　编：100021
E - mail：pmph @ pmph.com
购书热线：010-59787592　010-59787584　010-65264830
印　　刷：廊坊一二〇六印刷厂
经　　销：新华书店
开　　本：787×1092　1/16　印张：30.5
字　　数：704 千字
版　　次：2022 年 10 月第 1 版
印　　次：2022 年 12 月第 1 次印刷
标准书号：ISBN 978-7-117-33448-8
定　　价：248.00 元

打击盗版举报电话：010-59787491　E-mail：WQ @ pmph.com
质量问题联系电话：010-59787234　E-mail：zhiliang @ pmph.com
数字融合服务电话：4001118166　E-mail：zengzhi @ pmph.com